Fragility Fractures of the Pelvis

骨盆脆性骨折

主　编　［德］Pol Maria Rommens

　　　　　［德］Alexander Hofmann

主　审　张　堃

主　译　庄　岩　王　虎　王鹏飞

副主译　魏　星　雷金来　周凤金

　　　　　付亚辉　魏　巍

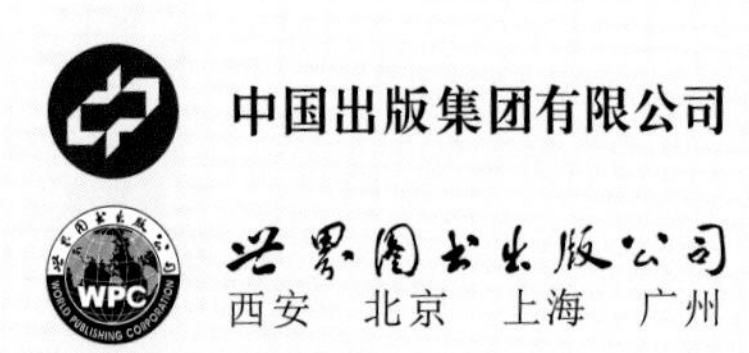

图书在版编目（CIP）数据

骨盆脆性骨折 /（德）波尔·玛丽亚·罗门斯（Pol Maria Rommens），（德）亚历山大·霍夫曼（Alexander Hofmann）主编；庄岩，王虎，王鹏飞主译．—西安：世界图书出版西安有限公司，2023.9

书名原文：Fragility Fractures of the Pelvis

ISBN 978-7-5232-0376-7

Ⅰ．①骨…　Ⅱ．①波…　②亚…　③庄…　④王…　⑤王…　Ⅲ．①骨盆-骨折　Ⅳ．① R683.3

中国国家版本馆 CIP 数据核字（2023）第 151725 号

书　　名　**骨盆脆性骨折**
　　　　　GUPEN CUIXING GUZHE
主　　编　［德］Pol Maria Rommens　Alexander Hofmann
主　　译　庄　岩　王　虎　王鹏飞
策划编辑　任卫军
责任编辑　张　丹
装帧设计　西安非凡至臻广告文化传播有限公司
出版发行　**世界图书出版西安有限公司**
地　　址　西安市雁塔区曲江新区汇新路 355 号
邮　　编　710061
电　　话　029-87214941　029-87233647（市场营销部）
　　　　　029-87234767（总编室）
网　　址　http://www.wpcxa.com
邮　　箱　xast@wpcxa.com
经　　销　新华书店
印　　刷　西安雁展印务有限公司
开　　本　889mm × 1194mm　1/16
印　　张　15.5
字　　数　350 千字
版次印次　2023 年 9 月第 1 版　2023 年 9 月第 1 次印刷
版权登记　25-2023-107
国际书号　ISBN 978-7-5232-0376-7
定　　价　198.00 元

医学投稿　xastyx@163.com ‖ 029-87279745　029-87285296

运动就是生命

生命在于运动

此书献给我们的家庭

来自 Pol Maria Rommens

致我的妻子 Kristin

致我的孩子 Pieter, Mimi, Helene 和 Paul

Karlien, Jeroen, Samuel 和 Felix

Margot, Tom, Elias 和 Wout

Mattias 和 Gloria

来自 Alexander Hofmann

致我的妻子 Isabelle

致我的孩子 Klara 和 Kathleen Charlotte

译者名单 Translators

（按姓氏笔画排序）

王　虎　西安市红会医院
王鹏飞　西安市红会医院
邓洪利　西安市红会医院
付亚辉　西安市红会医院
丛雨轩　西安市红会医院
邢　健　西安市红会医院
庄　岩　西安市红会医院
严新安　西安市红会医院
李　睿　西安市红会医院
张丹龙　西安市红会医院
周凤金　西安市红会医院
费　晨　西安市红会医院
黄　海　西安市红会医院
崔爱勇　西安市红会医院
韩　爽　西安市红会医院
程　龙　西安市红会医院
雷金来　西安市红会医院
樊志强　西安市红会医院
魏　星　西安市红会医院
魏　巍　西安市红会医院

郑重声明

由于医学是不断更新和拓展的学科，因此相关实践操作、治疗方法及药物都有可能改变，希望读者审查书中提及的信息资料及相关治疗技术的适应证和禁忌证。作者、编辑、出版者或经销商不对书中的错误或疏漏以及应用其中信息产生的任何后果负责，关于出版物的内容不作任何明确或暗示的保证。作者、编辑、出版者和经销商不就由本出版物所造成的人身或财产损害承担任何责任。

译者序 Preface

随着社会的发展，人们的生活也越来越好，人均寿命也越来越高，老年人也要求具有较高的生活质量。我们的医疗水平，包括诊断技术也越来越高，目前老年骨盆脆性骨折发病率明显增加。多国流行病学研究显示骨盆脆性骨折患者人数近年来增长非常迅速，特别是老年女性患者。同时在临床治疗的骨盆骨折中，老年患者的比例显著增加。老年骨盆脆性骨折若诊治不恰当，患者会有严重的疼痛，甚至丧失活动能力，常导致患者卧床、生活不能自理，具有较高的死亡率；这明显影响老年患者的生活质量，近年来引起创伤骨科医生的重点关注。

与年轻高能量骨盆骨折显著不同，老年骨盆脆性骨折常由低能量损伤或自发导致，具有特殊的骨折形态及患者特点，因此治疗方法明显不同。手术治疗可以明显提高老年移位骨盆脆性骨折的治疗效果。随着导航及微创骨盆固定技术的巨大进步，选择手术治疗的老年脆性骨盆患者明显增多，但临床中的手术方式选择差异性较大。对于老年骨盆脆性骨折，尤其是在基层医院，误诊、漏诊经常发生，不正确的诊治可能导致长期慢性疼痛、骨折移位加重、骨折不愈合，甚至半骨盆塌陷，失去最佳的治疗时机。老年骨盆脆性骨折的难点在于：骨盆脆性骨折的及时诊断与准确评估、保守与手术治疗方法的正确选择、保守治疗过程中的康复治疗及密切随访、微创坚强内固定技术的正确应用。

作者 Pol Maria Rommens 和 Alexander Hofmann 为德国美因茨大学医学中心创伤骨科专家。该中心创伤骨科的诊治水平为世界领先，该中心对骨盆脆性骨折进行了大量的基础及临床研究，总结了老年骨盆脆性骨折的分型方法，积累了宝贵的诊治经验，并形成了这一著作。骨盆骨折学泰斗 Marvin Tile 作序指出：本书针对老年患者的骨盆脆性骨折，符合社会流行病学特点，显著提高了人们对老年骨盆脆性骨折的认识，推动了这一特征性骨折的诊治水平。目前国内骨盆骨折治疗得到了巨大发展，但主要为高能量损伤患者。对于老年骨盆脆性骨折，很多专家认为仍需继续研究。随着高龄患者的增多，创伤骨科医生必然需要更加关注老年骨盆脆性骨折，因此主译团队组织具有一定英文功底和临床诊治经验丰富的临床医生，翻译了这一著作，期望有助于提高我国老年骨盆脆性骨折的诊治水平，从而使更多患者受益。

在这部著作翻译完成并交付出版之际，我向这部原著的作者致敬，向所有参译者及编辑工作者致意。由于我们的经验、知识和能力有限，而且译者全部为临床医生，难免存在翻译错误或文字描述不准确的地方，恳请读者批评指正。

西安市红会医院创伤骨科

2023 年 4 月

序 Preface

我们对骨盆环损伤的认识，在过去三十年取得了巨大进步。我的导师 George F. Pennal 完成了很多原创性工作以帮助理解这类复杂损伤。我的第一卷书，*Fractures of the Pelvis and Acetabulum*（Williams and Wilkins, 1984）致力于理解骨盆骨折，详细描述了骨盆骨折诊断所需的放射学检查、受伤机制的分类、早期及终末治疗。当时我们认识到了两种截然不同的患者特点：由高能量外伤引起的损伤，通常是年轻患者；轻微低能量外伤，通常是跌倒，常发生于老年患者。为了挽救生命，预防高并发症率，并改善患者治疗结果，我们随后的版本（*Fractures of the pelvis and Acetabulum*, 4th ed, AO Trauma, Thieme, 2015）专注于高能量类型损伤。

正如作者指出的那样，与所有骨折（手腕、肩部、脚踝等）人口特点一样，低能量骨质疏松性骨折更常见，在骨盆环损伤中也是如此。行人受伤在老年人群中变得越来越普遍，这些患者经常有危及生命的伴随损伤，以及更高的死亡率。

这本书讨论了骨盆环的脆性骨折损伤，极大地丰富了我们在这方面的知识。作者将通常的骨盆脆性损伤描述为半骨盆内突或侧方挤压受伤机制，在大多数情况下存在骨量不足。我们的经验也是如此，在大多数稳定骨折的类型中，非手术对症治疗通常会有良好的结果。

然而，有些类型的骨折可能会出现早期移位，导致后续护理和后期手术困难。作者提出了一个全面的分类，并指出有些损伤类型可能通过早期的手术固定而获益。文中有几章专门介绍手术固定的细节，强调微创技术的重要性，尤其是在老年患者中，尽量减少并发症的发生。

最后一章关于治疗结果，随着更多研究的发表，需要及时更新。关于稳定的侧方挤压损伤、合并疾病少的患者，较早研究表明经对症治疗，通常效果良好。

祝贺 Pol Rommens 以及他的共同主编 Alexander Hofmann，他们为我们理解骨盆环损伤做出了巨大贡献，并对日益增长的老年人口做出了重要的贡献。

Marvin Tile
University of Toronto
Toronto, ON, Canada
Orthopaedic Surgeon
Sunnybrook HSC
Toronto, ON, Canada

前　言 Foreword

骨盆损伤通常由高能量外伤导致，如交通事故、挤压伤或高处坠落，这类损伤有关的病因、临床表现、治疗方法和临床结果，目前具有大量相关经验。控制盆腔出血的损伤控制技术，与终末手术技术、传统的开放复位钢板螺钉固定技术不同。

既往病例报道及综述，描述了骨盆环的骨质疏松性或不完全性骨折，但是仅为大量骨盆损伤文献中的极少数。随着疾病及感染更好的预防、生活质量和医疗水平的提高，全球大多数人口平均年龄已经增加并将持续增加。随着人口寿命的延长，与年龄相关的疾病、残疾和外伤也在增加。骨质疏松症为典型的年龄相关性疾病，在工业化和新兴国家中普遍存在，其特点是全身骨密度降低，最终导致“外伤不足以使正常骨骼发生骨折而导致的骨折，骨质抵抗压缩和（或）扭转的强度降低”，这是世界卫生组织（WHO）对于脆性骨折的定义。

髋关节囊内和囊外、肱骨近端、桡骨远端和椎体压缩性骨折是众所周知的脆性骨折，目前有大量的文献、指南和治疗建议。骨盆脆性骨折（FFP）作为一个新兴的、但已经存在的骨折类型，缺乏与之相关的诊断、治疗文献及证据。

本书总结了骨盆脆性骨折当前诊断及治疗的知识和经验。与青壮年骨盆损伤明显不同，骨盆脆性骨折更常见的是骨盆塌陷，而不是骨盆分离。随着时间的推移，骨盆不稳定加重。作者提供了诊治策略，以及新的骨盆脆性骨折分类；根据稳定性，可以将不同特征的骨折区分。后续章节详细描述了骨盆脆性骨折的病理机制及临床表现。

对治疗方式的多样化建议代表了创伤骨科医生的创造力，但也表明了外科治疗缺乏统一的金标准。一般情况下，微创稳定技术优于更具创伤的开放复位和内固定技术。骨盆脆性骨折患者的生理储备与青壮年不同，所以相较于解剖复位，其治疗目标更侧重于恢复活动和生活的独立性。

微创手术主要依靠术前成像、全面的术前计划和高质量的术中成像。由于骶骨脆性骨折频发和经皮固定理念的存在，应特别注意骶骨形态学及骶骨骨量分布的不同影响，理解骶骨脆性骨折的特点以及经骶骨通道的大小和形状。

脆性骨折是脆弱患者全身性疾病的结果，治疗不能只集中在骨折的稳定上，需要多学科诊治，如在老年科医生、物理治疗师和骨科医疗小组的参与下，短期内必须改善老年患者的全身状况。分析骨代谢并纠正不足，长期防止再次骨折。

影像学检查的诊断是创伤骨科医生日常实践中不可或缺的一部分，本书中加入了大量的影像学图片及病例点评，我们希望这有助于理解内容，解释背景知识及手术方法。本书结尾一系列病例是为了活跃学习和个人讨论。

希望通过这本书，读者能对骨盆脆性骨折知识有进一步了解。此书主要读者对象为创伤骨科医生，但也适用于对其感兴趣的骨科、脊柱外科、老年科及家庭医生和康复治疗师。目前仍需要更多的生物力学和临床研究进一步阐明骨盆脆性骨折患者的最佳治疗。最后，这本书仅是作者个人经验的汇编，不能作为标准参考。这本书旨在进一步激发针对骨盆脆性骨折，呈现新兴的细化的临床路径和治疗指南。

Pol Maria Rommens
Mainz, Germany
Alexander Hofmann
Mainz, Germany
Kaiserslautern, Germany

目 录 Contents

第 1 部分 总 论

第 2 部分 临床表现与影像学评估

第 3 部分 分 型

第 4 部分 骨盆脆性骨折的治疗

第 5 部分 骨盆后环的稳定技术

第 6 部分　骨盆前环的稳定技术

第 7 部分　药物治疗

第 8 部分　康复治疗

第 9 部分　预　后

第 10 部分　病例分享

PART Ⅰ

第 1 部分

总 论

General Aspects

第1章 流行病学与人口统计学

Matthew P. Sullivan, Jaimo Ahn

1.1 引 言

世界人口在迅速增长的同时也在逐渐老龄化，随之而来的是这种正常老龄化和病理性慢性疾病所产生的后遗症。骨质疏松症是一种折磨着全世界数百万人的疾病，可以在一瞬间改变人们的生活。多年来，相较于更易诊断和更普遍的老年髋部骨折、椎体骨折和上肢骨折，骨盆脆性骨折在临床中占比较低。然而，随着CT扫描在世界范围内的应用和普及，目前骨盆脆性骨折在骨质疏松性骨折中扮演着非常重要的角色。

随着老年人寿命的延长，骨质疏松症、脆性骨折和骨盆脆性骨折的发病率也在增加。到目前为止，现代医学对控制老年人骨盆损伤的快速增长作用非常有限，女性受到的影响格外严重。一些报告指出，骨盆脆性骨折中女性与男性的比率高达9∶1。通过本章，我们希望读者能更好地了解与骨盆脆性骨折相关的骨质疏松症和骨质疏松性骨折的流行病学和人口统计学特征。对危险因素、年龄因素以及相关并发症的进一步了解，有助于老年人的护理。

1.2 骨质疏松症

骨质疏松症是一种典型的老年性疾病[1–3]，随着全球老龄化人口的不断增长，骨质疏松症的患病率也在不断增加[4–5]。据预测，世界65岁以上的人口在2010年到2040年将要增加1倍[2]。而在美国，65岁以上的人口预计在2005年到2030年将增加1倍[1]。

这些人口结构变化的预测对人类健康产生的影响是非常大的。全世界65岁以上的老年人，多达85%将被诊断出至少患有一种慢性疾病[6]。截至2010年，美国大约有1000万50岁以上的人被诊断患有骨质疏松症[1,3]。根据各地人口比例，50岁以上的女性中有一半的股骨颈T值评分在骨质减少范围内（–1.0至–2.5），11%在骨质疏松的范围（＜–2.5）。同样，50岁以上的男性中有1/3患有骨质减少，2%患有骨质疏松症（基于相同的标准）[5,7]。在世界范围内，预计大多数老年人同样伴有骨密度降低。有趣的是，Cooper等预计在未来25~50年，亚洲和拉丁美洲中被诊断为骨质疏

M.P. Sullivan, M.D.
Harborview Medical Center, University of Washington, 325 Ninth Ave., Seattle, WA, USA

J. Ahn, M.D., Ph.D. (✉)
Department of Orthopaedic Surgery,Hospital of the University of Pennsylvania, Orthopaedic Trauma and Fracture Service, 3400 Spruce Street, 2 Silverstein, Philadelphia, PA 19104, USA
e-mail: Jaimo.Ahn@uphs.upenn.edu

P.M. Rommens, A. Hofmann (eds.), *Fragility Fractures of the Pelvis*,
DOI 10.1007/978-3-319-66572-6_1

松症的人数会比北美和欧洲相对增加[8]。虽然低骨密度个体的绝对数量正在上升，但骨质减少和骨质疏松症患者的百分比对于整个人口而言似乎在下降[5]。这与广泛发表的数据相符，尽管髋部骨折的绝对比率在增加，校正后的人口数量在下降[9-10]。

患脆性骨折的风险是多因素的，正如同许多慢性疾病急性加重一样。有大量文献将低骨密度与骨质疏松性骨折风险联系起来[11-14]。此外，体重指数，可能更重要的是去脂体重，与骨折风险成反比[15-17]。DeLaet 及其同事将体重指数为 20kg/m^2 的患者与体重指数为 25kg/m^2 的患者相比，髋部骨折的风险增加了两倍。有趣的是，体重指数只有在一定程度上才有保护作用，而肥胖可能成为骨质疏松症的一个危险因素[18-20]。骨质疏松症的其他重要危险因素包括吸烟和饮酒[21-24]，以及患者的性别[25-27]。

1.3　脆性骨折的共同特征

骨质疏松性脆性骨折在美国和世界范围内非常常见，仅在美国每年就有大约 200 万患者发生骨质疏松性骨折[2,7]。超过 2/3 的骨质疏松性骨折发生在女性，其中 90% 发生在白人女性[2]。男性相对于女性，也有明显的脆性骨折风险以及较差的长期预后。这些损伤对生活质量和经济都有重大影响。虽然骨质疏松性骨折的人口比例似乎在下降，但这些损伤的年发病率却在持续上升[4-5]。髋关节、腕关节、肱骨近端、椎体和骨盆是骨质疏松性脆性骨折的好发部位[3,28]。

在过去的 20 年里，有很多文献报道了老年髋部骨折发生率的下降[9-10,29-32]。幸运的是，其他骨质疏松性骨折类型也反映了这一点[28,32]。具体来说，在过去的 20 年里，前臂远端和椎体的总体骨折率一直在下降。不幸的是，这些老年骨质疏松性骨折预示着极其糟糕的预后。在过去的 10~15 年中，有大量的数据表明老年髋部骨折后 12 个月的死亡率为 25%~35%[4,9,33-35]。在股骨远端骨折和椎体骨折的老年患者中也有类似的结果[36-38]。此外，男性、高龄和合并症显著增加了骨质疏松性骨折后的死亡率[38-40]。

这些骨折对社会的影响是巨大的。来自美国和世界各地的数据库研究表明，这些损伤所产生的经济负担令人难以置信[41-43]。Singer 等最近的一项研究表明，美国用于骨质疏松性骨折治疗的总体医疗保健费用超过了冠状动脉疾病、脑血管疾病和乳腺癌的医疗保健费[42]。欧洲国家也有类似的数据[44-46]。

1.4　骨盆脆性骨折

大量病例报道和基于人口统计学的研究显示，骨盆脆性骨折好发于老年人。骨盆脆性骨折发生的平均年龄为 80~90 岁[47-51]。此外，这些损伤发生的平均年龄似乎在上升。在斯堪的纳维亚人的人群中，1970 年至 2013 年，80 岁及以上低能量骨盆骨折的数量和年龄校正后的发生率，从 33 例（数量）和 73/100 000（发病率），增加到 1055 例（数量）和 364/100 000（发病率）[51]。他们的患病率随着年龄的增长而成比例地上升。60 岁以上患者的年发病率为 25.6/100 000，在 80 岁以上的患者中，这个数字急剧上升到 110/100 000[49]（图 1.1）。

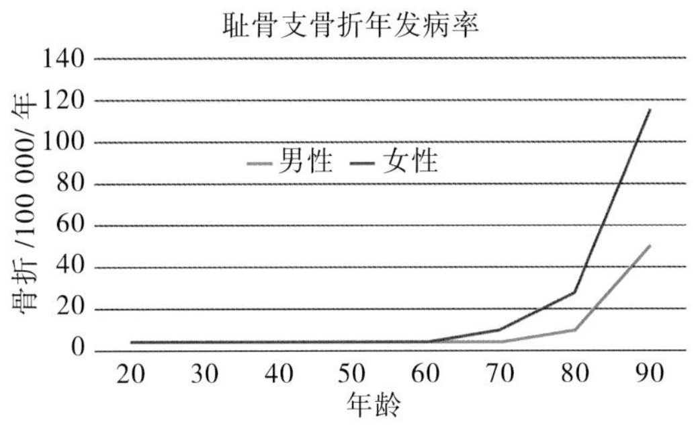

图 1.1　随着年龄的增长耻骨支骨折急剧增加。引自 Hill 等[49]

低能量骨质疏松性骨盆骨折，占所有年龄人群骨盆环损伤的 2/3。同样，超过 60 岁的骨盆环损伤患者中，94% 的病例是由低能量损伤和骨质疏松症本身造成的[51]。诊断为骨盆脆性骨折的患者中，有其他部位骨质疏松性骨折病史的比例极高。多中心研究报告，50%~60% 的骨盆骨折患者，既往有骨质疏松性脆性骨折的病史 [47,50]。毫不奇怪，许多以前的损伤并没有得到足够的抗骨质疏松治疗 [47]。Freedman 等报道了 55 岁及以上的女性发生早期骨质疏松性骨折 [52]，他们发现只有不到 3% 的患者伤后进行了的骨质疏松规范治疗，22.9% 的患者伤后接受了标准的骨质疏松药物治疗。他们对于骨科医生治疗骨质疏松现况的这种描述令人不安。

各种代谢、风湿病和肿瘤疾病也都与骨盆不全骨折有关，这包括维生素 D 缺乏 [53]、抗磷脂综合征 [54]、类风湿性关节炎 [55-56]、幼年特发性关节炎 [57]、肾性骨营养不良 [53]、骨盆放射治疗后期 [58-59]。尽管不是脆性骨折本身，年轻女性跑步爱好者同样是病理性骨盆骨折的高危人群。这些患者通过骶骨受到的循环垂直方向的力，导致骨的病理微结构改变。这些骨骼变化与性激素失调相叠加，导致成骨细胞–破骨细胞调节异常，最终导致骨盆不全断裂 [60-62]。

最后，一种罕见但重要的骶骨脆性骨折临床情况，见于接受成人脊柱畸形矫正手术的老年患者，这种手术胸腰椎内固定延伸至骶骨（没有髂内固定）。由于年龄和术前脊柱畸形造成的功能限制，这些患者的基础骨质量往往较差。巨大的畸形矫正结构导致长力臂在骶骨上铰链，最终导致骶骨应力骨折。在某些接受成人畸形矫正手术的患者中，应考虑将固定结构延伸至骨盆 [63-66]。

据我们所知，目前还没有流行病学研究评估骨盆脆性骨折病因的相对患病率。尽管如此，与罕见的风湿病、维生素缺乏和运动诱发的激素缺乏相比，一般人群中绝大多数患有骨质疏松症，骨质疏松症很可能是骨盆脆性骨折最常见的病理基础。

骨盆不全骨折以女性为主。一些系列报道称，女性在性别上的偏差高达 9 : 1 [47-49,67-68]，这与骨质疏松症的性别偏差是一致的。截至 2005 年，骨盆脆性骨折占所有骨质疏松性骨折的 7%。到 2025 年，预计所有骨质疏松骨折的数量会增加 20%，同时预计骨盆脆性骨折会不成比例地增加 56% [3]。

相对于其他类型的脆性骨折而言，骨盆脆性骨折显著增加的确切原因尚不清楚，但可能与更多地使用先进的影像学检查（如 CT 和 MRI）有关。相反，使用抗骨吸收和合成代谢药物（双膦酸盐，重组甲状旁腺激素，狄诺塞麦）可能会有不同程度的骨量改善，其中某些部位（如股骨近端和椎体等）骨密度比其他导致骨盆环遭受新的病理性压力的区域（骨盆环和髋臼）改善更明显。

毫无疑问，随着世界人口老龄化，骨盆脆性骨折的绝对数量将继续上升。此外，根据上述数据，与其他脆性骨折相比，这些损伤似乎不成比例地增加。但我们不可能说这些流行病学上的变化，会随着时间的推移而持续，实际情况是这仅仅是短暂的统计异常。如果没有诊断模式在整个研究过程中保持一致的前瞻性研究，这个问题可能无法得到准确回答。

多项基于人群的研究评估了骨盆脆性骨折患者 12 个月的死亡率。在所有 65 岁以上骨盆环损伤患者，死亡率从 9.5%~18.9% 不等，90 岁以上老年患者死亡率高达 39% [48-49,67,69]。毫不奇怪，与未受伤的年龄相仿对照组相比，骨盆脆性骨折是老年患者死亡的独立危险因素 [49]。此外，高龄似乎也是这些患者死亡的一个危险因素。Krappinger 等描述了与没有受伤的对照组相比，大于 90 岁的患者与大于 80 岁的患者相比，1 年死亡率显著增加 [69]。骨盆脆性骨折、痴呆和死亡率之间似乎也有关系，痴呆是 1 年死亡率的独立危险因素。这无疑指出了这种年龄相关疾病的多因素性质，以及衰老的生理和认知成分之间的相互作用 [49]。最后，骨盆环损伤预示着 80 岁以上患者的长期预后，比 65 岁以下患者差得多，80 岁以上患者死于骨盆环损伤的可能性是 65 岁以下患者的 3.6 倍 [70]。

除了增加死亡率，老年人的功能结果似乎也受到骨盆环损伤的影响。Koval 等报道，8% 的耻骨支骨折患者长期无法恢复到损伤前的状态 [67]。这一数字在 Hill 等发表的系列文章中明显更高，他们描述了 40% 的老年耻骨支骨折患者无法恢复到损伤前的功能状态 [49]。

1.5 总　结

年龄因素、骨质疏松症与骨盆脆性骨折之间关系密切。在世界范围内，随着我们比以往任何时候都活得更长、更活跃，老龄人口比例也在逐步增长。随之而来的是与年龄相关的慢性疾病，骨质疏松症是其中最显著的。与骨质疏松症相关的骨折造成了相当高的发病率和死亡率，并给世界各地本已紧张的卫生系统带来了巨大的财政负担。骨盆是许多脆性骨折的危险区域之一。近年来，可能由于先进的成像技术（CT 和 MRI），更好的诊断和日益增长的老年人口，这些损伤在世界范围内的发病率大大增加；而且这种快速增长似乎还没有结束的迹象。此外，了解这些损伤对不同年龄的患者的影响是很重要的，因为年龄独立地影响患者的最终结果。了解这些趋势将有助于医疗单位更好地为老年患者提供临床护理，并有助于我们的决策者更好地分配资源。

（张丹龙　译；魏　巍　审）

参考文献

请登录 www.wpcxa.com 下载中心查询或下载，或扫码阅读。

第 2 章 骨盆脆性骨折的特点

Pol Maria Rommens, Alexander Hofmann

2.1 引 言

骨盆环损伤通常涉及严重创伤。目前认为血流动力学不稳定性是骨盆损伤的主要因素。骨盆损伤的患者往往伴随其他严重损伤，许多严重损伤也包括骨盆损伤 [1]。生物力学研究证明 2000~10 000N 的力量就会破坏骨盆环的稳定性 [2]。这些暴力只发生于高能量的交通事故、高处坠落、挤压伤等。骨盆环损伤患者的临床表现与其他严重损伤或多发伤患者的非常相似，其治疗策略也相同。骨盆环损伤的治疗包括以抢救患者生命为目的的急救阶段和以骨盆重建为目标的终末治疗阶段。临床结果取决于骨盆环不稳定的程度和类型，这在骨盆损伤的分类中可以体现出来；其同样取决于盆腔内血管、神经及脏器等软组织损伤的严重程度 [3-4]。

我们在急诊科和门诊上经常见到各种类型的盆腔环损伤。65 岁以上老年患者所占的比例持续增长 [5]，这种变化在高收入国家，可归因于较高的预期寿命和较低的人口出生率。老年人不是一个同质的群体，他们或许刚步入老年或许非常高龄，或许体格健壮或许已病入膏肓，或许健步如飞或许已卧床不起。在这个群体中，意外事故都会导致骨盆环损伤和其他骨折。

骨质疏松症是老年人骨质变脆弱最常见的疾病，其往往导致骨量减少和骨质微结构的改变，这些都会增加病理性骨折的风险 [6]。老年性骨盆骨折很可能与骨质疏松相关 [7]。在所有骨质疏松骨折中骨盆骨折只占到 7%[8]，但预计这个比例会持续增加。在芬兰 60 岁及以上人群中骨盆骨折的发生率为 92/100 000[9]，而苏格兰仅为 25 /100 000[10]。在芬兰一项针对 80 岁以上人群的研究中，在 1970 年至 2013 年，低能骨盆骨折的发病数量从 33 例增加到 1055 例，年龄调整后的发病率由 73/100 000 增加 364/100 000[9]。预计 2005 年至 2025 年，老年骨盆骨折发生率将增加 56%[8,11]。

老年骨盆骨折在许多方面不同于成年人的骨盆环损伤。在本章节中，我们将探索成人盆腔环损伤和老年人盆腔环损伤之间最显著的差异。

P.M. Rommens, M.D. (✉)
Department of Orthopaedics and Traumatology, University Medical Centre, Johannes Gutenberg-University, Langenbeckstr. 1, 55131 Mainz, Germany
e-mail: Pol.Rommens@unimedizin-mainz.de

A. Hofmann, M.D.
Department of Orthopaedics and Traumatology, University Medical Centre, Johannes Gutenberg-University, Langenbeckstr. 1, 55131 Mainz, Germany

Department of Traumatology and Orthopaedics, Westpfalz-Clinics Kaiserslautern, Hellmut-Hartert-Str. 1, 67655 Kaiserslautern, Germany

P.M. Rommens, A. Hofmann (eds.), *Fragility Fractures of the Pelvis*,
DOI 10.1007/978-3-319-66572-6_2

2.2　损伤机制

在成人中，只有高能量损伤才会引起骨盆环破坏。创伤暴力的方向决定了骨折类型，前后挤压力、侧方挤压力和垂直剪切力导致的骨折之间是有区别的[12-14]。

前后挤压力来自正前方的碰撞，这些力将髋骨彼此分开，使骨盆环压扁并拉伸。典型的耻骨联合分离是由一块髋骨的外旋引起的。在破坏力较大的情况下，盆底结构（骶棘韧带和骶结节韧带）和骶髂关节前韧带也会断裂（图 2.1a, b）[15]。小骨盆的扩大是耻骨联合分离导致的结果，而且可能并发失血[16]。

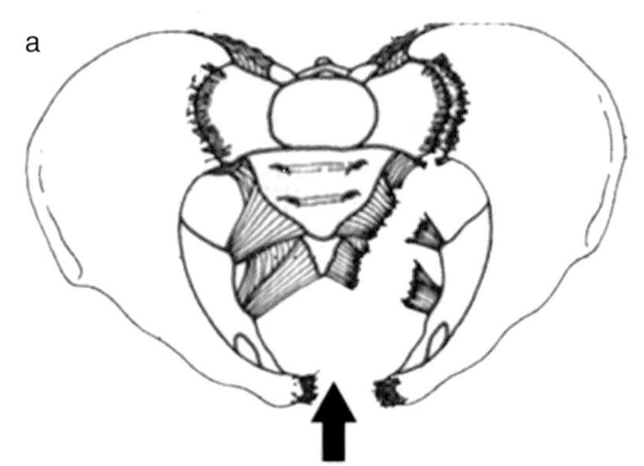

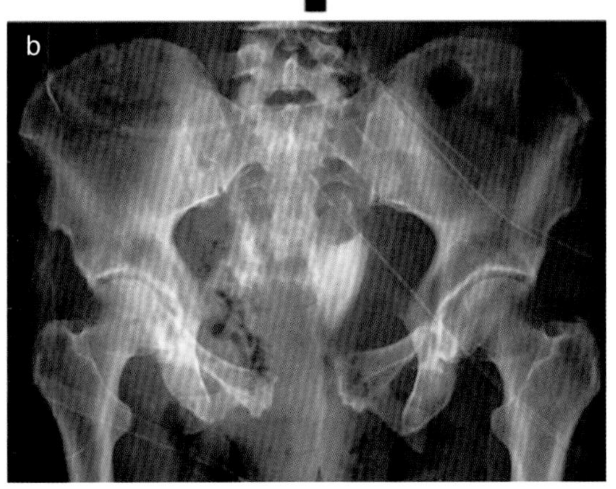

图 2.1　（a）前后挤压损伤的机制图[12]。（b）骨盆开书型损伤前后位片

侧方挤压力产生另一种骨盆环损伤。典型的事故是汽车与侧面驶来的汽车相撞，同侧髋骨被推向对侧，这可能导致同侧的耻骨上支水平骨折。外侧骨折块覆盖在内侧骨折块之上。在骨盆后环骶翼前部形成一个挤压区（图 2.2a, b）。所有伴有髋骨内旋的骨折类型都被定义为侧方挤压损伤[16,17]。

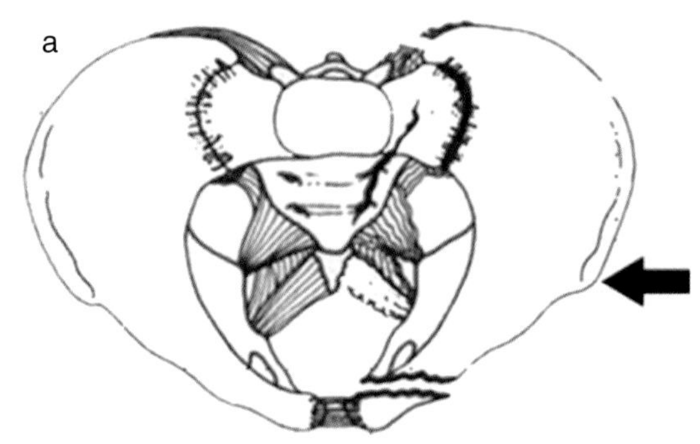

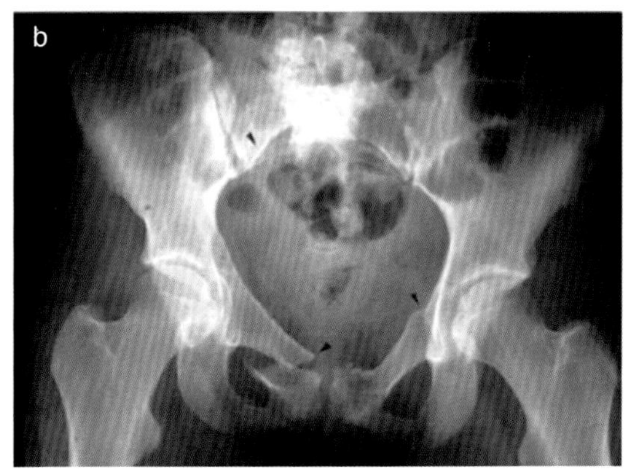

图 2.2　（a）侧方挤压损伤的机制图[12]。（b）骨盆侧方挤压损伤前后位片

垂直剪切力造成一侧半骨盆的向上移位。典型的损伤机制是从高处坠落，骨盆前后环和盆底组织结构完全破裂（图 2.3a, b），骨折面是垂直的。在骨盆前环，骨折线可穿过耻骨或耻骨上下支，也可能造成耻骨联合分离。在骨盆后环，骨折线可穿过骶神经孔（Denis 分型 Ⅱ 区[18]）。骶骨翼骨折、骶髂关节脱位或骨折脱位是后环损伤的常见部位[19]。

高空坠落或跳楼自杀者，骨折可能会发生腰盆分离。在这种特殊类型的损伤中，S1 的骶骨体（有时 S1 和 S2 一起）从骨盆环中断裂，但仍然与腰椎相连。骨折线穿过 S1 或 S1 和 S2 骶神经孔，连接两个垂直骨折的水平部分位于 S1 和 S2 或 S2 和 S3 之间（图 2.4）。Roy-Camille 等描述了三种不同的形式[20]，Strange-Vognsen 等又增加了两种[21]。腰盆分离常合并马尾神经损伤。

多种复合力的作用造成了混合型骨盆骨折，这种骨折通常需要进行一系列重建手术来恢复骨盆环的稳定性[22]。

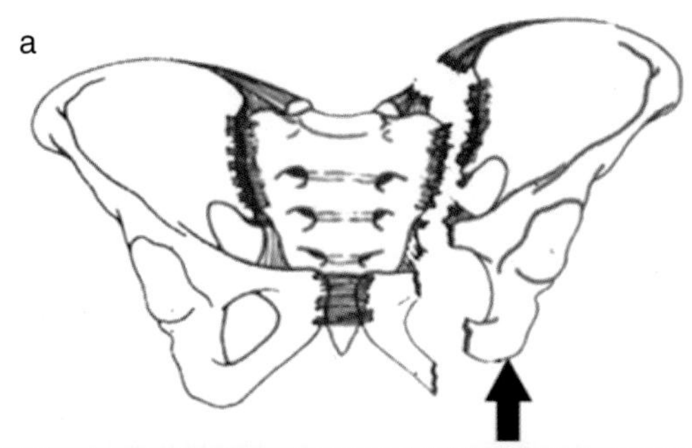

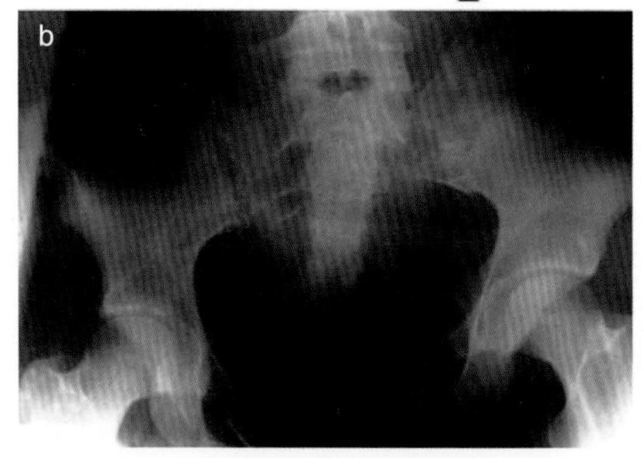

图 2.3 （a）垂直剪切损伤的机制图 [12]。（b）垂直剪切损伤前后位片

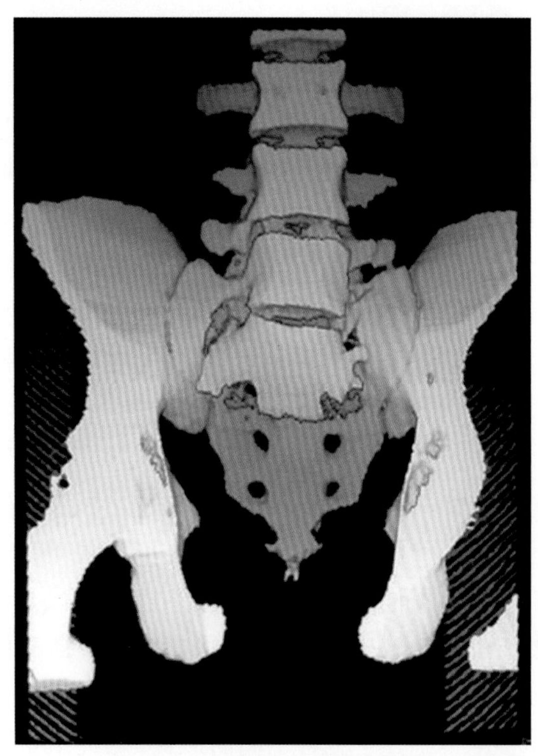

图 2.4 跳楼自杀者骨折的三维 CT 重建。S1 椎体与骶骨的其他部分分离，但仍与腰椎相连（前后位片）

高能量创伤往往伴发软组织损伤。Morelle-Lavallée 损伤是一种皮肤和皮下组织与下方筋膜被剥离的脱套伤。这种脱套损伤通常发生在骶骨区域或大转子上方区域。该区域形成一个可容纳几升液体的空腔，其内充满了血液和血清 [23]。移位较大的骨折块可刺破动静脉、损伤神经，还会破坏盆腔内脏器，如膀胱或尿道。损伤的相关类型和程度决定了是否需要急诊处理、最佳的治疗方法和远期预后 [3,24–25]。虽然开放性骨折并不常见，但其预后效果比复杂的盆腔创伤更差 [26]。

在老年患者中，高能量损伤在骨盆致伤因素占的比例很小，但高速行驶的机动车交通事故除外。老年患者典型的高能量事故是过马路时翻滚或者在采摘水果时从梯子上摔下来造成的剪切创伤 [27]。

低能量损伤占骨盆致伤的主导地位，居家摔伤很典型。一些患者甚至咳嗽或打喷嚏也会引起骨盆脆性骨折。另外一些患者没有明确的外伤史 [28]。在青壮年人群中，同样的创伤机制可导致骨盆环破裂，而在老年人中似乎会造成骨盆环塌陷 [29]。如发生骨盆脆性骨折，骨折移位很小。因此，其伴随的软组织损伤，如神经、血管结构以及盆腔内脏器损伤是少见的。

2.3 临床表现

老年骨盆脆性骨折患者的临床表现与青壮年骨盆环损伤完全不同 [30]。住院期间，老年患者表现为腹股沟或耻骨联合区疼痛，有些患者可能还会有腰背部或骶骨区深部疼痛，疼痛可放射到下肢。这种主诉可能会被误认为是腰椎深部病变 [31]。大多数患者因疼痛而不能行动，有一些人借助助行器仍能缓慢行走。临床查体局部有压痛。靠近骶髂关节的后侧压痛提示背侧病变。两侧髂骨翼同时受到外侧至内侧的挤压也可能引起骨盆前和（或）后部疼痛。没有发现严重的骨盆不稳定，也没有外伤相关软组织损伤。在少数情况下，我们会发现淤血或血肿 [32]。

2.4 血流动力学状况

在高能骨盆环骨折患者中，大约 10% 的患者会出现血流动力学不稳定 [33–34]。相比之下，骨盆脆性骨折的血流动力学不稳定很是罕见。Rommens 和 Hofmann 对 245 例骨盆脆性骨折患者进行了为期 5 年的评估，但这些患者中没有一例出现危及生命的出血 [29]。Mears 等报道了 181 例老年低能量骨盆骨折损伤患者，他们发现，这些特点虽然导致一定的发病率和死亡率，但他们没有记录出血等并发症 [35]。

Dietz 等对关于骨盆脆性骨折出血的文献进行了回顾分析 [36]。发现只有 8 个明确的病例报道。报道中，患者平均年龄为 79.5 岁（70~89 岁），女性患者的患病率显著高于男性（n=7/8）。除 1 例患者外，其余均为耻骨上支骨折。骨折前，4 例患者进行抗凝剂治疗，2 例累及闭孔动脉和髂内动脉，1 例累及臀上动脉、阴部外动脉、耻骨下动脉和髂外动脉。邻近骨盆前后环的动脉均有损伤。临床上患者入院后 2~72h 发生休克（中位数为 5 ± 27.73 h）。查体发现 5 例为耻骨上或下腹部肿胀或肿块，1 例为髋部上方血肿。8 例出血患者中有 6 例采用血管造影和选择性栓塞治疗。这些患者的血流动力学情况均经此治疗后状况稳定（图 2.5a~e）。然而，在这 6 例患者中只有 3 例存活。2 例患

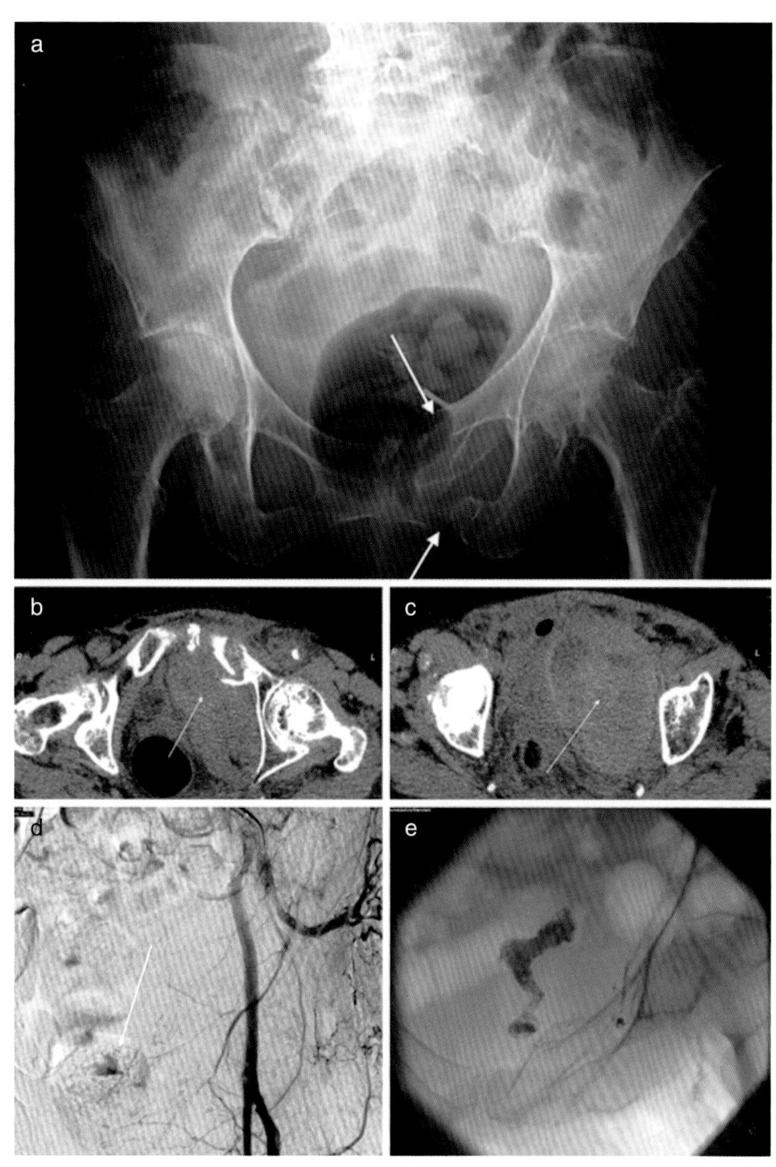

图 2.5　81 岁女性患者，在家跌倒后左耻骨上、下支骨折。（a）因持续疼痛入院，开始使用止痛药进行保守治疗。入院后 1h 内，患者血流动力学情况恶化。耻骨联合上方发现一个肿块。CT 扫描显示一个巨大的耻骨后血肿，直接与骨折区域相连。（b~c）患者立即被送往血管造影室，发现左侧腹壁下动脉耻骨支活动性出血。（d）行选择性栓塞术，（e）患者血流动力学情况恢复，4d 后被送往手术室进行血肿清除术，患者恢复良好，入院后 18d 出院

者没有接受血管造影和选择性栓塞治疗，而是给予红细胞和新鲜冰冻血浆，这 2 例患者中有 1 例存活下来。接受抗凝治疗的骨盆脆性骨折患者一定有较高的出血倾向。我们建议至少在患者入院后 24h 内对其进行血流动力学监测（表 2.1）[36]。

由于骨盆脆性骨折出血并发症较少，因此可以认为它是一种温和型损伤。但是，它们的发病率不应被低估。Van Dijk 等在一项关于包括 99 例患者的回顾性病例对照研究中报道了高达 20.2% 的严重并发症。最常见的并发症是尿路感染、肺炎、非甾体抗炎药的严重副作用和机械性肠梗阻[37]，详见后文独立章节。

2.5 紧急固定

在伴有骨盆创伤的严重外伤患者中，紧急维持骨盆环的稳定性是急救方案的一部分。下面我们介绍的一些急救的流程和设备，其共同目标都是为了缩小破坏的骨盆环的容积，减少骨折碎片在转运过程中的移位，并且简化最终治疗前的护理操作。骨盆环稳定性越高，出血量越少，同时也可以促进体内自我填塞止血，减少不必要的输血。

应用骨盆固定带最为简单。将床单包裹在膝关节上，把双腿固定在一起。在大转子水平将骨盆固定带包裹在骨盆周围。注意不要过度挤压破裂的骨盆环。这种临时维持骨盆环稳定

表 2.1　骨盆环脆性骨折患者临床和放射学监测流程图

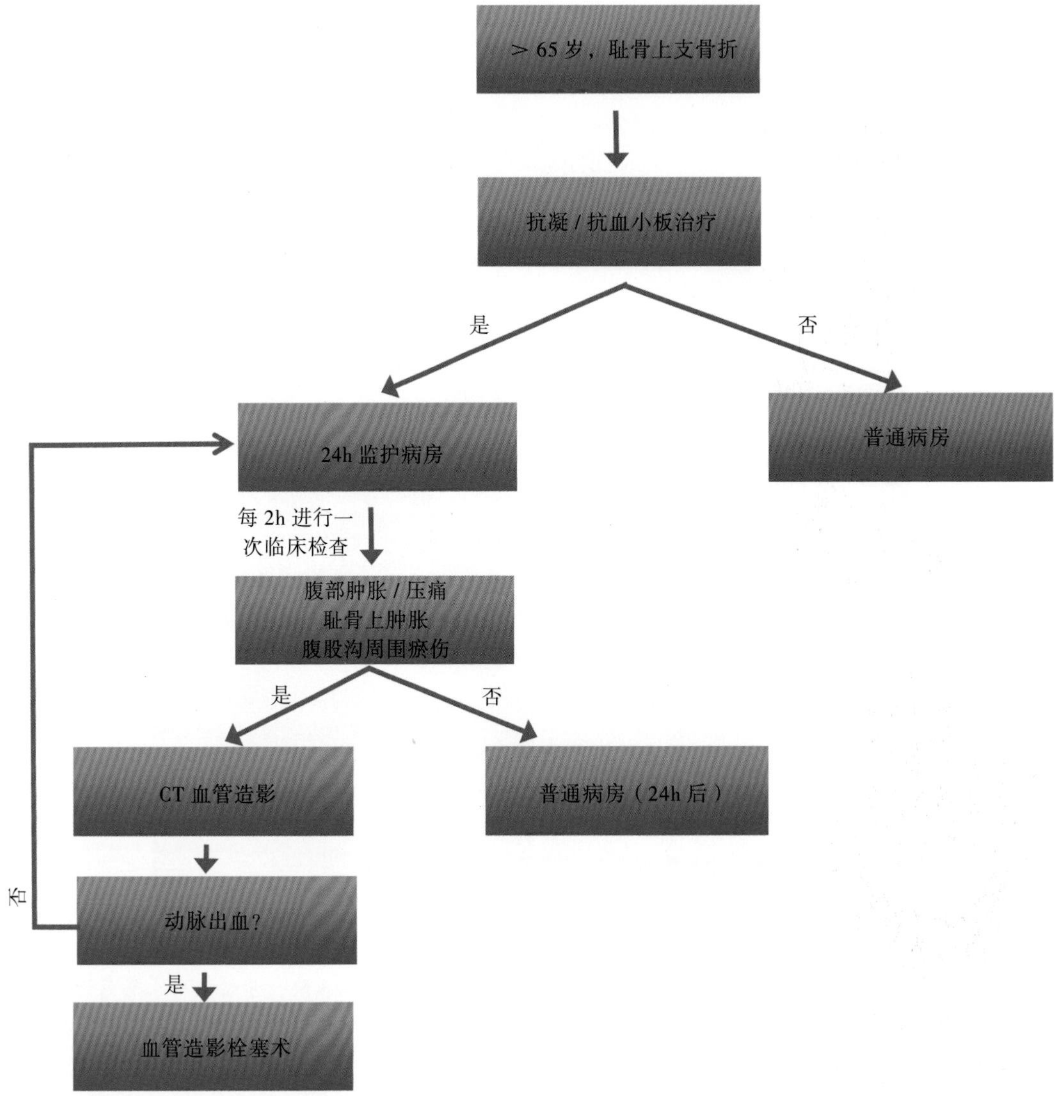

> 65 岁，耻骨上支骨折

抗凝 / 抗血小板治疗

是

否

24h 监护病房

普通病房

每 2h 进行一次临床检查

腹部肿胀 / 压痛
耻骨上肿胀
腹股沟周围瘀伤

是

否

CT 血管造影

普通病房（24h 后）

动脉出血？

否

是

血管造影栓塞术

性的方法很容易应用于急救过程中的每个位置和每个阶段，包括事故现场、转运期间和医院内。皮肤可能由于压力较高而受损，使用骨盆带固定不能超过一定的时间（图 2.6a，b）[38]。

骨盆束带是市售的骨盆固定带，具有相同的效果。它们由合成材料制成，可反复清洗，可重复使用，而且大多数紧急运送车辆上都有备用。使用时与骨盆固定带相似，将他们放置在大转子水平的骨盆周围，同时小心地向上倾斜患者的下肢（图 2.7）。这种急救操作是非侵入性的，但他们同侵入性技术一样有效，如骨盆钳夹和外固定架。通过对臀部和耻骨上区域的软组织施加直接压力，从而限制了相应室腔的容积。缺点是它们每次只能使用数个小时[39-40]。

骨盆钳，或 C 形钳，是一种紧急外科手术器械，可以在急诊室或者手术室中使用，但不能在院外使用。通过手动牵引和内旋暂时复位破裂的骨盆后环，然后用 C 形钳固定。通过拧紧螺杆，骨盆后环稳定性得以恢复(图 2.8a，b)。这种装置可将骨盆体积缩小到原来的大小，

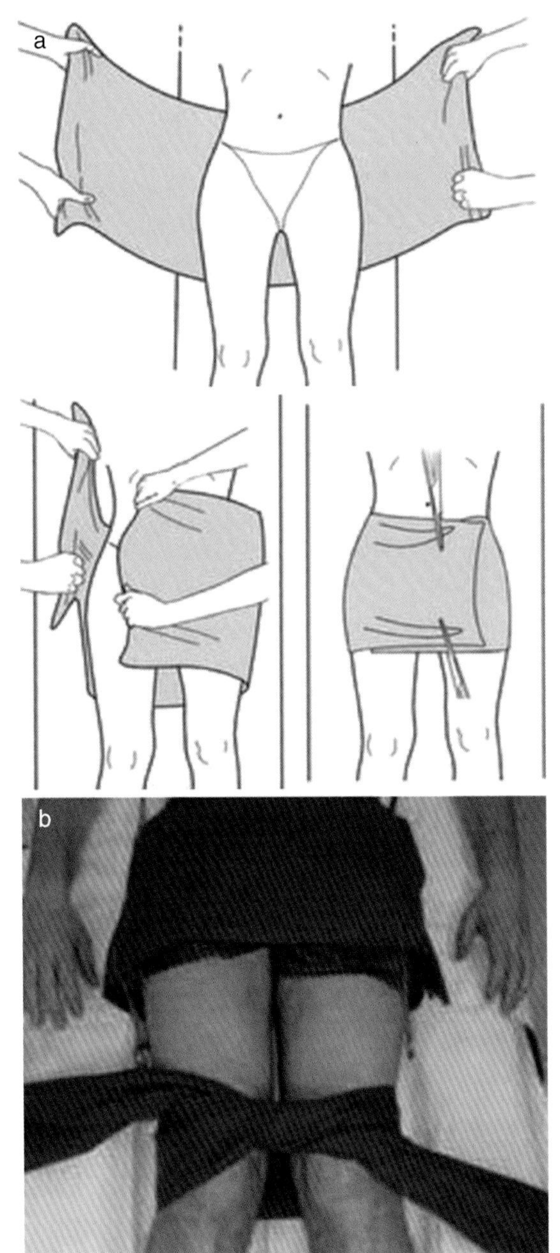

图 2.6　（a）骨盆固定带应用示意图。（b）骨盆带在急诊室的应用

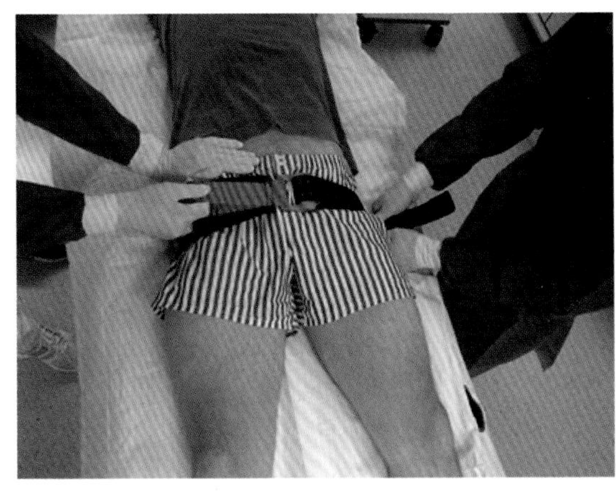
图 2.7　骨盆束带在大转子水平的应用

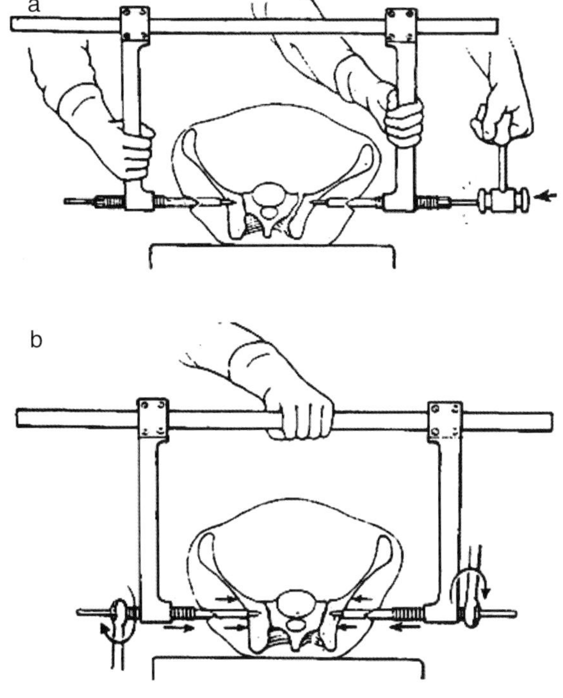

图 2.8　（a）骨盆 C 形钳应用示意图。（b）通过拧紧螺杆，可对骨盆后环加压（引自 [41]）

并限制了骨盆后环的移动，将骨折引起的失血量最小化，同时使血流动力学状况得到稳定或改善。C 形钳对骨盆后环的骨结构产生直接压力，但对软组织没有直接压力。因此，C 形钳可以在骨盆上维持数天，直到最终手术。骨盆钳在技术上比骨盆固定带或骨盆束带更困难，而且也有报道其伴有一些严重的并发症 [41-42]。

骨盆环外固定架已经应用了几十年，可以用作骨盆环破裂的急救处理和最终治疗手段（图 2.9）[43]。生物力学研究表明外固定架固定骨盆后环的稳定性适中，尤其是骨盆前环稳定性得到了恢复。然而，骨盆后环的稳定性较低。如果骨盆后环破裂，在坐位、站立和行走等条件下，外固定架并不能维持足够的稳定性，因此外固定不应作为骨盆环完全破裂的最终治疗手段 [44]。

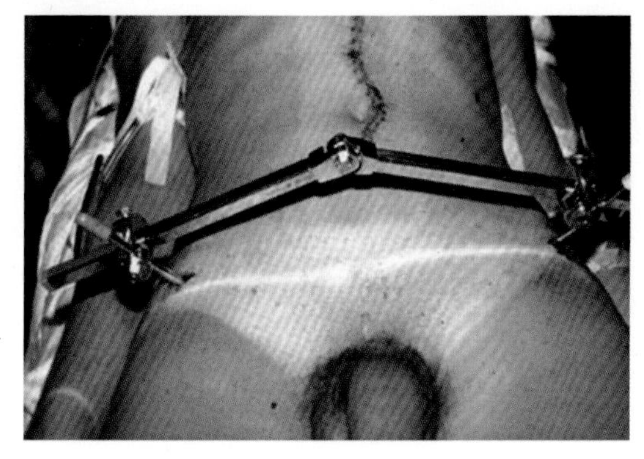

图 2.9　前后挤压型损伤后放置骨盆外固定架

骨盆填塞术是另一种用于骨盆创伤后损伤控制的紧急外科手术。采用 Pfannenstiel 切口或耻骨上正中切口打开腹膜下间隙，清除血块和血肿。在空隙里填塞纱布，从而对骨盆腔里的软组织产生直接压力，可以有效控制静脉出血 [33,45]，与使用 C 形钳或外固定架时产生的压力正相反。后期需要进行二次手术移除纱布并进行清创（图 2.10 a,b）。在大多数骨盆环破裂的患者中，骨盆束带、外固定架和骨盆钳都能有效控制出血。只有少部分需要进行骨盆填塞术。这种手术仅限于所谓的“无反应者”，他们对其他治疗措施效果不佳或只能短暂使用。

血管造影和选择性栓塞用于治疗骨盆创伤后动脉出血的患者 [46]。这就需要特定的基础设

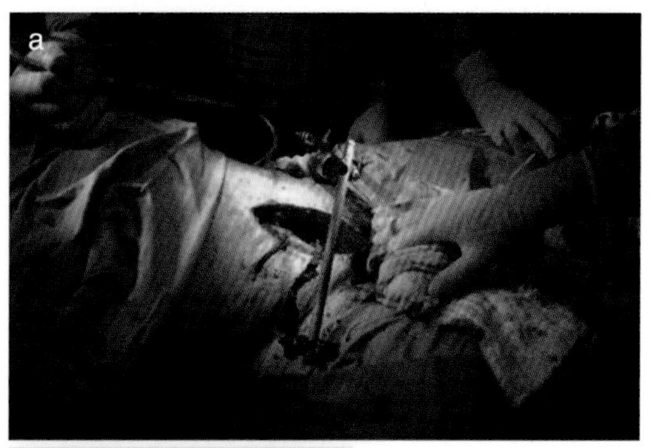

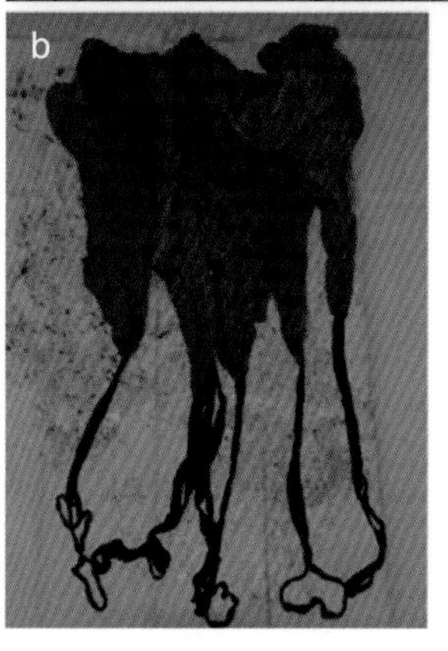

图 2.10　（a）外固定架一期固定后行骨盆填塞的临床病例。（b）二次手术时取出的填塞纱布

施和专业技术人员，而且必须 24h 待命。在钝性创伤中，动脉出血的患者不到 10%。这种治疗手段不应过度使用，因为它对只有静脉出血的患者来说是无效的。难点在于如何区分患者是动脉出血还是静脉出血。动脉出血的间接征象是骨折碎片过度移位，入院时低血容量，持续输血超过每小时 0.5U[47]。对于复苏后反复出现低血压的患者，也必须高度怀疑盆腔动脉出血 [48]。如果在创伤后早期利用造影剂进行全身 CT 扫描，可以通过损伤血管附近外渗的造影剂来判断动脉出血的来源 [49]。一般来说，在活动性出血的部位或附近也可见大的血肿形成。骨盆创伤中最常受损的动脉包括闭孔动脉、阴部动脉和臀上动脉。出血量较大时，髂内动脉、髂外动脉或股总动脉也可能受损。如果通过全身 CT 扫描早期发现出血，患者将被直接送往血管造影室，并进行选择性血管栓塞术。这样就能够找到损伤的血管，然后用线圈封堵止血（图 2.5a~e）。

骨盆脆性骨折患者的临床症状并不明显。上述的一些损伤控制措施通常是不必要的。患

者入院时的主要症状是疼痛，应积极治疗。入院后应监测患者血流动力学参数，至少持续 1d。同时进行其他检查，如骨盆斜位片和 CT 扫描，并在接下来的几天里，持续观察病情进展。

2.6　骨骼强度和韧带刚度

由于老年患者骨量减少，骨强度降低，病理性骨折的风险增加。骨质疏松性骨折好发于一些特殊的部位，如髋关节、脊柱、肱骨近端和桡骨远端[50-53]。目前在不断研究过程中逐渐形成了骨折风险评估表[54]。

我们观察到女性骶骨的骨密度随年龄增长而下降。这种骨量丢失与整个骨盆并不一致。利用 3D 数字建模技术，Wagner 等证明了骶骨上骨量的改变不是均匀一致的；相反，有些区域比其他的区域受到的影响更大。尤其是骶骨翼骨量丢失最为严重，导致出现骶骨翼空洞和骨量完全严重的区域（以 Hounsfeld 单位测量），密度比水还低（图 2.11a~c）[55-56]。

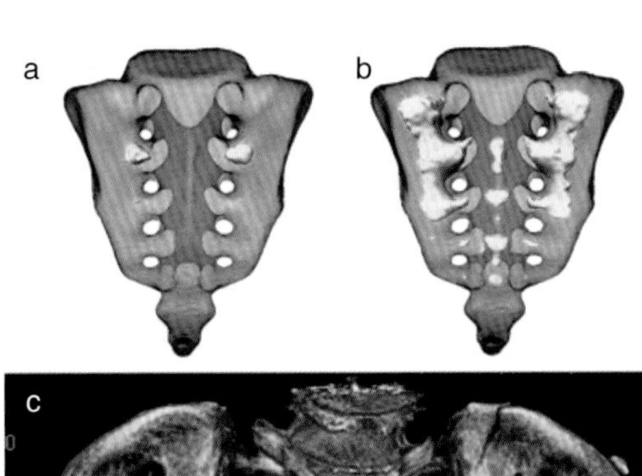

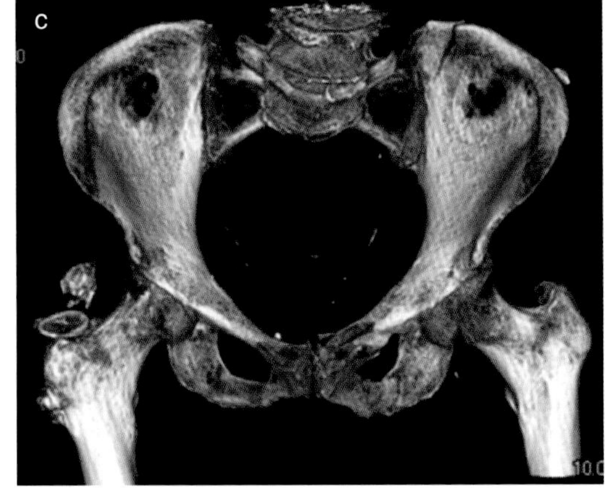

图 2.11　（a）在平均三维 CT 模型中的骶骨骨量分布。在 L5 骨密度较高的组中，S1 神经孔下方和外侧有小块区域骨密度严重降低[56]。（b）在 L5 骨密度较低的组中，骶骨翼有大块区域骨密度严重降低[56]。（c）87 岁女性在家跌倒后骨盆环的三维重建，可见骶骨翼和髂骨翼中心的骨密度严重降低

这也就解释了 Linstrom 等在一个病例研究中观察到的骶骨脆性骨折的特殊骨折类型[57]。在一项所有骶骨解剖形态都正常的队列研究中，H 型骨折占所有骶骨不全骨折类型的 61.2%（*n*=52/85），而 H 型骨折在青少年和成人中都是很少见的。

髋骨的 3D 数字模型还尚未可知。根据收集的骶骨骨密度数据，我们假设老年人髋骨的骨量分布并不是均匀一致的，而是有骨密度高低之分。这可能解释了我们在老年人群中发现的特殊的髂骨骨折类型，但是在成年人中并没有。髂骨骨折开始于内侧曲线，向上和向外延伸穿过髂骨翼，分布于髂骨前上棘水平以上的髂骨嵴（图 2.12）。

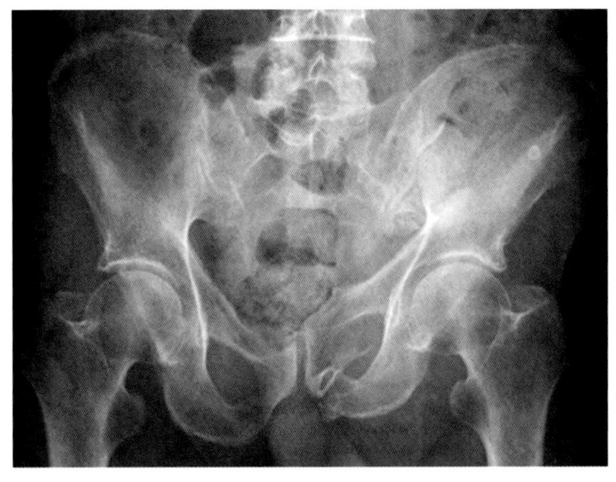

图 2.12　78 岁男性阿尔茨海默病患者在家中反复跌倒。骨盆正位片显示左髂骨骨折，起始于髋骨的内侧曲线，延伸到髂骨嵴的最顶端。同时还有左耻骨上下支骨折并移位

据我们所知，在老龄化过程中骨盆环韧带强度和弹性变化的客观参数还尚不可知。通过对髂胫束的研究，我们知道韧带强度依旧，但弹性降低[58]。因此，我们假设骶骨与髋骨之间的韧带和耻骨联合韧带的强度受年龄的影响小于骨性结构强度所受的影响。这也许可以解释为什么在成人骨盆脆性骨折中韧带断裂的频率远低于骨盆环断裂。当骨盆骨性结构被破坏时，韧带往往能保持完好并包裹骨折片周围[29,32]。只有在骨盆慢性不稳定状态下，由于骨折碎片间的反复持续位移，才会导致骨缺损，而不只是骨裂和骨折。这种长期不稳定会逐渐破坏骨

性结构，并逐渐波及骶髂关节或耻骨联合（图 2.13a，b）。

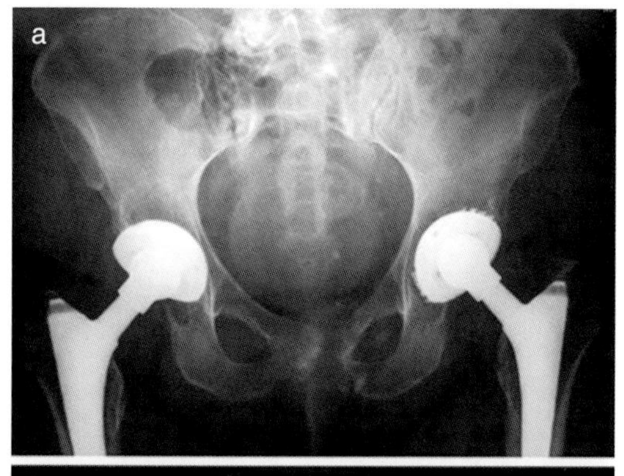

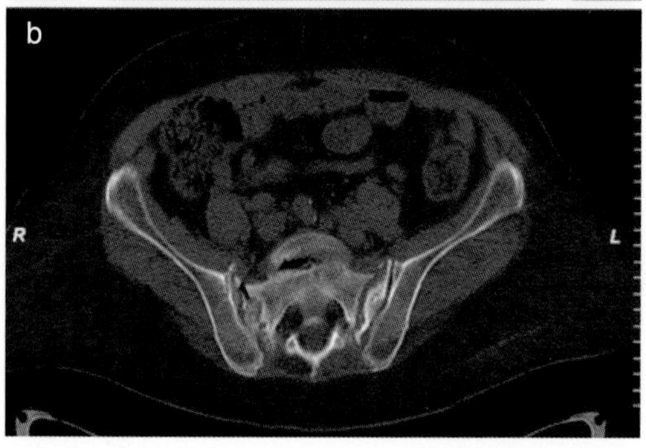

图 2.13 （a）一例 67 岁女性患者在家跌倒，10 个月后出现腹股沟疼痛和双腿疼痛。耻骨联合处的骨缺损是慢性不稳定的标志。（b）轴位 CT 显示双侧骶骨假关节形成

2.7 独特的骨折形态

创伤能量的不同方向导致了成人不同的骨盆骨折类型，这构成了 ASIF/OTA 和 Young-Burgess 分型的基础 [2,12–14,59]。前后挤压导致髋骨外旋，并伴有骨盆前环和后环分离。侧方挤压导致骶骨压缩，伴有骨盆前环骨折重叠移位。垂直剪切力引起垂直骨折或完全脱位并纵向移位。脊柱骨盆分离的特征是骨盆环中的 S1 椎体的脱出 [20–21]。

我们观察了骨盆脆性骨折的不同类型。骨折碎片大范围移位很少见。因为最典型的创伤机制是从站立位置跌落，所以侧方挤压型损伤最为常见。此外，H 型骶骨骨折也很普遍。后面的章节将详细介绍相关病例。Linstrom 等在病例系列中报道 85 例患者中有 52 例呈现出这种骨折裂缝形态 [57]。这种 H 型骨折类似于成人的腰盆分离，但是创伤机制完全不同，因而骨折形态也不一样。这种通常出现在老年患者中的骨折不能用传统的 ASIF/OTA 或 Young-Burgess 分型进行分类，甚至 Roy-Camille 的分类系统也几乎不适用 [12,20,59]。

在骨盆脆性骨折中，观察到的其他骨折类型也不能用传统的分型系统进行分类，包括双侧髂骨翼骨折和具有完全骨盆环塌陷复杂损伤模式的严重病例（图 2.14a~c）。

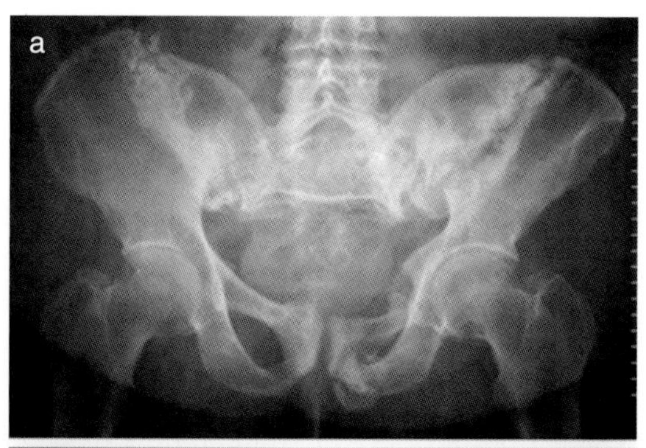

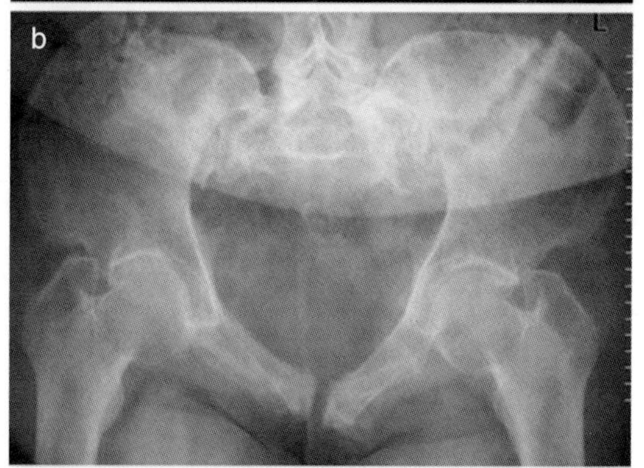

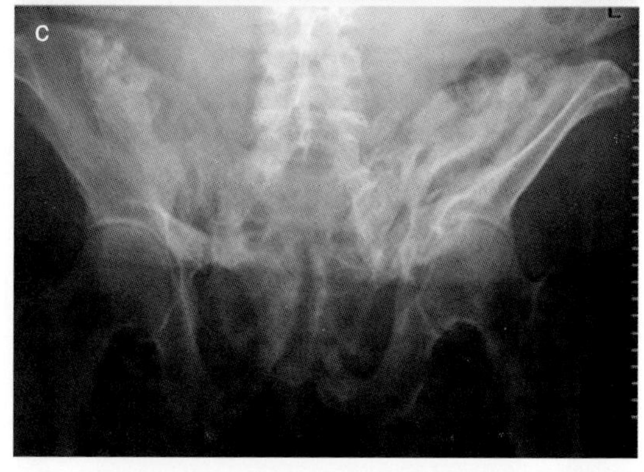

图 2.14 双侧髋骨骨折起始于髂骨内侧曲线，经髂骨翼延伸至髂嵴。（a）骨盆正位片，（b）骨盆入口位，（c）骨盆出口位

2.8 不稳定性骨折的研究进展

成人骨盆骨折时，骨折形态一般不会改变。但如果治疗不及时，骨折碎片可能进一步移位。当骨折或脱位未治愈时，会逐渐出现骨折畸形愈合或骨不连，但原始的骨折形态保持不变[60]。人们根据最初创伤后骨盆形态和 CT 数据，可以确定骨折类型。

在骨盆脆性骨折患者中，我们多次观察到骨折形态随时间而变化。我们假设这些改变是一个缓慢但持续的过程。反复的小创伤会逐渐破坏骨盆结构，导致骨折类型更为复杂，同时增加骨盆结构的不稳定性（图 2.15a~d）。这个过程通常始于一个轻微移位的单侧或双侧耻骨支骨折和一个小的挤压伤或无移位的骶骨翼骨折，最终发展为骨盆前环双侧耻骨支骨折并移位（蝶形骨折）和 H 型骶骨骨折。这种骨盆慢性不稳定在影像学上表现为骨折边缘骨痂形成和骨折碎片间反复移位导致的骨量丢失。在耻骨联合、耻骨支或骶翼处可以观察到这种骨量丢失，最终可能累及骶髂关节。骨盆环的完全塌陷始于一个简单的骨折，在进展过程中骨盆不稳定性逐渐增加，最终导致了骨盆环的完全破坏。

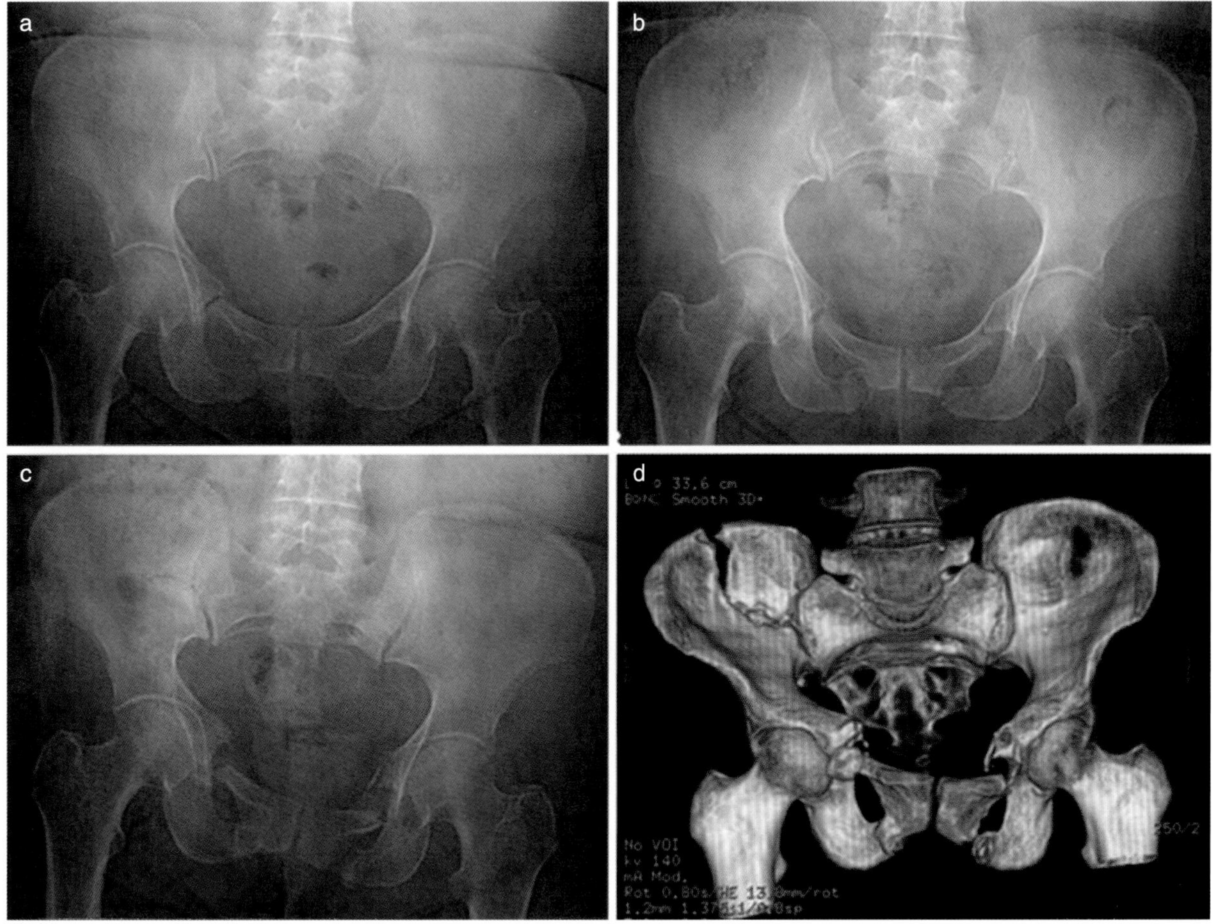

图 2.15 （a）57 岁女性，轻微创伤后双侧耻骨支无移位骨折，保守治疗。（b）外伤后 1 个月，双侧耻骨支骨折轻微移位。继续保守治。（c）外伤后 3 个月后，双侧耻骨支骨折移位增大。可见右侧骶髂关节轻度增宽，髂骨翼可疑不完全骨折，建议进一步保守治疗。（d）5 个月后，由于右侧髂骨完全骨折，骨盆环极度不稳，需要切开复位内固定（由 Guy Putzeys，Kortrijk，Belgium 提供）

2.9 总　结

骨盆脆性骨折在许多方面与成人骨盆环骨折不同。创伤机制、血流动力学状况、临床表现、主要和最终治疗方式、骨密度、骨折形态和疾病进程都有其自身的独特性和不可比拟性，都是我们需要更仔细地观察这个新发的并且不断增长的骨盆损伤的原因之一。只有这样，我们才能更好地了解其特点，探讨最合适的治疗策略、手术方案及其远期预后[35,61-63]。

（张丹龙　译；张　堃　审）

参考文献

请登录 www.wpcxa.com 下载中心查询或下载，或扫码阅读。

骶骨形态学

第 3 章

Daniel Wagner, Lukas Kamer, Pol Maria Rommens

3.1 引 言

骶骨脆性骨折可引起严重的顽固性疼痛。在大多数情况下，骨折无移位或者轻微移位。当患者 1 周内不能活动时，建议手术治疗。由于这些无移位或轻微移位的骨折通常不需要复位，使用微创方法内固定是一种选择。开放复位内固定仅适用于移位性骨折。骶髂螺钉（IS）固定术是一种成熟的固定非移位骨折的技术[1]。骶髂螺钉从外侧进入髂骨后部，穿过髂骶关节及骶骨翼，尖端在骶骨体内。半螺纹螺钉允许对骨折部位施加一些压力，前提是螺钉的螺纹完全穿过骨折线。考虑到骶骨解剖的个体差异，有报道 IS 螺钉位置不良的发生率小于 3%[2]。但是，在伴有骨质疏松及骨量减少的老年患者中，越来越多的患者使用了 IS 螺钉[3]。因此，其他的经骶骨固定内植物或 IS 增粗螺钉被研发，以克服在减少的骨量中螺钉低把持力的缺陷。横贯骶骨的内植物直径比 IS 螺钉小，因为横贯骶骨植入物从一侧穿过骶骨到达对侧，方法复杂，其使用受到限制[4]。在 S1 椎体，报道约 11%~53% 的患者不能使用横贯螺钉[1,5-13]。这是由于骶骨上部解剖结构的高度变异造成的[14-15]。在本章中，我们将讨论高度变异的骶骨解剖学特征及其对使用经骶骨植入物治疗骶骨骨折的影响。

D. Wagner, M.D. (✉) • P.M. Rommens, M.D.
Department of Orthopaedics and Traumatology,
University Medical Centre, Johannes
Gutenberg-University,
Langenbeckstr. 1, 55131 Mainz, Germany
e-mail: wagner.daniel@gmx.ch

L. Kamer, M.D.
AO Research Institute Davos,
Clavadelerstrasse 8,
7270 Davos, Switzerland

P.M. Rommens, A. Hofmann (eds.), *Fragility Fractures of the Pelvis*,
DOI 10.1007/978-3-319-66572-6_3

3.2 骶骨形态

骶骨由 5 节骶椎融合而成。在进化及个体生长过程中，由于直立姿势和两足运动，人类的骶骨已经适应和正在适应这一力学特征。Abitbol 通过取自不同进化阶段的猴子、成年人和不能行走的儿童的骶骨 X 线片，研究了形成骶骨椎体的数量和融合情况。在灵长类动物中，骶骨弯曲度较少，骨盆内的倾斜角度较小（即骨盆入射角较小），骶骨本身由较少的椎体组成，融合较少[16-17]。同样，不能直立行走的儿童其骶椎融合程度也较低[17]。在两足站立时，为了达到足够的平衡，重心会位于股骨头上方[18]。因此，一些作者认为，人类骨盆中骶骨更水平、更弯曲，从而使重心更偏向髋部[17,19-20]。因为骶骨发育不同时期存在差异，因此会出现骶1椎体或腰5椎体融合不一致性[17]，表现为腰骶移行椎：腰5椎体骶椎化或者骶1椎体腰椎化[21]。在进化过程中，从腰椎中央向髋部外侧传递的负荷导致骶骨近端增大，形成所谓的“骶骨翼”[17]。骶骨翼由关节突和横突融合形成[22]。骨骼发育的这一过程可以解释人类骶骨的巨大形态变异，特别是在其顶部[15]。

笔者通过对92例个体骶骨3D模型数据研究，分析了骶骨形态[15]。主成分分析（PCA）用于评估统计3D模型的形态和大小变异性[13]。主成分分析的使用是为了能计算主要变量的差异，按照其与平均水平的递降进行排序，最大的变异定义为第1主成分，数据包括骶骨整体大小、耳状面大小、骶骨高度以及骶骨部分曲率。第2主成分发现了骶骨曲率的较大变异性，这意味着骶骨大小和形状的第二重要变异，同样，耳状面头尾倾斜以及骶骨翼倾斜也差异明显。第3个主成分显示耳状面矢状位形态的差异性，影响经S1横贯通道。第4个主成分中最重要的变化是骶孔的大小。骶部宽度的变化为第5个主成分（图3.1）[15]。

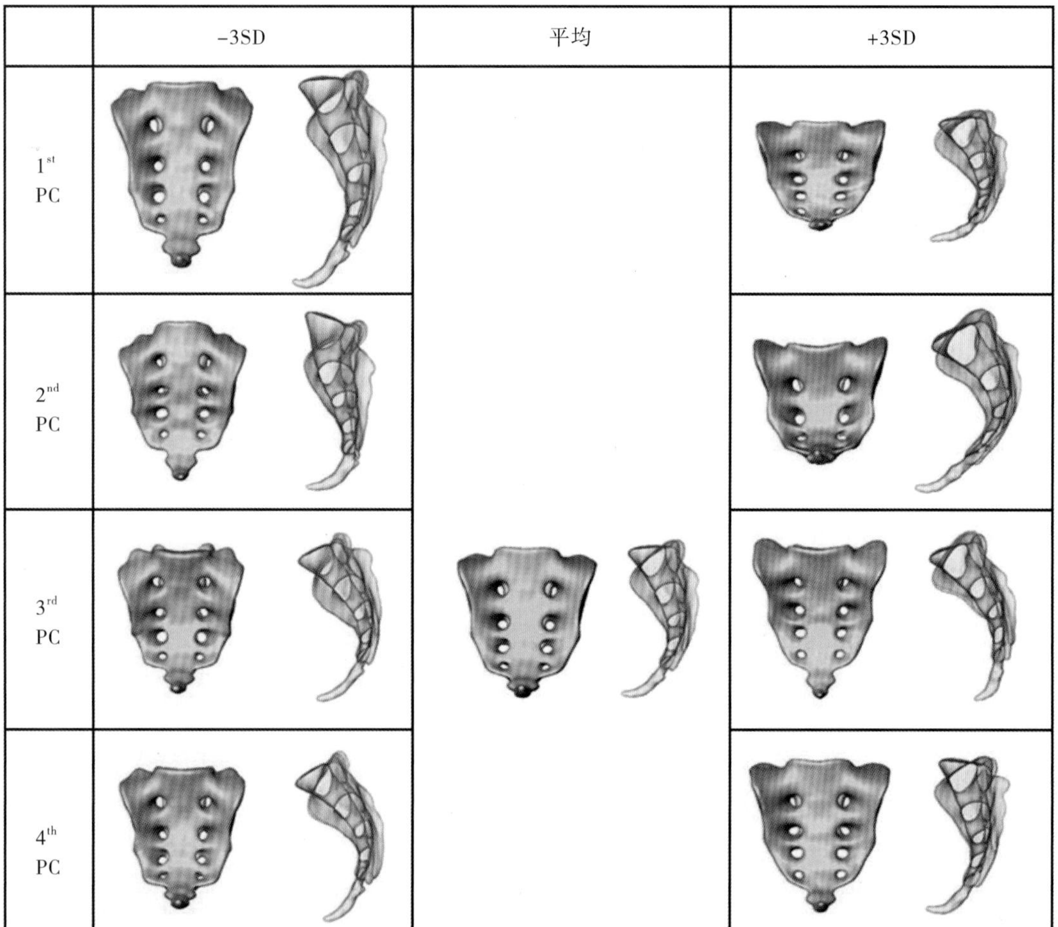

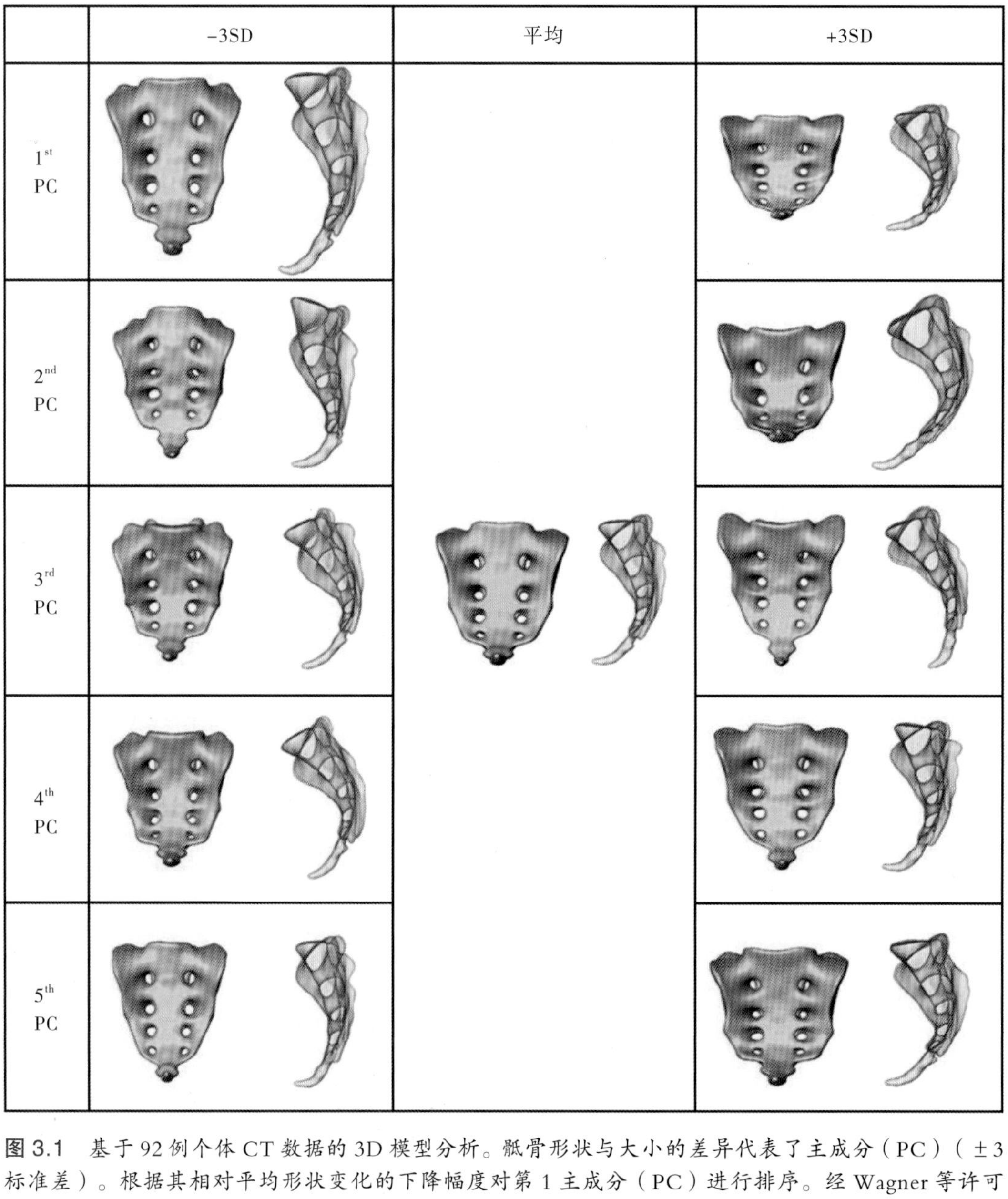

	-3SD	平均	+3SD
1st PC			
2nd PC			
3rd PC			
4th PC			
5th PC			

图3.1 基于92例个体CT数据的3D模型分析。骶骨形状与大小的差异代表了主成分（PC）（±3标准差）。根据其相对平均形状变化的下降幅度对第1主成分（PC）进行排序。经Wagner等许可转载[15]

3.3 螺钉通道

经骶骨的螺钉应完全放置在骨内，以避免损伤神经血管或盆腔内器官。L4 神经根前支和整个 L5 神经根在骶骨翼前方靠近外侧，与前皮质直接接触，因此，在手术过程中，如果骶骨皮质前边缘穿孔，有损伤神经根的风险。此外，髂总动脉和静脉位于骶骨前方，也可能被损伤 [23]。S1 神经根穿过 S1 骶管，也存在损伤可能。一例儿童患者因 S1 的 IS 螺钉造成输尿管损伤，为罕见并发症 [24]。

在考虑使用骶骨横贯螺钉时，骶骨顶部的解剖变异性尤为重要。横贯螺钉从一侧穿过骶骨到另一侧：螺钉进入髂骨，通过骶骨翼进入骶骨体（S1 或 S2），穿过骶骨另外一侧并穿过髂骨。经骶骨通道的前部受骶骨皮质的限制，后部受骶骨管的限制，下部受下一个骶孔的限制。S1 的上界限是由骶骨翼、骶髂关节的冠状面或髂窝组成 [13]。S2 通道的上界为 S1 的骶孔。

前庭概念是用来描述 S1 中放置 IS 螺钉的单侧通道 [4]。峡部或前庭是最狭窄的通道，S1 中的植入物要通过它才能到达骶骨体。它受到骶管、骶 S1 孔和骶皮质的限制。前庭总是向前上方倾斜，通过调整垂直于前厅横截面的 IS 螺钉的方向，可以获得最大的安全空间。但由于两侧峡部的反向斜向，使横贯螺钉的安全通道的空间要小得多（图 3.2）[4-5,25]。

有多项研究评估了经骶骨通道的大小，S1 和 S2 通道的平均直径分别为 11.0~14.4mm

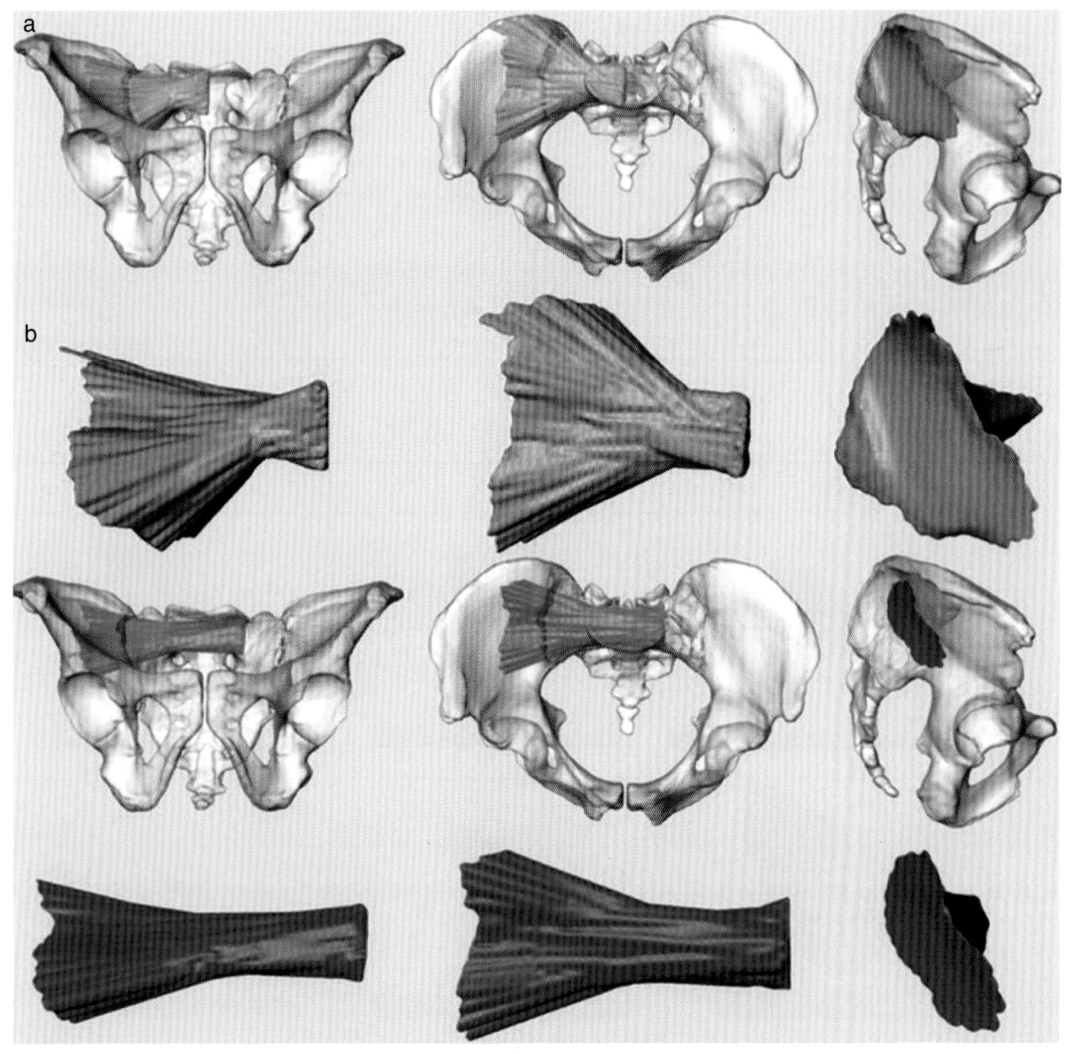

图 3.2　（a）只通过一侧峡部时所有可能安全的 IS 螺钉使用空间。（b）横贯骶骨螺钉必须通过两侧峡部，这种情况减少了其安全通道的空间（经 Mendel 等许可转载）

和 8.9~14.0mm（表 3.1）。男性 S1 和 S2 通道的空间大于女性[6,9,12-13,15]。S1 中 68%~85% 和 S2 中 52%~100% 有足够的空间置入直径 7.3~10mm 的植入物（表 3.1）。有趣的是，S1 和 S2 通道的极限直径成反比[12-13,15]。因此，S1 中安全空间有限的个体在 S2 中有更大的经骶骨通道。部分情况下在 S1 中不能植入贯穿螺钉，（部分作者也称其为"畸形"），但在 S2 有更大的通道，有足够的空间植入螺钉[4,6,11,13,26]。

统计 3D 模型研究经骶骨通道 S1 的形状[13]。使用 PCA 评估并观察通道形状和大小的最大变异性（图 3.3）。经 S1 的横贯通道平均形状为椭圆形横切面，前－尾侧呈圆形曲线，与 S1 骶孔的近端皮质相对应。根据骶骨翼的形状，这条通道的上缘更平坦，是头侧界限。椭圆形通道的横断面在矢状面上呈恒定的倾斜。在本研究中，所有的骨盆事先都相等地倾斜，以获得一个类似的出口位视图。因此，螺钉通道在每个人的骨盆内始终是倾斜的。第 1 主成分的变异性最大，主要表现在通道的大小上。第 2 个主要组成部分显示了通道的直径、形状和大小的变异性，从宽敞的大通道到几乎不存在的小平坦通道。最大头－尾直径一致位于通道的前部。因此，在 S1 中放置两个横贯植入物时，

表 3.1　骶髂横贯螺钉通道文献综述

作者	观察例数	S1	S2	S1 可横贯螺钉比例（%）	S1 可横贯螺钉比例（%）
Wagner 等[13]	156	11.6 ± 5.4 cc 23.2 ± 5.7 ap	14.0 ± 2.4 cc 17.6 ± 2.4 ap	74%（8mm）	100%（8mm）
Gras 等[12]	280	12.8	11.6	68%（9mm）	88%（9mm）
Gras 等[11]	84	11.0 ± 2.4 cc[a] 12.2 ± 2.1 ap[a]	9.6 ± 1.7 cc 8.9 ± 1.8 ap	76%（> 0mm）	52%（9mm）
Mendel 等[12]	125			80%（7.3mm）	99%（7.3mm）
Lee[34]	526	14.4 ± 3.8	10.9 ± 3.3	85%（10mm）	65%（10mm）

a：64 例有可用通道的平均值；cc：头尾侧；ap：前后侧

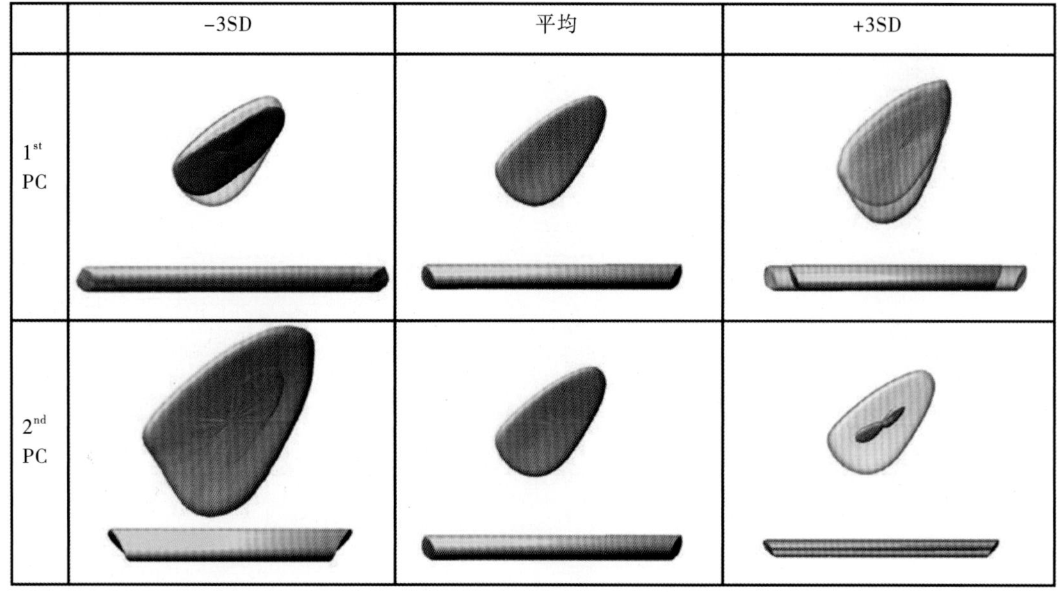

图 3.3　收集 92 例患者 CT 资料建立横贯 S1 通道的统计三维模型。第 1 主成分（1st PC）代表的主要为通道长度的变化。第 2 主成分（2nd PC）代表横截面的变化（经 Wagner 等许可转载[13]）

建议一个植入物位于前 – 尾侧，另一个植入物位于后 – 头侧。

最近的一项研究表明，横贯骶骨通道的大小与骶骨形状也有相关[15]。骶骨曲率越大、骨盆入射角越大及髂骶关节越向头侧延伸时，S1 的横贯通道也越大(图 3.1)。L5 横突与骶骨(腰骶移行椎Ⅱ型[21]) 的副关节的存在也是 S1 有更大横贯通道的指征。但所有这些研究的局限性在于它们都是在未骨折的骨盆上进行的。研究结果表明，当骨盆骨折存在 5mm、10mm、15mm 和 20mm 骨折位移时，截面积分别相应的减少 30%、56%、81% 和 90%[27]。

3.4 影像学评估

术中使用常规 X 线片很难评估经横贯骶骨通道。骶骨的边界是圆形的，因此不同的投射角度会有不同影像。S1 通道的头侧界由骶骨翼、髂骶关节头侧缘和髂窝构成。骶骨翼和髂骶关节的头侧缘都是向尾端倾斜的。髂骶关节最头端的投影取决于骶骨倾斜度和出口位投照时骨盆倾斜度的大小。主成分分析表明，所有骨盆 S1 的横贯通道在出口位投照时骶骨的头侧界限对应于通道额后上界[13]。因此，尽管在出口位中植入物位于骶骨头侧缘以下，但前置的植入物可以穿出前侧骨皮质[28]。侧位图（图 3.4）中的髂 – 皮质密度（ICD）进一步决定了通道的头侧界限[29]。因此，图像增强器应该以两个 ICD 重叠这样一种方式对齐。在该投影中，检测骨外螺钉的敏感性为 74%[30]。通道尾侧的界限由出口位投照中的 S1 骶孔评估。通道的前后边界在入口位图像中进行评估[31–32]。

Rout ML 等描述了骶骨“畸形”[29] 或“发

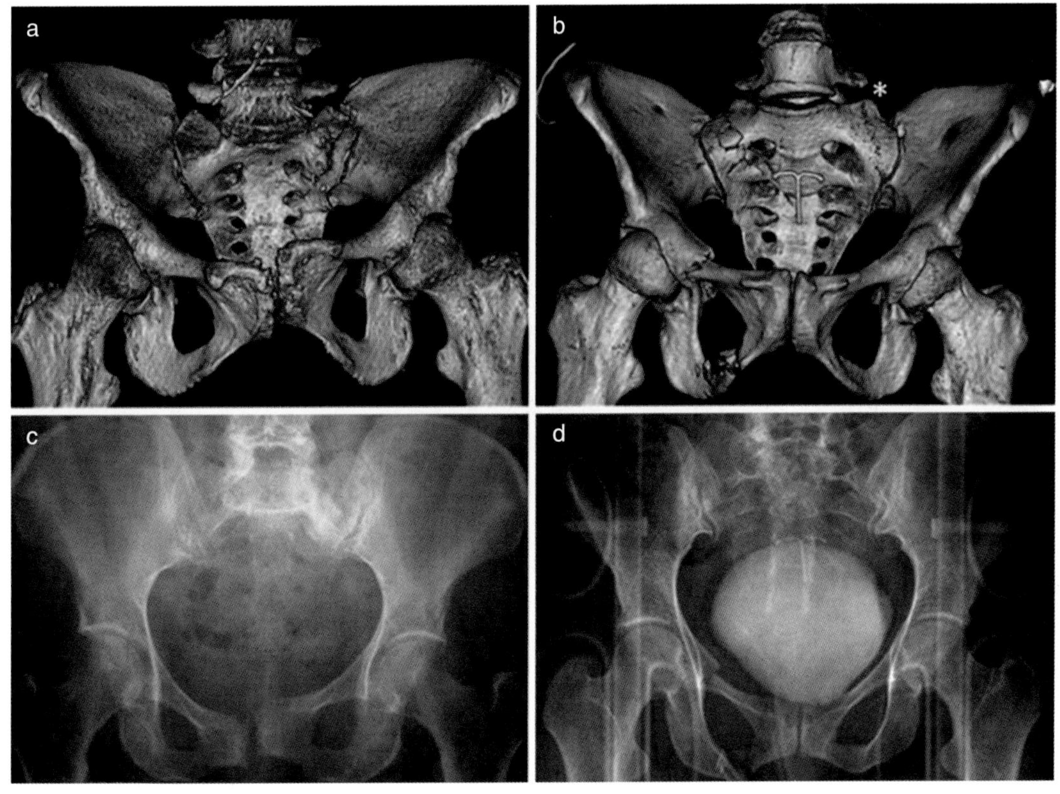

图 3.4 典型病例：患者 A(a, c, e, g, i; 75 岁女性，FFP Ⅲ C 型，较大的 S1 横贯通道) 及患者 B(b, d, f, h, j; 44 岁女性，AO/ASIF 61.B2 型；较小的 S1 横贯通道）。骨盆 3D 重建（a, b）显示患者 B 的乳突和骶骨倾斜（图 b 中星号）。（c, d）前后位及（e, f）出口位骨盆 X 线片。患者 B 的乳突最突出（图 f 中星号）。骶 1 位于髂骨的头侧。S1 骶孔不是圆形的，S1/S2 椎间盘间隙仍然可见。这些迹象在入口位投照评估骶孔水平的 S1 的前皮质边界。在患者 B 中，这些更向后缩，形成一个前压痕（图 h 箭头）。（i, j）两个髂 – 皮质密度在侧位图上重叠（图 i 和 j 中的箭头），显示患者 B 有更明显的翼缘下降

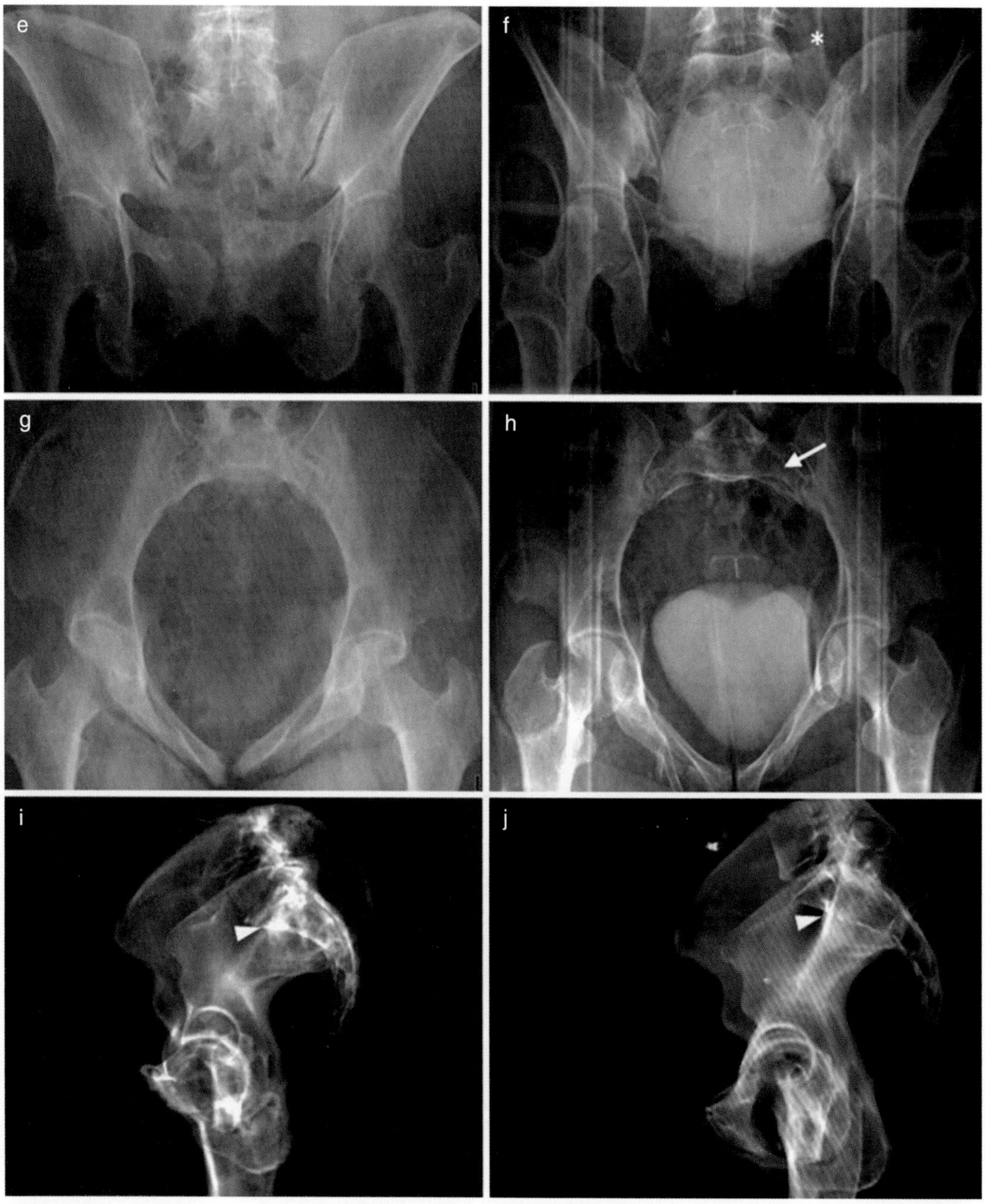

图 3.4（续）

育不良”[1]在 X 线片和 CT 表现不同。此类骨盆有一个狭窄的安全区域，只能提供较少空间或没有空间放置 S1 植入物。确定发育不良“骶骨”的放射学标准为[1]（图 3.4）：

1. 骶骨在骨盆出口位投照时没有凹陷（第一骶骨段位于髂嵴水平，因此更靠近头侧）。

2. 出口位投照骶骨翼头侧可见乳突。

3. 出口位投照显示 S1 孔畸形（与正常[29]相比，体积更大、不圆、畸形、不规则）。

4. 在出口位投照可见 S1/S2 椎间盘存在。

5. 在骶骨侧位投照时，可见骶骨翼明显倾斜（即在头外侧和内外侧[29]方向有更下行的骶骨翼）。

6.CT 轴位扫描髂骶关节“舌槽”形态。这描述了髂骶关节中骶骨和髂骨更广泛的接触[29]。

7. 入口位投照显示 S1 前皮质缩进。

对这些标准进行检验发现观察员间的一致率为 75%~81%，kappa 值适中。单独作为一组时，这些标准与畸形的骶骨相关。然而，在畸形骶骨中，“舌槽”现象并不多见。没有单一标准与“畸形”表型明显相关。此外，12% 的骨盆属于“少数型”，这意味着 S1 和 S2 中甚至没有 10mm 的骨通道。这些少数类型的骶骨与“畸形”标准不相关[7]。

判定“畸形性”骶骨的另一种方法是“骶骨畸形性评分”[7]。采用 PCA 评估骶骨的形态学特征。研究人群被分为 3 组，评估直径至少为 10mm、最小长度为 120mm 的横贯骶骨通道：多数骶骨（47%，S1 和 S2 都有通道）、畸形（41%，S2 有通道）和少数骶骨（12%，S1 和 S2 没有通道）。最大的变异性（第 1 个主成分）可以通过骶孔的数量、S2 峡部通道的横截面、通道的冠状和轴位角度以及骨盆发生率来解释。“骶部畸形度评分”定义为：（S1 中 10mm 通道冠状角）+2×（S1 中 10mm 通道轴位角）。如果该评分为 > 70，则不存在横贯骶骨额通道（图 3.5）[7]。

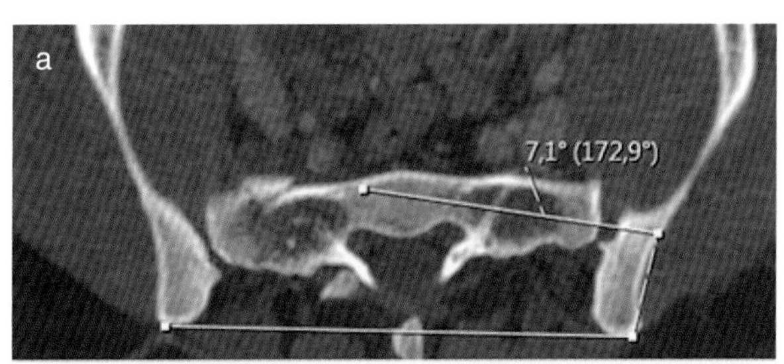

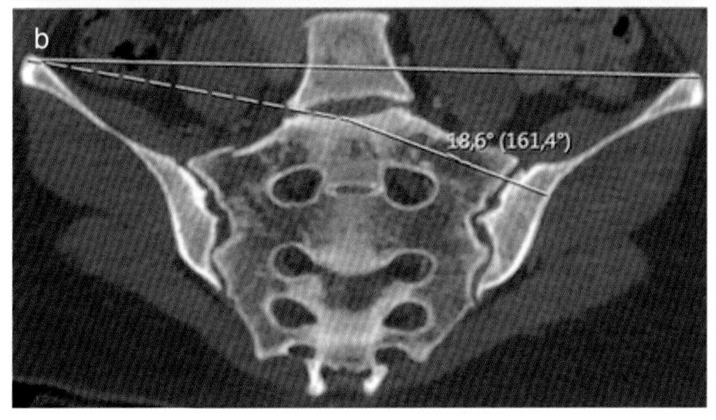

图 3.5 评估图 3.4 中患者 B 的“骶骨畸形评分”。CT 扫描定位线平行于 S1 终板的后，S1 中 IS 螺钉的通道角度在轴位（a）和冠状位（b）进行评估。轴位角是指连接两个髂后上棘的直线与螺钉通道轴线的夹角。冠状位角是由连接髂嵴的直线与通道轴线的夹角。“骶骨畸形评分”以冠状角 +（2× 轴位角）计算。该患者左侧的评分为 33 分

“外侧骶骨三角”方法在侧面视图中定义了一个三角形。计算骶骨终板宽度与 ICD 上方骶前表面长度之比[8]。比值 ≥ 1.5 预测最小直径 7.3 mm 的经骶骨通道的可用性，灵敏度为 94%，阳性预测值为 97%。这种方法在侧视图中量化了下降的骶骨翼坡度。

最新报道了一种新的描述和验证经骶骨植入物正确放置的方法[30]。使用入口位和出口位投照，在 S1 孔水平上测量植入物的前后方向和头尾方向，其位置分别表示为前皮质到植入物的最大前后距离和头尾距离以及骶孔到植入物的最大前后距离和头尾距离的百分比。如果植入物的上下比在前后比 20% 的不同范围内，则植入物可能完全在骨中，准确率为 93%。

3.5 笔者推荐方法

考虑到形态变化影响横贯骶骨通道的安全，术前计划是最重要的。根据 S1 水平的骶骨倾斜度，对骨盆 CT 资料进行重新格式化（图 3.6）。然后，在 S1 孔上的骶骨前部有一个虚拟轴。如横贯骶骨通道 S1 的 PCA 所示（图 3.3），最大的头尾直径位于通道的前部。通过骶骨上段纵轴平面（冠状面）评估 S1 通道的可用性及其直径，因为头尾直径通常是横贯通道的限制因素[13]。在骶骨终板平面内评估前后直径的大小，以确定是否可以放置第二枚植入物。如果没有经横贯骶骨通道，则术前测量规划单侧 IS 螺钉的角度。

S2 通道也可在骶骨冠状面进行评估。然而，它的生物力学效益仍有待证实[13]。一个有限元模型显示骶骨腹 - 尾旋转通过 S2 中心的轴。69% 的骶骨脆性骨折表现为 S1 和 S2[33] 之间的横断骨折线。在这些患者中，植入 S2 的螺钉过于靠近骨折尾端，无法充分稳定骨折。此外，植入物位置越靠后，损伤臀上动脉或其分支的风险更高（图 3.7）。

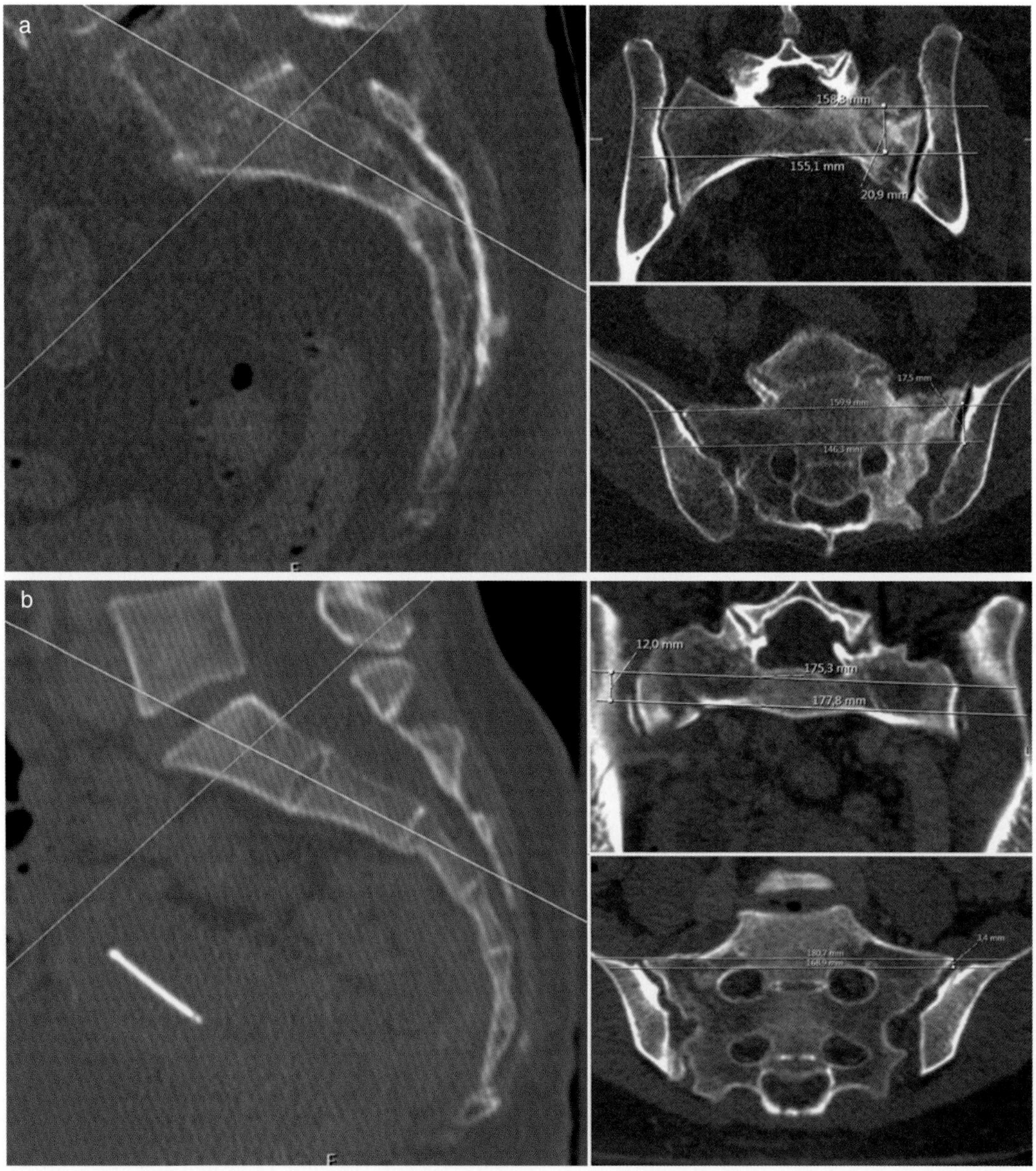

图 3.6 根据骶骨冠状面 S1（黄线）和骶骨轴位 S1（绿线），采用骨盆 CT 多平面重建评估骶骨通道。（a）图 3.4 中的患者 A 有一个较大的骶骨横贯螺钉通道（前后径 20.9mm，头尾径 17.5mm）。（b）患者 B 的 S1 骶骨横贯通道太小，无法置入横贯骶骨植入物（前后径 12.0mm，头尾径 3.4mm）

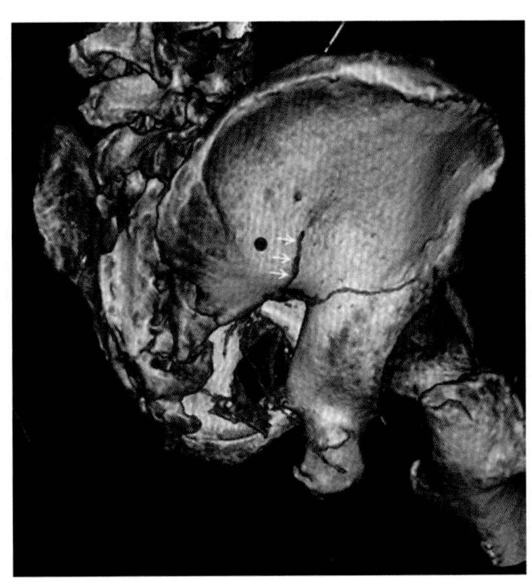

图 3.7　骨盆 CT 血管造影显示臀上动脉上支关系密切，从坐骨大切迹（白色箭头）向近端延伸。当使用骶骨植入物时，植入物位置越靠后，这些结构被损伤的风险就越高。S2 中 IS 螺钉的入口点被标记为蓝点

（樊志强　译；温世明　审）

参考文献

请登录 www.wpcxa.com 下载中心查询或下载，或扫码阅读。

第 4 章 骶骨骨量分布

Daniel Wagner, Lukas Kamer, Pol Maria Rommens

4.1 引 言

目前人口结构变化的特点是老年人增加，就会有更多的人受到骨质疏松的影响 [1]。由于骨盆脆性骨折（FFP）和骶骨脆性骨折（FFS）很可能与骨质疏松症有关 [2]，因此其发病率也在增加 [3-4]。在 55 岁以上诉有腰痛的女性，有 8% 发现 FFS[5]。但 FFS 的发生率可能在很大程度上仍被低估了，因为 54%~98% 的骨盆前环骨折患者同时存在骨盆后环骨折 [6-9]。FFS 患者通常采用非手术治疗，包括卧床休息和镇痛治疗 [10-11]。早期活动是为了预防制动相关的并发症 [12]。然而，仍有数量未知的患者遭受长期疼痛、活动导致骨折移位或发生骨折不愈合 [13-15]。

笔者的方案是对 FFP 保守治疗失败的患者进行手术，这些患者伴有骨盆后环移位骨折，或腰盆分离（与 FFP Ⅳ [6] 相对应）[10,14,16]。骶骨骨折通常用髂骶螺钉固定。然而，在老年患者中，由于骶骨骨量减少，IS 螺钉松动并不少见 [17]。除手术固定骶骨骨折外，骶椎成形术可有效减轻这些患者的疼痛。

4.2 骨质疏松的统计骨模型

骨质疏松症患者的骨量减少，骨的微结构发生改变。松质骨主要影响的是椎体，而在股骨中，皮质骨量因皮质孔隙度增加而减少 [19-21]，又称皮质骨骨小梁化（trabecularization of cortical bone）。皮质和骨小梁骨密度的降低增加了他们发生脆性骨折的可能性。通过对比非骨质疏松患者与骨质疏松患者肱骨 [22] 及股骨 [23] 的 CT，骨量减少与骨折发生的关系已经被证实。

骨小梁结构和骨量分布遵循生物力学原理，而且在人的一生中，骨小梁结构和骨量分布也随着应力的改变而改变 [24]。使用统计模型可以方便研究大量个体的骨量分布 [17,25-28]。从不同数量个体的 CT 扫描中获得的灰度值被转移到特定骨的平均形状内 [25]，灰度值被平均后计算出平均骨量的区域图。通过对肱骨近端 [27] 和股骨近端 [26] 的统计建模，证实了非骨质疏松和骨质疏松个体中骨量分布的明显差异。局部骨量的改变与生物力学特征有关。在髋部骨折患者中，股骨粗隆间和远端皮质区以及股骨头的

D. Wagner, M.D. (✉) • P.M. Rommens, M.D.
Department of Orthopaedics and Traumatology,
University Medical Centre,
Johannes Gutenberg-University,
Langenbeckstr. 1, 55131 Mainz, Germany
e-mail: wagner.daniel@gmx.ch

L. Kamer, M.D.
AO Research Institute Davos,
Clavadelerstrasse 8, 7270 Davos, Switzerland

P.M. Rommens, A. Hofmann (eds.), *Fragility Fractures of the Pelvis*,
DOI 10.1007/978-3-319-66572-6_4

压力骨小梁均显示出较低的骨密度区域[29-30]。通过有限元分析，骨质疏松股骨的应力沿主要的垂直压缩骨小梁[30]增加，分布较不均匀[31]。CT 评估的三维小梁结构可以预测骨质疏松股骨近端的失效负荷[32]。

因此，研究局部骨量分布及其随骨质疏松症的变化，对了解骨折类型和治疗脆性骨折具有重要意义。

4.3　骶骨结构

在人类骶骨中，基于骨小梁排列代表重量和负荷传递方向的假设，研究了小梁的取向模式[33]。主要的发现是强大的骨小梁从S1的终板、关节突关节延伸至耳状面，从骶骨翼、腰骶韧带止点到耳状面及骶骨体部，从外侧椎板向耳状面的背侧延伸。这些发现在 L5 骶化的骶骨中得到证实，在 L5、S1 和 S2 负重椎体中观察到从椎体向耳状面腹侧的骨小梁聚集。从关节突关节到耳状面，在上述区域和其背侧之间有一个区域被描述为“骶骨翼空洞”[34]，从 L5 延伸到 S2[35]。前侧皮层下有一个骨小梁聚集区，在 S1 孔和 S2 孔上方有骨小梁交叉[36]。矢状中线可发现从S1终板到前皮质延伸的骨小梁[36]。

“骶骨翼空洞”描述了老年人 S1 外侧骨小梁的丢失[34]。这与老年人的骶骨解剖切片中看到的S1 骶翼的“脂肪球”相对应(图 4.1)[37]。在年轻人群中，CT 扫描显示骶骨翼部有一个相应的低灰度区域。通过定量 CT 测量，年轻人骶骨翼的骨密度比 S1 椎体低 32%。骨密度在 S1 节段“骶骨翼空洞”内尾部下降，在 S1 椎体中部升高[38]。

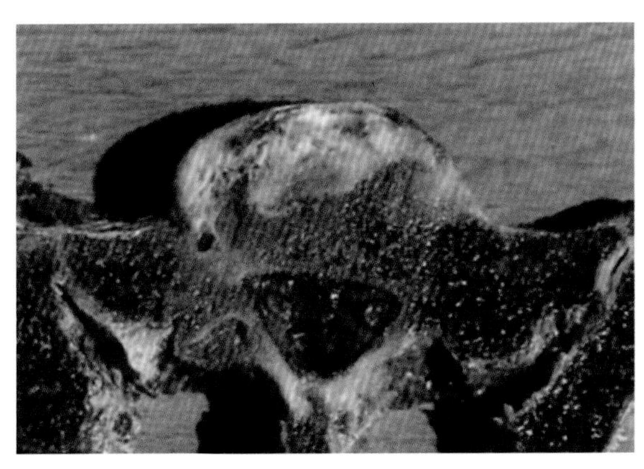

图 4.1　在解剖标本中平行于终板轴向切开 S1，注意骶骨翼部的“脂肪球”(经 de Peretti 等[37]许可转载)

4.4　骶骨骨量的统计模型

笔者及其同事利用基于临床 CT 扫描的三维统计模型，研究了骶骨骨量分布[17]。使用统计建模技术计算骶骨平均形状，在这个平均形状内取灰度的平均值[25]。为了比较骨量较好和较差的个体，笔者评估 L5 椎体的骨量，并以 L5 的 100HU 阈值区分两组。通过 S1 和 S2 的虚拟骨探针来观察骨量。此外，在平均形状[17]内选择负 HU。

在骶骨横贯通达的不同部位，骨量分布存在差别(图 4.2)。高灰度值位于外侧，与耳状面皮质骨相对应，骶骨翼部的骨量显著下降。在骶骨体更中央的位置，灰度值位于中间水平。在椎 S1 椎体侧缘发现灰度值低峰。假设它们代表从 S1 终板向 S1 椎孔上方正中矢状面的骨小梁[36]。这一点与股骨近端的主要压力骨小梁类似，它们可能在力传递中起重要作用[39]，在一般较低骨量的部位更为突出。

一般较差骨量组骶骨翼可见大面积灰度阴性区域(图 4.3)，从 S1 向 S3 延伸，在 S2~S5 椎体可见小面积灰度阴性区域。由于灰度阴性代表组织密度低于水，该区域很可能是脂肪骨髓[40]。L5 椎体灰度＜100HU 的组别骶骨通道的总骨量低于骨量较高组。但最大的差异是在椎体。S2 整体灰度低于 S1(图 4.4)。

4.5　骨折形态学特征

骶骨脆性骨折通常位于与 Denis I 区对应的骶骨翼[41-42]，而只有 50% 的高能量损伤位于骶孔外侧[42]。脆性骨折可发生在单侧或双侧。有时，S1 和 S2 之间还存在一条横向骨折线，导致骨折呈 H 型或 U 型，造成脊柱 - 骨盆分离[6,41]。骶骨翼下方的低骨量可以解释骶骨翼骨折的独特和一致位置[41]。S1 和 S2 间的横向骨折断线可能是骶椎S1和S2间骨量减少所致。然而，生物力学上，骶骨弯曲是造成脊柱－骨盆分离的另一个重要因素。研究发现骶骨前后旋转中心在S2水平[43]，这可能导致S1和S2之间存在高剪切力。

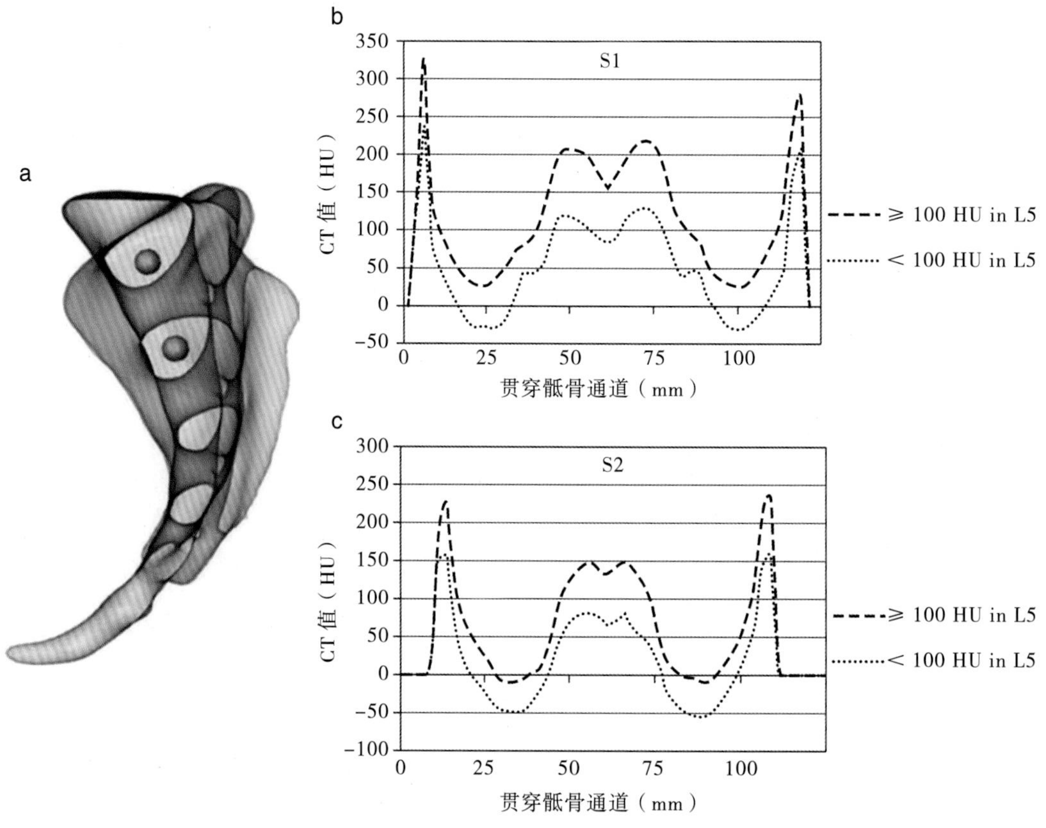

图4.2 虚拟骨探针（黄色按钮），直径7mm，沿骶骨横贯通道。（a）骨探针在S1和S2的位置。（b,c）S1（b）和S2（c）横贯通道骨量分布差异明显，S2整体骨量较低。对于一般骨量较低（L5为100HU）的人来说，最大的差异是在骶骨体区域（经Wagner等许可转载）[17]

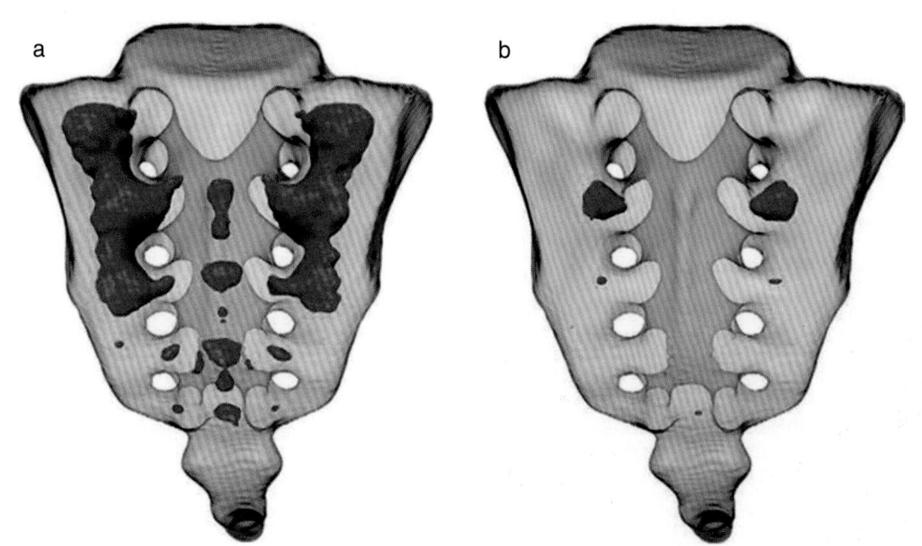

图4.3 在骶骨平均形状中选择并以红色显示阴性灰度。（a）在一般骨量较低的人群中有广泛的灰度阴性区域（L5 < 100HU）。（b）一般骨量较好的研究组（L5 > 100HU）只显示少量的灰度阴性区域（经Wagner等许可转载）[17]

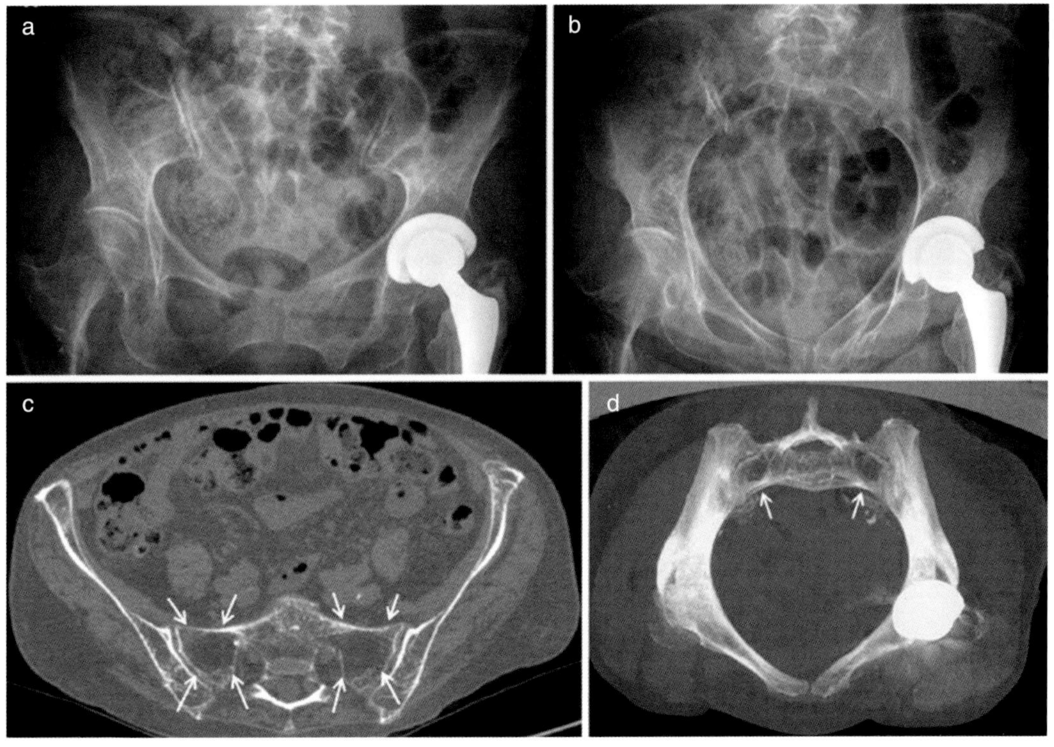

图 4.4　89 岁女性，因腰痛无法活动。常规盆腔镜及骨盆 CT 扫描排除骨盆脆性骨折。（a）盆腔前后位视图。骨盆前环未见骨折。由于骨密度低和肠内气体覆盖，骨盆后环不能评估。（b）骨盆入口位视图，骨盆前后环未见骨折。（c）CT 周围扫描显示骨盆后环左右骶骨翼有较大的骶骨翼空洞（白色箭头）。骶骨前部或后部皮质未见骨折。（d）骨盆环三维重建显示小骨盆。左右骶骨翼的空洞清晰可见（白色箭头）

4.6　手术治疗的并发症

老年骨质疏松患者使用 IS 螺钉时，易出现螺钉松动和退钉现象 [10,13,44–45]。在一组平均年龄为 77 岁骶骨骨折接受 IS 螺钉治疗的患者中，发现 14% 的患者有退钉表现，9% 的患者骨折未愈合 [45]，这可能是骨折缺乏稳定性导致的结果。然而，最近的一项研究显示，在较年轻（平均年龄 45.2 岁）的高能量骨盆骨折患者中，使用 IS 螺钉的失败率为 11.8%，退钉率为 17.3%。退钉在垂直剪切骨折中更普遍，因此认为年龄不是主要危险因素 [46]。有作者认为，在垂直剪切骨折中，由于应力绕着螺钉轴旋转，从而导致螺钉后退 [47–48]。由于骶骨外侧皮质骨较好，而内侧骨小梁骨较稀疏，悬臂效应可能会引起螺钉的转动力矩。但在老年人中，骨折往往只表现为轻微移位，不允许较大骨折块之间的活动。由于 IS 螺钉的螺纹部分位于骶椎椎体内 [49]，骶椎椎体骨量减少可能导致螺钉松动和后退，因为骨质疏松与非骨质疏松患者骨量最大的差异位于骶椎椎体内 [17]。生物力学上，螺钉退出伴随着螺钉旋转 [50]，螺钉旋转受螺钉尖端把持力的限制。因此，在骨质疏松症患者中使用 IS 存在争议，提倡使用横贯骶髂螺钉，IS 螺钉 [51–53]（见第 12 章）或经骶骨植入物 [10,14,48,54]（见第 13 章）。横贯骶髂植入物穿过骶骨并锚定于髂骨皮质和两侧骶骨，因此，其不依赖于对骶骨松质骨的把持。当使用经骶骨棒时，可以通过拧紧两侧的螺母来对骨折部位施加部分压力 [54–55]。

4.7　基于骶骨骨量分布的骶椎成形术

骶椎成形术是一种将聚甲基丙烯酸甲胺（PMMA）应用于骶骨骨折的介入技术，通常在 CT 引导下 [18] 下进行。骨水泥的注射量单侧从 2~10mL 不等 [56]。这项技术非常有效，在干预后疼痛明显减少 [57]。然而，考虑到一般骨量很低的人群中灰度阴性值范围很大（图 4.4），意味着需要处理的体积也很大。根据笔者的理解，似乎很难稳定具有如此大范围低骨量区域的骨折，因为灰度值阴性很可能代表脂肪骨髓[40]。在骨质疏松性椎体骨折中，骶椎成形术或者后凸成形术可以抵消压应力，但在骶骨骨折中，剪切应力占的比例更大。生物力学方面，骶椎成形术后虽然骨折微动减少[58]，但笔者仍怀疑是否能消除剪切应力及骨水泥应用于骨折间隙后骨折是否能充分愈合。此外，约 1/3 的患者存在骨水泥渗漏的风险[59]。

4.8 总　结

在老年患者中，骶骨的骨量分布遵循一种特定且一致的模式。在骶骨翼，可见骨小梁骨完全丧失的区域。这些“骶骨翼空洞”与脂肪球相对应，可从 S1 延伸至 S3。骶骨翼空洞的定位解释了骶骨脆性骨折的特殊形态。外科医生应该认识到，在这个区域内任何植入物都不可能有足够的把持力。在骶椎成形术中，空隙被水泥填充，微运动减少，但骶骨骨折愈合可能受到影响。

（樊志强　译；温世明　庄　岩　审）

参考文献

请登录 www.wpcxa.com 下载中心查询或下载，或扫码阅读。

PART Ⅱ

第 2 部分

临床表现与影像学评估

Clinical and Radiological Aspects

第 5 章 临床表现

Christian Fang, Tak-Man Wong, Tak-Wing Lau, Frankie Leung

5.1 引 言

随着许多发达国家人口老龄化，老年骨质疏松性骨盆骨折的发生率呈上升趋势。据预测，从 2005 年到 2025 年，美国老年骨盆骨折的发生率将增加 56%[1]。骨盆脆性骨折是低能量创伤的结果。对于怀疑有老年性髋部骨折的患者，需与耻骨支骨折鉴别诊断。缺乏创伤因素导致的功能不全骨折更难诊断和治疗。

许多骨质疏松性骨盆损伤似乎是简单的耻骨或坐骨骨折。然而，如果仅仅基于普通的 X 线片，很难对损伤进行全面的诊断。在进行细致的临床检查和 CT 扫描后，常常可以发现髂骨或骶骨等隐匿性后环骨折 [2]。如果创伤能量较高，患者偶尔会合并大出血，所以早期血流动力学评估也是非常必要的。

在计划任何侵入性外科操作或治疗前，应对患者进行一般评估，年龄、伤前的功能状况以及内科并存疾病都是需要重点考虑的因素。治疗的目的应该是缓解疼痛和早期活动，同时也要平衡并发症的风险。这些骨折中的大多数都是力学稳定的，非手术治疗效果最好。对非手术治疗无效的不稳定性骨折、骨不连和伴有疼痛症状的功能不全骨折，可以通过切开或微创的方法进行手术固定。

5.2 损伤机制和病史

年轻患者的骨盆骨折最常见的原因是高能量创伤；这些患者通常是多发伤。相比之下，老年人的骨盆骨折通常是由站立位或坐位时的低能量跌倒导致的。耻骨支骨折是疑似髋部骨折的患者最常见和最重要的鉴别诊断之一，其临床表现几乎相同。高坠伤和道路交通事故并不常见，但它们的死亡率和致残率较高。

跌倒和脆性骨折的危险因素有女性、低体重、内科并存疾病、认知障碍、步态障碍、视力障碍、听力障碍、直立性低血压和使用止痛药、精神类药物及镇静剂等药物。随着年龄的增加，反应迟缓和协调能力变差是不可避免的。跌倒是骨折发病率和死亡率高的重要原因。老年人容易在一次跌倒中发生多处骨折，他们也容易在一次骨折前后多次跌倒。

评估患者与跌倒相关的病史是很重要的。损伤可能发生在急性脑血管意外、心律失常或者冠状动脉事件之前。环境危险因素，如小地毯、房间杂乱、电线散乱、光线差、养宠物、

C. Fang, M.D. • T.-M. Wong, M.D. • T.-W. Lau, M.D.
F. Leung, M.D. (✉)
Department of Orthopaedics and Traumatology,
Queen Mary Hospital, The University of Hong Kong,
102, Pokfulam Road, Hong Kong, China
e-mail: klleunga@hku.hk

P.M. Rommens, A. Hofmann (eds.), *Fragility Fractures of the Pelvis*,
DOI 10.1007/978-3-319-66572-6_5

家具不牢固、楼梯陡峭、斜坡、结冰和人行道坑洼不平，都会显著增加跌倒的风险。

5.3　非创伤性骨折

无外伤史的骨盆骨折称为功能不全骨折[3]。当骨质疏松严重时，骨的强度和弹性会显著降低，甚至在生理负荷下就会发生骨折，好发于骶骨。骶骨不全骨折（SIF）是一种定义明确的功能不全骨折类型，Lourie 在 1982 年将其描述为“自发性骶骨骨质疏松性骨折”[3]。虽然已有数篇骶骨不全骨折的相关报道，但由于缺乏详细的病史记录、体格检查和先进的影像学检查，这类骨折患者往往会漏诊，因此真正的发病率仍不清楚。

非创伤性骨盆骨折最常发生在患有骨质疏松症的绝经后女性[4-7]。其他危险因素包括骨盆放疗[8-10]、类风湿性关节炎[11-13]、骨软化症和内分泌失调[14]。接受过胸腰椎或腰骶融合术的患者因其骶骨应力增加，更易发生这些骨折[15-16]。在个案报道中，肝胆疾病[17-18]、主要器官移植[19]、抗磷脂综合征[20]以及与长期使用双膦酸盐相关的骨生长不良[21-22]都被报道与非创伤性骨盆骨折相关。

骨软化症是由于维生素 D 缺乏所致，维生素 D 缺乏会导致骨强度下降和随后的功能不全骨折。放射学特征称为 Looser 区或假性骨折（pseudo-fractures）。常见的部位为耻骨支、股骨近端内侧和肩胛骨。在晚期，骨盆形状会变形，变成典型的三叶状骨盆。

放疗是骨盆病理性骨折较少见的病因。放疗后骨骼的血管会受损，而且患者通常有局部恶性肿瘤病史，放疗后骨盆骨折的治疗会更具有挑战性。骨不连、骨坏死和骨髓炎等并发症较常见。并发症的危险因素包括女性、股骨前间隔切除、骨膜剥离和放疗剂量过大[23]。当骨折不稳定导致患者顽固性疼痛和无法行走时，可以考虑手术固定。

应牢记，功能不全骨折可能与转移性肿瘤并存[24]。磁共振成像（MRI）是最敏感的检查。骨折部位 T1 信号降低，T2 信号增强，由于骨髓水肿，T2 信号会向外延伸。但需要注意的是，MRI 有时过于敏感，其结果可能比较像骨转移表现，导致不必要的检查和治疗[25-26]。

5.4　疼痛和骨折部位定位

老年患者有时无法准确描述和定位疼痛部位。所有跌倒后有髋部、大腿、腹股沟、臀部或背部疼痛症状的老年人都应该进行详细的体格检查。压痛的确切位置应该通过对这些区域的深度触诊和叩诊来确定。疼痛的部位会因骨折部位不同而有所不同。常见的耻骨支骨折可能表现为髋部、腹股沟、臀部甚至大腿疼痛。骶区压痛很常见，这个症状提示可能伴发后环骨折。骶髂关节试验，如屈曲 – 外展 – 外旋（FABER）试验和屈曲 – 内收 – 内旋试验对于骨盆或髋部的疼痛性病变是较敏感的临床检查，但对骶骨和骨盆骨折的特异性则较低。我们还应该排除骨质疏松性脊柱椎体压缩的可能性。椎体压缩骨折与髋部骨折的症状和体征有很多处相似，因此这两种诊断应该一并考虑。骨质疏松症患者容易发生多处骨折，我们还必须排除患者其他部位的骨折。

非创伤性 SIF 通常表现为下腰痛。这种疼痛起病隐匿，难以治愈。患者也可能主诉无明确外伤史的臀部疼痛或腹股沟区疼痛[3,5-7,11]。行走通常会加重症状，休息后可缓解。SIF 通常是双侧，可能伴耻骨支骨折[27]。这种情况可能很难与症状和体征均相似的腰椎病变相鉴别。

神经系统并发症主要与 Denis 分类中的 2 区或 3 区骨折有关[28]。据文献报道神经系统并发症的发生率约为 2%，其中括约肌功能障碍和下肢感觉异常最为常见[4]。马尾神经综合征则是一种罕见的相关并发症[29]。不幸的是，由于患有多种疾病的老年人很容易忽视神经系统症状[30]，上述数据可能被低估。

只要确定疼痛部位，我们通常可以通过高质量的正位 X 线片做出诊断。X 线片通常是最初的检查，但由于骨折线显影不佳以及肠道气体干扰，其敏感性较低[31]。普通X线片一般只能显示耻骨支骨折。慢性SIF的X线片表现为硬化性骨折愈合线、线形骨折线或这些表现的组合。由于急性骨折缺乏骨质硬化的特征，无移位骨折在骨质疏松骨中的对比度较差，即使完善CT扫描，其敏感性和特异度也仅为68%[7]。

MRI和放射性核素骨显像对创伤性和非创伤性骨盆骨折都是高度敏感的影像学检查。[99] 锝骨显像是诊断SIF的一种灵敏的成像手段。“H形”（本田征）吸收是诊断骶骨不全骨折[31-32]的诊断依据，43%SIF患者合并双侧骶骨均受累的横行骨折[4]。生化检查对于SIF诊断是必不可少的。SIF患者常出现碱性磷酸酶轻度升高。其他血液检查包括促甲状腺激素、甲状旁腺激素、钙水平、肝功能测试、肾功能测试和炎性指标，用来排除继发性骨质疏松症。

5.5 合并症及一般情况

老年患者容易因创伤和中度的内出血而出现失代偿。但严重的相关并发症，如出血、低血容量性休克[33]和内脏损伤[34]在骨盆脆性骨折中很少见。患者可能会有多种并存疾病，影响他们的整体情况。老年人常见的既往疾病有心血管疾病、慢性阻塞性呼吸道疾病、脑血管疾病、糖尿病和肾脏疾病。并存疾病的数量和类型会直接影响到骨折治疗的效果及死亡率。此外，它们还会影响到患者的康复效果。

治疗目的可能会因并存疾病的存在而显著调整。因此，在决定最佳治疗方案时，我们应考虑患者个体的身体状况。如需手术治疗，我们应及时改善患者的一般情况。否则，手术可能会被延误，导致患者长时间疼痛和不适。

长时间制动将会导致许多并发症。所有骨盆脆性骨折的患者都应排除深静脉血栓的形成。对于骨折较为严重、预计会暂缓下地行走的患者，我们应建议其预防血栓发生。患者制动还可能出现肺部感染、尿路感染和骶部压疮。住院的老年患者还常出现谵妄和其他心理问题。

5.6 骨折类型

耻骨上、下支是老年骨盆骨折最常见的骨折部位。骨盆正位、入口位和出口位X线片可发现大部分前环骨折。

伴发的骨盆后环骨折也非常常见，但很容易被漏诊。当患者出现耻骨支骨折时，我们应在后方骶髂和髂翼部位检查其是否有压痛。平片对检查骨质疏松性骶骨和髂骨骨折的敏感性较低（图5.1a）。CT平扫和三维重建对发现有移位的后环损伤很敏感(图5.1b,c和图5.2)。当对所有耻骨支骨折患者常规进行骨盆CT扫描时，超过一半的患者可能会检测到未发现的骨盆后环骨折[35]。在MRI上，90%以上的骨盆前环骨折患者显示出损伤累及骨盆后环。

老年人最常见的骨盆环损伤类型是Young-Burgess侧方挤压Ⅰ型，即骶骨翼轻度移位骨折合并耻骨支骨折[35]。耻骨近端或“高位”耻骨支骨折部位靠近髋臼前柱，与更靠近耻骨联合的“低位”耻骨支骨折相比，其会有更多临床症状和更差的功能。第二常见的骨折类型是侧方挤压Ⅱ型，骶髂关节附近的髂骨移位更为明显，也可以为仅累及髂骨翼的非环状骨折。

一般来说，耻骨支骨折和侧方挤压Ⅰ型骨折患者骨盆常常相对稳定，疼痛较轻，可以在充分镇痛的情况下进行保守治疗[35]。侧方挤压Ⅱ型骨折和有移位的髂骨翼骨折患者往往有更严重的力学不稳定性和疼痛，严重内出血的风险也更高。骨折的半侧骨盆向内侧移位或向外侧旋转，X线片显示髂骨不对称。与高能量损伤相关的垂直剪切伤在老年人中较少见。

任何治疗的目的都是在患者能够忍受的情况下允许其早期活动。大多数患者可以选择非手术治疗，稳定的侧方挤压型骨折愈合率很高。鼓励患者负重行走，并尽早进行髋关节功能锻炼。熟悉骨折类型和损伤机制很重要，因为受伤机制较复杂、移位严重的患者康复疗程可能也更漫长。

当力学不稳定且伴有长期症状时，则需要

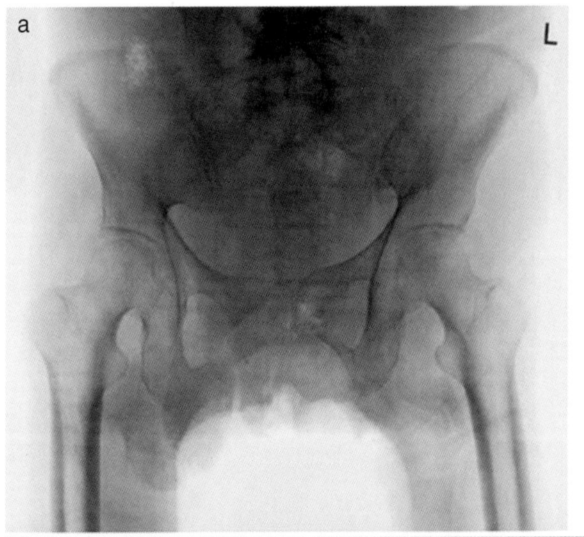

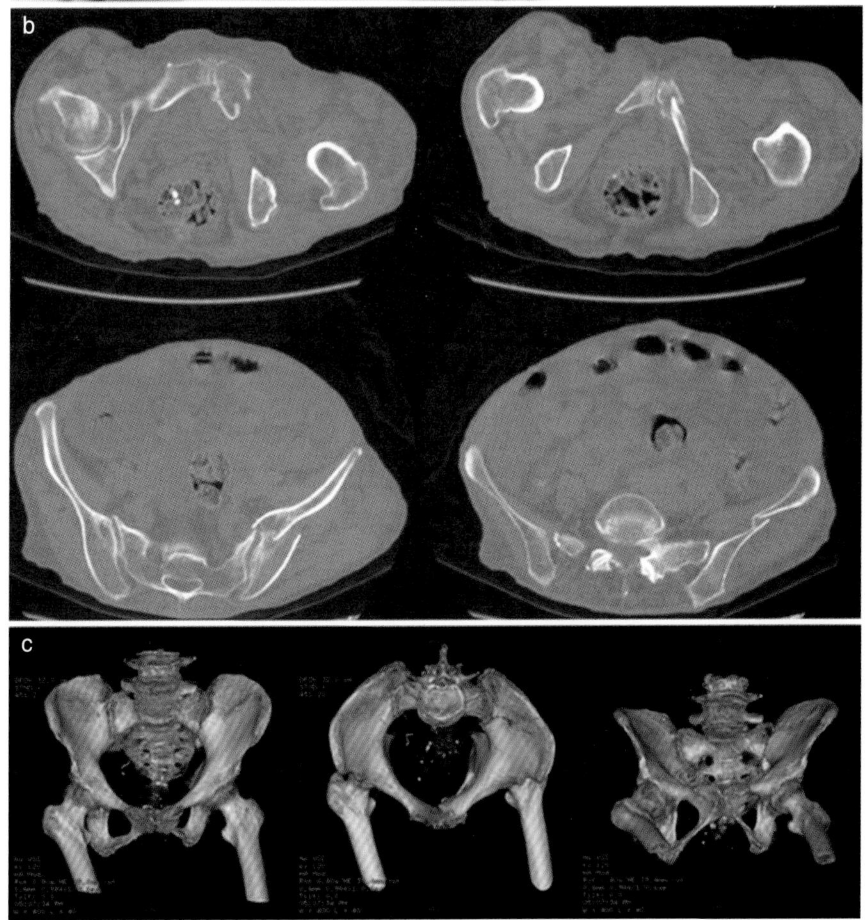

图 5.1　（a）老年骨质疏松症患者的 X 线平片显示左侧骨盆轻微不对称。左侧耻骨上、下支和左侧髂骨体疑似有骨折。（b）骨折在轴位 CT 图像上很明显。（c）正位、入口位和出口位的三维重建图像显示髂骨向内侧移位，这是跌倒导致的侧方挤压型骨折的典型表现

手术固定。手术选择包括标准的经髂腹股沟入路切开复位钢板内固定（图 5.3），或闭合复位经皮行髂骨固定螺钉和耻骨支螺钉。当骨质疏松时，解剖复位有时很难用钢板和螺钉去维持，尤其在变薄的髂骨翼上。但是，对于功能要求不高的患者，一定程度上的复位不良在功能上往往是可以接受的。当骨恢复连接时，骨折是可能愈合的。高龄、多种并存疾病、心肺

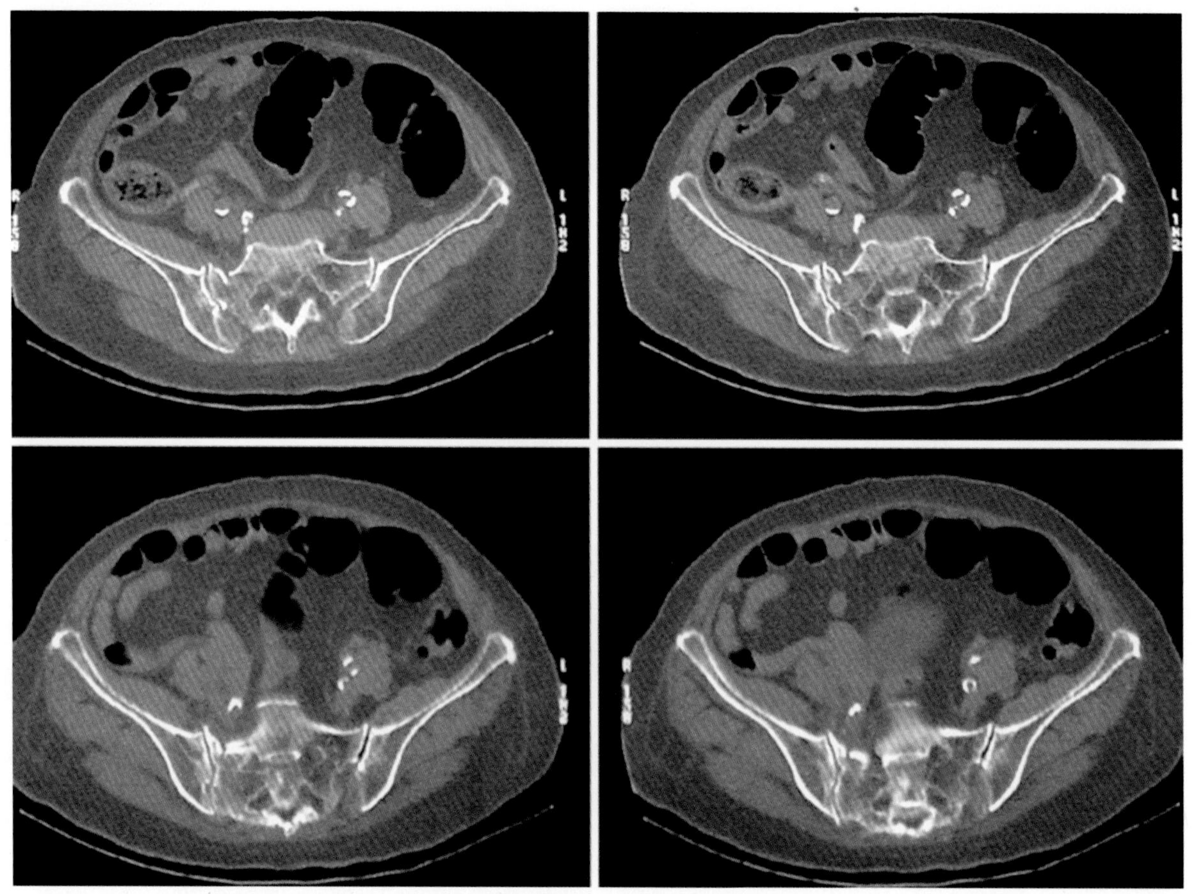

图 5.2 通过轴位 CT 图像可以明确发现有移位的骶骨翼骨折。该 CT 图像显示右侧骶孔（Denis 2 区）有骨折。后来患者被诊断为与损伤相关的神经根性瘫痪

功能储备差和术中出血都会使大手术变得很困难，所以术前仔细检查和评估是十分必要的。

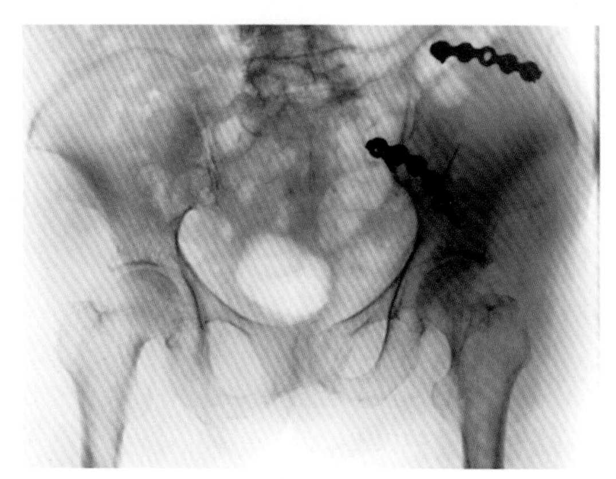

图 5.3 一例移位髂骨体骨折老年患者，骨折不稳定，采用切开复位钢板内固定治疗

5.7 动脉大出血

低能量耻骨支骨折的患者偶尔会出现严重的低血容量性休克，即使 X 线片检查显示骨折移位很小也会出现[33,36]。这种大出血可能是由死亡冠破裂引起的，死亡冠是闭孔动脉与在耻骨上支后方的腹壁下动脉之间形成的天然交通支。此外，其他盆腔内动脉的损伤也是大出血的原因[37]。休克通常在伤后 6h 内发生，通常更可能是与应用抗凝剂有关。服用钙通道拮抗剂或 β 受体阻滞剂等降压药的患者血压可能会下降，但不会出现心动过速。对于高度怀疑死亡冠破裂的患者，可通过增强 CT 或血管造影进行诊断。如果延迟，患者可能会表现为下腹壁血肿持续增大。液体复苏和紧急血管造影导管栓塞术在控制出血方面有很好的疗效，比开放手术更受欢迎（图 5.4）。尽管动脉大出血并不常见，但一旦漏诊就可能导致死亡。因此，所有稳定性骨盆骨折的老年患者都应建议住院并密切观察 24h[33,36–37]。

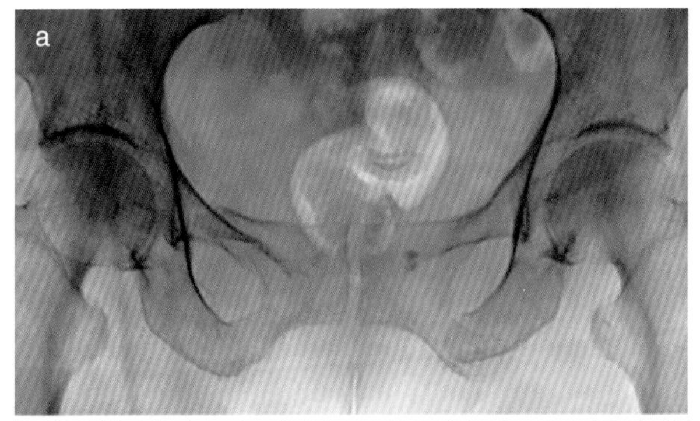

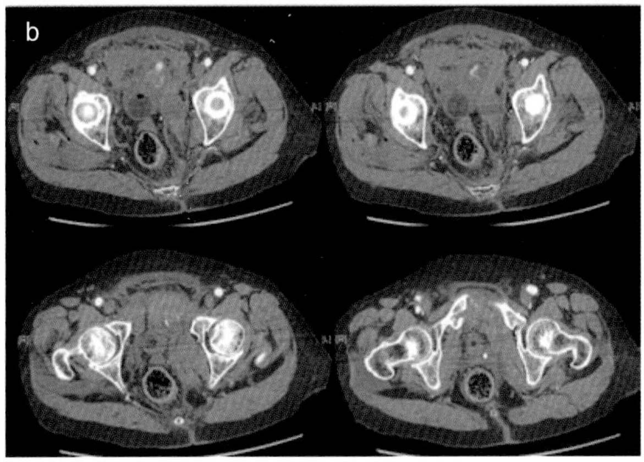

图 5.4 （a）老年女性，低速机动车事故，双侧耻骨支骨折，轻微移位。（b）该患者在入院 3h 后出现低血容量性休克，发现有死亡冠大出血。CT 可见左侧耻骨上后方造影剂明显外渗并形成了伴发的大血肿。后来通过血管造影栓塞实现了止血

5.8 骨盆骨折不愈合

骨盆脆性骨折很少发生骨不连。漏诊是骨不连的主要诱因。首先，当损伤和急性疼痛症状对认知受损人群不严重时，损伤很容易被忽视，骨折愈合也因保护不足而受到影响。其次，如果没有先进的影像学检查，如 CT 扫描，仅基于常规 X 线片很容易漏诊。最后，在髂骨骨折的病例中，骨质疏松的骨折薄碎片之间基本没有骨连接，稳定性也差，容易导致骨不连（图 5.5）。

对于有症状的骨不连和持续性疼痛的患者，手术固定可能是必要的。对于身体健康的患者，骶骨棒和锁定钢板已用于固定骨质疏松性骨折，并取得了一定的成功。如果使用闭合技术可以获得可接受的复位，经皮固定也是可能的。在许多情况下，原位固定这些骨不连就能让症状明显缓解 [38]。

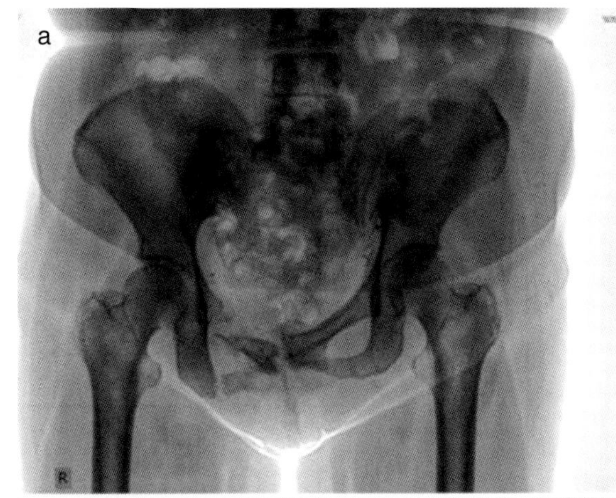

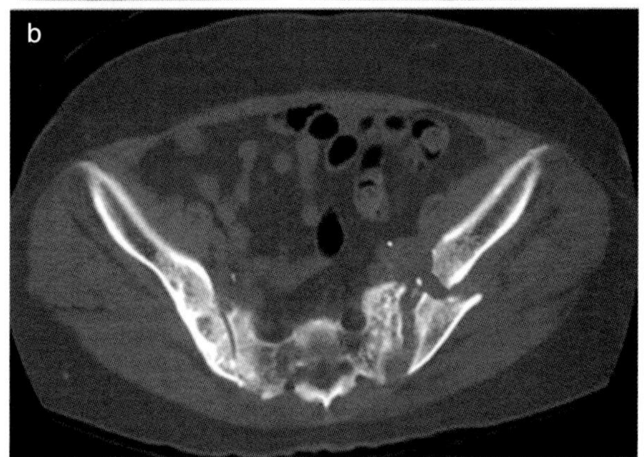

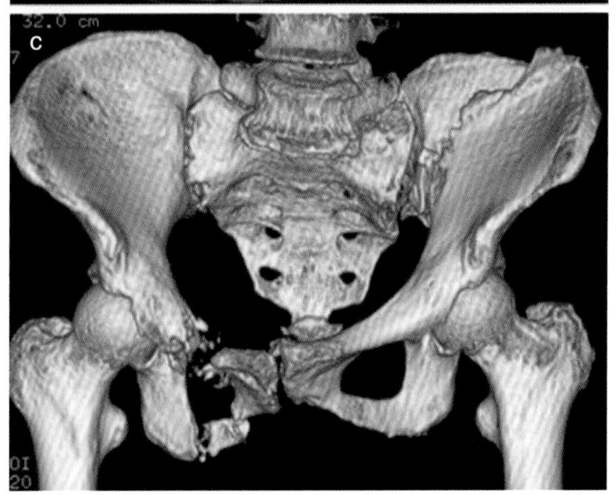

图 5.5 患者有恶性肿瘤及放射治疗病史，出现右侧耻骨支、左侧髂骨骨折，骨折断端萎缩性不愈合，髂骨骨折合并骶髂关节脱位。注意骨折端和缺乏骨痂形成，可见髂骨移位但骨痂几乎不可见。（b）CT 轴位及（c）CT 三维成像，更好地显示骨盆后环骨折不愈合的部位及骶髂关节分离移位

流程图 5.1 骨盆脆性骨折的诊疗流程

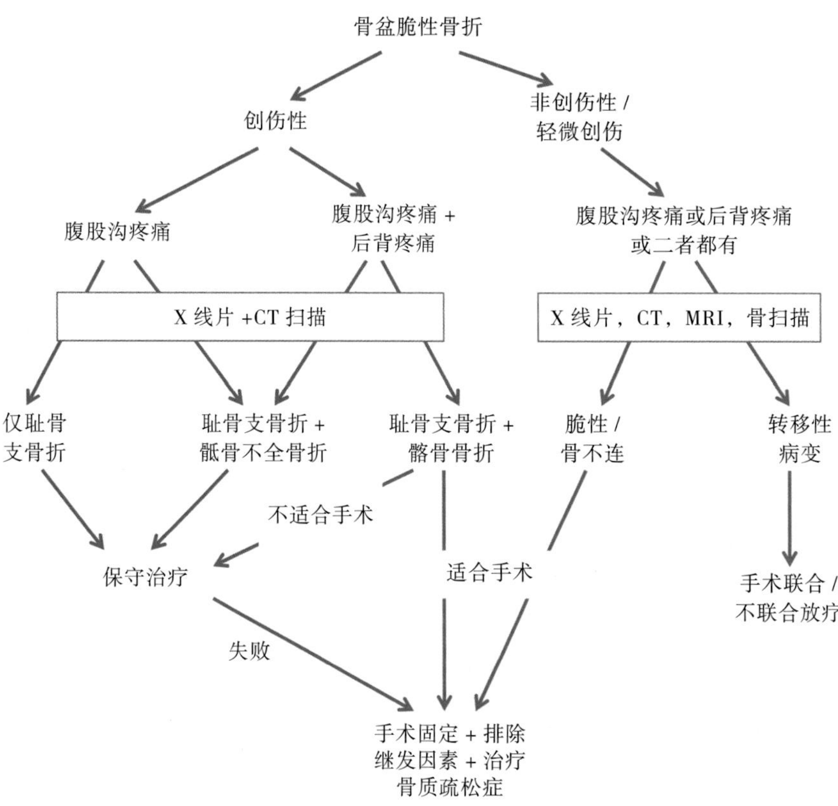

5.9 总 结

随着人口老龄化，医务人员将遇到越来越多的骨盆脆性骨折。跌倒是最重要的病因。除了常见的耻骨支骨折外，优秀的医生应该能够准确诊断出骨盆后环骨折和非创伤性功能不全骨折。当怀疑有上述诊断时，除普通的 X 线片外，先进的影像学检查能提供足够的信息来确定诊断和指导治疗。在确定治疗方案时，还必须要考虑患者的一般情况。流程图 5.1 可见骨盆脆性骨折的诊疗流程。

（严新安 译；王 虎 审）

参考文献

请登录 www.wpcxa.com 下载中心查询或下载，或扫码阅读。

影像学评估

第 6 章

Karl-Friedrich Kreitner

6.1 引　言

影像学在评估骨盆脆性骨折中起着关键作用，因为它能够发现、诊断和分型 [1–3]。虽然像 CT 和 MRI 这样的横断面成像方式已经被广泛应用，但普通 X 线检查仍然是大多数医疗中心的基本影像学检查。

6.2 X　线

在骨盆脆性骨折的放射学检查中，X 线检查是许多医疗机构的第一步。通常拍三个体位片：骨盆前后位（ap）、骨盆入口和骨盆出口位 [4]（图 6.1a~c，图 6.2a~c 和图 6.3a~c）。通过骨盆前后位片，发现耻骨上下支骨折、耻骨联合分离、耻骨联合周围骨折等并不困难。在侧方撞击的情况下，耻骨上支的骨折水平方向移位，外侧骨折块向内侧移位，骨折端可能轻微重叠。在前后向撞击的情况下，骨折线垂直穿过耻骨支或耻骨。骨折端无重叠，有时还能发现骨折端轻微分离（图 6.1a）。当骨折比较靠外侧时，可能会累及髋臼前唇。在这种情况下，需要行 Judet 斜位片（髂骨斜位和闭孔斜位）排除更复杂的髋臼骨折 [4–5]。

骨盆入口位可看到骨盆前环骨折块移位的方向和程度，有助于了解骨折发生机制。此外，骨盆入口位还需仔细分析髋骨内侧面和骶翼前部皮质的异常。骶翼硬化区可能是骨折嵌插的表现（图 6.3b,d,e）。最后，应该评估骶髂关节的宽度，以评估伴发关节受累情况。从骨盆正位和入口位看，髂翼不对称也在提示骨折累及骨盆后环 [4–6]。

骨盆出口位可以评估骨盆后部有关骶骨、骶神经孔和骶髂关节的形状和对称性，也可以发现骨盆环部分向头侧移位（图 6.3c）。

慢性骶骨脆性骨折可表现为与骶髂关节平行的骶骨翼处垂直硬化带，硬化症表现为形成骨痂和骨膜反应。骨折不愈合可能表现为不典型的骨性改变。这都不应该被误认为是转移性病变，应避免不必要的检查，包括切开活检。应排除盆腔恶性肿瘤放疗史 [7–9]。

然而，评估骨盆后环可能很困难。平片对检查骨盆后环并不敏感。这不仅是因为肠道气体和膀胱内容物而受到干扰，还因为骨质疏松时骨量减少使对比度下降，妨碍了对骨折的识别。据报道，平片对骶骨不全骨折的敏感性为 20%~38%。当回顾性评估时，检测出骶骨不全骨折的敏感性也仅在 50% 以下。耻骨支不

K.-F. Kreitner, M.D.
Department of Radiology, University Medical Centre,
Johannes Gutenberg-University, Langenbeckstr. 1,
55131 Mainz, Germany
e-mail: Kreitner@unimedizin-mainz.de

P.M. Rommens, A. Hofmann (eds.), *Fragility Fractures of the Pelvis*,
DOI 10.1007/978-3-319-66572-6_6

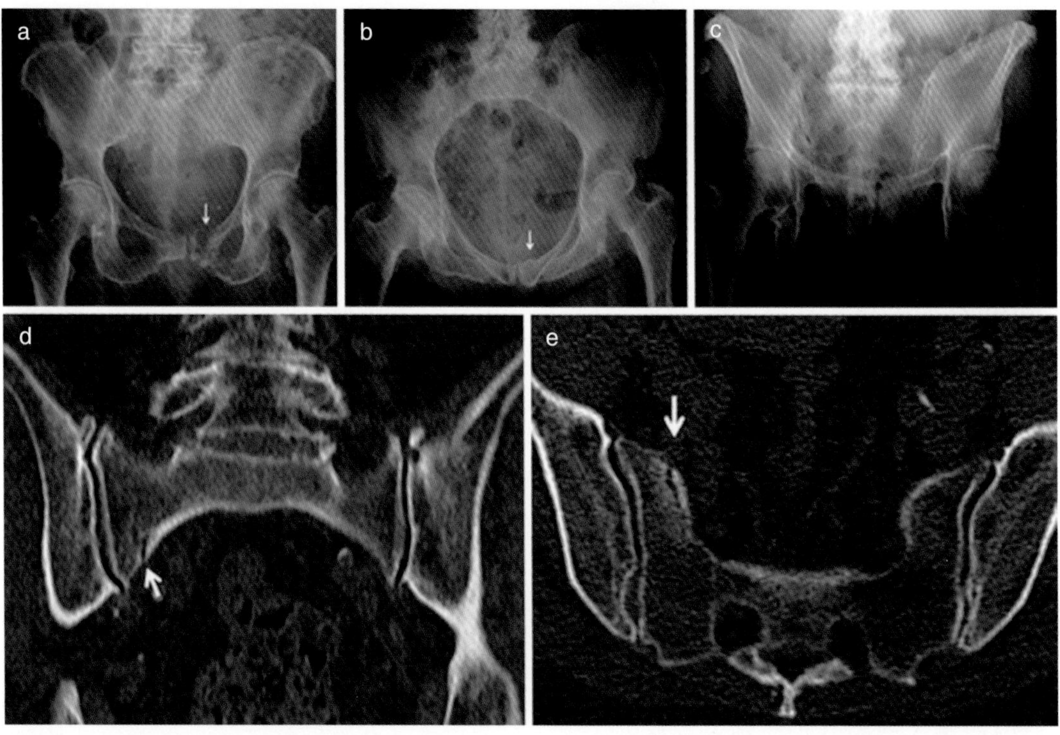

图 6.1　85 岁女性，左侧耻骨骨折（a）。在骨盆入口位（b）和出口位（c）中，未发现骨盆后环有骨折。CT 扫描（d,e）显示位于右侧骶骨翼的前部骨皮质连续性中断。患者初始治疗为非手术治疗

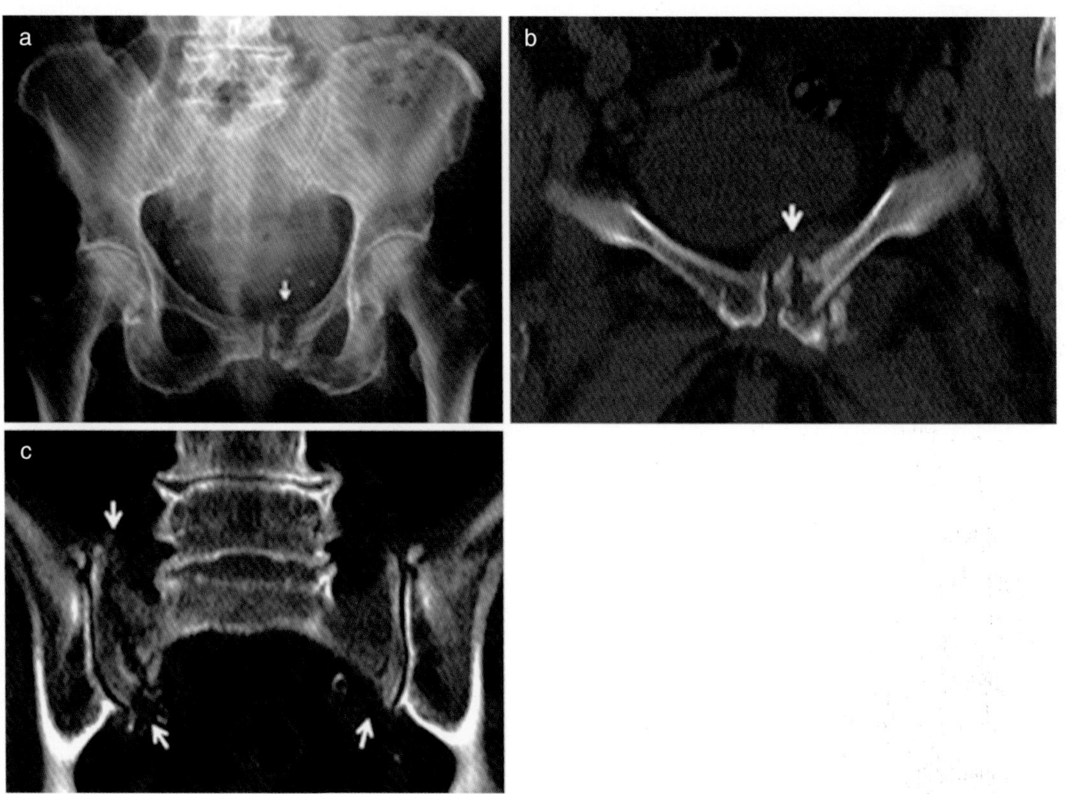

图 6.2　图 6.1 同一患者 2 个月后的骨盆前后位 X 线片（a）。CT 扫描（b）显示左侧耻骨骨折未愈合。右侧骶翼骨折在进展，现为完全性骨折。左侧骶翼也有骨皮质连续性中断（c）。患者随后接受了手术固定

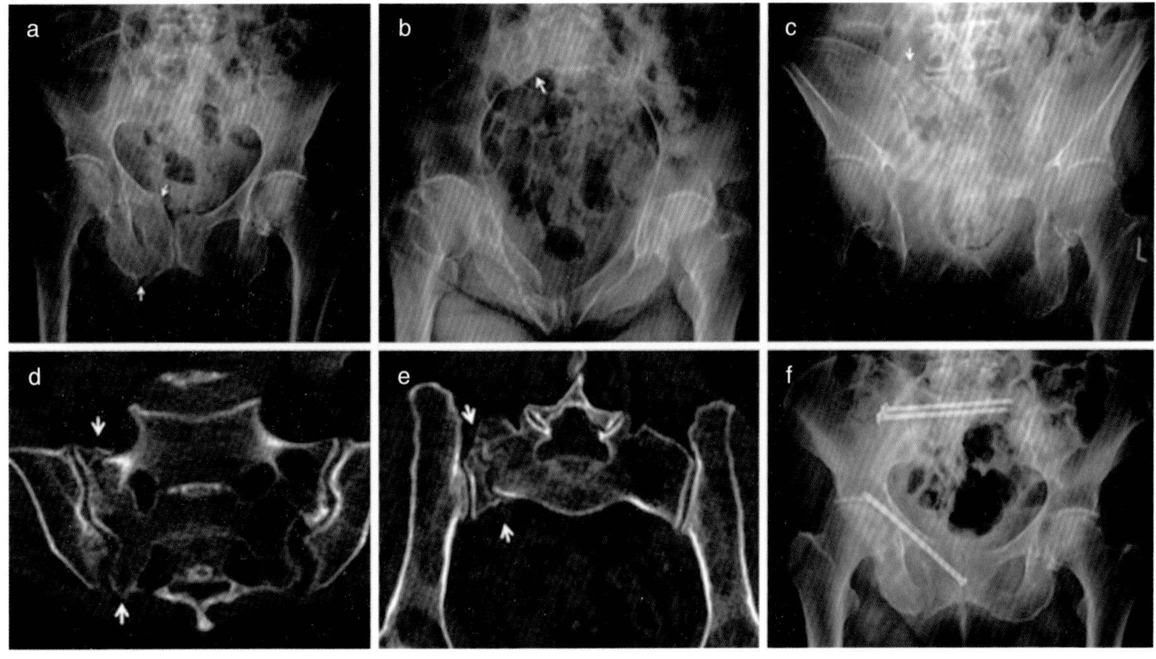

图 6.3 74 岁女性，家中跌倒，致右侧耻骨上、下支骨折（a）。骨盆入口位（b）可见右侧骶骨翼部分区域骨密度增强。出口位（c）可见右侧骶骨翼靠近骶髂关节的骨折线。CT（d,e）可见右侧骶骨翼完全骨折并嵌插，对应于骨盆入口位中可见的骨密度增强区域。（f）术后骨盆正位 X 线片

全骨折通常合并有骨盆后环骨折。因此，在平片上发现耻骨支骨折时，应进一步行横断面成像检查[5,7-8,10-12]。

根据临床表现和体格检查，腰椎平片对于检查骨质疏松性骨折可能是必需的。

传统的 X 线片仍然是脆性骨折患者随访时的首选检查方式。它是通过显示骨痂形成来记录骨折愈合的，与治疗方式无关。三种方位的平片还可以评估手术复位质量和继发性移位，同时也能很好地发现与手术相关的问题，如植入物松动或失效[4]。

6.3 计算机断层扫描（CT）

如果怀疑或已证实骨盆后环受累，目前认为多排计算机断层扫描（MD-CT）是评估急性骨盆骨折的首选检查方式。对于骨盆脆性骨折患者，CT 是诊断性检查的重要组成部分[13-14]。与 X 线片相比，CT 可以为骶骨脆性骨折提供更好的评估。以 MRI 作为参考，CT 的灵敏度在 60%~75%[8,11,14-15]。CT 扫描另一个优点是不需要特殊的患者体位。

多排计算机断层扫描（MD-CT）使用亚毫米准直，切片厚度 1~2mm，允许重叠切片，进行多平面图像重建。在笔者所在机构，重建图像的切片厚度为 1mm，增量为 0.7mm。

重叠切片是冠状位和矢状位重建的基础。冠状位重建可以很好评估到与骶髂关节平行的骶翼和髋骨骨折的头尾向范围。骶髂关节内侧的骶翼可见骨折压缩区，或骶翼前皮质中断，移位较轻[16]（图 6.1d）。可在矢状位重建上很好地观察到骶骨骨折部分和移位程度（图 6.4）。多平面重建对评估骨折形态和骨折不稳定程度很有帮助。应该特别注意骨折的数量、位置和移位。同时贯穿骶骨前后皮质的骨折本来就会比仅累及前部皮质的骨折更加不稳定（图 6.1d,e，图 6.2b,c 和图 6.3d,e）。骨盆后环双侧骨折比单侧骨折更加不稳定。水平向骶骨骨折因为腰骶与骨盆环完全分离而极其不稳定（图 6.4e,f）。

带软件工具的 CT 扫描仪可以构建出 3D 图像，模拟出标准投影中的 X 线片（图 6.4a~c）。在适当情况下，我们也许可以假设，对于临床上怀疑骨盆脆性骨折的患者，包含双侧股骨近

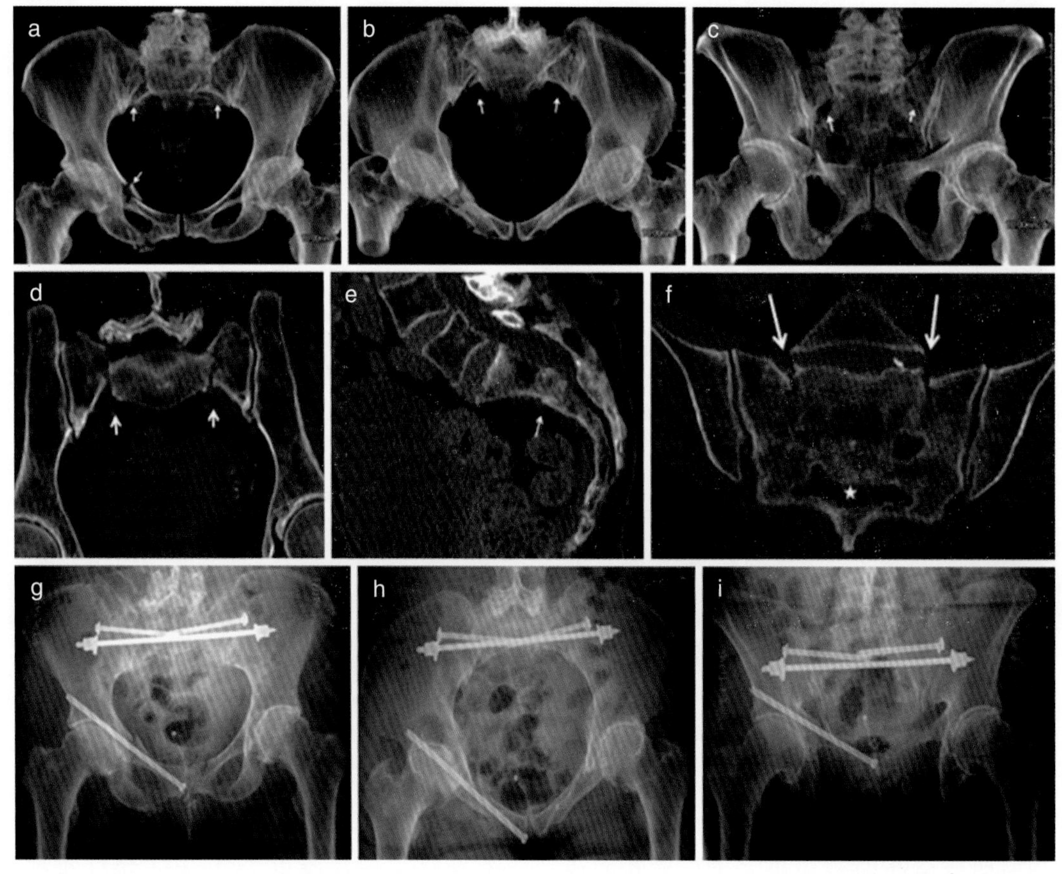

图 6.4　83 岁女性，完全骨盆脆性骨折。骨盆前后位片、入口位、出口位片及对应的 CT 三维成像、CT 重建图（a~c）。双侧骶骨翼移位骨折在冠状面重建中清晰可见（d）。矢状面重建（e）显示在 S2 水平皮质中断并重叠，骶骨翼部骨折线与水平骨折线形成骶骨 H 型骨折（f，星号）表示水平骨折线。患者接受了手术治疗，使用双侧髂骶螺钉和骶骨棒固定和右侧逆行经耻骨螺钉固定耻骨支。术后前后位、入口和出口 X 线片（g~i）

端的非增强骨盆 CT 可以取代 X 线片作为诊断工作的第一步。但是，这方面的研究迄今尚未发表。

三维重建提供了骨折后骨盆环的完整图像。通过旋转三维图像，允许观察者从各个视角看到整个骨盆的外部视图。它们有助于评估骨折位移方向，从而更全面地了解骨折发生机制（图 6.5）[4–5,7]。

对于慢性功能不全骨折，CT 可以检测到骨硬化区域[4–5,7,11]。它们代表软骨内骨痂，这是骨折逐渐愈合的表现。通过识别 CT 中的这些特征，可以很好地将脆性骨折与放射性骨坏死、系统性恶性肿瘤的弥漫性浸润以及转移瘤等其他疾病鉴别（见下文）。另外，在功能不全骨折时很少发现骨内气体聚集（真空现象）（图 6.6），这种真空现象是骨折部位离心力所导致的，骨折愈合后它也随之消失[17]。

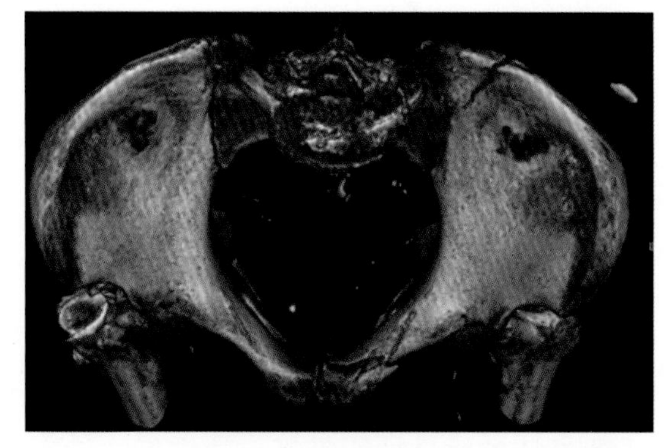

图 6.5　89 岁女性，骨盆脆性骨折三维 CT 成像图。耻骨支横向骨折并重叠移位，耻骨上支骨折重叠，左侧髂骨后侧的不完全骨折。受伤机制为左侧跌倒，左侧半骨盆轻微内旋，表示为侧方挤压损伤

术后 MD-CT 能够更好地评估内植物松动或失效。尽管计算机断层扫描存在金属伪影的干扰，但是使用 MD-CT 一般能减少伪影。此外，内固定的材料（钛与不锈钢）也已经大大

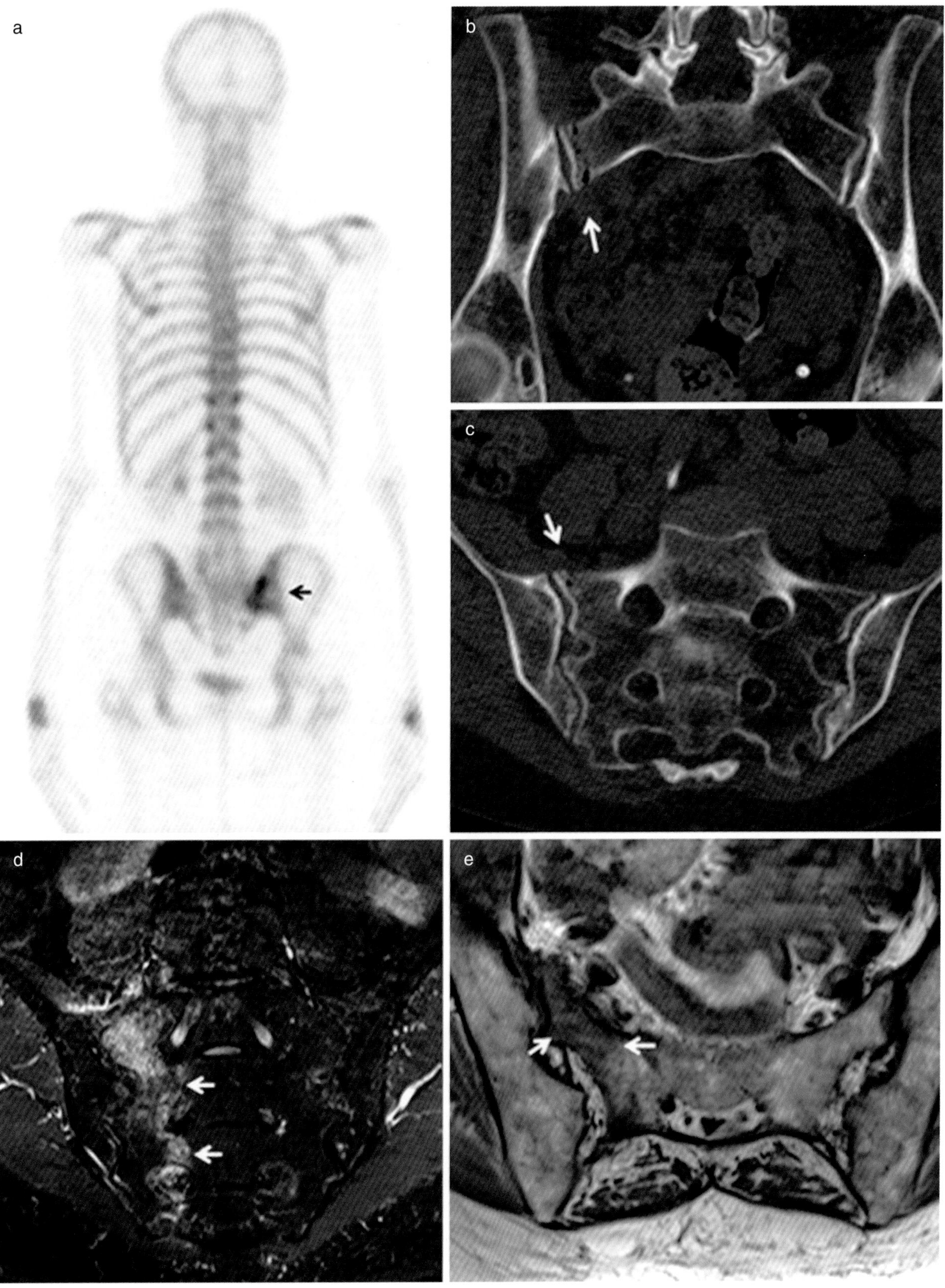

图 6.6　近期诊断为乳腺癌的女性患者。分段骨显像显示示踪剂在左骶骨聚集（a，背视图），这需要通过 CT 和 MRI 进行进一步的影像学研究。CT 冠状位（b）和轴斜位（c）重建显示骶髂关节内侧的骶骨前皮质连续性中断，伴骨内气体聚集，疑似骶骨不全骨折。采用 STIR（d）和 T1 加权（e）序列的 MRI 证实骶翼存在不全性骨折，骨折周围有大块水肿区（d），并在 T1 加权像中观察到骨折线（e）

减少了伪影的形成。实际上，目前有许多技术可以进一步减少这些伪影：使用更高的管电压（kVp）、更厚的断层去重建、更平滑的重建算法。比较新的技术包括使用高级迭代重建算法和基于投影的伪像校正。尽管后者技术会使软组织中伪影显著减少，但是它们会在松质骨周围形成“假性骨溶解”现象。因此，它们不应用于评价与内植物相关的问题。对于这种情况，通过虚拟单色成像的 CT 光谱成像可有效减少金属引发的伪影。然而，这种技术仅为尚未普及的高端 CT 扫描仪所有（图 6.7）[18-19]。

传统 CT 技术的主要缺点是无法检测出松质骨的微骨折，这也是为什么与 MRI 相比它检测出骶骨不全骨折敏感性很低。以下可以克服这个缺陷：Henes 等在 22 例患者 S1、S2 和 S3 水平的双侧骶翼，共 132 个界定的解剖区域，测量出其平均 CT 值（HU）。CT 值小于 35，说明有隐匿性骶骨骨折。以 MRI 为参考，CT 灵敏度为 79%，特异性为 100%。然而，到目前为止，这些结果还尚未在其他研究中得到证实 [20]。

基于材料分解算法的光谱成像技术的实现使得虚拟去钙成像的计算成为可能。CT 虚拟去钙成像技术可以较好地发现骨挫伤，与 MRI 检查结果相一致。有一些对膝关节、踝关节和脊椎的初步研究结果令人振奋 [21-23]。然而，到目前为止，尚无关于骨盆脆性骨折的这方面研究发表。虚拟去钙技术有个替代方法：对于那些骨盆前环骨折但常规 X 线片或 CT 未发现骨盆后环有明确损伤或者疑似骨折的患者，采用 SPECT/CT 进行混合成像。Scheyerer 等进行了一项包括有 17 例患者的小型队列研究，结果显示，SPECT/CT 显示出了患者骨盆后环所有创伤性损伤。假如无法使用虚拟去钙 CT 或 MRI，SPECT/CT 也许可作为备选方法 [24]。

6.4 MRI

在检查和诊断隐匿性创伤性骨损伤方面，已证明磁共振成像的敏感性很高 [25]。有些文献报道了这项技术与 CT 在发现隐匿性骨盆骨折方面的效果比较，结果显示 MRI 在不同患者群体中的具有优越性 [5,7,11,14,26]。在骨盆脆性骨折诊断时，只要在常规 X 线片和 CT 检查后骨盆部位疼痛的原因尚不清楚，也没有发现病变，就应该考虑行 MRI 检查。最近一项研究表明，对于中低能量所致的老年患者，之前怀疑骶骨骨折，如果适用 CT 作为参考标准，骶骨骨折发生率要更高 [14]。当发现骨盆后环合并骨折，如 MRI 检查会影响到治疗方案的选择，就应该考虑行 MRI 检查。

用于检测隐匿性病变的 MRI 方案非常简单：由 T1 加权序列与水肿敏感序列如短 T 反转恢复（STIR）或 T2 加权脂肪饱和序列组合形成 [7,11,25-26]（图 6.6d，e）。骶骨脆性骨折在 T1 加权像上呈现低信号强度，并且由于局部场的不均匀性，可以显示出大多数患者的骨折

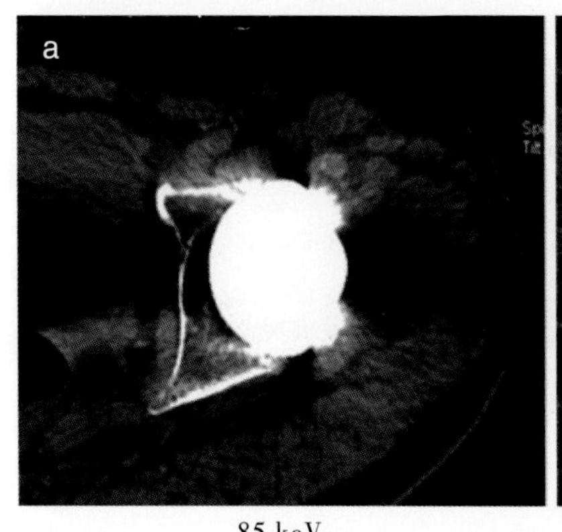

85 keV

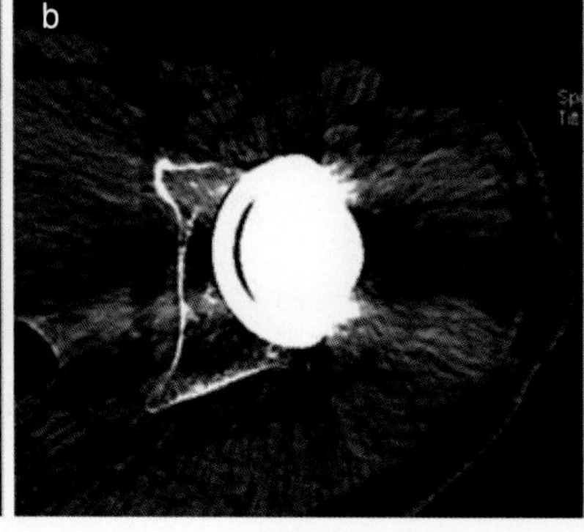

139 keV

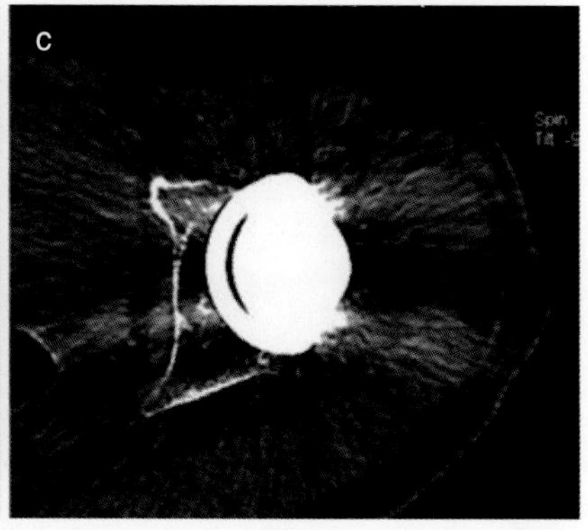

171 keV

图 6.7 髋关节置换术后应用能谱 CT 可减少伪影。（a）较低的能量水平更适合评估软组织（形成了更多金属伪影），而较高的能量水平更有利于评估金属和骨骼。（b，c）显示更多的“噪音”（引自 Reto Setter MD, Department of Radiology, University Hospital Balgrist, Zürich, Switzerland）

线。但是，高达 7% 的病例会被漏诊，这些病例可能是表现为功能不全骨折最早期的病理变化。骨髓出血的程度最好由 STIR 或者 T2 加权脂肪饱和像来评估，该类图像显示出高强度模式（骨髓水肿模式）。在组织学上，这与松质骨的微骨折、水肿和骨髓脂肪组织出血相关，也可以发现周围软组织水肿。成像平面应平行或者垂直于骶骨矢状位的方向。评估垂直方向的骨折，应采用斜冠状位图像，也就是平行于骶骨。MRI 相对于 X 线平片和 CT 的优势已经在多项研究中得到证实，MRI 的敏感度可达到或者接近 100%。此外，MRI 能够鉴别诊断系统恶性肿瘤、转移瘤和炎症。对于有肿瘤病史的，排除转移性肿瘤尤其有用（图 6.8e~h）。

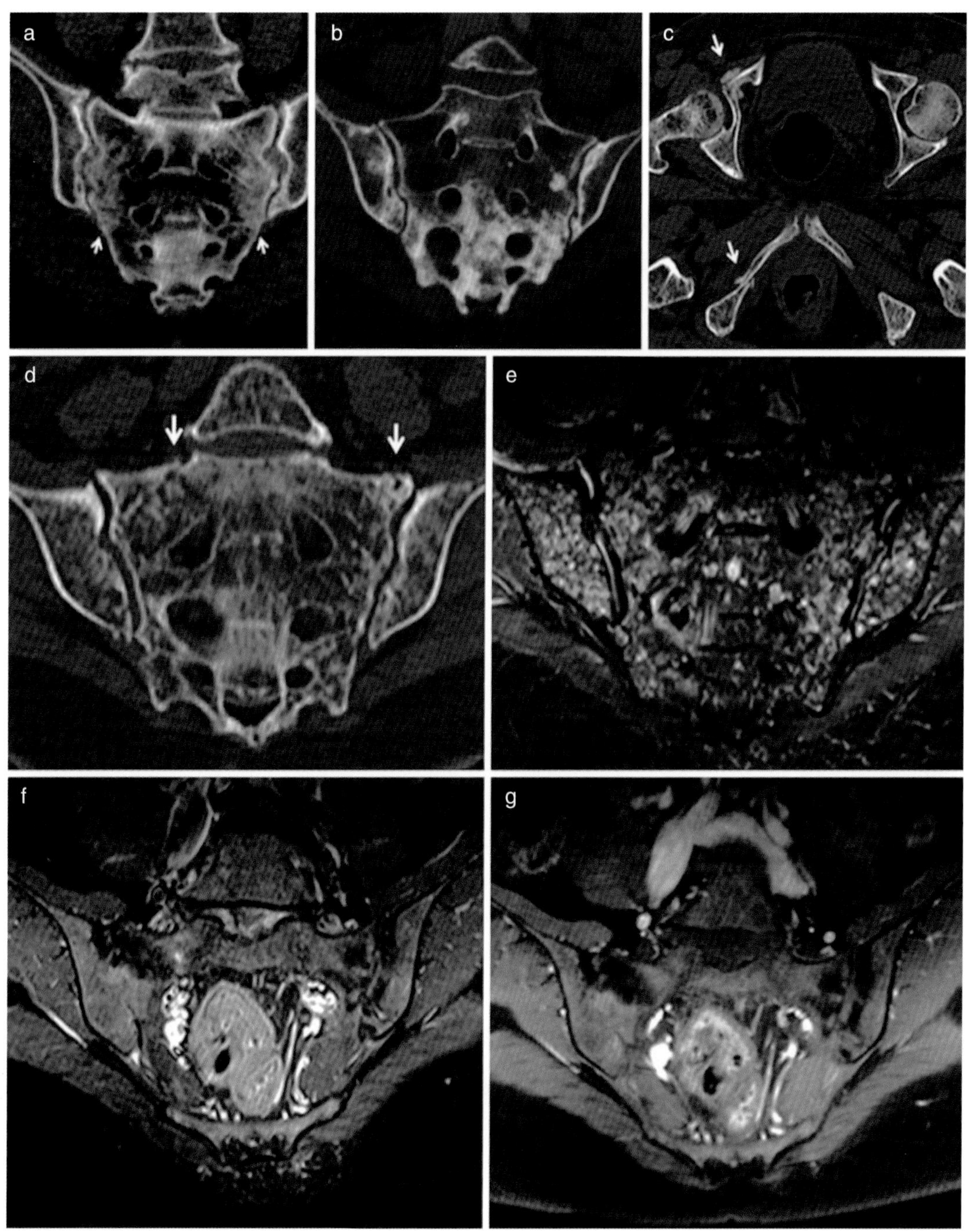

图 6.8　骶骨脆性骨折鉴别诊断。（a）宫颈癌放疗引起的髂骶关节周围广泛硬化。（b）乳腺癌成骨硬化转移。（c~e）多发性骨髓瘤弥漫性浸润，伴骨盆前环（c）和后环（d，e）骨折。（f，g）一例患有双侧强直性骶髂关节炎的年轻女性患者的影像学表现

6.5 骨显像

用锝 [^{99m}Tc] 亚甲基二磷酸盐（^{99m}Tc-MDP）进行骨显像是检查骶骨不全骨折非常敏感的方法[27]。前文已经描述了放射性示踪剂被摄取后，呈现所谓的“本田”车标或 H 形，表示存在骶骨的 H 形骨折，这一表现对骶骨不全骨折的诊断非常具有特异性。在 Fujii 等进行的一项研究中，“本田”标的阳性预测值为 94%[28]。然而，在所有骶骨骨折患者中，只有 20%~42% 会出现这种放射性示踪剂摄取表现，还有多种示踪剂摄取表现，包括骶骨翼单侧摄取、水平柱单侧摄取、无水平柱双侧摄取、多个活动性聚集点摄取。骨显像检查骶骨不全骨折时，敏感度高达 96%，阳性预测值高达 92%。它最大的缺陷是特异性低，例如无法区分骨折和转移性肿瘤（图 6.6）。此外，即使正常个体，也可能出现骶髂关节摄取增多，从而妨碍骨显像的分析[7,11]。然而，现在随着 MRI 的广泛应用，骨显像在临床上已不再常规用于骨盆后环脆性骨折的诊断。在笔者工作的机构，目前已不用骨显像来诊断骨盆脆性骨折。

6.6 鉴别诊断

放疗后应力骨折并不罕见，并且常与转移性肿瘤鉴别诊断混淆，其中骨盆应力骨折较常见，常见原发病因是宫颈癌和直肠癌。女性的骨折风险明显高于男性。当放疗剂量超过 40Gy，骨折发生的概率将随着辐射剂量的增加而增加。据报道，女性宫颈癌放疗后骨折累积发病率约为 45%。放疗直接导致细胞死亡，也破坏了微血管结构，这使得红骨髓耗竭、黄骨髓增生。骨髓脂肪化发生在骨髓水肿数周以后。放疗可直接导致不完全性骨坏死，随后诱发反应性炎症反应。这可能引起骨小梁和骨皮质硬化，降低机械强度和修复能力，从而更容易诱发应力性骨折。应力性骨折的好发部位为骶骨翼、骶骨体、髂骨内侧、髋臼顶、耻骨上支和股骨头[29-32]。CT 和 MRI 是评估这些放疗后相关病变最重要的检查方式，病变常见于骶骨，通常是双侧，并局限于放疗照射区域。MRI 上骨髓水肿样改变显示得最清晰，而骨量减少、骨小梁粗化、骨密度局灶性增高和明显硬化等骨结构异常在 CT 上看得最清楚（图 6.8a）。周围软组织如有累及，只有离散的水肿信号。在 MRI 和 CT 上，应仔细观察有无骨折线。磁共振扩散加权成像还能因水分子扩散不受限而显示更多低信号。

最困难的就是骨盆脆性骨折与转移性疾病的鉴别，这是因为转移性疾病导致的病理骨折可以发生在骨盆任意部位，且没有对称性，也不受放疗照射范围的限制（图 6.8b）。转移性疾病可以表现为实体瘤，或多或少累及周围软组织。在磁共振扩散加权像中，它们由于扩散的限制，表现为高信号。

另一个重要的鉴别诊断是由淋巴增生性疾病（如浆细胞瘤）引起的骨髓弥漫性浸润[33]。多发性骨髓瘤有不同的骨髓浸润形式，包括局灶性浸润、弥漫性浸润、混杂性浸润和局灶及弥漫联合浸润。在 CT 上，可以看到较小的溶骨性病变，由骨密度正常或升高的区域包绕（图 6.8c，d）；但是骨髓浸润还是在 MRI 上显示得最清晰（图 6.8e，f）。骨髓浸润使骨骼变得脆弱，也可能出现功能不全骨折。

脊柱性关节炎患者的炎性疾病，如骶髂关节炎，首先会引起肌腱附着点炎、滑囊炎和骨炎。后期会引起结构性病变，如关节周围脂肪沉积、侵蚀和软骨下硬化以及关节内形成骨和骨桥（图 6.8g，h）。在 MRI 上可以很清楚地观察到这些病变。但是，这些患者也在长期使用糖皮质激素，也可能伴发骨盆脆性骨折[34]。

6.7 诊断流程

骨盆脆性骨折临床表现常常较为隐匿，诊断时我们需高度注意。在患者缺乏外伤史或者轻微外伤史的情况下，我们常会忽视骨盆环骨折，导致诊断延误。虽然现在传统的 X 线检查仍然是诊断影像的首选，但我们必须意识到骨盆后环骨折的高风险性。因此，任何基础诊断工作都应该包含毫米级别 CT 扫描。对于带有合适的数据采集协议和重建算法的多排 CT 扫描机，现在还能生成类似于骨盆正位、出口位和入口位的三维图像。X 线检查快捷方便，在评估复位质量和骨折愈合方面也十分重要。临床上高度怀疑骨盆脆性骨折的患者，如果 X 线检查和 CT 检查均为阴性，应该再做敏感性更高的 MRI 检查。MRI 对于骨盆脆性骨折的鉴别诊断也十分有用。

（严新安 译；王 虎 审）

参考文献

请登录 www.wpcxa.com 下载中心查询或下载，或扫码阅读。

PART Ⅲ

第 3 部分

分 型

Classification

第 7 章 骨盆脆性骨折分型

Pol Maria Rommens ,Alexander Hofmann

7.1 引　言

骨盆脆性骨折在很多方面都不同于青少年及成人的骨盆骨折。脆性骨折由低能量创伤引起，而不像青少年和成人的骨盆环损伤一般是由高能量创伤导致。因此，血流动力学不稳定是很少见的，相关的急救治疗通常不是必要的。对于高能量创伤引起的骨盆环骨折，切开复位内固定已经是标准治疗方案了。但对于骨盆脆性骨折的治疗，目前还没有明确标准。老年人骶骨和髋骨的骨密度明显下降，韧带强韧但缺少弹性。骨折形态及位置位于骨密度下降的区域，这种骨折类型在青少年和成人中是较难见到。当脆性骨折未得到合适治疗时，骨折类型可能随着时间推移而改变，骨折不稳定性可能会由轻度转变为中重度。对此我们需要一个新的骨折分型，其能够很好地反映出不同的骨折形态，指导临床治疗方案，以及能帮助我们判断预后。

7.2 分　型

恶性肿瘤、退化性或创伤性损伤等临床疾病已经有无数的分类系统。这些分类系统区分了疾病进展的不同阶段、恶性肿瘤的侵袭性和扩散程度或者损伤的严重程度。根据实验室检查结果、组织学特征或标志物的存在与否划分分类标准。在骨骼肌肉创伤领域，分类依赖于临床检查或者 X 线片或其他检查结果，如 CT、超声或者 MRI。世界范围内，基于此类检查的公认分型有开放骨折的 Gustilo 分型 [1]、肱骨近端骨折的 Neer 分型 [2–3] 和内固定研究协会（AO/ASIF）四肢骨折的分类系统 [4]。为了有效并被广泛接受，肌肉骨骼损伤的分型必须全面、简单，具备观察者间和观察者内可靠性，与损伤的严重程度相关，并与治疗方案和疗效相关 [5–6]。

7.3 骨盆环损伤的分型

骨盆环损伤在世界范围内有两种公认的分

P.M. Rommens, M.D. (✉)
Department of Orthopaedics and Traumatology,
University Medical Centre, Johannes Gutenberg-University, Langenbeckstr. 1, 55131 Mainz, Germany
e-mail: Pol.Rommens@unimedizin-mainz.de

A. Hofmann, M.D.
Department of Orthopaedics and Traumatology,
University Medical Centre, Johannes Gutenberg-University, Langenbeckstr. 1, 55131 Mainz, Germany

Department of Traumatology and Orthopaedics,
Westpfalz-Clinics Kaiserslautern,
Hellmut-Hartert-Str. 1, 67655 Kaiserslautern,
Germany

P.M. Rommens, A. Hofmann (eds.), *Fragility Fractures of the Pelvis*,
DOI 10.1007/978-3-319-66572-6_7

型。第一种是由 M. Tile 提出的[7]，被 ASIF/AO 和北美创伤骨科协会（OTA）所采用[8]。第二种由 J. W. Young 和 A. Burgess 提出的[9]。这两种分型都是基于临床和放射学检查。

ASIF/OTA[8]采用的 Tile 分型[7]使用简单，分为 3 型，是基于易于区分的骨盆环稳定性分类的（图 7.1）。这其中 A 型骨盆环稳定，该型患者体重从脊柱传到下肢没有中断。A1 型

分型

骨盆环，稳定（61–A）

1. 髋骨撕脱骨折（61–A1）

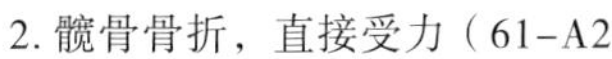
2. 髋骨骨折，直接受力（61–A2）

3. 骶骨和尾骨横断骨折（61–A3）

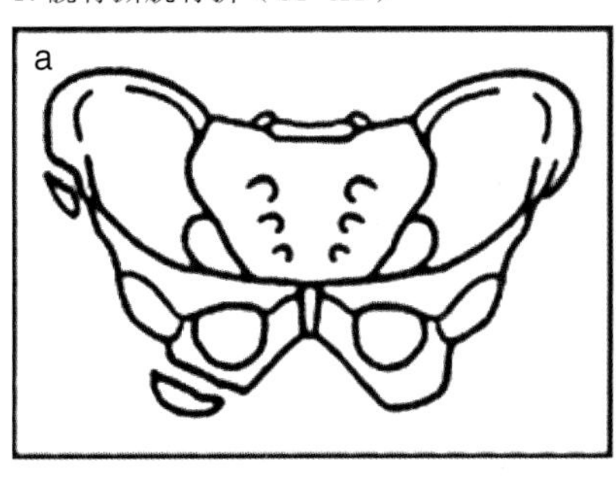

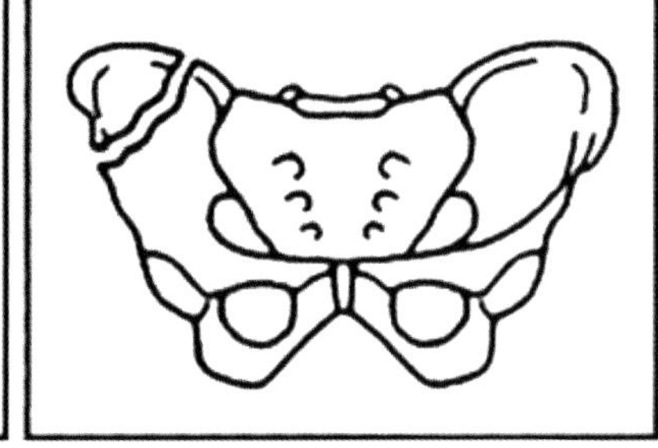

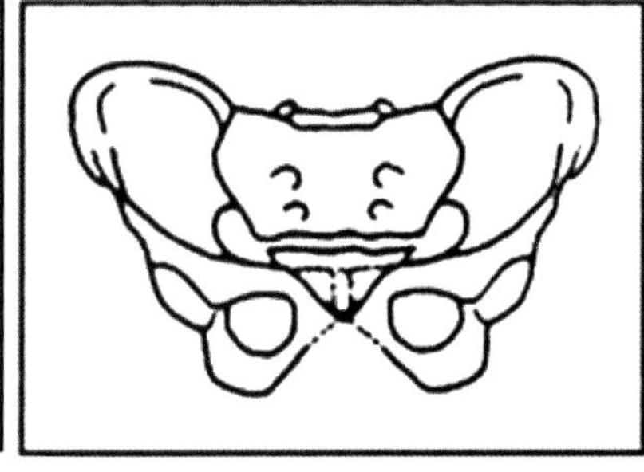

骨盆环，部分稳定（61–B）

1. 单侧，后环部分断裂，外旋（“开书样损伤”）（61–B1）

2. 单侧，后环部分断裂，内旋（侧向压迫损伤）（61–B2）

3. 双侧，后环部分损伤（61–B3）

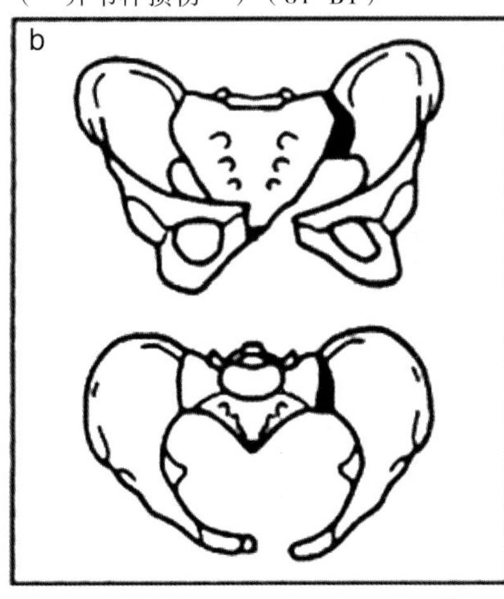

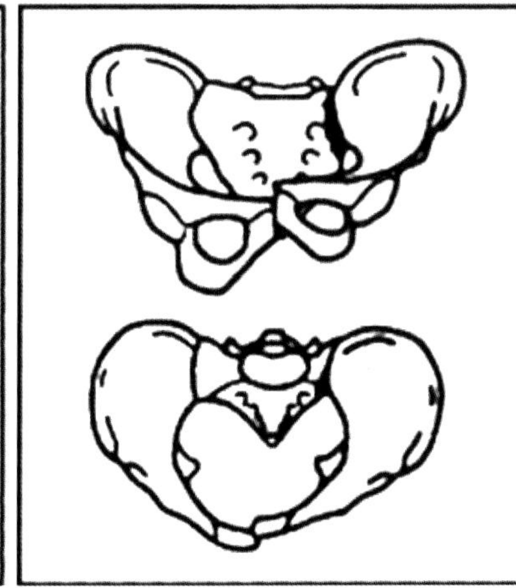

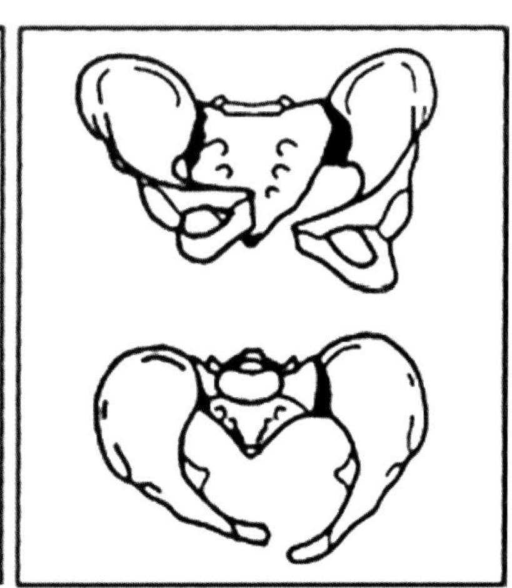

骨盆环，后环完全断裂，不稳定（61–C）

1. 单侧，后环完全断裂（61–C1）

2. 双侧，一侧完全，一侧不完全（61–C2）

3. 双侧，完全断裂（61–C3）

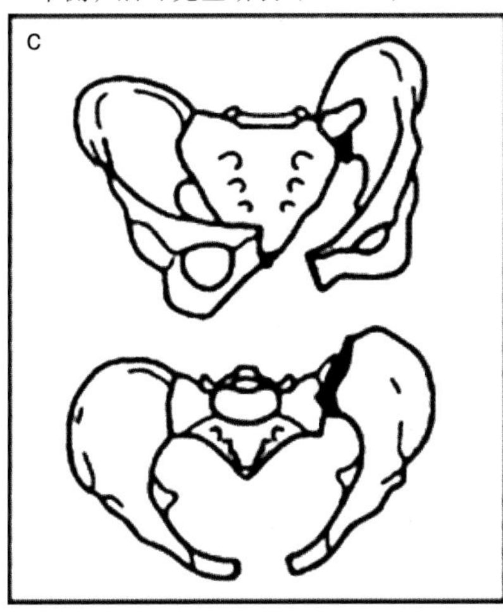

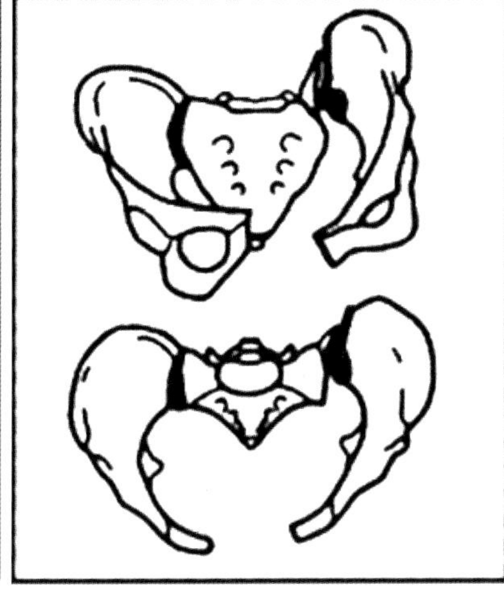

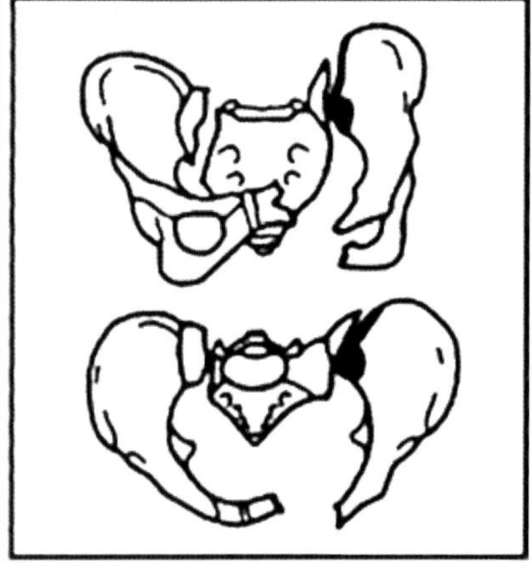

图 7.1　骨盆环损伤 ASIF/OTA 分型[8]

为髋骨撕脱，A2 型为髋骨直接遭受暴力所致，A3 型为骶骨尾部横断损伤。B 型骨盆环旋转不稳定。B1 型为“开书样损伤”，特点为一侧髋骨外旋。B2 型为侧方挤压伤，其中一侧髋骨内旋。B3 型特点是双侧旋转不稳定，其中一侧髋骨内旋，一侧髋骨外旋。C 型骨盆环旋转和垂直均不稳定。C1 型为单侧损伤。C2 型为双侧损伤，一侧髋骨旋转不稳定，另一侧旋转和垂直均不稳定。C3 型双侧旋转和垂直均不稳定。与典型的 ASIF/OTA 四肢骨折分型一样，该骨盆环损伤分型分为 3 种主要类型，共 9 个类别（从 A1 到 C3），其严重性和不稳定性逐渐加重。该系统具有很高的观察者间可靠性[10]，并且与预后有很好的相关性[11-12]。

Young-Burgess 分型[9]是基于遭受的创伤暴力方向而分为 4 种类别：前后挤压、侧方挤压、垂直剪切和混合型损伤（图 7.2）。前后挤压和侧方挤压型按严重程度的递增细分为 3 种类型，分别为：AP1 型、AP2 型和 AP3 型以及 LC1 型、LC2 型和 LC3 型。目前已证实，每种损伤类型都与特定的伴发损伤相关，例如严重出血、盆腔器官破裂、腹内损伤和神经结构损伤。这种分类系统也具有很高的观察者间可靠性，并且也与预后有很好的相关性[10,13]。

两种分类系统都描述了骨折本身、韧带和关节的损伤，如耻骨联合分离、骶髂关节脱

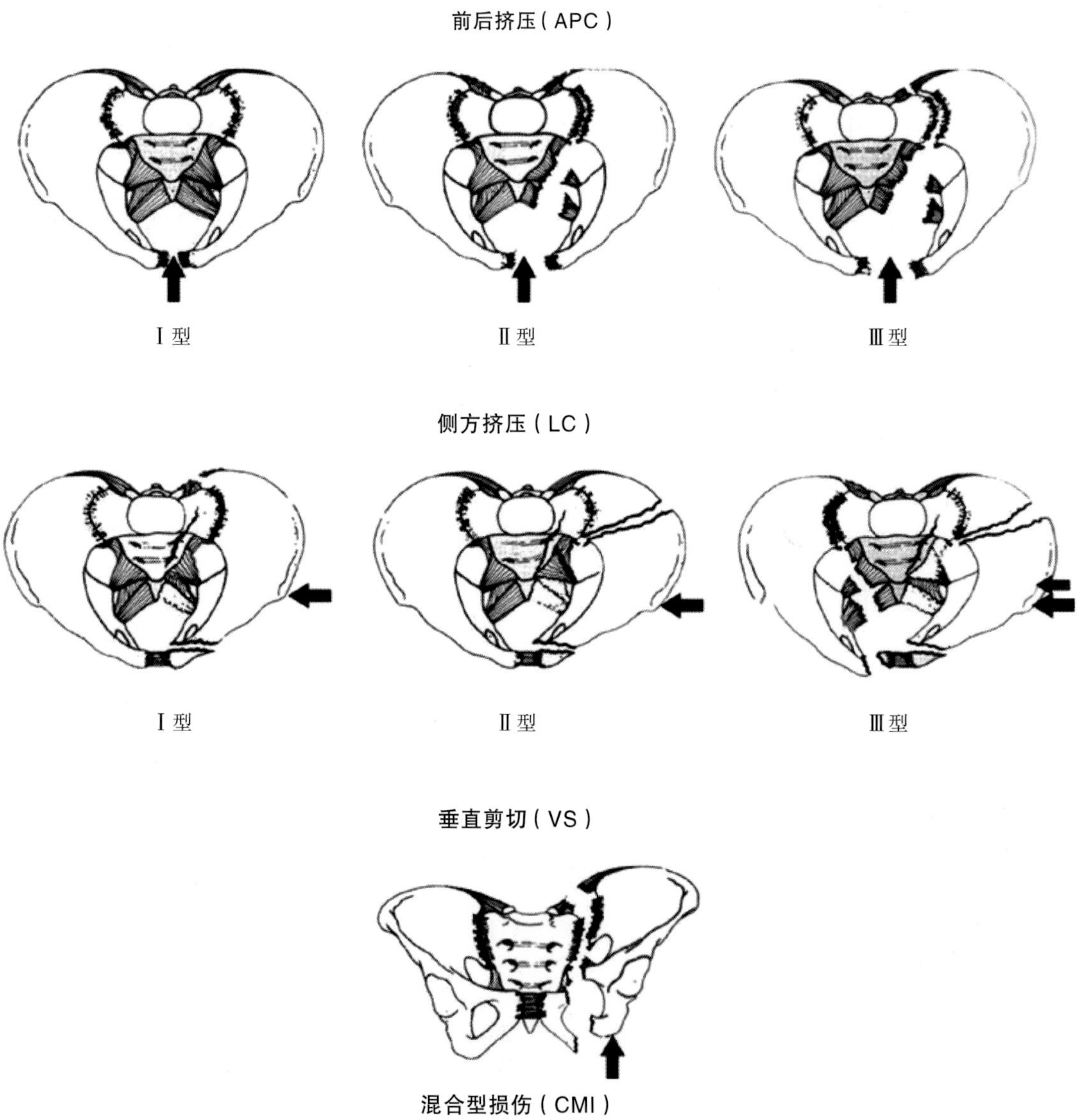

图 7.2　骨盆环损伤的 Young-Burgess 分类[9]

位、盆底结构或髂腰韧带断裂。每种类型都显示了一种典型的损伤复合体，每种损伤叠加在一起就形成了一个特定的个体。“开书样损伤”（ASIF/OTA 分型 B1 型和 Young-Burgess 分型 APC 2 型）包括耻骨联合分离以及盆底结构（骶棘韧带和骶结节韧带）和骶髂前侧韧带断裂。单侧垂直剪切型损伤（ASIF/OTA 分型 C1 型和 Young-burgess 分型 VS 型）涉及骨盆前环、骨盆底结构和骨盆后环的完全损伤。

7.4　骨盆脆性骨折的全面分型

分型是基于对骨盆常规 X 线片和骨盆多平面重建 CT 的分析[14]。仅靠 X 线片是无法精确分类的。骨盆 CT 对于评估骨盆后环的损伤特别有价值[15]。

三种骨盆体位片（前后位、入口位和出口位）是影像学评估的第一步（图 7.3）。骨盆前环骨折最可能在骨盆前后位观察到。骨折线可能位于耻骨联合附近的耻骨上，也可能穿过耻骨上支、下支或髋臼前唇。骨盆前环损伤可能是单侧，也可能是双侧的。骨折可能是无移位或不完全性的，这也更加难以发现。骨折平面有利于识别创伤暴力的矢量。垂直骨折是前后或者后前方向的力造成的。而水平骨折平面是由侧方力造成的。移位程度在骨盆入口位看得最为明显。入口位也可以很好地评估到骨盆环的对称性。一侧髋骨轻微内旋都可以看得很清楚。此外，在这个体位片上看骶骨前部皮质最直观，通过仔细分析都可以看到典型的由侧方挤压伤造成的压缩或者断裂。骨盆出口位是骶骨体的前后位。骶骨和髂骨翼之间的垂直移位最适合用这个体位片观察，同时也适合看骶孔有无异常。

常规的骨盆体位片对于发现或排除骨盆环损伤是必不可少的。但是，它们不能提供关于精确分型的所有信息。骨盆环损伤的范围和不稳定性很容易被低估，特别是肥胖、严重骨质疏松症或经骶骨松质骨骨裂和无移位骨折患者。因此我们认为，对于怀疑骨盆环损伤或者

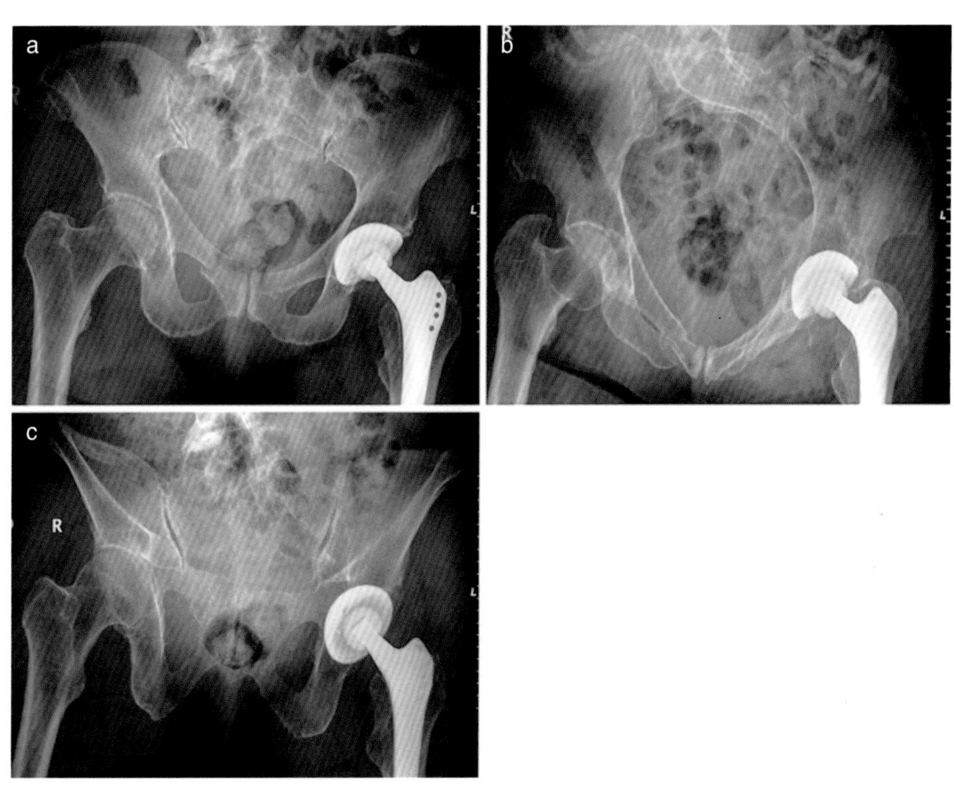

图 7.3　（a）82 岁女性，骨盆前后位，右侧耻骨上支骨折，骨折端轻微重叠。（b）骨盆入口位，右侧骨盆前环骨折，可见右侧半骨盆轻微内旋。（c）骨盆出口位，很难观察到右侧耻骨支骨折，骨盆后环未见损伤

骨盆X线片证实损伤的患者，CT检查是必不可少的。

对骶骨、髋骨以及骨盆环周围所有器官和软组织来说，计算机断层扫描是一种非常实用的检查，尤其是对骨骼和关节的深度分析，对检查脆性骨折特别有意义。在骨盆前环和后环，甚至是骨质疏松症患者的稀疏骨质中，都可以识别出骨裂、不完全和无移位骨折以及压缩骨折区域。对于骨盆后环如骶骨、骶髂关节和髂骨损伤，CT检查有较大优势。建议对CT重建图像进行多平面分析。某些骨折在冠状位或矢状位重建图像上可能比轴位图像上看得更明显。骶骨水平骨折或者S1到S2压缩区域可能只有在矢状位重建图像上看到。三维重建图像可以增强对整个受伤机制的理解。

本书作者回顾分析了一系列由低能量创伤致骨盆环骨折患者的骨盆X线片和CT影像，这些患者入院时年龄均在65岁以上，并且5年内在同一个创伤中心接受过治疗[14]。已知或怀疑有恶性肿瘤病史，以及未完成初步CT扫描的患者，在进一步分析中都被排除。245例患者符合这些标准，其中女性198例，男性47例，平均年龄79.2岁（图7.4）。通过三种常规的骨盆体位片和CT重建图像对骨折的形态学表现进行研究。

骨折根据不稳定性的递增分为4种类型：仅骨盆前环骨折、无移位骨盆后环骨折、有移位的单侧骨盆后环骨折和有移位的双侧骨盆后环骨折。不同的亚型区分了骨盆后环不稳定的部位。我们将该类骨折定义为骨盆脆性骨折，简称为FFP。与应力性骨折、骨质疏松性骨折或功能不全骨折相比，“脆性骨折”这个词更能描述出潜在的问题（脆性骨骼）。在结构和强度正常的骨骼中，重复峰值负荷，发生骨折

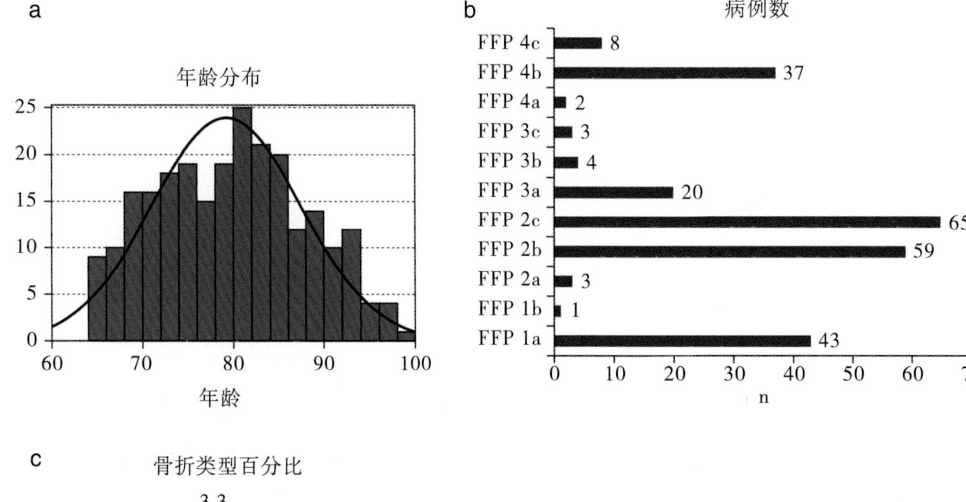

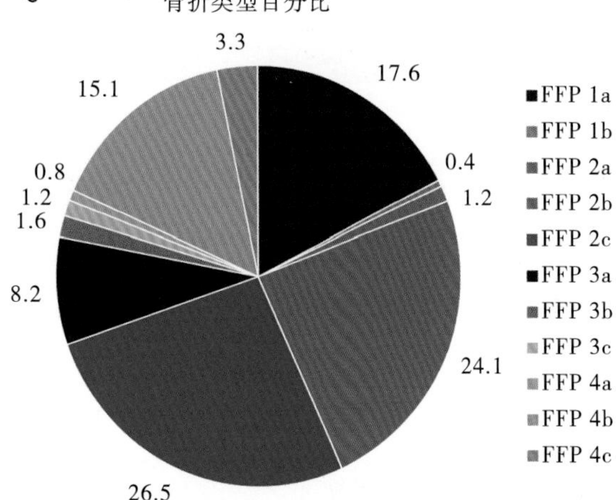

图7.4 （a）研究人群的年龄分布（n=245，平均年龄79.2岁，女性=198，男性=47）。（b）研究人群中骨盆脆性骨折（FFP）骨折类型的分布和数量。（c）研究人群中各种FFP骨折类型的百分比[14]

为应力性骨折。在单次加载时，这种应力是不足以造成骨折的[16]。一个典型例子就是新兵的跖骨应力性骨折，另一种是成人慢跑者的胫骨远端应力性骨折[17]。骶骨应力性骨折在成年运动员中很少见[18-19]。骨质疏松性骨折发生在确诊或疑似骨质疏松症的患者。低能量损伤，如家中跌倒，就足以导致股骨颈、肱骨近端或桡骨远端骨折[20-22]。它们通常是未确诊的骨质疏松症患者的第一个临床征象。由于骨质疏松，耻骨和坐骨支骨折常见于老年患者单纯跌倒后[23-26]。功能不全骨折时，导致骨折的暴力甚至更低。这些力都是在日常生活活动的生理负荷，患者自身的体重甚至咳嗽或打喷嚏都足以导致骨折。这些骨折的原因是骨量极度降低，见于严重骨质疏松症、放疗后[27]、长期制动、长期服用糖皮质激素[28]、严重缺乏维生素 D[29-30] 或接受腰椎手术的取骨术[31-32]等患者。骨质疏松性骨折、疲劳性骨折或功能不全骨折都是脆性骨骼患者骨折谱中的一部分。脆性骨骼的定义是，与年轻人的相比骨量明显下降的骨骼。脆性骨折的病理生理学是骨骼强度和施加负荷间的不匹配，虽然该负荷并不高于生理负荷。因此，我们更喜欢使用“脆性骨折”这个术语，而非骨质疏松性骨折、功能不全骨折或疲劳性骨折。

新的骨盆脆性骨折分类系统分为骨盆脆性骨折（FFP）Ⅰ型、FFP Ⅱ型、FFP Ⅲ型和 FFP Ⅳ型四类，亚类用字母 a、b 或 c 来标识。无移位损伤的特征是骨折或压缩，但不伴有正常解剖结构的变形。移位性损伤的特征是骨折或压缩，伴有解剖标志的变形[14,33-34]。

FFP Ⅰ型仅为骨盆前环骨折；FFP Ⅰa 型为单侧前环损伤（图 7.5a：FFP Ⅰa），FFP Ⅰb 型为双侧前环损伤（图 7.5B：FFP Ⅰb）。在本研究中，双侧孤立性前环损伤非常罕见（n=1/245），单侧病变更为常见（n=43/245）。FFP Ⅰa 型和Ⅰb 型仅为 FFP 的少数（43/245=17.5%）（图 7.4）。这些数据明确支持对所有低能量骨盆环损伤都需要进行 CT 检查评估的必要性，因为在常规的骨盆 X 线片已经发现耻骨支骨折。如果在笔者研究的这群患者中只进行常规的骨盆 X 线片，将有高达 82.5% 的病例遗漏骨盆后环骨折的风

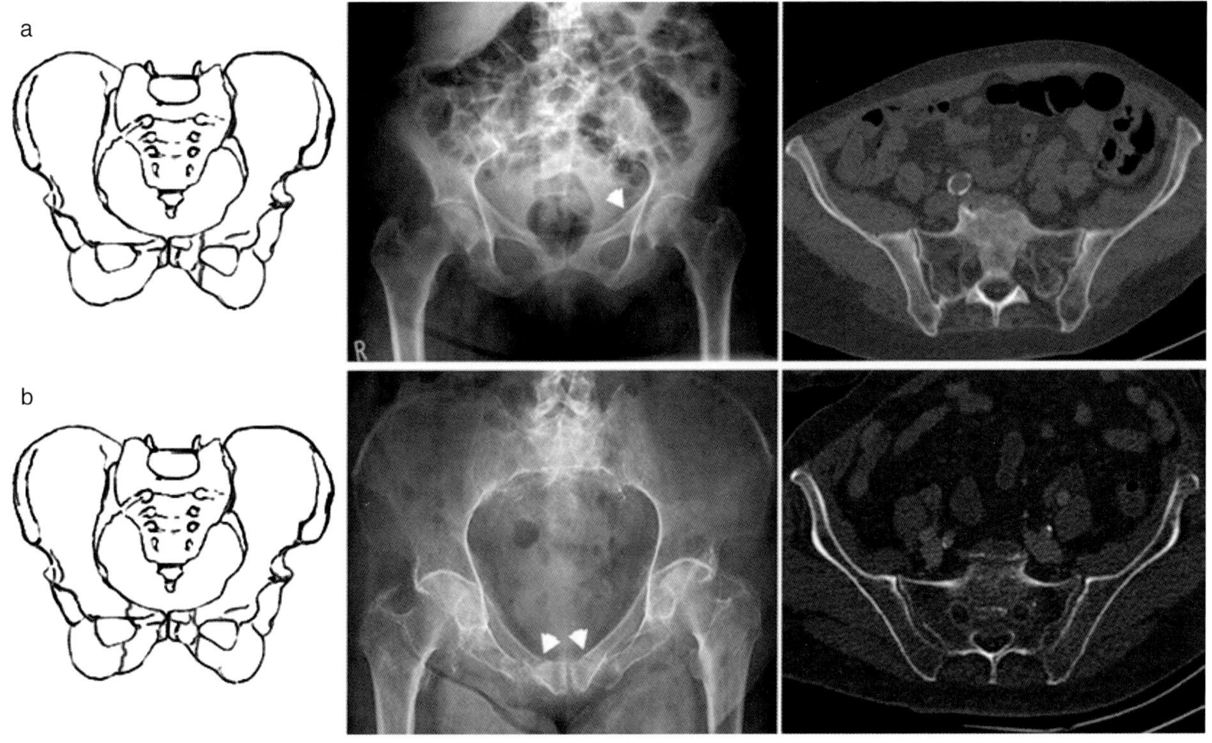

图 7.5　骨盆脆性骨折（FFP）分型[14]。FFP Ⅰ型：仅前环骨折。（a）FFP Ⅰa 型：孤立性单侧前环骨折。（b）FFP Ⅰb 型：孤立性双侧前环骨折

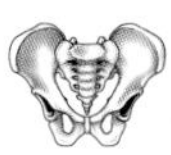

险。低估损伤的不稳定性会导致不恰当的治疗，并且也存在骨折不稳定性加重的固有风险。

FFP Ⅱa 型为无移位的后环损伤；（在本研究中）FFP Ⅱa 型为无移位的后环损伤，无骨盆前环损伤（n=3/245）（图 7.6a：FFP Ⅱa）；FFP Ⅱb 型为骶骨挤压伤合并前部骨折（n=59/245）（图 7.6b：FFP Ⅱb）；FFP Ⅱc 型为无移位的骶骨髂骨骨折或骶髂关节损伤合并前环断裂（n=65/245）；在笔者的研究中，FFP Ⅱb 型和 FFP Ⅱc 型合计占 FFP 的一半（124/245=50.6%）（图 7.4）。FFP Ⅱb 型和 FFP Ⅱc 型相当于 ASIF/OTA 分类的 B2 型侧方挤压型损伤和 Young-Burgess 分型的 LC Ⅰ型。这些形态反映了典型的损伤机制，即从站立位置侧向跌倒。骨盆脆性骨折时，骶骨骨折或压缩区始终经过骶翼，因为这里是骨密度最低的区域。

FFP Ⅲ型的特征是移位的单侧后方损伤合并骨盆前环骨折。FFP Ⅲa 型为移位的单侧髂骨骨折（n=20/245）（图 7.7a：FFP Ⅲa）；FFP Ⅲb 型为移位的单侧骶髂关节脱位（n=4/245）（图 7.7b：FFP Ⅲb）；FFP Ⅲc 型为移位的单侧骶骨骨折（n=3/245）（图 7.7c：FFP Ⅲc）。无移位的单侧后环损伤（所有Ⅱ型，n=127/245）比移位的单侧后环损伤（所有Ⅲ型，n=27/245）更为常见，FFP Ⅱ型与Ⅲ型的比例为 4.7∶1（图 7.4）。

FFP Ⅳ型的特征是有移位的双侧后环损伤。FFP Ⅳa 型为双侧髂骨骨折或双侧骶髂关节脱位（n=2/245）（图 7.8a：FFP Ⅳa）。

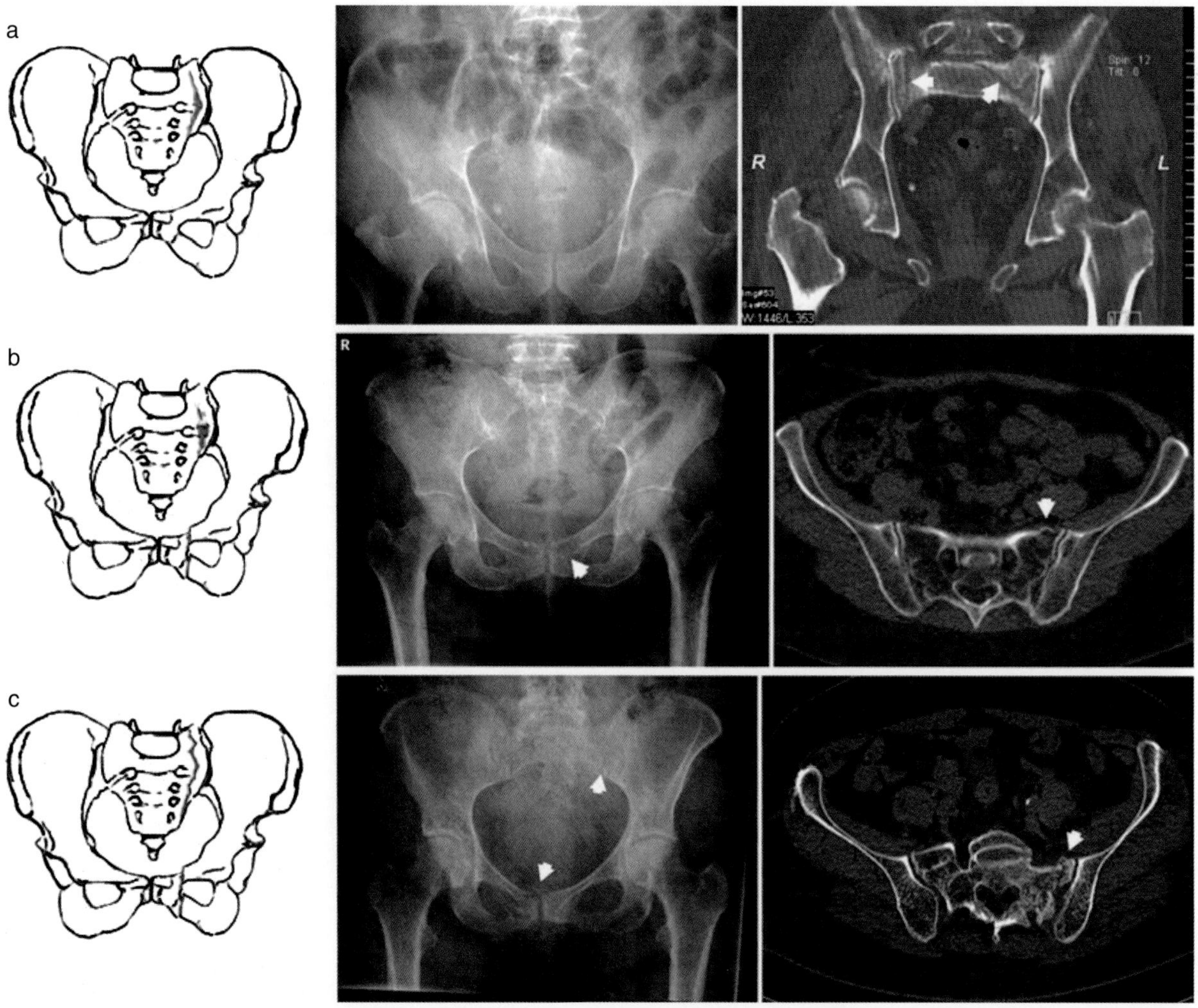

图 7.6 骨盆脆性骨折分类（FFP）[14]。FFP Ⅱ型：无移位的后环损伤。（a）FFP Ⅱa 型：孤立、无移位的骶骨骨折，不累及骨盆前环。（b）FFP Ⅱb 型：无移位性骶骨压缩，伴前环骨折。（c）FFP Ⅱc 型：无移位的骶骨或髂骨骨折或骶髂关节损伤，合并前环骨折

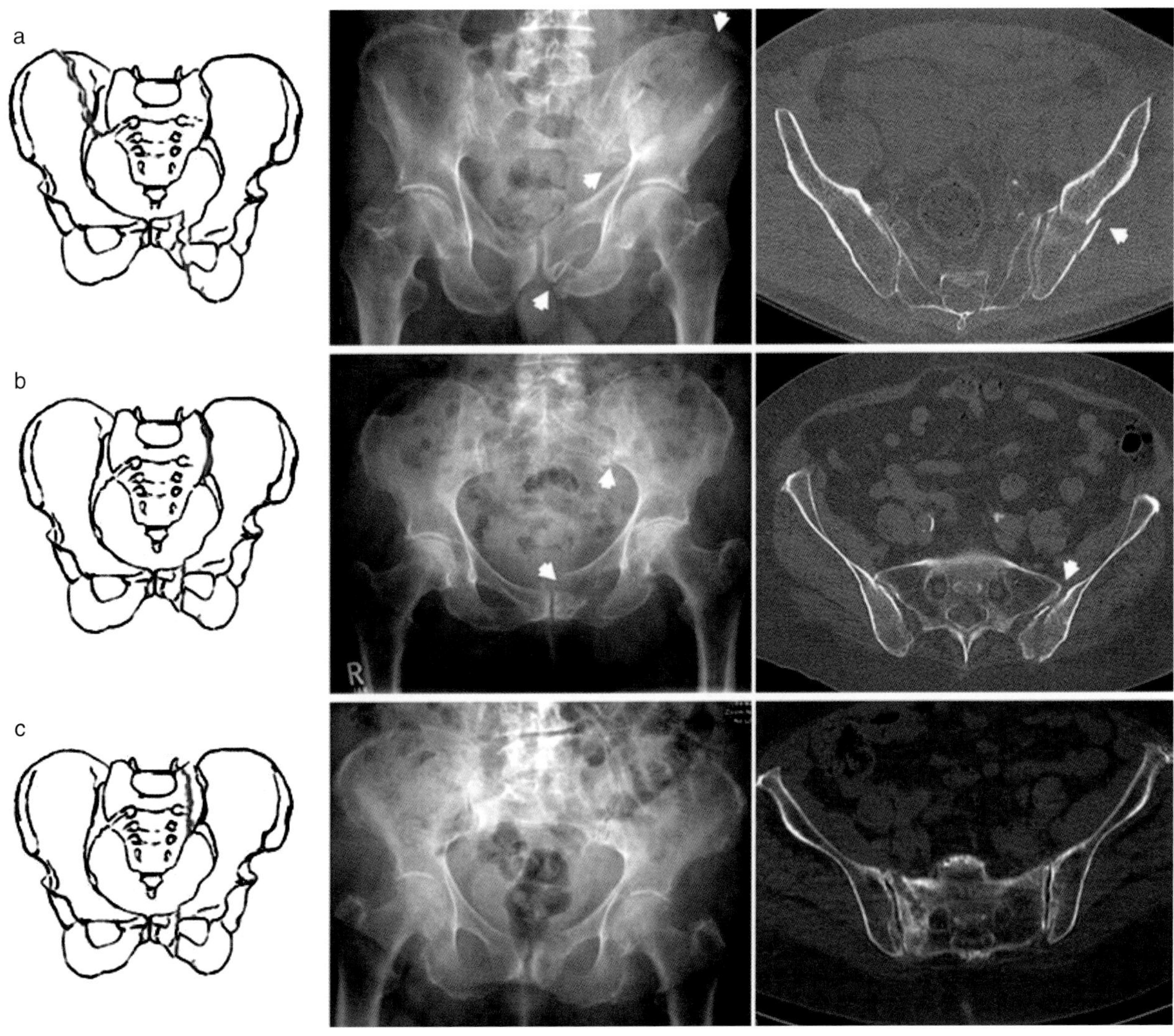

图 7.7　骨盆脆性骨折（FFP）[14] 的分类。FFP Ⅲ型为移位的单侧后环损伤。（a）FFP Ⅲ a 型：移位的单侧髂骨骨折。（b）FFP Ⅲ b 型：移位的单侧骶髂关节脱位。（c）FFP Ⅲ c 型：移位的单侧骶骨骨折

FFP Ⅳb 型的特征是双侧垂直骨折线穿过骶骨侧边，并有一水平骨折线连接垂直骨折线（n=37/245）（图 7.8b：FFP Ⅳb）。在成人中，由于 S1 骶骨体或 S1 和 S2 的骶骨体仍与腰椎相连，这种骨折形态反映了脊柱 – 骨盆分离，或自杀跳楼者骨折。与成人骨折不同的是，FFP Ⅳ b 型损伤是低能量创伤的结果，骨折线不经过骶孔，而是经过两侧的骶骨翼部。骨盆 – 脊柱分离的发病率较高（37/245=15.1%）（图 7.4），但一般在常规 X 线片看不出来。在此要再次强调骨盆多平面 CT 重建的重要性。只有在骶骨矢状位重建图像上才能确定骶骨 H 型骨折的水平部分。Linstrom 等 [35] 描述了骶骨不全骨折的典型解剖类型，并强调 H 型骨折类型并不少见，占孤立骶骨不全骨折的 61%。最后，FFPc 型的特征为双侧后环移位，不稳定，一侧形态与另一侧不相同（n=8/245）（图 7.8c：FFP Ⅳc）。

7.5　总　结

这一综合分类系统描述了骨盆环脆性骨折的形态，并根据不稳定性将其分为 4 类。孤立的前环损伤（FFP Ⅰ型）比无移位的后环病变（FFP Ⅱ型）更稳定。移位的单侧后环损伤比无移位的后环损伤更不稳定，移位的双侧后环损伤（FFP Ⅳ型）比移位的单侧后环损伤（FFP Ⅲ型）更不稳定。特殊和典型的骨折类型，如骶

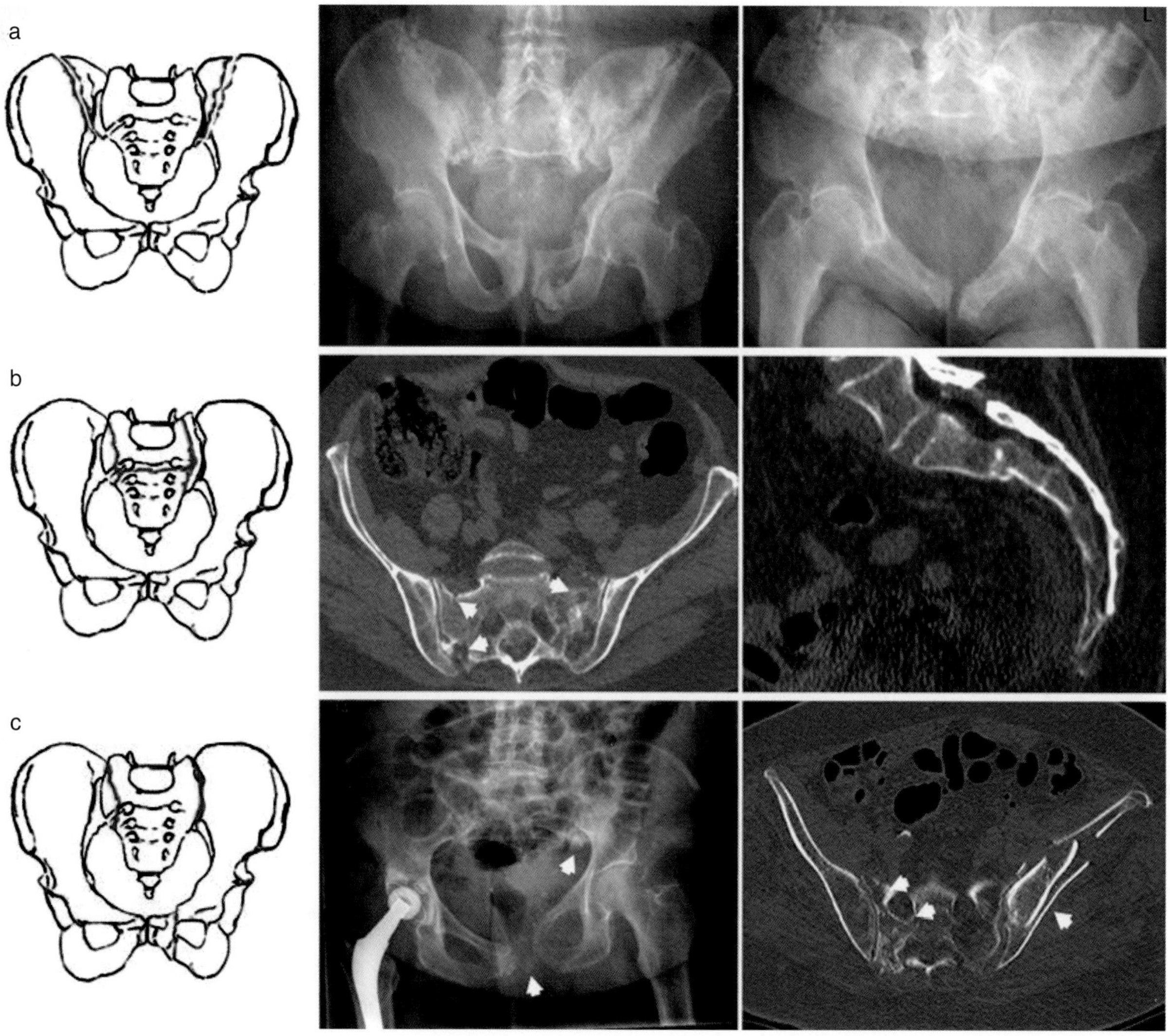

图 7.8　骨盆脆性骨折（FFP）分型[14]。FFP Ⅳ型为移位的双侧后环损伤。（a）FFP Ⅳa 型：双侧髂骨骨折或双侧骶髂关节脱位。（b）FFP Ⅳb 型：骶骨双侧骨折，脊柱－骨盆分离。（c）FFP Ⅳc 型：后环不稳定骨折的组合

骨脆性骨折或耻骨支骨折，不要认为其是孤立的损伤，他们应该是骨盆环损伤的一部分。在这个分类系统中，最重要的就是“骨盆环整体不稳定性”标准，因为它是决定治疗方案的主要标准。因此，这个全面的分类可以与每种不稳定性骨折类型的治疗方案联系起来。这些亚型是根据骨盆后环的骨折位置以及是否移位确定的。这种细分有一定合理性，因为如果需要手术治疗，不同的骨折位置需要不同的手术入路。

这个分型为医务人员提供了一个构架，可以用它来估计某些脆性骨折类型的不稳定性。这有助于选择最合适的治疗方案，就像在其他分类系统中一样，仅对常规 X 线片和 CT 图像进行分析是不足以确定具体的治疗方案的。患者及其亲属的病史、临床检查、生物学年龄、独立和行动能力等级、功能需求、预期寿命和长期预后的估计对确定治疗方案也同样重要，特别是对于老年患者群体。

（严新安　译；王　虎　审）

参考文献

请登录 www.wpcxa.com 下载中心查询或下载，或扫码阅读。

PART Ⅳ

第 4 部分

骨盆脆性骨折的治疗

Treatment of Fragility Fractures of the Pelvis

第 8 章 保守治疗

Toru Sato, Naofumi Shiota,Takeshi Sawaguchi

8.1 引 言

既往大多数骨盆脆性骨折（FFP）患者选择保守治疗，对于这类脆弱患者，认为行切开复位内固定过于危险和困难，长时间手术及大量失血可能会引发血流动力学不稳定、凝血障碍和体温过低，这对患者来说弊大于利。随着微创稳定骨盆脆性骨折技术的发展，目前逐渐趋于选择手术治疗。目前面临的问题是要区分哪类患者保守治疗效果好，哪类患者手术治疗效果好。

对于治疗决策，应该考虑几个因素。最重要的是骨折特点：骨折位于骨盆前环或后环，移位的程度及是否陈旧（不愈合 / 延迟愈合）。此外，疼痛的持续时间和严重程度，患者的受伤前活动水平、并存疾病和患者照护者的期望等，可能影响治疗方案的选择。因此，仔细评估患者及其骨折，包括病史、临床表现和放射学均非常重要。临床和放射学检查对于评估骨盆骨折导致骨盆环不稳定是不可或缺的。

理解 Rommens-Hofmann 分类，能够帮助判断区分不同类型和稳定程度的骨盆脆性骨折（见第 7 章）。由于骨折不稳定与疼痛和活动受限相关，因此分类对治疗决策有较大作用[1]。

孤立的骨盆前环损伤（Rommens-Hofmann[1] 分类中的 FFP Ⅰ型）通常采用保守治疗。在最初的 24h 内应仔细监测患者的血流动力学状态，因为多个报道中报告了严重的出血[2–5]。低能量耻骨骨折伴有的严重出血，可归因于动脉硬化导致血管弹性下降，血管痉挛受损时，血管更脆弱及更容易破裂。此外，老年患者经常服用抗凝药物，除了监测血流动力学外，建议在入院第 1 天每 6h 进行一次血红蛋白评估[3,5]。严重出血的患者病情迅速恶化，紧急经导管动脉栓塞及输血可能是必要的[2–5]。对于伴或不伴有前部不稳定的非移位骨盆后环骨折（Rommens-Hofmann 分类中的 FFP Ⅱ型损伤[1]），开始也可以进行保守治疗（图 8.1）。

8.2 保守治疗方法

8.2.1 卧床休息

所有骨盆脆性骨折患者，应入住病房并卧

T. Sato, M.D. (✉) • N. Shiota
Department of Orthopaedic Surgery,
Okayama Medical Center, Tamasu 1711-1,
Okayama City, Japan
e-mail: tsato@okayama3.hosp.go.jp

T. Sawaguchi
Department of Orthopaedic Surgery and Joint
Reconstructive Surgery, Toyama Municipal Hospital,
2-1 Imaizumi-hokubu, Toyama City 939-8511, Japan
e-mail: sawaguch@mxq.mesh.ne.jp

P.M. Rommens, A. Hofmann (eds.), *Fragility Fractures of the Pelvis*,
DOI 10.1007/978-3-319-66572-6_8

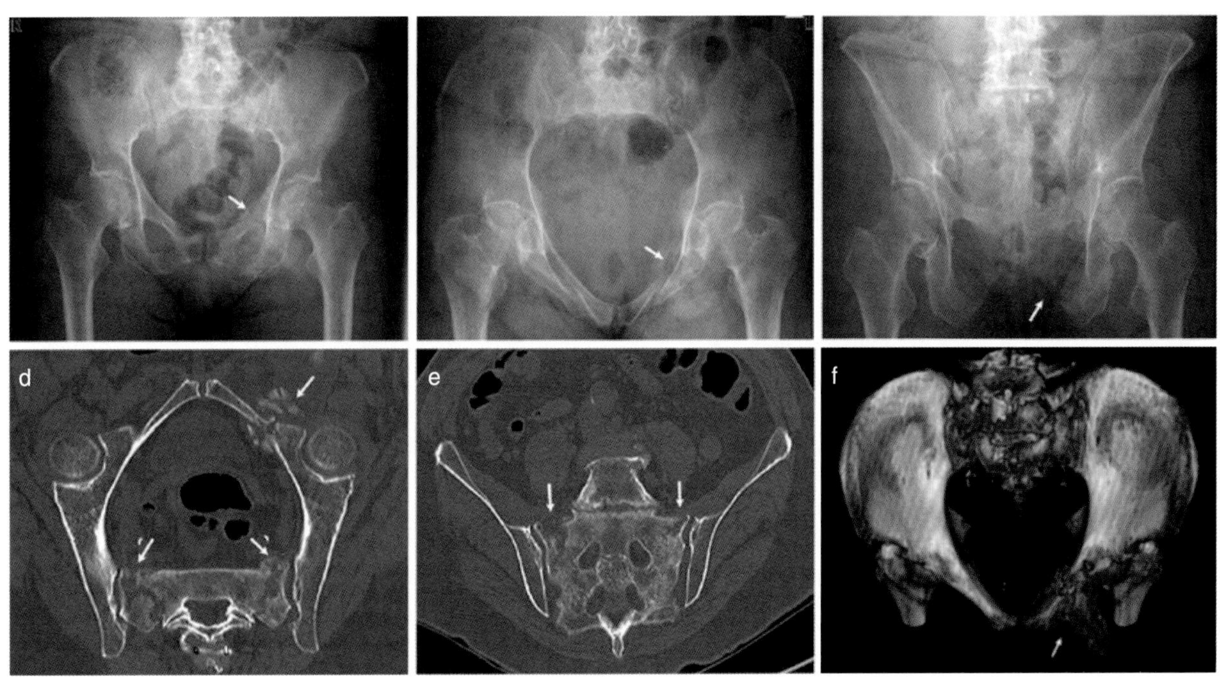

图 8.1　75 岁女性，在家跌倒后出现骨盆疼痛。保守治疗包括镇痛治疗、卧床休息和小幅度的床上活动。外伤后 6 周门诊复查，进行临床和影像评估。（a）骨盆前后位显示左侧上、下耻骨支骨折处有大量骨痂形成（箭头）。（b）骨盆入口位显示耻骨支周围有大量骨痂组织（箭头）。（c）骨盆出口位。（d）CT 重建显示骨盆入口平面，存在双侧骶翼骨折和左侧耻骨支骨折（FFP Ⅳ b 型），左侧耻骨支骨折周围可见大量骨痂组织，也有骨痂组织在骶骨翼骨折的前皮质（箭头）。（e）CT 重建也可见，沿着骶骨翼的长轴（箭头），骨痂组织形成。（f）骨盆环的 3D 成像显示左侧耻骨上支骨折前侧有明显的骨痂。6 周时，骨折没有完全愈合

床休息，直到疼痛得到控制且患者可以开始活动。老年患者应避免长时间卧床，因为有较高风险发生深静脉血栓、肺栓塞、肌肉无力、压疮、肺功能受损、肺炎、尿潴留、尿路感染、直立性低血压和心功能下降。卧床还会加速骨密度的减少，引起精神功能障碍，包括谵妄、焦虑和抑郁 [6]。Breuil 等报道 60 例骨质疏松性骨盆骨折患者，52.5% 的患者住院期间至少发生一个或多个不良事件，50% 患者发生尿路感染，33% 发生压疮，18% 的患者发生认知功能减退及改变，此外还发生了 2 例血栓栓塞事件 [7]。因此，建议患者在满意的疼痛控制下早期进行活动 [6]。即使在活动受限期间，也应尽快开始辅助物理治疗。在患者适当活动之前，根据患者当地医疗指南给予物理和药物治疗预防深静脉血栓。

8.2.2　疼痛控制

另一个优先处理为控制疼痛，只有在疼痛控制良好的情况下患者才可以活动。中枢性镇痛药，如对乙酰氨基酚和阿片类药物，可以使用直至疼痛缓解。不推荐外周性镇痛药（非甾体抗炎药，NSAID），因为其会阻止前列腺素的活性，尤其是前列腺素 E_2（PGE_2），并且具有长骨骨折的延迟愈合或不愈合的较高风险 [8-9]。

8.2.3　活　动

当疼痛缓解时，可以允许患者在可以耐受的情况下开始负重活动。患者活动应在物理治疗师的协助下开始，而不是强迫活动，因为这可能会增加骨折加重或移位的风险 [1]。通常 FFP Ⅰ型骨折患者需要 3~7d 才能活动，FFP Ⅱ型患者需要 7~10d，才能离床活动。活动的最终目标，必须是恢复日常生活活动的独立性，而不是恢复单个关节的活动范围或提高肌肉力量。为了排除骨折移位，应在活动后数天常规拍摄 X 线片。FFP 患者的平均住院时间长达 21~45d[10-11]。在骨折发生前患者不能完全自主活动的亚组中，患者住院时间更长 [11]。

大多数已发表的报道表明患者存在伤后行走状态显著改变，以及保守治疗后的慢性疼痛[12]。

8.2.4 药物及对骨代谢的影响

8.2.4.1 维生素 D 及钙剂

维生素 D 缺乏很常见，并且与老年人的肌肉力量下降有关，必须定期评估维生素 D 水平[13-14]。补充维生素 D 可提高下肢力量并降低跌倒的风险。维生素 D 通过对骨代谢积极作用和降低跌倒风险来降低骨折风险[15]。血清 25-羟维生素 D 水平随着年龄的增长而下降，但对补充维生素 D_3 的吸收不受年龄或日常饮食钙摄入量的影响。根据国际骨质疏松基金会的建议，老年人血清 25- 羟维生素 D 水平要达到 75nmol/L（30ng/mL），估计平均维生素 D 需求量为 20~25μg/d（800~1000U/d）。对于肥胖、患有骨质疏松症、阳光照射有限（例如居家或养老机构）或吸收不良的患者来说，维生素 D 的摄入量应该增加至每天 50μg（2000U）。对于高危人群，建议测量血清 25- 羟维生素 D 水平，如患者存在缺乏需要治疗[15]。维生素 D 可以通过胆钙化醇（维生素 D_3）补充。

8.2.4.2 抗骨质吸收

双膦酸盐类

双膦酸盐抑制破骨细胞的活性并抑制骨吸收，增加骨矿物质密度。骨吸收的减少似乎明显改变了骨代谢的生理机理，但同时具有抑制骨形成的效果[16]。然而，通过双膦酸盐治疗，目前临床上未发现影响外在骨痂而导致骨折延迟愈合。考虑到双膦酸盐治疗骨质疏松症的益处，推荐使用双膦酸盐[17-18]。但是，长期使用双膦酸盐可能出现罕见的非典型转子下骨折或颌骨坏死的副作用[19-20]。由于担心延长双膦酸盐治疗会过度抑制骨形成，建议在 5 年后停止使用双膦酸盐治疗骨质疏松症，为患者提供所谓的“药物假期”[20]。

降钙素

降钙素抑制破骨细胞活性并刺激骨骼中的成骨细胞活性，同时也是一个有效镇痛药物，可治疗骨痛。然而，对于不能服用其他抗骨质疏松药物的患者，与其他治疗方案相比，效应强度低下限制了降钙素在临床实践中的使用[13]。

雷洛昔芬

雷洛昔芬是一种口服选择性雌激素受体调节剂（SERM），作用于骨组织中的雌激素受体，用于预防和治疗绝经后骨质疏松症。在绝经后女性中，雷洛昔芬相对于安慰剂可降低椎体骨折风险，但其功效未在非椎体骨折上得到证实[21]。由于其会增加血栓栓塞事件的风险，雷洛昔芬并不是骨质疏松症的一线治疗[16]。

特立帕肽

特立帕肽是甲状旁腺的重组形式激素（PTH 肽 1-34），它是目前唯一获批的合成代谢剂。目前已证明当它以低剂量间歇给药时，对成骨细胞具有合成代谢作用。特立帕肽可增加骨矿物质密度，降低骨质疏松症患者的骨折发生率，并改善骨折愈合。Peichl 等实施的一项随机对照研究，旨在评估 PTH1-84 对女性绝经后骨盆骨折愈合和功能结果的影响。研究纳入的患者为 70 岁以上、单侧骨盆骨折、患者符合 WHO 对骨质疏松症的定义，即腰椎或股骨近端 T 值 < 2.5。所有患者每天接受 1000mg 钙和 800U 维生素 D。共有 65 例患者，PTH1-84 组 21 例，对照组 44 例。于第 0、4、8、12 周及定期间隔进行的连续 CT 扫描评估骨折愈合，直至发现皮质桥接的证据。在 PTH1-84 组中，骨折愈合时间为 7.8 周，对照组则为 12.6 周（$P < 0.001$）。关于视觉模拟评分法（VAS）和定期计时行走测试（TUG），与对照组相比，PTH 组显著提升（$P < 0.001$）。作者得出结论：PTH1-84 可用于加速骨折愈合并改善疼痛及提高患者活动能力，从而减少与卧床相关的并发症[22]。Moon 等还报道了 PTH1-34 在两例 FFP Ⅱ 型损伤患者中的疗效[23]。因为远期的安全性和有效性尚不清楚，PTH 的处方应用时间不能超过 24 个月（图 8.2）[24]。PTH 的禁忌证包括甲状旁腺功能亢进、高钙血症、不明原因的高碱性磷酸酶水平、Paget 病、骨肉瘤风险或既往曾进行骨放疗[25]。

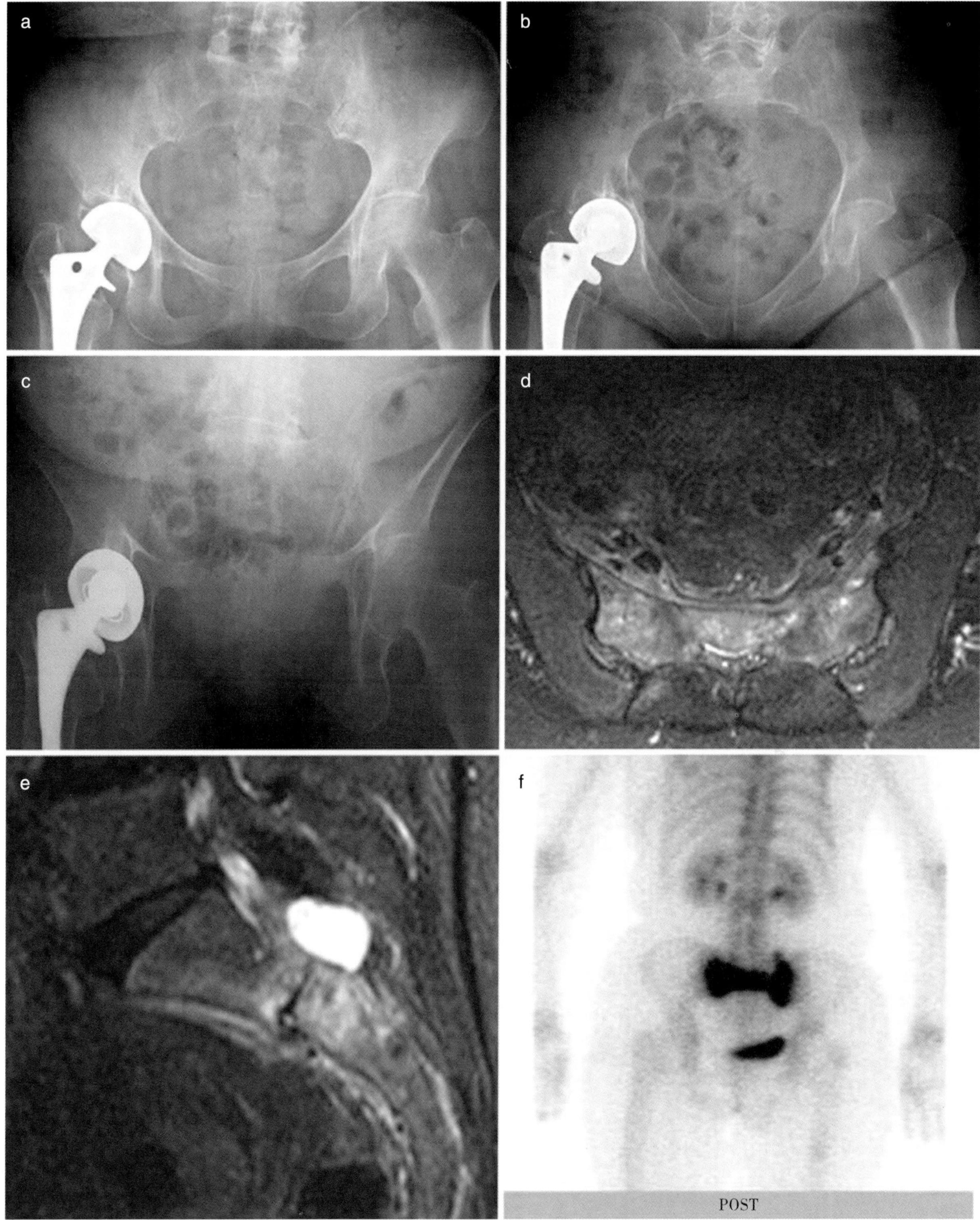

图 8.2　86 岁女性，下腰部疼痛数周。（a）骨盆前后位片未显示任何骨骼或韧带损伤，（b）骨盆入口位，（c）骨盆出口位。本例不能通过普通影像学检查完成诊断。（d）通过骨盆后环的横断面 MRI，T2 加权图像显示整个骶骨中部的高信号强度。（e）通过骶骨中部矢状位 MRI 横断面，显示 S1 到 S2 过渡处的骨挫伤。（f）骨扫描显示呈 H 型骶骨以及右侧耻骨支高摄取。（g~j）骨盆后环通过骶骨的横向 CT 和矢状位 CT 显示骶骨呈 U 形骨折（白色箭头）。（k,l）骶骨的 3D 成像，从前部和后部观察，S1 骨折块撞击到 S2 骨折块，轻微弯曲。U 形骨折端在前部的视图中清晰可见，但在后面的视图中不可见，这对应于 FFP Ⅳ b 损伤。（m）患者接受特立帕肽治疗，疼痛逐渐消失，患者在 3 个月后恢复了之前的活动能力。此为 3 个月后骨盆前后位片，由于患者再次跌倒导致右侧髂嵴处骨折。（n,o）3 个月后通过骨盆后环横向 CT 扫描，两侧可见桥接骨痂组织形成（白色箭头），继续使用特立帕肽治疗长达 2 年。（p）伤后 5 年的骨盆前后位片，没有发现新的骨折，右侧髂嵴骨折愈合。（q，r）骨盆后环横断面 CT 显示骶骨翼骨折完全愈合和重塑。（s,t）矢状 CT 重建确认水平骨折线在轻微屈曲和前部压缩情形下愈合。（u,v）骨扫描显示右侧耻骨吸收增强，但骶骨的吸收不再增加

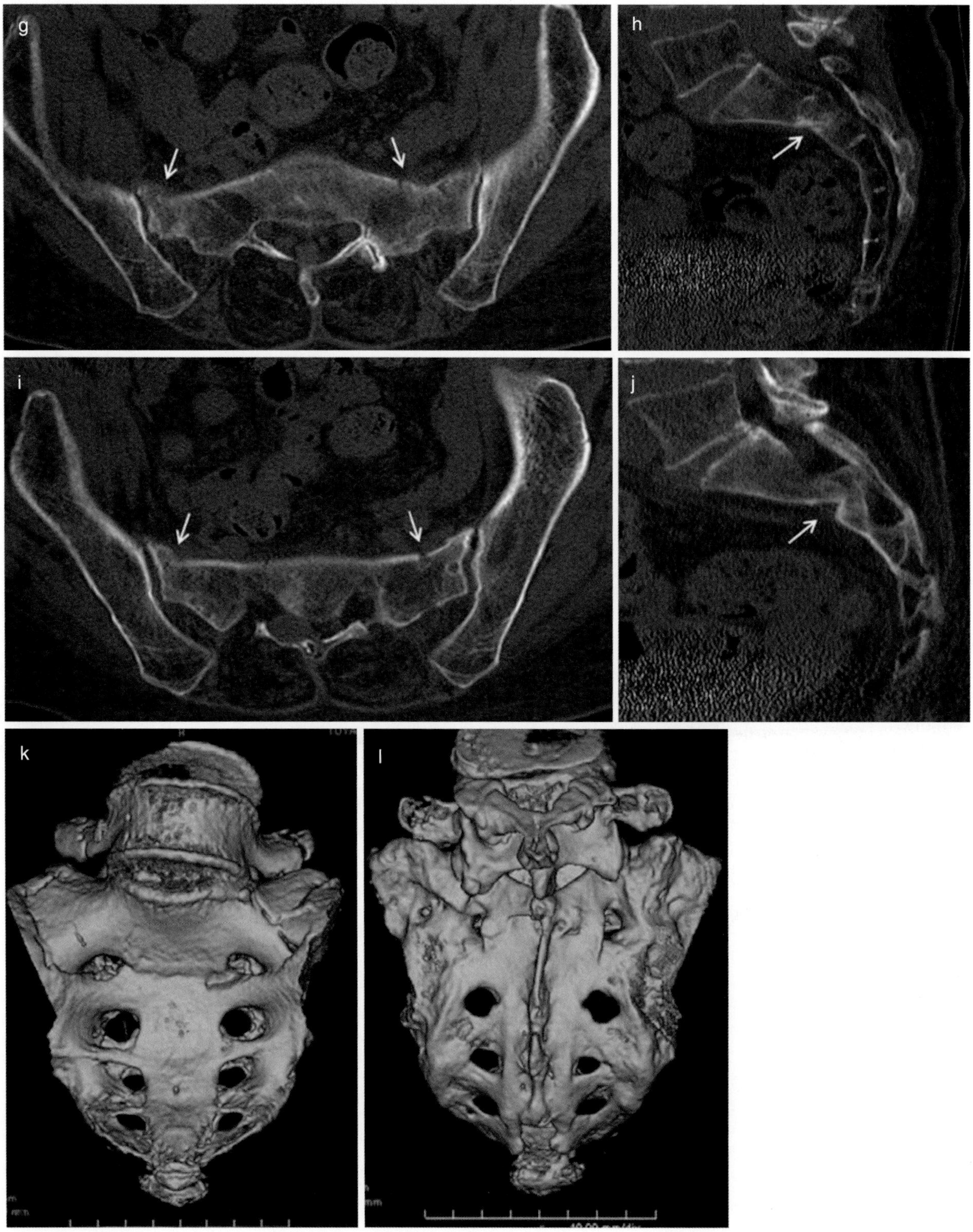

图 8.2（续）

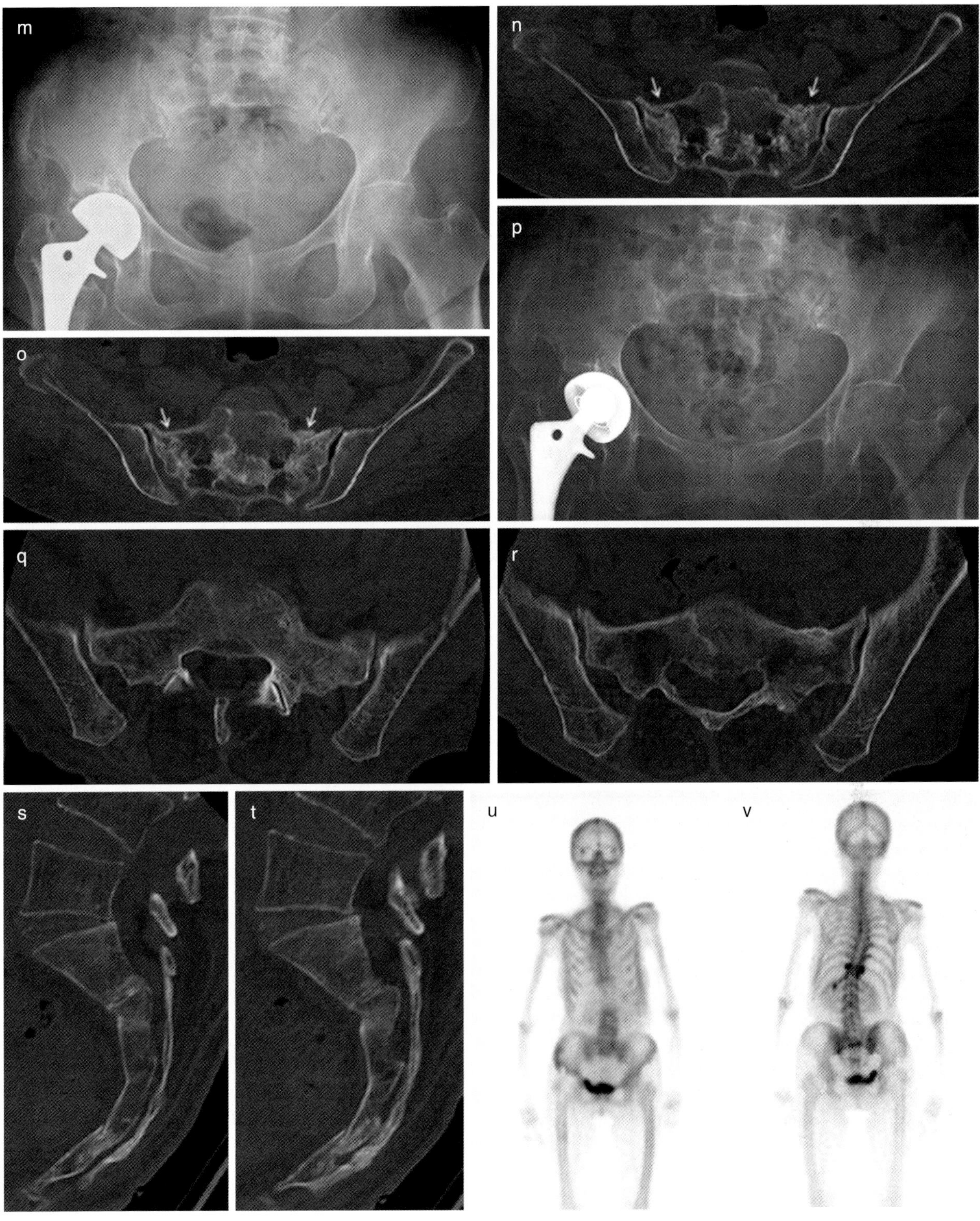

图 8.2（续）

8.2.5 低强度脉冲超声（LIPUS）

LIPUS 刺激骨细胞活性并促进骨折愈合，它用于新鲜骨折和骨折不愈合 [26]，但目前它对 FFP 的影响尚未报道。

8.3 保守治疗失败

几乎所有老年骨盆骨折病例初始进行了保守治疗 [12,27-28]。在我国，大多数骨质疏松相关的骨盆环损伤采用特立帕肽治疗，已报道了这种治疗方法良好的临床结果。但是笔者观察到大约 10% 患者会出现骨盆损伤加重的情况（图 8.3）。

保守治疗失败是转为手术治疗的指征 [10,29]。急性骨折无法治愈的严重疼痛，保守治疗后持续慢性疼痛或不愈合、延迟愈合应该考虑手术治疗。

8.4 骨盆后环应力分布的有限元分析

使用 3D-CAD 软件 SolidWorks（Dassault Systems，美国）和 Mimics（Materialise，比利时）建立了骨盆的有限元模型。骨盆有限元模型是来自盆 CT 图像。边界条件和站立位置的载荷条件被使用。骨盆倾斜角定义为冠状平面与骨盆前平面（连接髂前上棘与骨盆耻骨联合上缘）

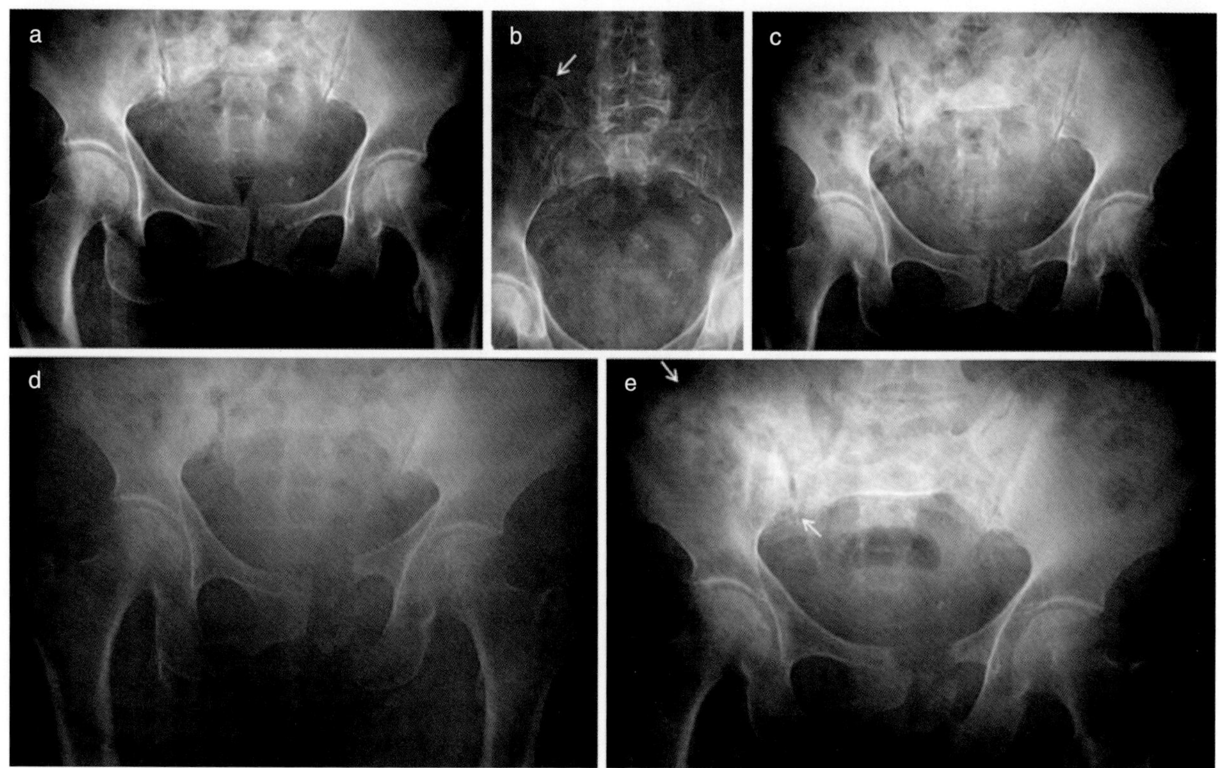

图 8.3　74 岁的老年女性，在家中跌倒受伤，主诉左侧腹股沟疼痛。（a）骨盆前后位显示无移位左侧耻骨骨折。（b）同一天拍摄的腰骨盆交界处前后位 X 线片显示右侧髂骨后侧骨折（白色箭头）。（c）卧床休息 3 周后，建议患者在耐受情况下开始坐姿和步态锻炼，但是患者继续诉背痛，1 个月后的骨盆前后位片显示左侧耻骨的损伤加重，但右侧髂骨未见加重。（d）6 个月后，患者继续诉耻骨联合处剧烈疼痛，临床认为出现耻骨联合不稳定，6 个月后骨盆前后位片显示左侧耻骨出现溶骨性改变和右侧骶髂关节增宽。（e）9 个月后骨前后位片，耻骨联合处溶骨性的变化仍然存在，右侧髂骨后侧可见骨折（白色箭头），以及两侧骶髂关节的硬化表现，步态障碍加重，伤后 1 年半，患者转诊至我院，此时患者可因剧烈疼痛不能坐下或翻身。（f）骨盆前后位显示左侧耻骨有一个大的骨缺损，以及贯穿髂骨的双侧完全骨折。（g）骨盆入口位。（h）骨盆出口位，腰椎骨矿物质密度（BMD）为 0.425g/cm^2，年龄匹配率为 78%。骨特异性碱性磷酸酶（BAP）为 26.9μg/L，Ⅰ型胶原交联氨基末端肽（NTX）为 119nmol/L。（i~k）骨盆环的不同 3D 视图显示双侧明显不稳定性。（l）通过双侧髂腹股沟入路复位固定所有骨折，对左侧耻骨缺损进行了自体骨移植（白色箭头）。术后骨盆前后位片。（m）术后骨盆入口视图。（n）术后骨盆出口视图。（o）手术后 1 年的骨盆前后位片，所有骨折成功愈合，患者可以利用单拐顺利行走

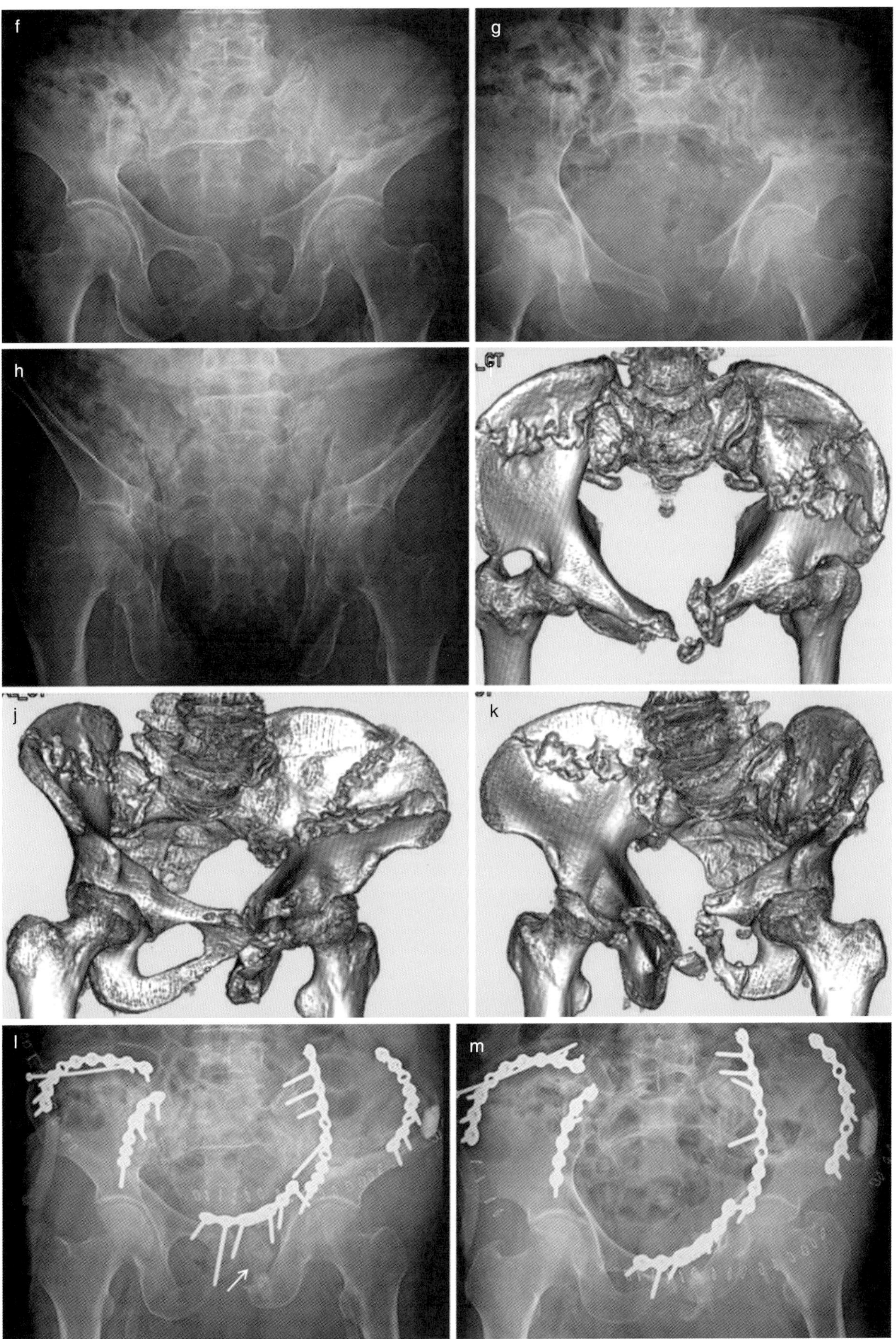

图 8.3（续）

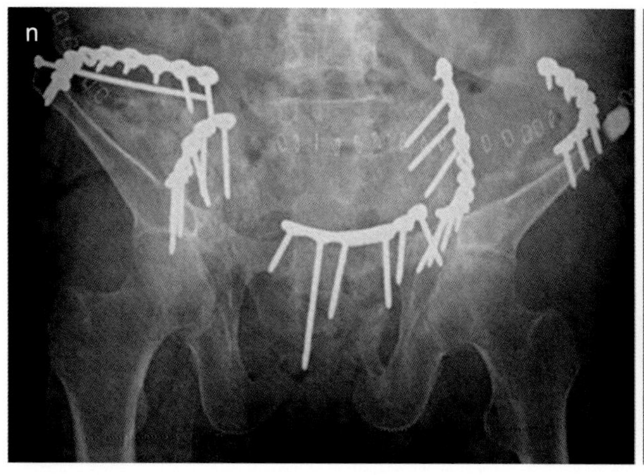

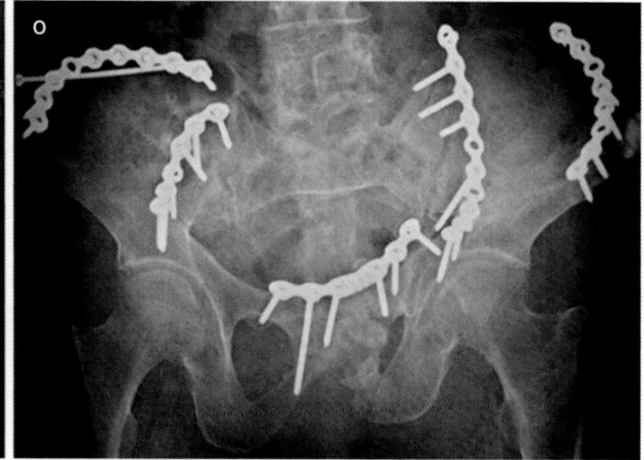

图 8.3（续）

之间的夹角（图 8.4）。骨盆倾斜角为 +10°，中立位为 0°，后倾 –20° 和 –40° 进行评估。有限元分析结果表明，骨盆倾斜改变了骨盆后部的应力分布（图 8.5~ 图 8.8）。

根据笔者经验，老年人通常有一个骨盆倾斜变大。在回顾研究中，在骨质疏松相关骨盆环骨折患者中，我们计算出平均后倾角为 32.3°（范围为 21° ~43°），而没有骨盆环骨折的可比人群的后倾角仅为 6.9°（范围为 0° ~16°）（未发表）（图 8.4）。我们的有限元模型分析显示，当骨盆倾斜变大时，描述的骨折位置对应于应力增加的区域，特别是骶骨应力的增加可能与老年患者骶骨骨折相关[30]。在我们的模型中，随着增加骨盆后倾，应力峰明显出现在 S1 骶骨体的顶部、骶翼和在 S1~S2 骶体区间。S1 骶骨终板骨结构非常致密并且很难破坏，但是由于骶翼、S1~S2 椎体间隔骨骼结构较弱，比较容易断裂[31]。

（王 虎 崔爱勇 译；庄 岩 审）

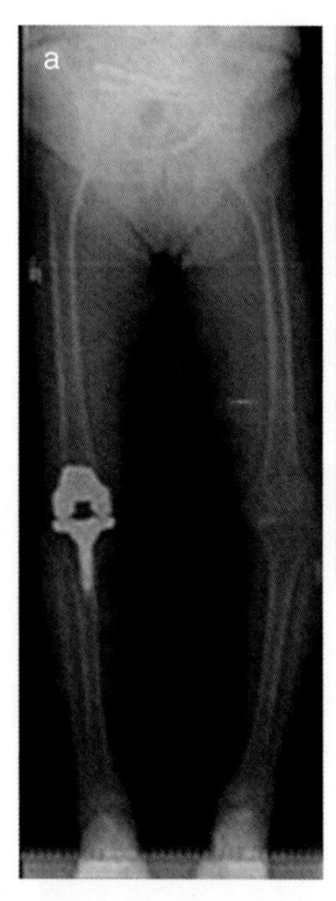

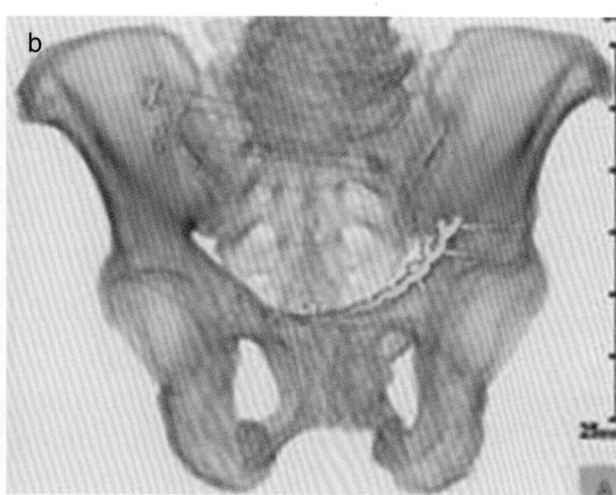

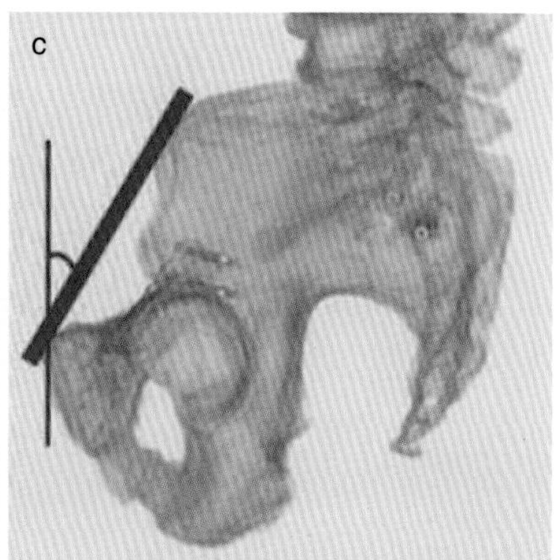

图 8.4 （a）站立位下肢全长位片。（b）如图所示站立位置骨盆环的倾斜度，同一个患者，根据普通 X 线获得 3D-CT 重建图像。（c）同一患者 3D-CT 重建的侧位图像。骨盆倾斜角，定义为冠状平面（垂直细红线）和连接髂前上棘与耻骨联合上缘的平面（斜粗红线）之间夹角

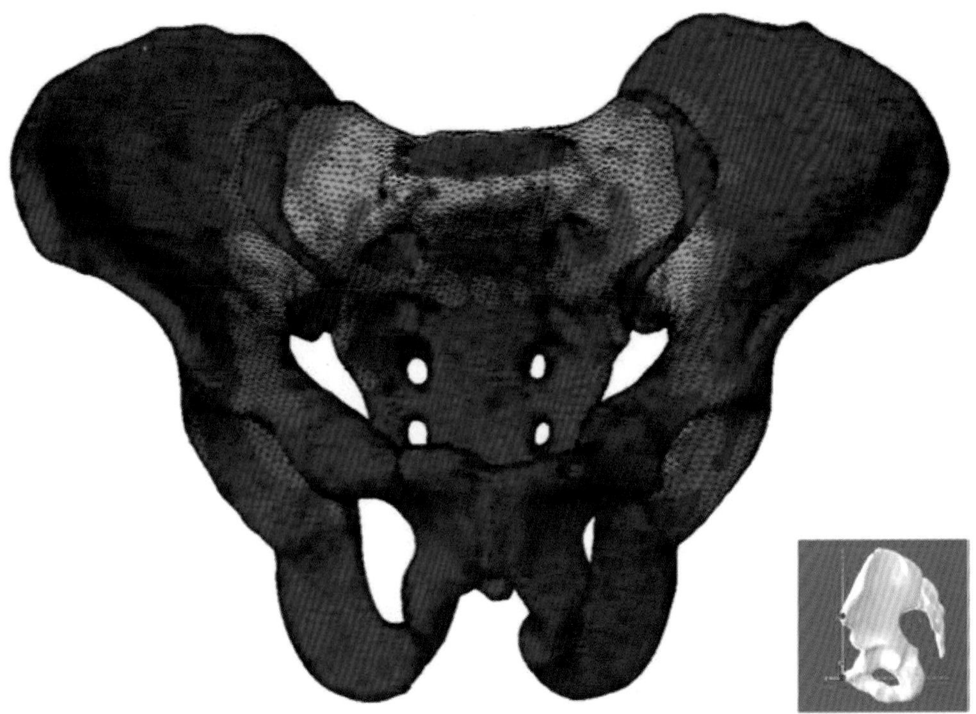

图 8.5　骨盆中立位，倾斜角为 0° 的有限元骨盆模型中的应力分布，有均匀的应力分布于 S1 骶骨终板

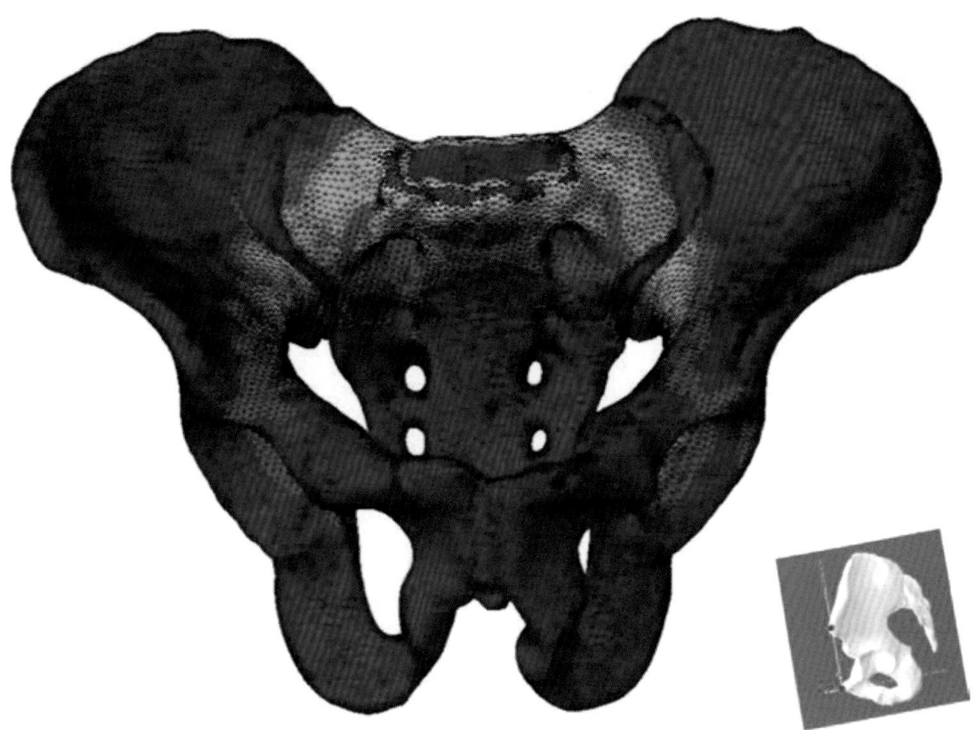

图 8.6　骨盆前倾位，前倾斜角为 10° 的有限元骨盆模型中的应力分布，应力集中在 S1 骶骨终板的前缘，不在邻近椎管的后缘

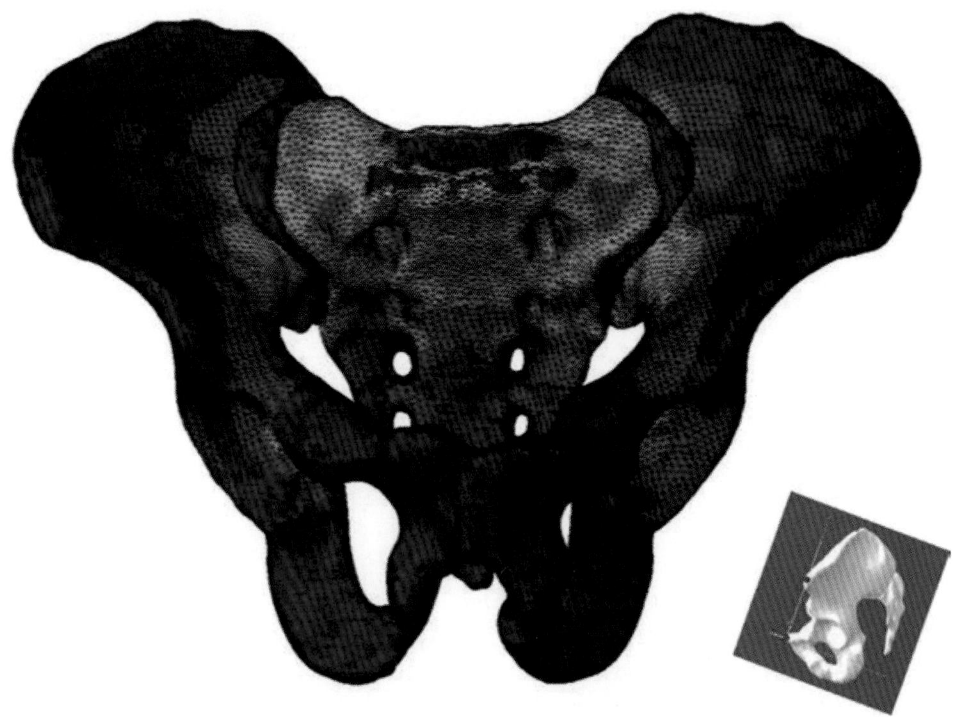

图 8.7　骨盆后倾位，后倾角为 20° 的有限元骨盆模型中的应力分布。峰值应力主要集中在 S1 骶骨终板的前缘。在靠近椎管的后缘和无名骨的骨盆缘处也有一个峰值应力

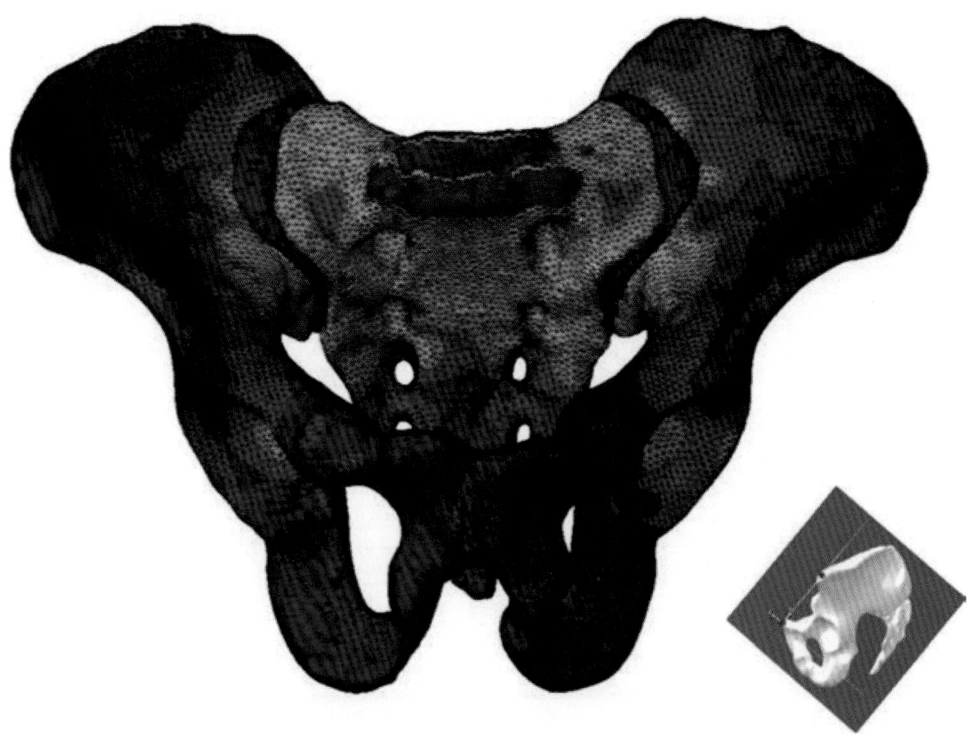

图 8.8　骨盆后倾角为 40° 的有限元骨盆模型中的应力分布。S1 和 S2 的骶骨体，以及髋骨的骨盆缘存在应力集中。髋骨盆缘处的峰值应力比后倾 20° 的情况更明显

参考文献

请登录 www.wpcxa.com 下载中心查询或下载，或扫码阅读。

手术治疗

第 9 章

Peter V. Giannoudis, Dionysios Giannoulis

9.1 引　言

老年骨盆脆性骨折患者为一个特殊的群体，这些患者可能存在功能降低、失禁、智力缺陷和易患医源性并发症，其中一些患有虚弱综合征，这是一种独特的老年综合征，具有厌食症、肌肉减少症、骨质疏松症、易疲劳、跌倒风险高等临床特征，整体身体健康状况不佳[1]。2001 年 Fried LP 等提出了一些虚弱综合征的标准：无意的体重减轻、虚弱、疲惫、低能量消耗和行动迟缓，建议根据现有的标准数量进行分类（4~5 被定性为脆弱，2~3 为中度虚弱，0~1 为非虚弱）[2]。Makary 等报道，大手术后虚弱患者术后并发症发病率显著升高（43.5%，与非虚弱患者的 19.5% 相比）[3]。在考虑这一特殊患者骨盆骨折的手术治疗时，应注意这些发现。

9.2 手术治疗不同阶段

老年患者骨盆骨折的手术治疗可分为 4 种不同的阶段：①初步评估和复苏，②复苏后期，③手术重建，④术后活动。

9.2.1 初步评估和复苏

骨盆环损伤的初步评估应遵循高级创伤生命支持（ATLS）指导方针，特别是损伤机制为高能量创伤，尽管这在老年患者群体中较少发生[4]。通常骨盆损伤为低能量跌倒导致，对于这类损伤，即使治疗的初期没有出血及血流动力学不稳定，但后期即受伤后的第一个 24~48h 可能出现[5]。不稳定骨盆骨折后死亡的主要原因（前 24h）为合并损伤或显著出血。此外，骨盆损伤的存在是总体生存率的另一个负面预测因素[6]。部分患者显著的失血导致血液稀释、弥散性血管内凝血、酸中毒及低体温，统称为死亡三联征。目前认为早期凝血障碍是受伤后第一个 24h 内死亡率和发病率的独立预测因子，应该在确定损伤后立即开始治疗。另外需要提醒的是，大量老年患者正在服用抗凝药物，从而增加了出血风险，即使在非移位骨盆骨折中，这种情况也存在[5,7–8]。

由于痴呆及微妙的精神状态变化，人们常常难以识别这种严重损伤。老年人的休克迹象可能不明显，收缩压为 130mmHg，可能是低血压的迹象，因为他们的血压平常很高，并通过高血压药物控制血压[4]。老年患者也不太

P.V. Giannoudis,
M.B., B.Sc., M.D., F.A.C.S., F.R.C.S. (Eng) (✉)
D. Giannoulis, M.D.
Academic Department Trauma and Orhopaedic Surgery, School of Medicine, University of Leeds, Great George Street, Leeds, UK
e-mail: pgiannoudi@aol.com

P.M. Rommens, A. Hofmann (eds.), *Fragility Fractures of the Pelvis*,
DOI 10.1007/978-3-319-66572-6_9

可能产生心动过速反应，为此，有研究发现用Swan-Ganz进行早期侵入性血流动力学和心脏导管监测可提高存活率[9]。

对于血流动力学不稳定的患者，控制出血的初步干预措施包括：容量补充、输血（尤其是红细胞、血小板和新鲜冰冻血浆）、骨盆带、骨盆前后环外固定装置（C钳）、药物治疗（氨甲环酸、凝血因子Ⅶ）、血管造影栓塞和手术止血。初步治疗目标是控制外伤引起的凝血功能障碍，同时尽量减少失血量。

9.2.2 复苏后期

当复苏的目的已经达到老年患者血流动力学稳定后，应制定骨盆环重建的明确的治疗计划。如损伤为单独骨盆骨折，应给予足够的止痛药，并给予血栓栓塞预防。在存在合并损伤的情况下，患者可能在重症监护环境中进行支持治疗。尽量减少在ICU停留的时间是非常必要的，因为其会增加延长治疗的风险，可能不利于患者的生存（感染风险增加，呼吸功能不全，压疮）[10]。

连续地、严格的时间管理是尽快完成手术重建，以及将患者转移到普通病床是必不可少的。如果用外部固定器装置来控制骨折稳定性，固定针护理计划对于防止针道感染非常重要。如果已经使用骨盆带，早期更换为外固定器装置或进行最终的手术重建，避免皮肤受压。

重症医生和老年病学家，在优化患者术前的生理状况中具有重要作用，应纠正心血管和呼吸系统异常。总体而言，对于优化患者生理条件，复苏后阶段的多学科诊治为促进早期手术干预的关键。

9.2.3 手术重建

对于患者和外科医生，手术治疗存在多个难点及风险，因此需要细致的术前计划。治疗的主要目标应该是避免损伤以及手术相关的并发症（感染、不愈合、畸形愈合、异位骨化、神经血管损伤）、使患者早期行走和恢复最佳功能。

这类骨折患者考虑手术治疗时，总体应该分析三个重要的因素：患者因素、损伤因素和治疗因素。

对于患者因素，应检查患者的一般医疗状况、合并症、是否存在虚弱综合征、受伤前的功能水平和功能需求。对于损伤因素，仔细分析骨折类型、软组织的状态和潜在的骨骼质量至关重要，损伤的分类也至关重要。除了常规的放射学检查，早期骨盆CT扫描可以仔细评估前环和后环损伤，并准确记录损伤的形态。对于治疗因素，应决定手术治疗的方法，同时应考虑以下问题：微创方法是否合适？预计手术时间多久？最好使用哪种植入物？骨骼质量是否适合所选择的内植物？患者能否遵循术后指导？因此，个性化的治疗计划是不可避免[11]。

骨盆脆性骨折的手术治疗，需要更高教育水平和技能的创伤外科医生完成。医生必须能够准确地评估和了解损伤的性质，并熟悉骨盆环的解剖结构、稳定结构和支撑受力。而且，外科医生必须熟悉复位技术、不同复位工具的使用，具有足够知识用于手术重建过程中，评估不同透视图像。因此，强烈要求详细的术前计划，这对于实现最佳结果至关重要。外科医生应明智地选择手术入路，以减少软组织的损伤及分离，同时实现骨折的最佳暴露。不合适的手术入路导致暴露不佳而反复进行软组织处理，会造成复位困难、内固定物位置不佳以及增加感染的风险，辐射暴露时间也可能相应增加[12]。

报道称移位的耻骨及坐骨支骨折患者，多数存在骨盆后环的不稳定，骨盆背侧不稳定主要见于移位的耻骨和坐骨支骨折患者[13-14]。在骨盆损伤中，骶骨无移位骨折（完全或不完整）应考虑手术治疗[11,15]。对于移位的骨盆后环骨折或骨折脱位的患者，手术是唯一的治疗选择。

当决定进行手术时，必须明确手术的日期和时间，并由专门的手术团队来执行重建。准备专业监护的术后病房，密切监测重要器官。

出院前进行术后放射学评估，术后6周、3个月、6个月、1年和之后每年分别进行放射学评估。

9.2.4　术后活动

对于骨质量良好、矫正任何旋转或垂直骨盆不稳定、并稳定固定的患者，允许未受伤侧早期完全负重，术后伤侧部分负重6周[6]。然而，对于患有脆性骨折的老年患者，这种方法可能不合适，应仔细考虑骨折特点、内植物失败和骨折移位的风险。

对于骨量差并双侧损伤的患者，手术重建后一段时间轮椅上的制动（非负重）可以控制疼痛，并降低内植物早期失败的风险。早期被动活动髋膝关节和腰椎是必不可少的。应该鼓励静态股四头肌和腘绳肌练习以及盆底肌康复。

应密切监测活动方案，值得注意的是有报道称骨盆脆性骨折延迟愈合，疼痛持续时间更长[16-18]。必须避免过于激进的活动，因为其可能会导致对侧不全骨折出现[16-17]。手术治疗、术后康复应个体化。

9.3　手术适应证及手术技术

重点评估以上因素后（骨折因素、患者因素和治疗因素），可考虑手术治疗，如双侧骶骨骨折、前后环同时损伤和骨盆并髋臼骨折等。值得注意的是，Rommens-Hofmann 骨盆脆性骨折的分类根据骨折类型特点，提供了明确的手术建议[18]。

可用于骨盆环重建的技术包括骶髂螺钉固定、骶骨成形术、经骶骨棒固定、腰髂固定、骶髂关节前侧融合并钢板接骨术、桥接钢板接骨术和前环固定［钢板和（或）逆行耻骨螺钉固定］。由于骨量差、早起松动及感染风险，很少用外固定装置作为最终治疗方式[19]。

使用经骶骨更长的螺钉长节段固定，提供了更好的固定稳定性，还可以额外抵御垂直剪切应力，更加安全[20]。对于骨质疏松功能不全骨折患者，Gardner 及 Routt 等研究也支持这样的观点[21]。在骨质量差的患者中，使用穿过对侧骶髂关节骶骨长螺钉，可以增强固定稳定性，也降低螺钉拔出的可能性[21]。经骶骨螺钉固定的优点是不受骶骨骨质量和骨密度差的影响，骶骨的加压技术是基于具有更好强度的髂骨皮质骨[22]。

考虑到骨盆脆性骨折可能包括不同方向的不稳定，不同固定方法可以组合使用[23-24]。经常应用的是经骶骨棒与骶髂螺钉固定的组合，经骶骨棒或骶髂螺钉也可以与前侧的钢板接骨术结合使用，腰髂固定可以与经骶骨棒或骶髂螺钉结合使用，骨盆后环不稳定的固定可以与前环逆行耻骨支螺钉的植入相结合[18]。

9.3.1　FFP Ⅱ型：无移位的骨盆后环损伤

对于治疗无移位的骨盆后环损伤，文献报道中尚未达成共识。在大多数情况下，骨盆后环的骨折位于骶骨外侧部[25-26]。卧床休息和充分镇痛是治疗的第一步。对于早期活动，通常由于存在疼痛加剧的问题而难以实现，因此如果疼痛在受伤后的第 1 周内加剧，应考虑手术治疗（图 9.1）。由于骨折无移位，首选经皮技术[11]。除了经皮用骶髂螺钉固定，还可以考虑其他技术，如经骶骨棒固定、桥接板接骨术和骶骨成形术[11,18]。

Tosounidis 等发现完全单侧或双侧骶骨骨折，尽管骶脊和骶结节韧带仍然完好无损，但存在旋转不稳定，他们建议手术固定这类骨折，以促进疼痛充分缓解和早期活动[15]。由于骨量不足，很难在骨折部位获得足够的把持力，因此 Moed 等改良经骶骨螺钉接骨技术，包括螺钉远端的锁定机制，无论应用程度如何，都有助于预防螺钉拔出[27]。

Mears 等一项生物力学研究中，比较三种骶骨翼脆性骨折的固定方式：骶骨成形术、长骶髂螺钉和短骶髂螺钉。研究显示行骶骨成形术患者能够早起活动，但结果与其他两组比较，没有统计学意义[28]。

9.3.2　FFP Ⅲ型：单侧移位的骨盆后环损伤

对于移位的骨盆后环损伤，患者通常无法活动（图 9.2）。这种损伤的治疗包括开放手

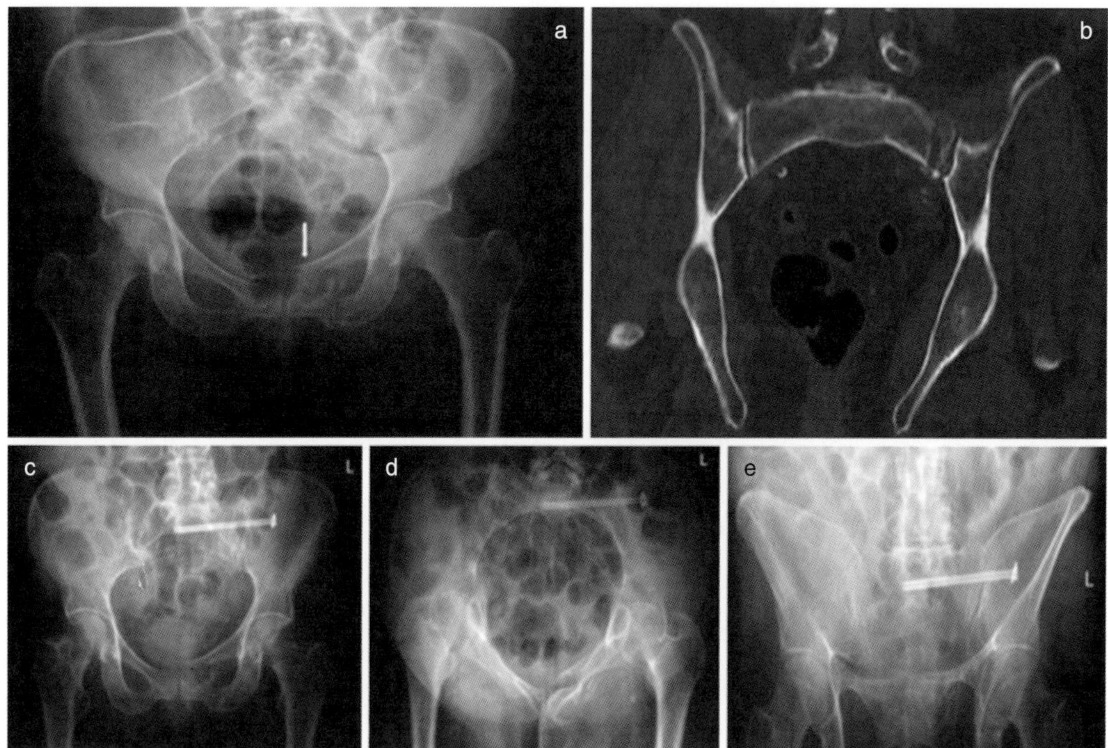

图 9.1 （a）一例 70 岁女性患者骨盆损伤 X 线片（前后位片）（FFP Ⅱ b 型），X 线片显示左侧耻骨上下支骨折（白色箭头）。（b）骨盆 CT 扫描冠状重建显示无移位的骶骨左侧骨折。（c~e）由于患者具有严重的疼痛并且无法活动，因此决定稳定骶骨骨折。术后骨盆前后位、入口位和出口位显示左侧骶髂螺钉固定

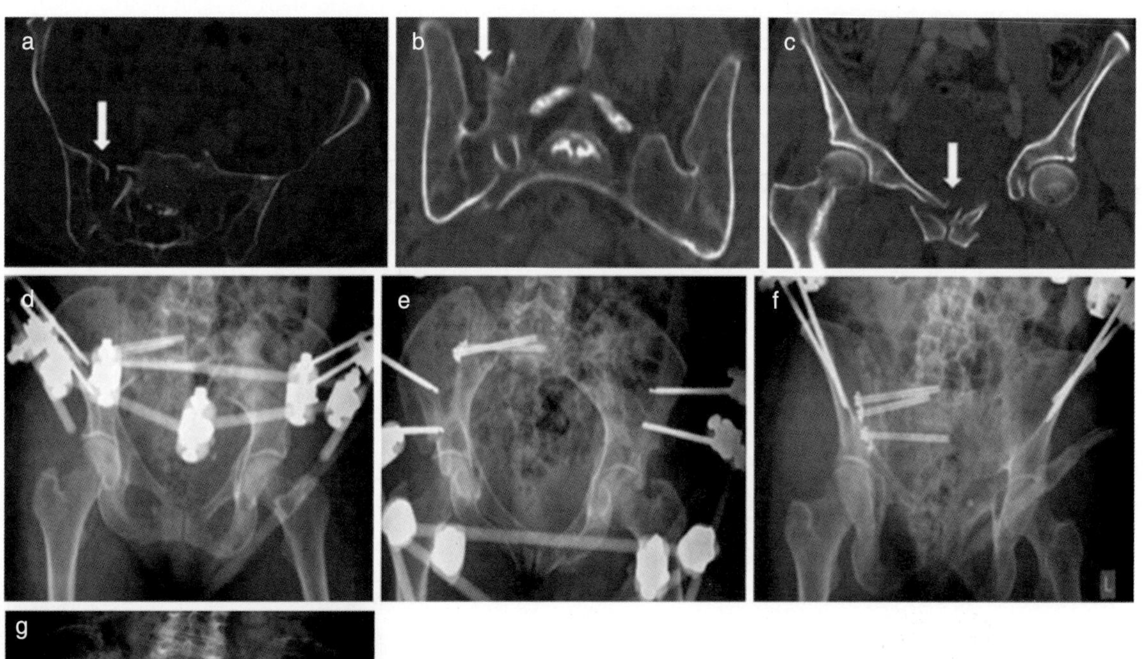

图 9.2 （a~d）一例 77 岁男性患者的 CT 图像，低能量损伤导致的 FFP Ⅳ b 型骨盆环损伤，白色箭头显示前环和后环骨折部位。（e~g）骨盆前后、入口位和出口位骨盆 X 线片显示，骨盆后环骶髂螺钉并双侧骶髂关节的钢板螺钉，结合骨盆前环钢板固定以获得骨盆稳定性。3 个月后所有骨折完全愈合

术治疗，适当复位对于获得良好结果至关重要，获得骨折复位并通过 X 线透视确认，使用以上描述的固定方法固定[17]。

位于髂骨的骨折可以通过切开复位内固定，这种骨折线常从髂骨弯曲的骨盆缘至髂嵴。角稳定接骨板的使用可抵抗螺钉拔出并降低螺钉松动的风险，角稳定接骨板平行于骶髂关节放置。髂骨侧的稳定是通过植入位于髂骨内外板之间一个或多个螺钉获得[11,17]。

9.3.3　FFP Ⅳ型：双侧移位的骨盆后环损伤

双侧移位的后环骨折，双侧都需要手术治疗以恢复机械稳定性，尽量减少疼痛并促进活动（图 9.3）。文献报道类似于治疗单侧移位的骨盆后环损伤的方法，推荐治疗双侧骨折[17]，桥接接骨术也可用作替代经骶骨棒附加髂骨螺钉。治疗这种损伤，应用髂骶螺钉具有松动的风险[11]。

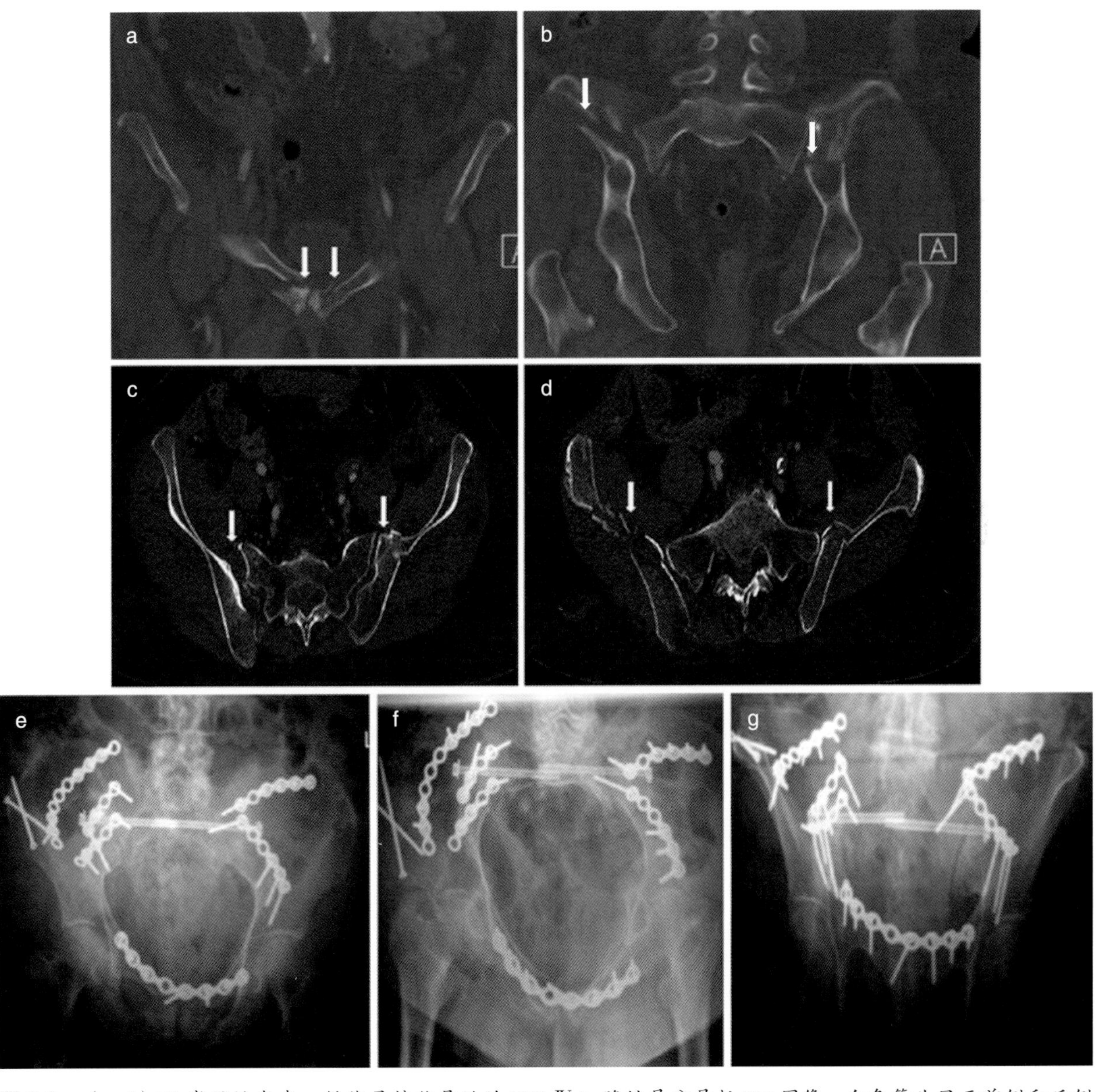

图 9.3　（a~d）77 岁男性患者，低能量摔伤导致的 FFP Ⅳ b 脆性骨盆骨折 CT 图像。白色箭头显示前侧和后侧的骨折部位。（e~g）前后位、入口和出口位骨盆 X 线片显示通过钢板及骶髂螺钉稳定骨盆后环，同时骨盆前环钢板固定，3 个月后所有骨折完全愈合

垂直不稳定的骨盆环损伤，可能需要应用长接骨板作为桥接固定，内植物桥接位于髂后下棘水平的两个髂骨后侧之间，通过这种技术增加骨盆后环的稳定性，获得完全愈合和早期活动的机会。通过这种方法不能实现骨折部位的加压，也不能中和双侧骶骨翼骨折中的剪切力，因此桥接接骨板方法，建议作为髂骶螺钉进行骨折部位加压固定的额外稳定装置[17]。

9.4 总　结

对于骨盆脆性骨折患者，在做出任何手术治疗决定之前，必须评估患者的个体及其骨折的特点。血流动力学不稳定的患者必须按照成人创伤生命支持（ATLS）方案优先处理。无血流动力学不稳定的患者，手术前必须进一步优化，并应尽快安排手术。手术治疗的方法取决于不稳定的程度和部位，有几种手术技术可用。无移位损伤应首选微创手术；单侧或双侧移位损伤，应进行切开复位内固定。不同接骨技术的组合使用，经常被用来增强稳定性和降低内植物松动的风险，其最终的目标是早期术后活动。术后个体化的康复可以促进治疗效果并预防并发症。

（王　虎　译；庄　岩　审）

参考文献

请登录 www.wpcxa.com 下载中心查询或下载，或扫码阅读。

骶椎成形术

第 10 章

Johannes D. Bastian, Marius J.B. Keel

10.1 引　言

骶骨位于骨盆内，骨骼形状类似于“盾牌平面”或“金字塔形”，由中央骶骨椎体和两侧骶翼组成[1-2]。骶骨翼受到剪切应力：由躯干的重力产生的向下、通过中央骶骨椎体的轴向应力，以及通过髋关节向上传递的轴向应力[2-4]。在老年患者中，骶骨翼和 S1 的外侧部分的“翼状空洞”内含有黄色骨髓[5-6]。翼状空洞是一个骨密度和骨强度非常低的区域[7-8]，当剪切应力经过强度降低的骶骨翼时发生骨折[2]。骶骨翼骨折的其他危险因素包括绝经后骨质疏松症、盆腔放射治疗（骨坏死）、皮质类固醇治疗（例如治疗类风湿性关节炎、哮喘、风湿性肌痛导致的骨质减少）、既往髋关节置换和机械因素（例如腰椎侧弯、骶骨骨折发生于凹面）[9-12]。一旦发生骶骨功能不全骨折，骨盆就会不稳定而导致突然疼痛。负重时疼痛加剧，休息时缓解，并可能辐射到腹股沟、下背部、臀部和大腿，为了避免疼痛而步态缓慢，和（或）侧方受压时骶骨疼痛，是临床非特异性症状[13]。

使用不同的影像学技术诊断骶骨功能不全骨折。由于骨质减少和肠内气体覆盖导致传统的普通 X 线片敏感性仅为 20%~38%（图 10.1）[10-11,13]。对于骶骨功能不全骨折，计算机断层扫描可将敏感性提高达 58%，同时还可详细提供骨折特点（例如骨折线延伸到髂骶关节或神经孔、真空现象的存在）[11,14-15]。骨核素扫描具有高灵敏度，用以发现骶骨功能不全骨折。“本田征”或“H 型”（对骶骨功能不全骨折的阳性预测值为 92%）是指同时涉及双侧骶骨翼和连接二者的水平骨折线，高达 62% 的患者为此类型损伤[10,16-18]。MRI 扫描具有最高的敏感性，可达 100%（图 10.2）[13,15]。脂肪抑制（STIR，短时间反转恢复序）序列 MRI 显示骨髓水肿，一般可以发现骨折线，在骶骨的水平面、冠状斜位图像上可以发现垂直方向的骨折线[15-16,19]。总之，MRI 是发现骶骨功能不全骨折的金标准，但如果 MRI 不可用和（或）患者有 MRI 禁忌证（例如起搏器），则可以使用骨核素扫描。CT 扫描检查可用作 MRI 补充，可以使用 CT 评估术后骨水泥分布（图 10.3）。

J.D. Bastian, M.D. (✉) • M.J.B. Keel, M.D.
Department of Orthopedic and Trauma Surgery,
Inselspital, University Hospital Bern,
Freiburgstrasse, 3010 Bern, Switzerland
e-mail: JohannesDominik.Bastian@insel.ch

P.M. Rommens, A. Hofmann (eds.), *Fragility Fractures of the Pelvis*,
DOI 10.1007/978-3-319-66572-6_10

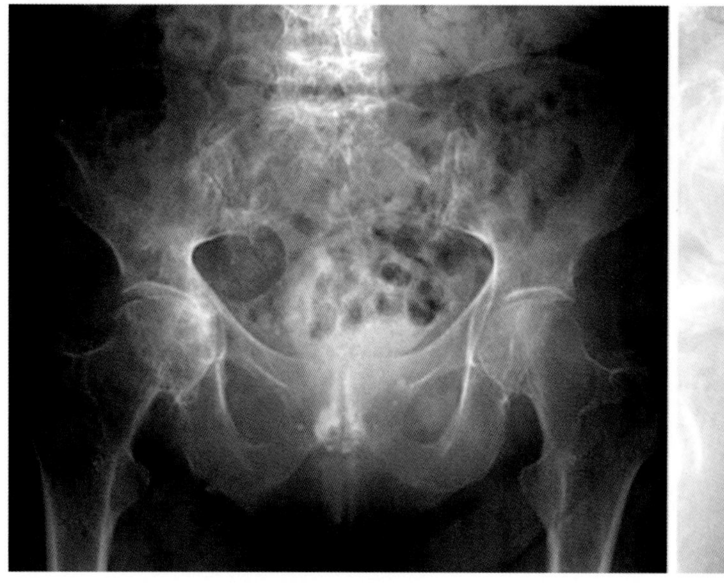
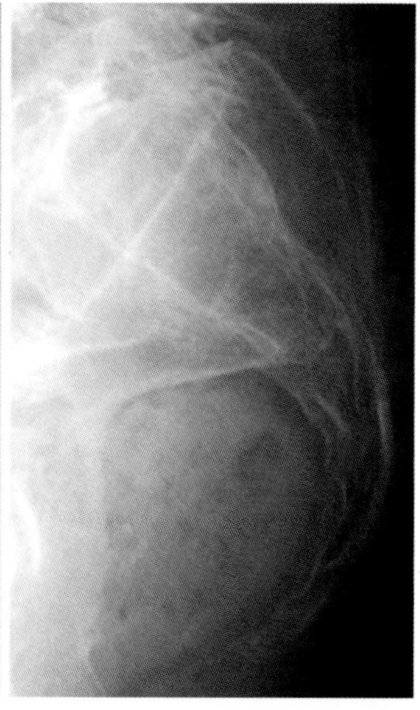

图 10.1 （a）87 岁女性患者的骨盆正位 X 线片，主诉为下腰部疼痛。平片没有显示任何骨折线或位移。由于骨质减少和肠气覆盖，评估受到限制。（b）骶骨的侧位片

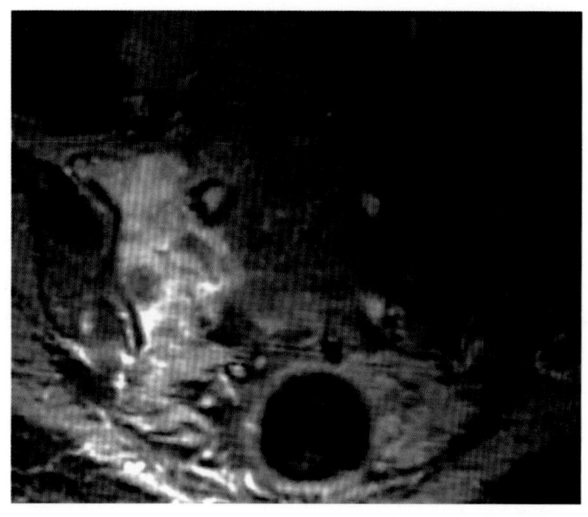

图 10.2 磁共振成像显示为同一患者(如图 10.1 所示）的脂肪抑制（STIR）序列的骶骨冠状位片，右侧骶骨翼存在骨髓水肿，从 S1 延伸到 S2 的上部

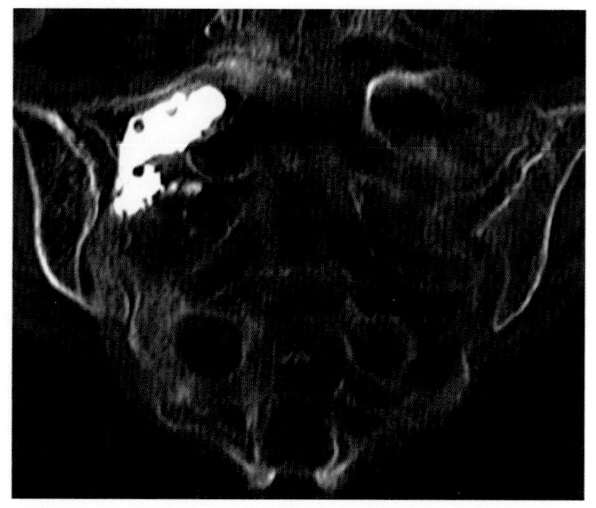

图 10.3 同一患者（如图 10.1 和图 10.2 所示），骶骨成形术后，进行冠状位 CT 重建，骨水泥已注入裂缝部位，无水泥渗漏

10.2 历史及定义

1987 年 [20] 有学者报道了经皮体内注射，将“丙烯酸骨水泥”注入脊柱椎体用于治疗椎体血管瘤。多位作者描述了使用聚甲基丙烯酸甲酯（PMMA）骶骨成形术来治疗骶骨有症状的转移性病变 [21-22]。2001 年，椎体成形术用于治疗疼痛性骨质疏松压缩性骨折，并用于疼痛的缓解和功能的恢复 [23]。2002 年，Garant 引入了骶骨成形术作为一种新的治疗方法，治疗骶骨功能不全骨折 [24]。

骶骨成形术包括一种微创的经皮技术，将骨水泥注射到骶骨骨小梁中，以增强固定骶骨的脆性骨折。这种技术被认为是椎体成形术的扩展应用，然而必须考虑骶骨翼的特定解剖形状和骶骨翼空洞的存在 [25-26]。

10.3 原　理

骶骨功能不全骨折的治疗目的是改善患者的活动能力，提高出院回家概率而不是住院康复治疗，减少住院时间和死亡率，并降低医疗花费成本。骶骨功能不全骨折的治疗主要是非手术治疗，包括疼痛治疗、早期下床活动和药物治疗骨质疏松症[27-28]。非手术治疗可能最终实现完全缓解疼痛，但这种治疗策略可能需要数月。不正确的处理可能会导致持续的疼痛、活动能力受损和不能独立生活[11,29]。

非手术治疗可能引发骨折相关性疾病，如肺炎、尿路感染、肌肉无力和压疮，进一步的并发症包括深静脉血栓形成、肺栓塞、心脏功能受损、胃肠道障碍、心理健康障碍、镇痛药的副反应（例如阿片类药物依赖性）、骨折愈合延迟导致症状不能早期缓解而继发性骨质流失[27,30-34]。对于老年患者的骨盆功能不全骨折，据报道 1 年死亡率为 14%；此外 1/4 的患者需要住院治疗，50% 患者未能恢复到他们以前的功能水平[29]。

骶骨成形术是非手术的一种替代方法，用于治疗骶骨功能不全骨折[23-24]。骶骨成形术使骨折区域变硬，尽可能对现有骨骼结构的改变很小，其旨在减轻疼痛、减少止痛药的使用、以促进早期活动并减少住院时间[1,25,35-36]。

骶骨成形术的治疗成功归因于两个主要机制。首先，有人认为骨折断端的活动通过刺激骨折边缘骨膜处终末神经引起疼痛。骶骨成形术，由于热能使这些神经末梢的神经溶解损伤，达到短期缓解疼痛[35,37-39]。其次，骶骨成形术提供骨折部位的机械稳定，减少微动引起的疼痛[38-42]。骶骨成形术的主要作用为局部效应，它减少了骨折断端的微动，而不改变骶骨的整体刚度或强度[36,40]。为了达到上述效应的水泥注入量，在文献报道中存在争议的。1~3mL 注入量可能已经足够了，但是注入骨水泥的体积与临床结果、恢复骶骨刚度及强度之间没有相关性[1,43-45]。

10.4 治疗过程

10.4.1 患　者

骶骨成形术的目的为治疗与骶骨功能不全骨折相关的严重、静息的疼痛，以及预防与保守治疗相关的并发症。因此患者选择的目的是确定从骶骨成形术中获益的患者。这包括了解患者的活动水平，并排除骶骨疼痛的其他来源，如骶髂关节功能障碍、腰椎间盘突出伴神经根受压、小关节关节病、腰椎管狭窄症、肿瘤和感染。我们必须确保患者患有真正的骶骨病变，而不是来自腰椎的病变[1,46]。

患者疼痛剧烈并对止痛药物治疗反应不佳或严重耐受，可以用骶骨成形术治疗[25,44,47]。其他文献发表的适应证，治疗决策可考虑，如：即将丧失独立性、患者的年龄超过 60 岁、骶骨区域敲击痛、确诊的骨质疏松症[48-51]。骶骨成形术的禁忌证建议为：合并全身或局部感染（例如压力性溃疡）、蜂窝织炎、血液学疾病、无法俯卧位躺下或已知对骨水泥 PMMA 过敏反应的患者[1,25,44,51-52]。骶骨成形术的指征还应考虑患者对保守治疗的效果以及骨折形态。据报道，骶骨骨折确定保守治疗失败的患者，在 21d 到几个月之间进行了骶骨成形术[48-49,52-54]。根据 Denis 分类，Ⅰ区的骨折被认为是最合适的；由于更中心骨折有椎间孔渗漏和 S1 神经根损伤的风险，因此一般不行骶骨成形术[35,41,52,55-57]。

10.4.2 手术技术

选择合适的患者，排除禁忌证，完善的术前评估（血液学特征、凝血特征、既往对药物的反应、癌症病史，心脏 / 肺部疾病），患者完成术前准备。在抗凝治疗的情况下，骶骨成形术前 INR 应该正常化（INR ＜ 1.5）[58]。术前给予抗生素预防感染 [例如静脉注射头孢唑啉（1~2g）或克林霉素（600mg）][1,24,38,48,54,59-60]。麻醉可以采用仅局部麻醉[37,44,61]、静脉麻醉[51]、清醒镇静（例如使用静脉注射咪达唑仑和芬太尼）[25,35,41,46-47,53,58-59,62-66]或全身麻醉[42,48-49,54,67]。

患者俯卧于可透手术床。导管插入可以使用后短轴侧方斜向、后短轴中央斜向[24–25,35,41,46–48,54–55,58,62,64]，后侧长轴[2,37,49,51,53,63–64,68]或横向经髂骨入路[21,54,69]（图 10.4a,b）。使用后侧短轴入路，针垂直于骶骨后侧，插入皮层，然后由后向前推进，方向为骶孔的内侧或外侧，平行于骶髂关节[24,55]。在后侧长轴入路中，针从骶尾部水平插入，方向位于骶孔与骶髂关节之间，骶骨前后侧皮质骨之间的松质骨，由尾部至骶骨翼。利用经髂骨外侧入路的导管，植入技术相当骶髂螺钉的放置[70–72]。

选择合适的入路取决于病变的位置、范围和类型，以及患者的个体解剖结构[1,73]。在一例骨质疏松尸体骶骨模型中，手术入路的选择不影响骨水泥注入成形后骶骨的强度或刚度[43]。后侧短轴入路非常适合 CT 引导下进行，因为当导管进入骶翼时，在轴向切面很容易跟踪导管针头[25]。然而，这种方法的缺点包括需要多次导管插入（需要到达骨折的所有部位），这导致手术耗时且患者不适，以及骶骨前侧皮质穿孔的风险[53,74]。相比之下，后侧长轴入路，外科医生只需插入一根导管即可完成骶骨成形术，这种方法可以沿整个骨折线应用骨水泥，减少前皮质穿孔的风险，在术中可以通过透视图像进行可靠的控制[1–2,61]。骨水泥在骨折间隙内以立体柱状的方式注入[2,25,53]，然而初次应用可能会比较困难，以及插入太深导致穿透骶骨翼头侧边缘[2,61,63]。用于治疗骶骨体病变、骶骨水平功能不全骨折或骶髂螺钉骨水泥增强固定，使用外侧经髂骨入路[21,59,69]。这种方法相关的风险为插入导管过程中可能会损伤臀上动脉以及渗漏至骶髂关节（图 10.5）[54,74]。

10.4.3 图　像

需要适当的成像技术用于精确定位骨折部位和监测水泥分布，通常使用两种常规透视[24,38,41,46–47,61,75]或计算机断层扫描[37,42,50,53,59–60,67]，甚至两种技术的组合使用[25,51,56,62–64,68]。实时荧光透视成像现在广泛可用，能够快速并精确检测骨水泥泄漏，并且性价比非常高[38]。然而，这种技术的最大的局限性为：由于软组织的覆盖以及低剂量 X 射线，难以完全显示骶骨解剖结构，特别是侧位透视图，通常用于评估骨水泥泄漏[49,61]。

与荧光扫描相比，CT 引导的骶骨成形术，可更加精准地显示骨折线，能识别所有关键标志（例如骶骨孔），并准确放置骶骨成形术导管[1,42,44–55,67]。

然而，这些优点可能无法弥补缺乏对注入过程中骨水泥泄漏的实时监测这一缺点[1,62,67]。为了显示骶骨骨折由上至下的通道，需要额外的术中多平面重建[53]。与传统透视相比，更大

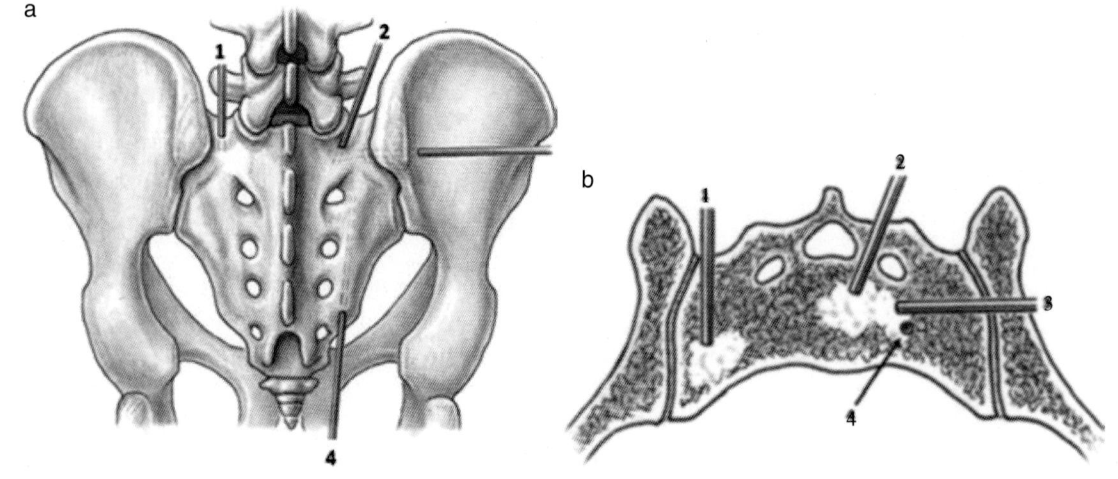

图 10.4　（a）骨盆示意图显示各种入路下骨水泥注入方法：（1）短轴侧斜，（2）短中央斜轴，（3）外侧经髂骨和（4）长轴后路方法。（b）骨盆示意图轴位图显示了各种入路骨水泥注入方法：（1）短轴侧斜，（2）短中央斜轴，（3）外侧经髂骨和（4）长轴后路方法

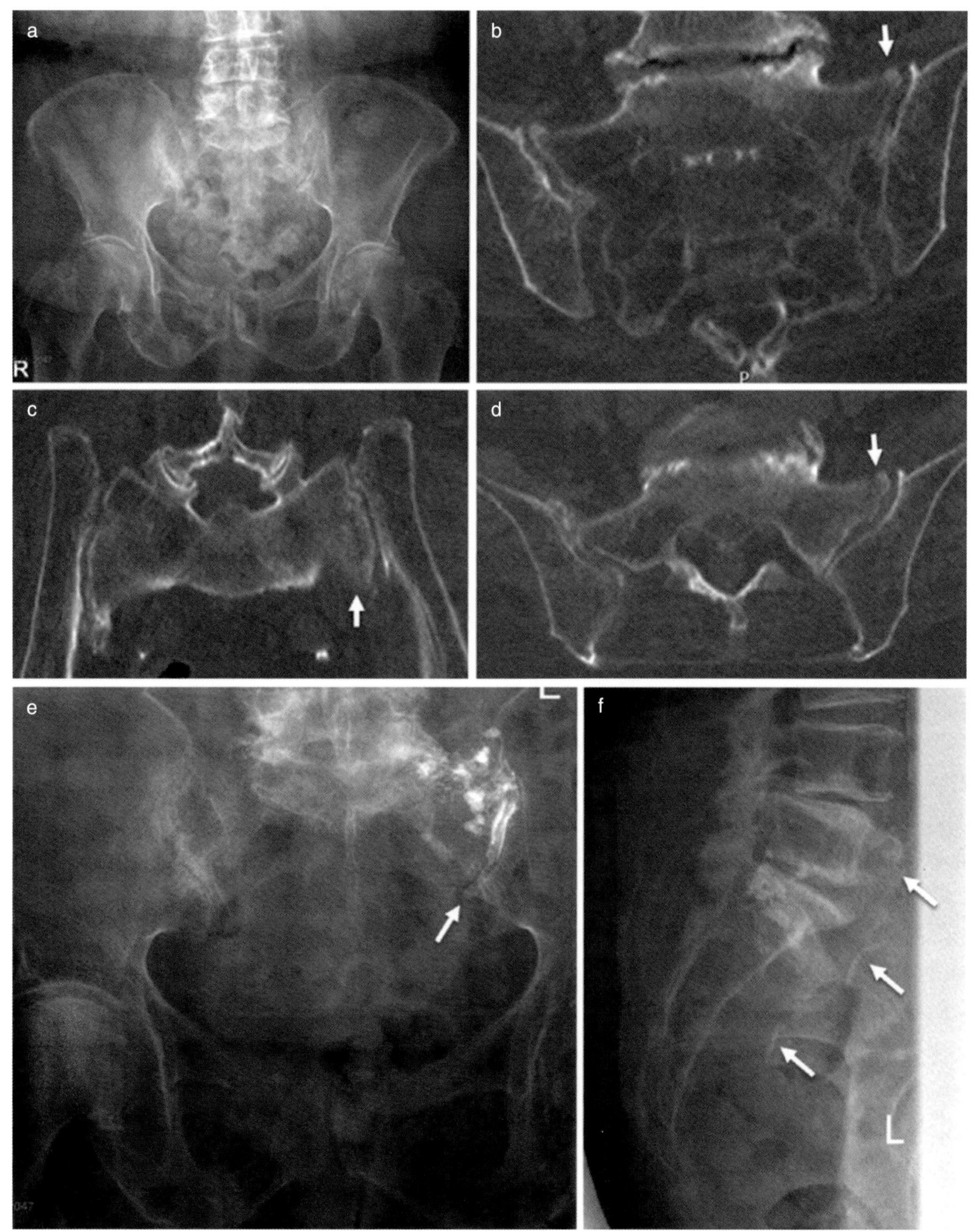

图 10.5　(a)86 岁女性患者的骨盆前后位片，左侧跌倒后出现下腰部疼痛。冠状位(b，箭头)和轴位(c、d，箭头)CT 重建显示骶骨无移位骨折，为 FFP Ⅱ c 损伤，采用骶骨成形术治疗骨折。术后平片显示骨水泥渗漏进入双侧骶髂关节（e，箭头）和骶前静脉丛（f，箭头）（引自 Courtesy of Rommens PM et al. Mainz, Germany）

的辐射剂量和更长的评估时间，也可能限制了 CT 引导技术在骶骨成形术的使用[76]。现代设备，结合了传统双平面（前后、侧向）透视的优点和计算机断层扫描的原理（CT- 透视、C 臂 CT 系统），因此越来越多地用于导管的放置和对骨内水泥分布的实时监测[44,65]。

10.4.4　骨水泥的应用

为避免并发症，外科医生应熟悉不同 PMMA 骨水泥的特性，并有骨水泥成形技术的经验（例如椎体成形术、椎体后凸成形术），必须确保相对于现有骨折线正确放置导管[47,64]。应进行术前 CT 扫描，并分析骶骨骨折特点，存在骨折线延伸至骶孔或骶髂关节的情况，导管应置于骨折线的外侧，应避免靠近这些结构及过度使用骨水泥[2,42,51]。此外，为了允许导管进一步植入后侧，骨水泥注射时针尖应放置在骶骨的前侧；当计划导管下一步还需定位时，骨水泥注射必须从骶骨的前侧开始，骶骨后侧硬化的骨水泥可能使导管不可能重新定位。

骨水泥注射针的套管针，必须小心地植入骨质中，由于骨质疏松，应避免移位[47]。为确保不穿透骶髂关节和骶前皮质骨，手动力量仅仅推进套筒在骨质中前进[38]。当导管通过后长轴入路植入时，可能穿透 S1 骶翼上皮层，为避免穿透以及随后的水泥渗漏，导针不应超出 S1 椎体的几何中心[2]。当导针通过后短轴入路植入时，其尖端应该瞄准邻近神经孔之间的骨质（例如 S1 和 S2、S2 和 S3），这些骨质可以作为安全边界，因为骨水泥向内侧渗漏，会优先漏入骨质而不是进入骶孔[38]。此外，在短轴技术中，应该考虑到多针插入可能是必要的。因为通过每个针头可注射的骨水泥体积是有限的，然而使用多针放置增加了骨水泥通过导针泄漏的风险。最后，非常重要的是，解剖学知识和透视标志的全面掌握，对于避免错误放置套管而导致骨水泥外漏至关重要[77-78]。

正确放置导针后开始注入 PMMA 骨水泥。术前骨内应用造影剂，可用于确认导针正确的位置并检测骨水泥潜在的泄漏部位。然而，因为水泥和造影剂的黏度差异，这些潜在的益处在椎体成形术中无法得到证实。此外，骨内残留的造影剂，可能会妨碍对骨水泥分布的评估[63,79-80]。

小容量（例如 1mL）手持注射器和预充式套管是首选，以避免一次注射大量水泥。它们还可以产生高注射压力，这是应用高黏度水泥所必需的。骨水泥类似牙膏的黏度，并以 0.1~0.5mL 的小等分缓慢注入。套管针尖斜孔，可以转动远离骶孔，避免骨水泥渗入骶孔而损伤骶神经[1,38,63,65]。应反复地双平面实时透视监督骨水泥的注射。骨水泥应用与分布，还可以使用其他方位（骨盆前后、入口、出口、侧位）的透视进行监测，该技术的骨水泥渗漏率最低[1,69,81-82]。

在进一步注射骨水泥之前，减压并重新定位针以允许植入更大体积的水泥。进一步的骨水泥注射，应在前次注入水泥 30~60s 后开始，注意患者体温[69,73,81]。这种“多步注射”技术允许注射水泥充当塞子，在下一次注射之前，密封阻力较低的区域（例如骨折间隙、腔隙）[69,81-83]。其他降低水泥渗漏可能性的方法，可以通过使用球囊骶骨后凸成形技术，为骨水泥植入创造一个空腔[77,84]。但是，观察到球囊辅助和传统骶骨成形术之间的骨水泥外渗无差别[76]。此外，骶骨成形术之前联合骶髂螺钉闭合骨折间隙并不会显著降低水泥泄漏率[69]。

注入骨水泥的体积应该尽量的小，3mL 水泥可能足以稳定骨折且泄漏的风险较小[45]。有趣的是，骨水泥体积（2.5mL；范围：1~4mL）似乎与临床结果没有关系[44]。

尽管采取了上述预防措施，但在术中发现骨水泥渗漏时，必须停止注射骨水泥，并将针头的斜面转向与渗漏位置相反的位置，以及导针轻微的回退，仅在必要时才继续注射骨水泥，但针尖应被放置在一个新的较远位置[37,49]。然而（需要注意的是），在侧位透视图上一个位于骶骨翼前部的骨水泥，可超出骶骨体的前侧皮质。由于骶骨前侧的凹形结构，骶骨体前侧皮质位于骶骨翼前侧皮质的后方，因此这并不是意味着骨水泥外漏。

最后，骨水泥注入过程应该表现为“不断增长的云团”[69,85]。拆除套管前，套管针应插入套管，小心地推动套管内残留的水泥至骶骨；或等到骨水泥凝固，通过轻轻旋转拔出导管，这导致骨水泥在针尖的尖端断裂。这种情况下导针内的骨水泥被移除，没有水泥残留在棘旁肌肉内[1,59]。

导针拔出后，按压皮肤切口以止血及尽量

减少肿胀[1]。患者最早可在术后 2h 开始活动[46,51]。

10.5　并发症及效果

10.5.1　骨水泥渗漏

在两项不同的研究中，骨水泥渗漏发生率分别为 7.4%（8/108）和 31.7%（20/63）[56,69]，但是几乎没有临床症状。1 例患者每侧骨水泥注入体积高达 5mL，渗漏至 S1 骶孔[35]，或进入骶髂关节[46]，或进入椎前间隙或骶管[44]，但没有出现临床症状。在椎体成形术中，每侧注射骨水泥体积超过 5mL，骨折处[51]、静脉丛、骶髂关节[62]、骶骨前侧[84]、后侧软组织中[55]均发现水泥渗漏，但无临床症状。

在极少数情况下，水泥泄漏导致神经根损伤（图 10.6），使用镇痛药和口服消炎药 3 周后症状完全缓解[61]。1 例患者的 S1 神经根炎，通过硬膜外类固醇注射治疗成功[38]。当保守治疗后仍持续神经疼痛或泄漏的骨水泥压迫神经结构导致功能缺损时，应考虑手术，移除骨水泥并减压[25,86]。

10.5.2　临床结果

表 10.1 详细总结了 2002 年至 2015 年报

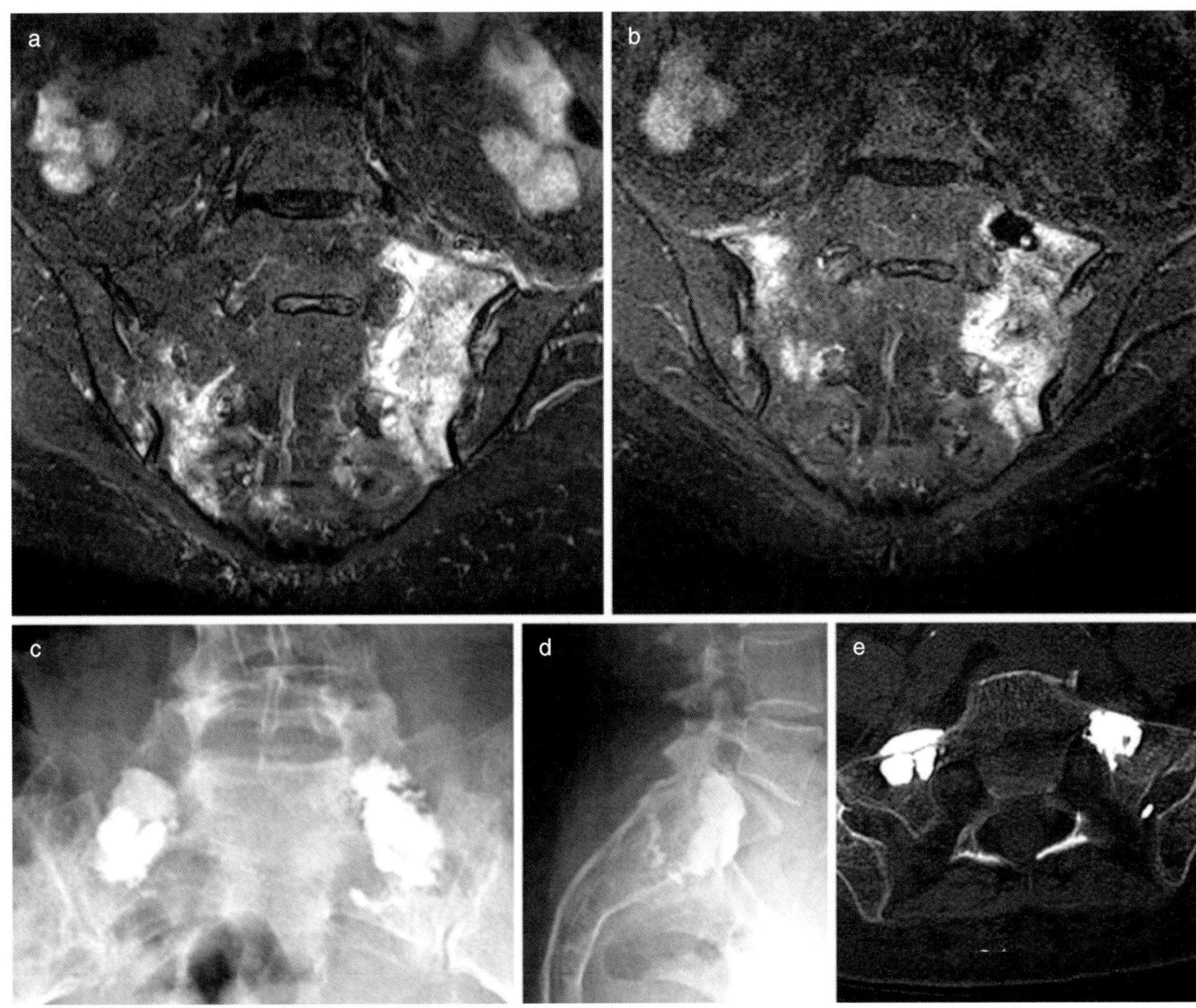

图 10.6　（a）磁共振抑脂成像显示骶骨冠状切面，可见 Denis1 区发现骨髓水肿，椎体左侧从 S1 延伸到 S2 水平，患者为 73 岁女性，1 个月前站立位左侧跌倒（引自 Prof. Dr. P. Heini, Bern）。（b）骶骨成形术后 2 周，磁共振抑脂成像显示骶骨冠状位。患者已经在 S1 和 S2 水平左侧完成了骶骨成形术并疼痛立即缓解。目前新发骨髓水肿位于 S1 右侧骶骨翼延伸到 S2 水平。（c）前后位片。（d）二次骶骨成形术后的侧位片。（e）骶骨成形术后计算机断层扫描的横断面，骶骨右侧前部有水泥渗漏，患者右脚出现神经性疼痛，可能是腰 5 神经受水泥渗漏热损伤所致

表 10.1 骶骨成形术的临床结果

作者	日期	参考文献	例数	年龄（岁）	临床结果
Garant	2002	[24]	1	63	患者可坐在床上并右侧半骨盆可负重
Pommersheim	2003	[55]	3	71, 74, 76	疼痛立即缓解
Brook	2005	[67]	2	65, 93	VAS 10/10 *vs.* 0/10 （术前 *vs.* 术后）, 无痛，可独立行走
Butler	2005	[62]	6	71（52~81）	3/6 患者 2d 内疼痛轻度缓解 4/6 患者治疗 2 周内全部或显著疼痛缓解
Binaghi	2006	[53]	1	68	疼痛 10/10 *vs.* 2/10 （术前 *vs.* 术后）
Hess	2006	[75]	2	72, 86	数小时后疼痛显著缓解
Strub	2006	[68]	13	76（60~88）	疼痛缓解：完全或中度（*n*=7）, 轻度（*n*=2）, 不确定（*n*=1）, 无（*n*= 1）, 未显示（*n*=2）
Layton	2006	[66]	1	86	VAS 9/10 疼痛显著缓解，可独立步行
Frey	2007	[47]	37	77（61~92）	VAS 8/10 *vs.* 3/10, 2/10, 1/10 （术前 *vs.* 术后 3 h, 2 周和 52 周）
Heron	2007	[35]	3	75, 77, 87	VAS 7/10 *vs.* 0/10; VAS 9/10 *vs.* 3/10,VAS 9/10 *vs.* 2/10 （术前 *vs.* 术后 1d）
Whitlow	2007	[40]	12	72 ± 13	自己评估疼痛显著缓解，行走能力显著好转，效果与椎体成形术类似
Frey	2008	[41]	52	76（57~94）	VAS 8/10 *vs.* 4/10, 10/10（术前 *vs.* 术后 30min, 52 周）
Gjertsen	2008	[63]	5	81~（64~90）	疼痛缓解：立即（*n*= 3）, 术后 2 d（*n*= 2）; 疼痛复发（*n*=1）
Kang	2009	[65]	1	71	疼痛显著缓解（术后 1 d）, 可独立步行, VAS 1/10 （术后 12 个月）
Douis	2009	[42]	1	74	VAS 9/10 至 1/10(术后 1d), 0/10(术后 7 个月)
Kamel	2009	[37]	19	78（58~97）	VAS 8/10 *vs.* 4/10, 2/10 （术前 *vs.* 术后 1 周和 48 周）
Thomas	2009	[52]	1	83	起立及独立行走术后 1d
Choi	2010	[61]	1	54	椎体成形术后疼痛立即完全缓解
Kang	2011	[44]	8	76（63~82）	VAS 9/10 （术前）; 优（*n*=6）, 好（*n*=2）, 椎体成形术后 1 个月改善
Shah	2012	[38]	11	81（69~87）	VAS 10/10 *vs.* 1/10 （术前 *vs.* 术后 48 h）
Trouvin	2012	[50]	6	83（76~93）	VAS 8/10 *vs.* 1/10 （术前 *vs.* 术后 48 h）
Dougherty	2013	[73]	57	75（61~85）	82% 的患者疼痛缓解
Klingler	2013	[49]	4	73 ± 8	VAS 8/10 *vs.* 2/10, 1/10 （术前 *vs.* 术后 1 d,20 周）
Kortman	2013	[25]	204	77	VAS 9/10 *vs.* 2/10 （术前 *vs.* 术后）
Eichler	2014	[51]	12	81（53~85）	VAS 8/10 *vs.* 3/10, 2/10 （术前 *vs.* 术后 4 d, 24 周及 48 周）

表 10.1（续）

作者	日期	参考文献	例数	年龄（岁）	临床结果
Gupta	2014	[64]	53	76	VAS 10/10 *vs.* 0/10（术前 *vs.* 术后）
Ludtke	2014	[60]	1	73	VAS 9/10 *vs.* 3/10（术前 *vs.* 术后 3 d）
Talmadge	2014	[58]	18	80 ± 9	VAS 9/10 *vs.* 3/10, 3/10, 2/10（术前 *vs.* 术后 4 周, 24 周, 48 周）
Andresen	2015	[48]	20	80（65~92）	VAS 9/10 *vs.* 2/10, 2/10, 2/10（术前 *vs.* 术后 2 d, 6 个月, 12 个月）
Onen	2015	[46]	15	（39~76）	VAS 8/10 *vs.* 2/10（术前 *vs.* 术后）
Prokop	2015	[54]	46	75	VAS 8/10 *vs.* 2/10（术前 *vs.* 术后）

道的骶骨成形术治疗结果。在这些研究中，骶骨成形术可以不同程度地缓解疼痛，提高患者的行走能力，并提高了他们的生活质量。

骶骨成形术旨在实现疼痛缓解和快速康复，残留或复发性疼痛的存在表明骶骨成形术治疗的失败。脊柱椎体成形术或椎体后凸成形术的术后残留疼痛比例高达 24%。建议采用有创技术，如硬膜外类固醇注射、骶髂关节注射和腰椎小关节注射，进一步治疗 [38,87]。上述方法治疗失败，第二次骶骨成形术可能用于缓解疼痛 [63,67]。对侧复发性骶骨疼痛，可能为骶骨成形术后骶骨对侧发生新的骨折 [68]。

10.6　总　结

对于保守治疗失败的骶骨功能不全骨折，可以由经验丰富的医生进行骶骨成形术进一步治疗。骶骨成形术是否可作为初选治疗方法目前尚不清楚。适应证和术后评估繁多并各不相同，进行比较研究非常困难。需要进行前瞻性研究以证明骶骨成形术是否较其他稳定技术具有优势。

（王　虎　译；庄　岩　审）

参考文献

请登录 www.wpcxa.com 下载中心查询或下载，或扫码阅读。

PART Ⅴ

第 5 部分

骨盆后环的稳定技术

Stabilization Techniques for the Posterior Pelvic Ring

第11章　骶髂螺钉固定术

Pol Maria Rommens, Daniel Wagner, Alexander Hofmann

11.1　引　言

骨盆环脆性骨折（FFP）表现出不同程度的不稳定性。骨盆前环骨折常合并骨盆后环骨折。Scheyerer 等评估了 177 例由高能量和低能量创伤导致的耻骨支骨折患者，包括了 CT 扫描，并进行了完整的诊断[1]。96.8% 的患者在 CT 影像中发现骨盆后环损伤，但在前后位 X 线片上除耻骨支骨折外，无其他明显损伤。Alnaib 等对 67 例 FFP 患者进行的前瞻性研究，分别有 54% 的单侧和 61% 的双侧耻骨支骨折患者伴有骶骨骨折[2]。在 245 例 65 岁以上的 FFP 患者中，198 例（80.8%）合并骨盆前后环骨折[3]。因此，当老年患者在低能损伤后，常规骨盆 X 线检测到耻骨支骨折时，必须高度怀疑骨盆后环骨折。低骨密度、肠道内容物和肠道气体妨碍了常规 X 线对骨盆后部的分析。特殊的症状表明骨盆后环受累，包括：腰背部或骨盆后部自发性疼痛，骨盆后环在髂嵴处直接按压或手压时产生强烈疼痛。对于所有在常规骨盆检查中发现或临床检查怀疑耻骨支骨折的低能量损伤患者，建议进行骨盆 CT 扫描。

FFP 中骨盆后环骨折大部分位于骶骨翼。这有一个明显的原因：骨折总是位于最高应变和最低刚度[4]的区域。Wagner 等利用 92 例平均年龄为 61.5 岁[5]患者完整骨盆的 CT 扫描生成了骶骨 3D 模型，计算所有骶骨的骨密度分布，并取平均值。这些个体被细分为一般骨量减少组（L5 中测量值小于 100 Hounsfield 单位）和一般骨量增加组（L5 中测量值大于 100 个 Hounsfield 单位）。

骨量增加组仅在 S1、S2 神经孔附近及外侧有少量极低骨量的区域。在骨量减少组中，大范围的 Hounsfield 阴性区域位于 S1 到 S3 椎间孔旁外侧区域。Hounsfield 值为负的较小区域位于 S1 到 S2 和 S2 到 S3 神经孔过渡区域（图 11.1）。在经骶骨走廊测量骨密度时，Hounsfield 值在两组的椎间孔旁区域均最低。骶骨体骨量较高，S2 骨密度始终低于 S1（图 11.2）[5]。椎间孔外侧 Hounsfield 单位为负的

P.M. Rommens, M.D. (✉) • D. Wagner, M.D.
Department of Orthopaedics and Traumatology, University Medical Centre, Johannes Gutenberg-University, Langenbeckstr. 1, 55131 Mainz, Germany
e-mail: Pol.Rommens@unimedizin-mainz.de

A. Hofmann, M.D.
Department of Orthopaedics and Traumatology, University Medical Centre, Johannes Gutenberg-University, Langenbeckstr. 1, 55131 Mainz, Germany

Department of Traumatology and Orthopaedics, Westpfalz-Clinics Kaiserslautern, Hellmut-Hartert-Str. 1, 67655 Kaiserslautern, Germany

P.M. Rommens, A. Hofmann (eds.), *Fragility Fractures of the Pelvis*,
DOI 10.1007/978-3-319-66572-6_11

区域被描述为“翼空洞”，因为在这个空间内几乎没有骨小梁存在（图 11.3）。这种固定的骶骨骨量分布模式解释了 Linstrom 等描述的骶骨不全性骨折“独特且一致”的位置：单侧或双侧垂直骨折贯穿骶骨翼（图 11.4a, b），水平部分不完整或完整，位于 S1 到 S2 的过渡区域，连接垂直骨折（图 11.4c, d）[6]。除了骶骨翼的骨量减少，其他因素也有助于形成骶骨不

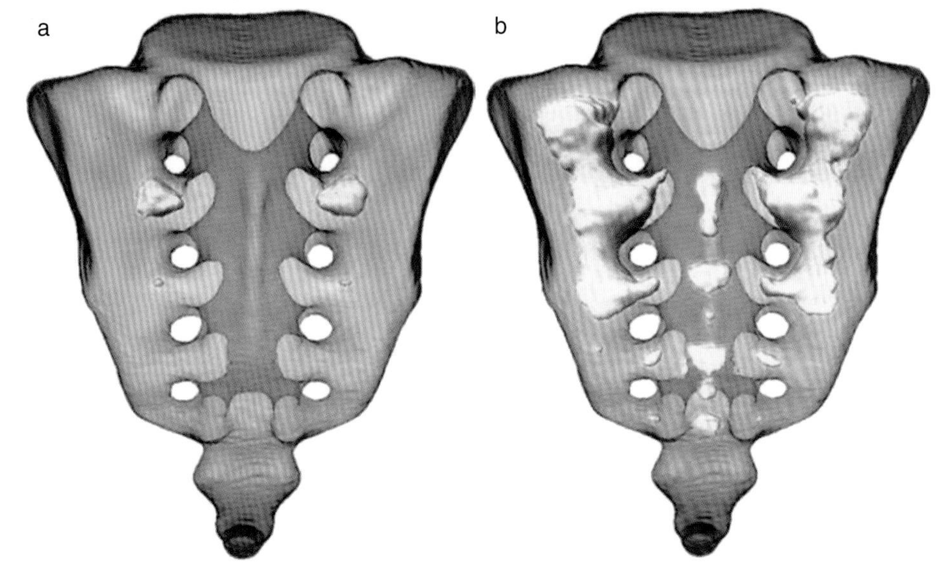

图 11.1　92 例平均年龄 61.5 岁的完整骨盆 CT 扫描，计算出的骶骨三维模型。（a）骨密度较高的个体［L5 中测量的 Hounsfield 单位（HU）高于 100］。只有一小块非常低的骨量区域（黄色区域表示 Hounsfield 单位为负）位于 S1 和 S2 神经孔附近和外侧。（b）骨密度较低的个体（L5 测量的 Hounsfield 单位低于 100）。大范围的 Hounsfield 值为负的区域（黄色区域）位于椎间孔旁区域，从 S1 到 S3。负 Hounsfield 单位较小的区域位于 S1 到 S2 和 S2 到 S3 的神经孔之间区域（引自 Wagner 等 [5]）

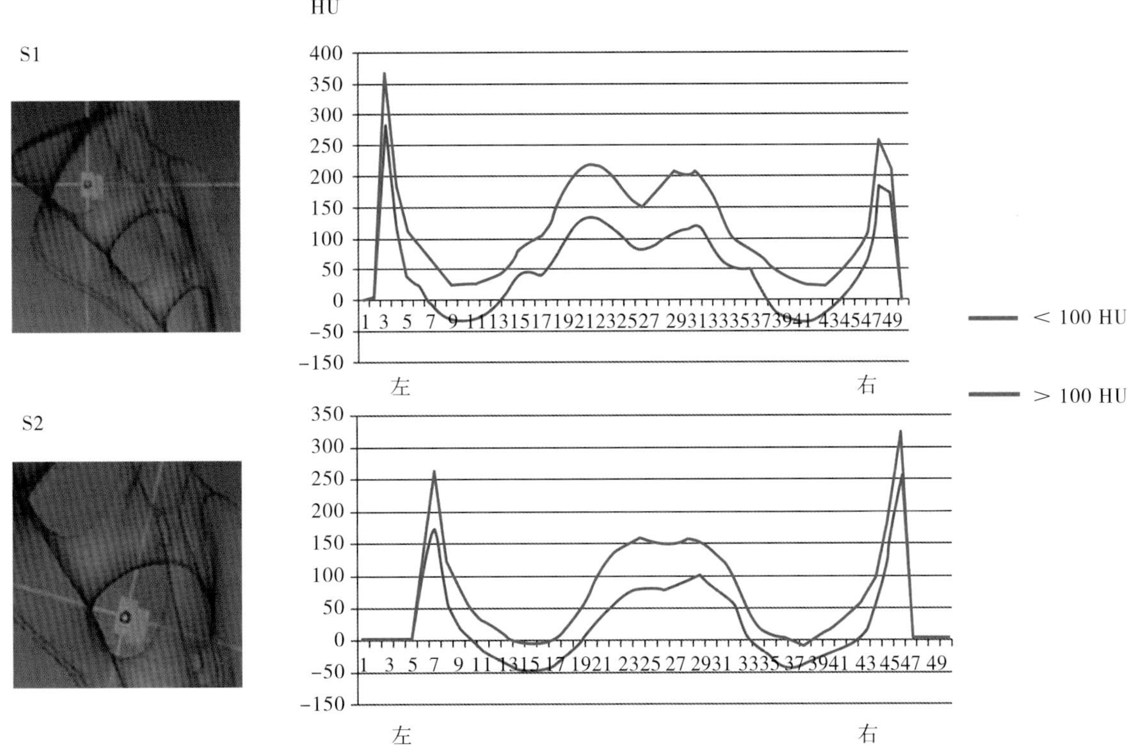

图 11.2　测量 S1 和 S2 经骶骨走廊骨密度。高（L5 > 100 HU，蓝线）和低（L5 < 100 HU，红线）的相同组如图 11.1 所示。Hounsfield 单位值（HU）在两组的骶骨翼均最低。骶骨体部骨量较高，S2 骨密度始终低于 S1（引自 Wagner 等 [5]）

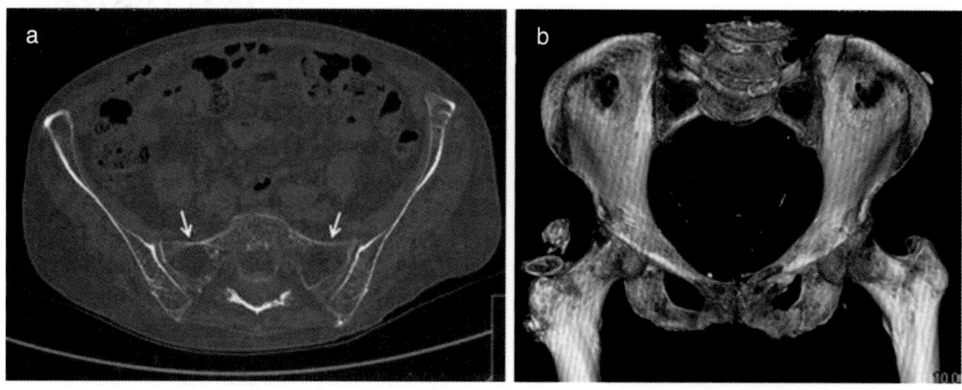

图 11.3 （a）89 岁女性骨盆后横断面 CT 示双侧骶骨翼（翼空洞）大面积无骨小梁。（b）三维重建显示双侧骶骨翼有空洞。左侧髂骨背侧也有从髂嵴向下开始的不完全骨折

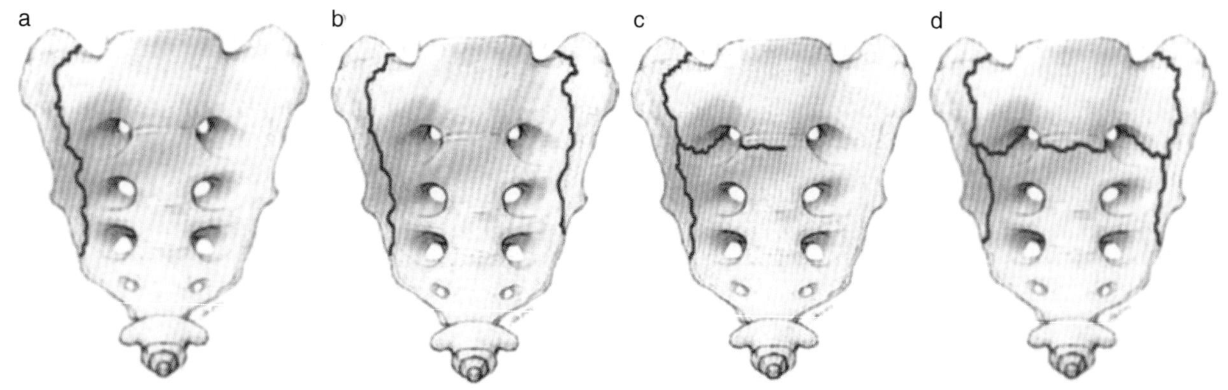

图 11.4 骶骨功能不全骨折的典型位置。（a）穿过骶骨翼的单侧垂直骨折。（b）贯穿骶骨翼的双侧垂直骨折。（c）穿过骶骨翼的单侧垂直骨折，在 S1 到 S2 过渡水平骨折不完全。（d）贯穿骶翼的双侧垂直骨折，在 S1 到 S2 的过渡处有完全的水平骨折线连接垂直骨折（引自 Linstrom 等 [6]）

全性骨折，这些因素被描述为：脊柱前突过度，骨盆韧带松弛改变骨盆环固有的稳定性，以及由于体力活动减少而导致的肥胖或体重增加。

11.2 原 理

当骨盆前环骨折合并后环骨折时，完整骨盆稳定性损失大于 30%[7]。在我们的 FFP 系列中，超过 80% 的 [3] 患者出现了这种骨折组合。在这些患者中非手术治疗可能比较棘手。骨折断端活动引起的剧烈疼痛，以及治疗剧烈疼痛的副作用会导致活动障碍和恢复期延长。因此，当骨盆后环非移位性骨折（FFP Ⅱ型）在 1 周 [8] 内非手术治疗不成功时，建议手术治疗。对于移位的骨盆后环骨折（FFP Ⅲ型和Ⅳ型），强烈推荐手术治疗，手术干预应尽可能减少创伤。长时间的手术可能会引起额外的疼痛和失血，可能危及患者有限的生理储备。

骶髂螺钉固定术是一种微创技术 [9]。通过几厘米的切口进行螺钉置入，失血很少。螺钉从髂骨后外侧皮质沿 S1 或 S2 椎体方向置入，垂直于骶髂关节或垂直骶骨骨折。这项技术在 20 世纪 80 年代初始应用 [10-11]，并在高能量骨盆创伤导致单纯骶髂关节损伤、骶髂关节骨折移位（新月形骨折）[12] 以及骶骨翼或经过骶孔的骶骨骨折（Denis 区 I 和 Ⅱ）[13-14] 中广泛应用。该技术最初被设想为切开复位内固定手术，随后在透视下经皮固定 [15-17]。最近，在 CT 辅助下置入螺钉 [18-19] 以及 2D 和 3D 导航都得到了推广，精确度更高，放射暴露更少 [20-21]。

11.3　骶髂通道

骨盆环是一个复杂的三维结构，其形态因个体而异，特别是骨盆后环的外科解剖结构多变。骶部的解剖、骶髂关节、骶骨背倾、骶骨骨折平面的位置变异，使骶髂螺钉的放置具有挑战性。Carlson 等引入了“门廊概念”来描述 S1 和 S2 髂骨螺钉置入[22]的安全通道。通道是从外侧髂骨到 S1 骶骨体的骨通道中最窄的部分。它的方向和尺寸因人而异。它始终呈卵圆形，从 S1 神经孔顶部延伸到骶骨翼斜坡。通道在男性平均为 534 mm²（16 次 CT 测量），女性平均为 450 mm²（14 次 CT 测量），前后径大于上下径。通道总是指向前方和上方，上方倾角为 19°~45°，前方倾角为 0°~25°[22]。骶髂螺钉置入的骨性区域呈空竹状，门廊为最窄的通道（图 11.5）。

FFP 中大部分骶骨骨折沿矢状面垂直延伸（图 11.4）。骶髂螺钉的最佳方向是垂直于骨折。对于骶骨畸形，这可能是达不到的。在这些病例中，骶髂螺钉必须朝向头部和前方，垂直于门廊平面（图 11.6）。由于这个方向，骶髂螺钉的进入点在髂骨后外侧皮质，将更偏向背侧和远端（见第 11.5 节）。同样在骶骨畸形中，骶髂门廊大到足以放置至少一枚 S1 螺钉[23-24]。

强烈建议在进行骶髂螺钉固定前分析常规骨盆 X 线片和不同平面的 CT 重建。特别是在骶骨畸形中，应用计算机导航精确放置[25]螺钉是有优势的。

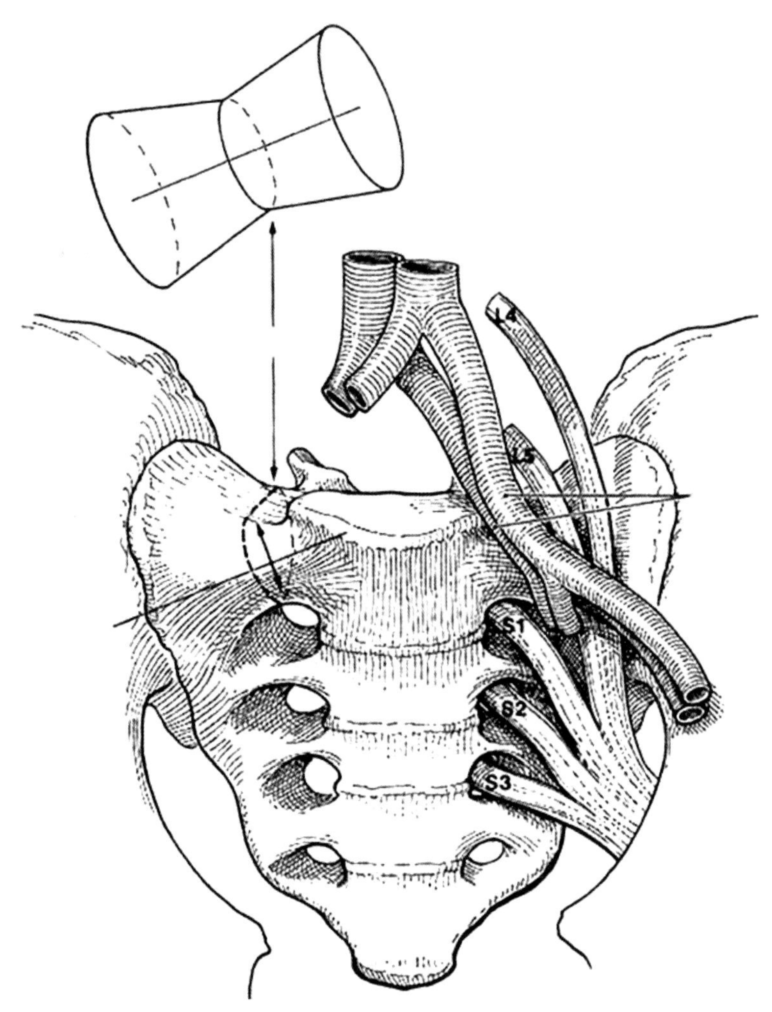

图 11.5　骶髂螺钉置入骨区为空竹形，门廊为最窄通道。它的方向和尺寸因人而异。它始终呈卵圆形，从 S1 神经孔顶部延伸到骶骨翼斜坡。门廊总是指向前方和上方（引自 Carlson 等[22]）

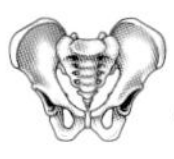

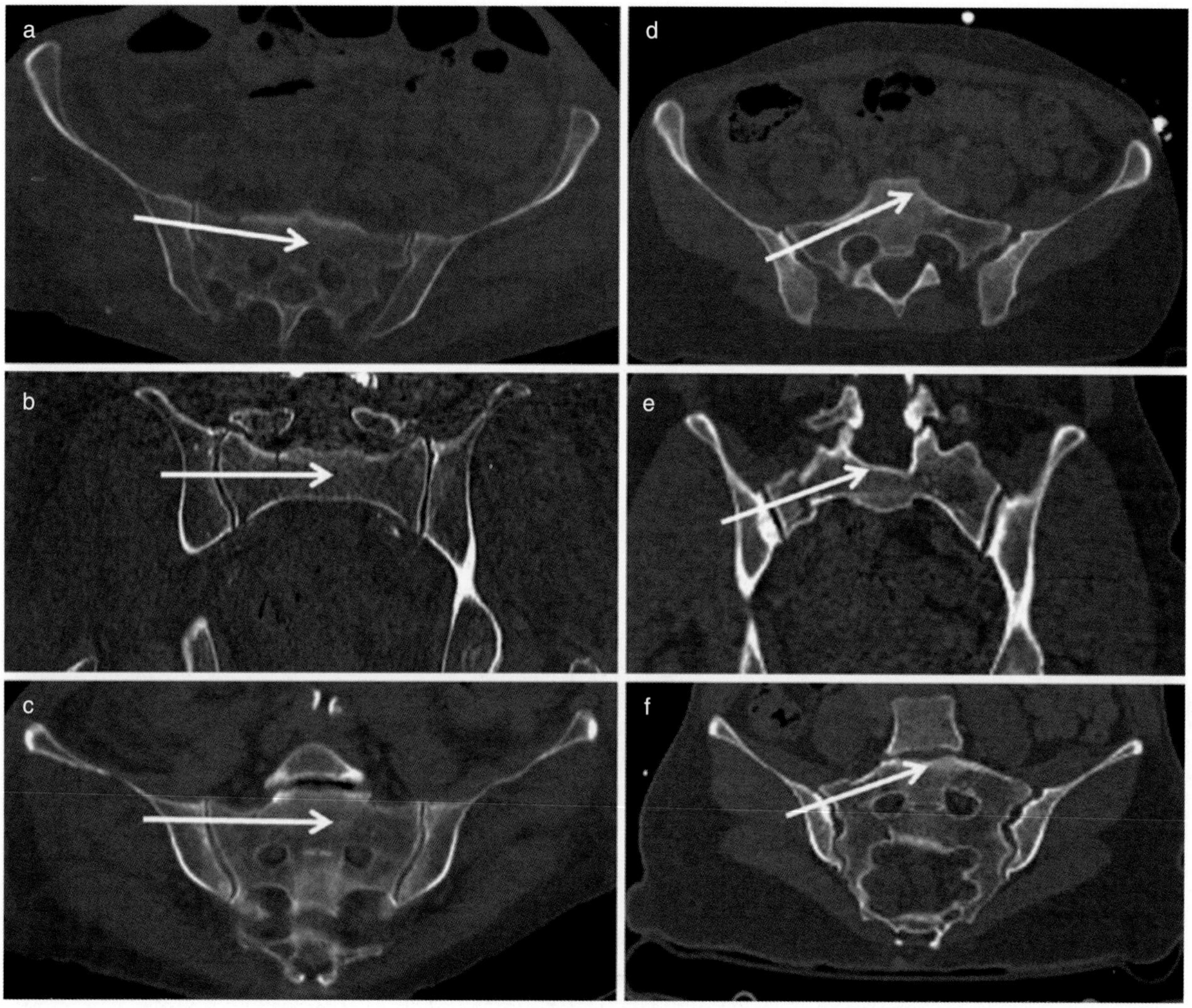

图 11.6　两个不同个体（个体 1:a~c，个体 2:d~f）的骨盆背侧水平面（a, d）、冠状面（b, e）和斜位（c, f）CT 重建。白色箭头表示安全置入骶髂螺钉的轨迹。（a~c）患者的骶骨形态正常。（d~f）患者的骶骨畸形。（a~c）患者的骶髂螺钉可以放置在冠状位和水平位，（d~f）而患者的骶髂螺钉必须从后向前、从尾向头侧放置

11.4　生物力学研究

骶髂螺钉固定术于 20 世纪 80 年代首次出现[10-11]。此后不久，对不同类型的骨盆后环固定进行了生物力学研究。这些试验模拟了高能量骨盆损伤的固定，如单纯的骶髂关节脱位或经骶孔骨折合并骨盆前环不稳定。可以看出，每种后环固定方法结合骨盆前环固定均可获得可靠的稳定性[26-28]。长螺纹的骶髂螺钉比短螺纹螺钉具有更高的拔出强度；长骶髂螺钉比短骶髂螺钉[29]有更高的抗拔出力。两枚骶髂螺钉固定的稳定性明显高于一枚[30]。

我们假设这些生物力学研究的结果可以应用于低能量骨盆骨折。然而，老年人皮质骨和松质骨的强度降低，这可能影响不同类型内固定的刚度及强度。到目前为止，人们对骨质疏松性的骨盆研究还很少。

Gorczyca 等对 8 例平均年龄为 75 岁的骶骨翼骨折合并耻骨联合断裂的尸体进行研究，对比骶髂棒与骶髂螺钉强度。所有标本均采用双钢板固定耻骨联合（四孔板在上，两孔板在前）。两种固定类型的骨盆后环稳定性[31]之间无统计学差异。

Nork 等支持使用双侧长骶髂螺钉对伴有轻微移位的 U 型骶骨骨折进行手术，并报道了良好的临床和影像学愈合疗效[32]。虽然这项研究是在高能量创伤患者中进行的，但在 FFP 中经常看到轻微移位的 U 型骶骨骨折。

Zhao 等在双侧骶骨经椎间孔骨折的有限元模型中，比较了两种骶髂螺钉固定的稳定性。螺钉从两侧插入到达骶椎体中线[33]，一枚到达对侧骶髂关节的长骶髂螺钉比两根较短的骶髂螺钉能提供更高的稳定性。

Mears 等对无骨盆前环骨折的骨质疏松骶骨翼骨折的三种固定方法——骶骨成形术、一枚短骶髂螺钉和一枚长骶髂螺钉——进行了生物力学比较研究。固定后骨盆的运动类似于完整的骨盆。在加载负荷后，活动增加，但三个治疗组结果相似[34]。

Bastian 等使用 DensiProbe™ 脊柱装置测量骶髂螺钉通过骨盆后环不同位置的分离力矩。使用了 5 具平均年龄为 87 岁的人体骨盆。骶骨翼的分离力矩最低，S1 椎体中心和骶髂关节的分离力矩较高。当螺钉放置在 S1 骶椎体[35]上部时，分离扭矩也较高。

从这些生物力学研究中，我们可以得出结论，骨质疏松性的骶髂螺钉置入增加了局部刚度，减少了活动度。以 S1 椎体上螺纹较长的螺钉为佳。两枚螺钉比一枚螺钉具有更高的稳定性（图 11.7）。在双侧骶骨骨折中，一枚螺钉从一侧骶髂关节经骶骨延伸到另一侧的骶髂关节，提供比双侧髂骶螺钉更高的稳定性。

对于骨密度很低或骨折类型更复杂的患者（如骶骨 U 型或 H 型骨折），建议骶髂螺钉固定结合其他稳定技术，如骨水泥增强、骶骨

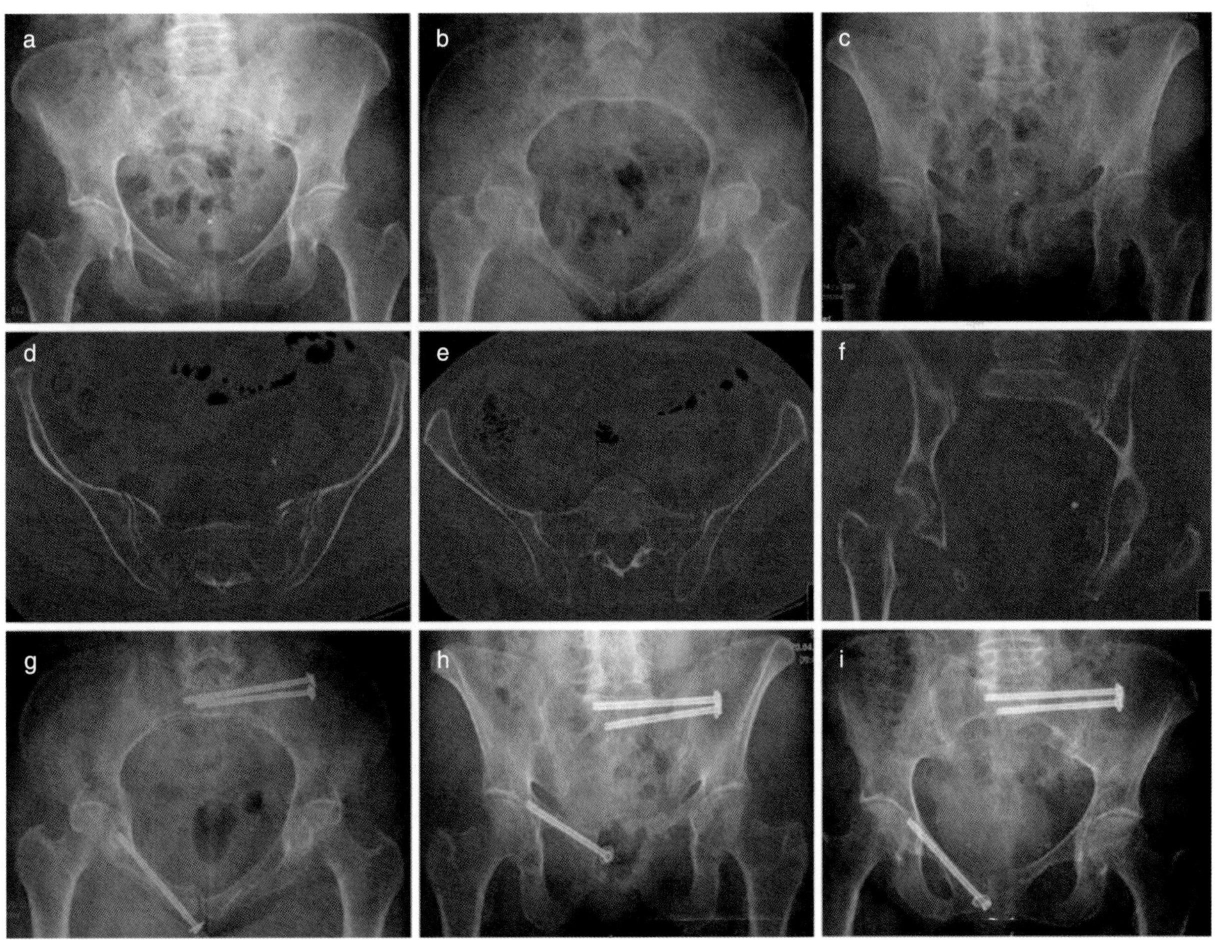

图 11.7 78 岁女性患者在家跌倒。伤后 3 周仍有持续性疼痛。（a）骨盆 ap 位显示右侧耻骨支骨折。（b）骨盆入口视图。（c）骨盆出口视图。骶骨骨折无法确认。（d, e）通过骶骨的 CT 水平面平扫显示左前骶骨翼有挤压损伤。（f）通过骨盆背侧冠状 CT 切面显示靠近骶髂关节的左骶翼完全性骨折，对应于 FFP Ⅱ c 损伤。（g）术后骨盆入口视图。骶骨骨折已用两枚长骶髂螺钉固定于 S1。螺钉的螺纹位于骶骨体的骨小梁，确保最稳定的锚定。耻骨支骨折已用逆行耻骨螺钉固定。（h）术后骨盆出口视图。（i）伤后 6 年骨盆 ap 位视图，逆行耻骨螺钉略有松动，骶髂螺钉无松动，患者无任何症状

棒内固定术或腰骶固定（图 11.8）。同样重要的是，如果骨盆前环也断裂了，对其进行额外的固定。

11.5 手术技术

如第 11.3 节所述，骶骨上部的形态及其向腰椎和髂骨背侧的过渡可能存在很大差异[23–24]。

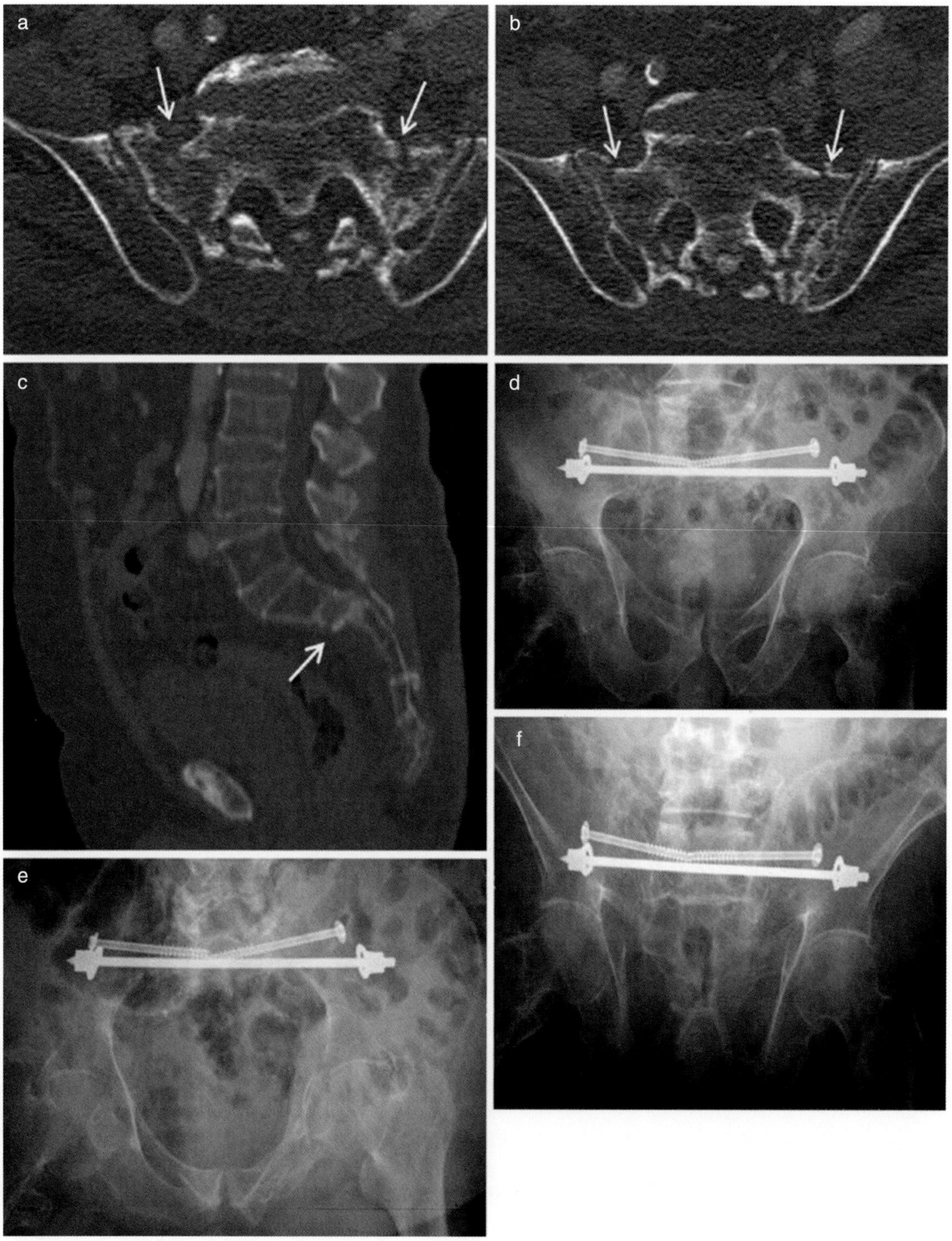

图 11.8 71 岁男性，家庭跌倒后活动受限，疼痛 4 个月。有前列腺癌病史，曾接受过放射治疗。（a, b）通过骨盆背侧的 CT 水平扫描显示双侧移位的骶骨翼骨折（白色箭头）。骶骨的 H 型骨折与 FFP Ⅳ b 损伤相对应。（c）腰骶交界处中线矢状面 CT 重建。在 S2 水平有移位的水平骨折（白色箭头）。（d）术后骨盆 ap 视图。骶骨翼骨折使用骶骨棒固定。在两侧，额外置入一枚骶髂螺钉以增加（旋转）稳定性。骨盆前环没有骨折。（e）术后骨盆入口视图。（f）术后骨盆出口视图

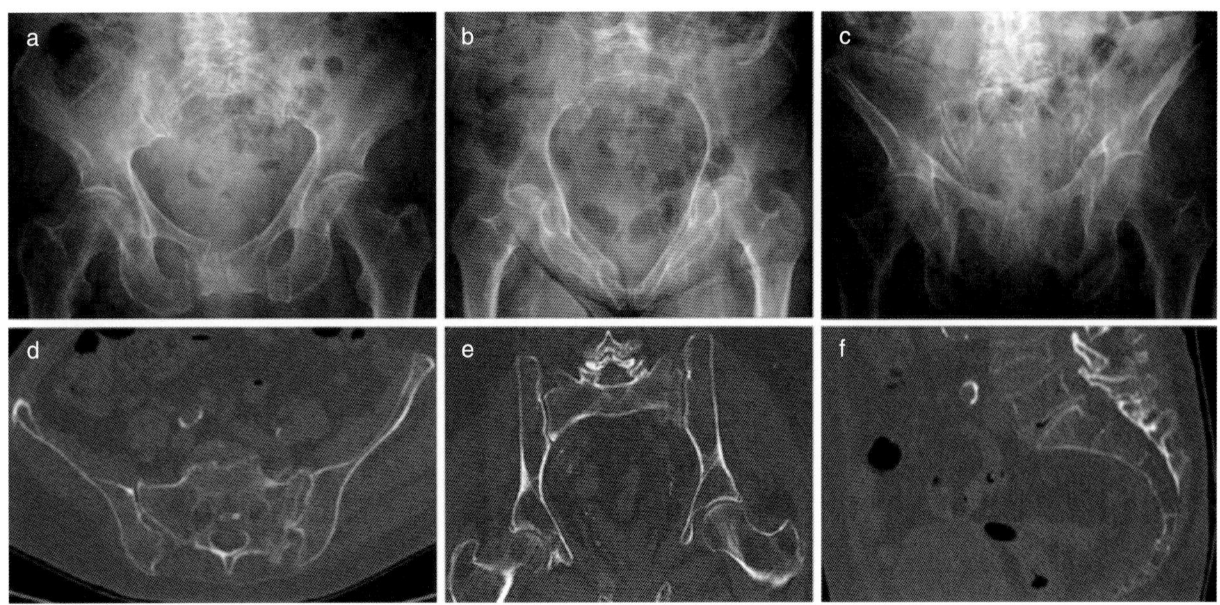

图 11.9 82 岁女性，既往有在街上行走时跌倒史。由于右侧腹股沟及左侧臀部的持续性疼痛，她于伤后 3 周到急诊科就诊。（a）骨盆 ap 位显示双侧耻骨支骨折，骨盆后环骨折移位不可见。（b）骨盆入口视图。（c）骨盆出口视图。（d）经骨盆后环水平 CT 扫描，左侧骶骨翼骨折伴轻微嵌插。（e）冠状 CT 扫描显示骨盆后环，证实左骶骨翼骨折。（f）矢状 CT 通过骶骨中线，S1 和 S2 间无水平骨折，患者为 FFP Ⅲ c 损伤

因此，术前分析骶骨和骶髂门廊的解剖是至关重要的。常规的骨盆前后位、入口和出口位视图以及骨盆 CT 扫描并进行水平面、冠状面和矢状面重建是术前规划必不可少的因素（图 11.9）[36]。

在开始手术前，必须获得高质量的损伤侧骨盆的透视图像。在手术前一天为患者灌肠可能是有帮助的。骶骨和髂骶关节的解剖标志必须在三个骨盆视图和腰骶交界处的侧位视图上清晰可见。入口和出口视图不一定是在 45° 倾斜方向，合适的角度可能会更小。

入口视图的 X 射线平行于骶骨前皮质，出口视图的 X 射线平行于 S1 上终板平面。在 Eastman 等对 24 例患者进行的一项放射学研究中，平均入口视图倾角为 20.5°，平均出口视图倾角为 42.8° [37]。在 Graves 等对 10 例骶骨非畸形的患者进行的前瞻性研究中，获得理想入口视图所需的平均倾斜为 25°，理想的出口视图所需的平均倾斜为 42°（图 11.10）[38]。

当与髂窝底部相对应的双侧髂骨皮质密度重叠时，可获得最佳的侧位视图 [39–41]。确定 S1 内与冠状面螺钉插入安全通道相对应的区域，此区域的边缘为：髂骨皮质高密度线在上，骶骨皮质在前，S1 向 S2 过渡部分在下，后面是骶管。以下标志必须在入、出口视图上清晰可见：S1 上终板，两侧骶骨翼顶，双侧骶髂关节、两侧具有弯曲顶的 S1 神经孔，骶骨前皮质，骶神经管（图 11.11）[42–43]。

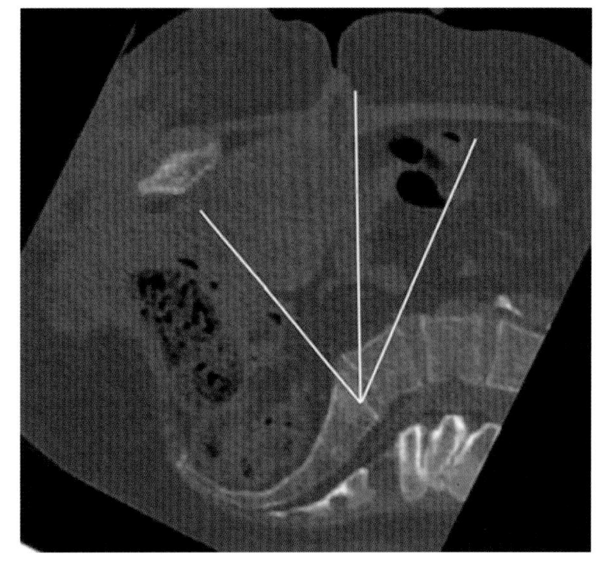

图 11.10 仰卧位患者经腰骶交界处中线矢状面 CT 重建。垂直线（ap）表示 X 射线束的前后方向。从远端（出口，outlet）来的斜线表示 X 射线的方向，平行于 S1 椎体的终板。ap 线和出口线之间的夹角约为 40° 。来自近端（入口，inlet）的斜线显示了平行于骶骨纵轴的 X 射线束的方向。ap 线和入口线间的角度大约是 25°

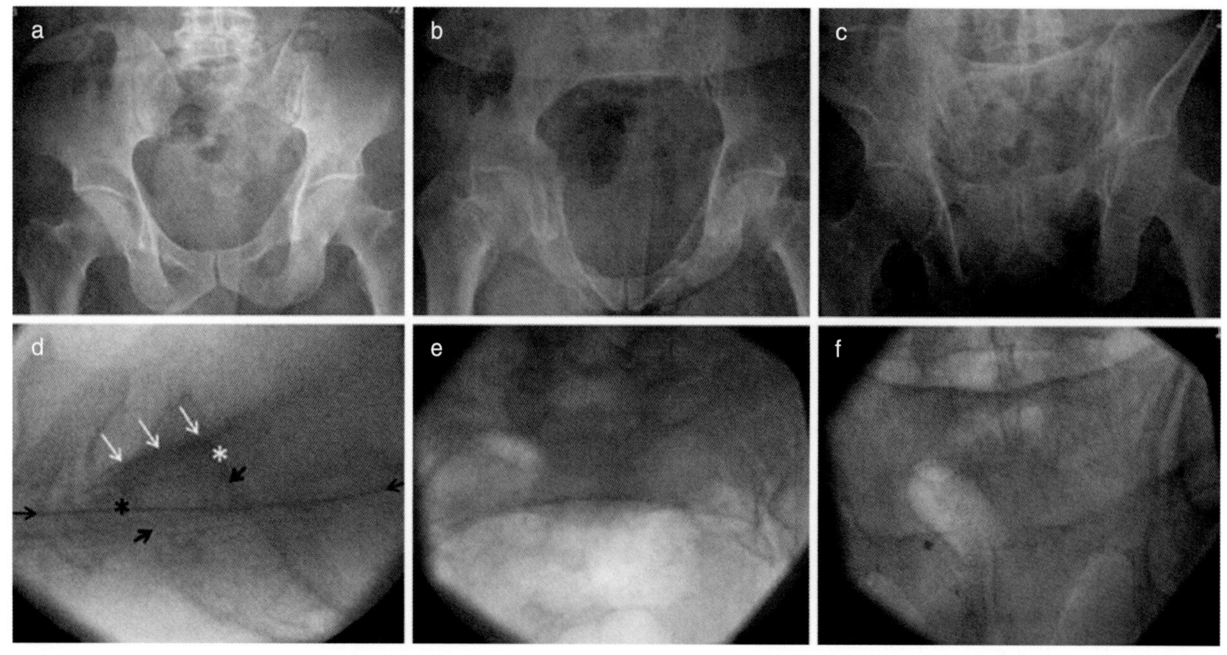

图 11.11　术前 X 线检查及骶髂螺钉固定术的规划。67 岁男性，在家跌倒后左侧骨盆前后持续性疼痛。（a）ap 位骨盆透视显示左侧耻骨上支和下支骨折，左侧骶髂关节不规则。（b）骨盆入口视图证实左耻骨支骨折，可见左骶骨翼的前皮质中断。（c）骨盆出口视图，左侧骨盆前后环无垂直移位。（d）患者在手术台上仰卧，腰骶交界处的 X 线侧位片，黑色细箭头之间的水平线是患者在手术台上放置的枕头的边缘，这条线并不是任何骨骼标志的投影。以下标志为 S1 区域的边缘：髂骨皮质高密度线（三个白色斜箭头），骶骨前皮质（白色星号），S1 和 S2 椎体后侧（黑色粗箭头之间）与骶管后侧（黑色星号）间的过渡区。（e）骨盆入口视图显示与术前骨盆入口视图相同的标志（图 11.11b）。（f）骨盆出口视图显示与术前骨盆出口视图相同的标志（图 11.11c）

对于所有视图，透视图像的方向必须与外科医生观察到的患者在手术台上的位置相同。当患者在手术台上俯卧时，在透视侧位上，后侧必须在上，前侧必须在下。看到左边和右边的透视视图必须与外科医生所看到现实一样：当患者的头在左侧，图像增强器上腰椎必须在左边；当患者的腿在右侧，骶骨必须在右边。

患者可采用仰卧位或俯卧位。在仰卧位有助于治疗的情况时，骶髂螺钉才建议患者取仰卧位。骶骨骨折或骶髂关节骨折脱位必须轻微或无移位。这是 FFP 的主要特点。此外，患者要瘦。在仰卧位时，臀部的软组织被推向外侧，这使得进入髂骨后侧更加困难。对于肥胖的人，皮肤和骨性结构之间的距离变得如此之大，以至于定制的设备必须很长。同时钻孔精度较低，增加了螺钉错位的风险。因此，对于移位性骨折和肥胖患者，建议采用俯卧位进行骶髂螺钉固定术。

11.5.1　仰卧位

将患者受伤侧置于可透视手术台边缘，使钻头可以自由移动。在耻骨联合和肚脐中间的一大片皮肤区域，延伸到非常后方的臀区外侧，进行消毒和铺巾覆盖。这个区域使外科医生能很好地暴露手术部位，并能很好地了解手术台上患者的身体轴向方位。同侧下肢不能随意悬垂，因为不需要做复位动作。

在侧位视图中，确定骶髂螺钉的理想插入点。在理想情况下，骶髂螺钉应垂直于不稳定骨折平面：骶骨翼垂直骨折应采用横位螺钉，骶髂关节骨折脱位应采用斜位螺钉，进入点更靠后[39-41]。同样在骶骨畸形的情况下，由于没有其他通道，螺钉方向必须从外后侧向前内侧、从外侧远端向内侧近端倾斜（图 11.6）。在透视监测下，一个 2.8mm 直径的钻孔导向器沿伤侧皮肤垂直滑动，直到其尖端指示螺钉的理想插入点。钻头保持在这个位置。在置入倾斜螺钉的情况下，进入点位于 S1 到 S2 的过渡处和骶椎后缘，就在骶管前方。畸形骶骨的进针点可能更靠后，甚至在骶管后面。在钻头尖端中间做一个小的水平皮肤切口。现在将钻头转入水平面，通过皮肤切口进入臀肌，直到其尖端位于髂骨后外皮质的理想插入点。用锤击或短时间钻孔，钻尖穿透外层皮质。现在调整钻头的方向，使其指向骶骨通道（图 11.12）。

现在将透视转为前后、入口、出口视图。在这些投影中可以识别出钻头的方位和钻头尖端的位置。钻头轨迹投影为，现有可见的钻头方向连续性的假想线。在正常形态骶骨中，钻头轨迹在入口和出口视图中指向 S1 骶骨体的中心。在畸形骶骨中，钻头的进入和运动轨迹存在不同。Carlson 等在畸形骶骨 [23] 的入口视图中定位于骶骨后皮质水平，在畸形骶骨 [23] 的骨盆出口视图中定位于 S1 孔下方。然后可以调整钻头的方向以达到骶髂螺钉的理想位置。

随后，开始钻孔。钻尖连续穿过髂骨后内侧皮质和骶骨外侧皮质。这个过程可以被外科医生感觉到。在有规律的间隔下，监测钻头位置，即钻头的尖端位置与骶骨前皮质、后皮质、骶骨翼肩部和 S1 神经孔位置关系。继续钻孔，直到钻头尖端到达对侧骶骨翼（图 11.13）。如果由于骶骨畸形不能到达对侧的骶骨翼，钻头轨迹应尽可能长。这确保了螺钉的螺纹位于骶骨椎体，骶骨椎体具有最高的骨小梁密度（Denis Ⅲ区）[5,8]。用测深器来测量骨头内钻头的长度。3 处皮质（髂骨的外皮质、内皮质以及骶髂关节处骶骨的外皮质）被一个 4.5mm 的空心钻扩孔，空心钻可通过 2.8mm 的钻头扩孔。在骨质疏松症中，扩孔是不必要的；直接拧入一枚 7.3mm 或 8mm 相同长度的空心螺钉。当使用垫圈时，选择一枚比测深长度长 5mm

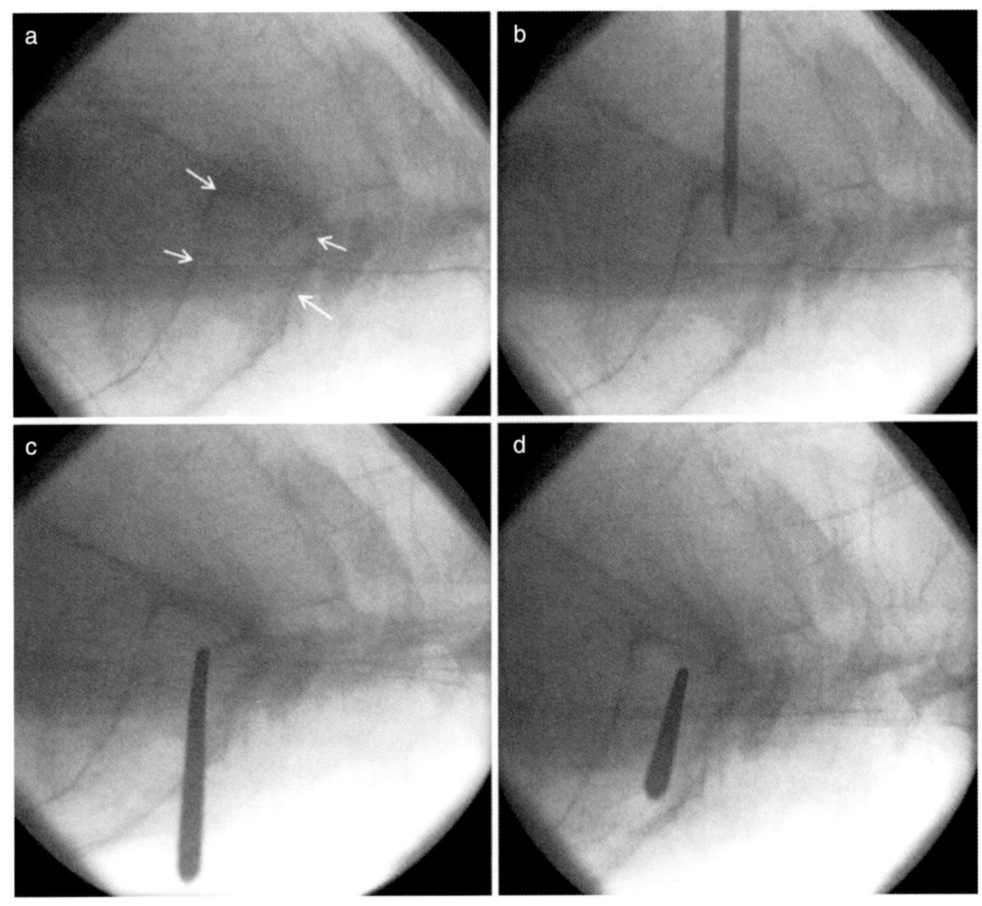

图 11.12　82 岁女性患者，FFP Ⅲ c 型，腰骶交界处侧位透视图（与图 11.9 相同）。（a）白色箭头之间的区域已确定（见图 11.11d）。（b）钻头的尖端，在皮肤附近垂直握住，指向 S1 的中心。在钻尖中间处做一个水平的皮肤切口。（c）现在将钻头水平放置，穿过皮肤切口和臀肌，直至到达髂骨后侧。（d）调整钻头的方向，使其指向骶骨门廊

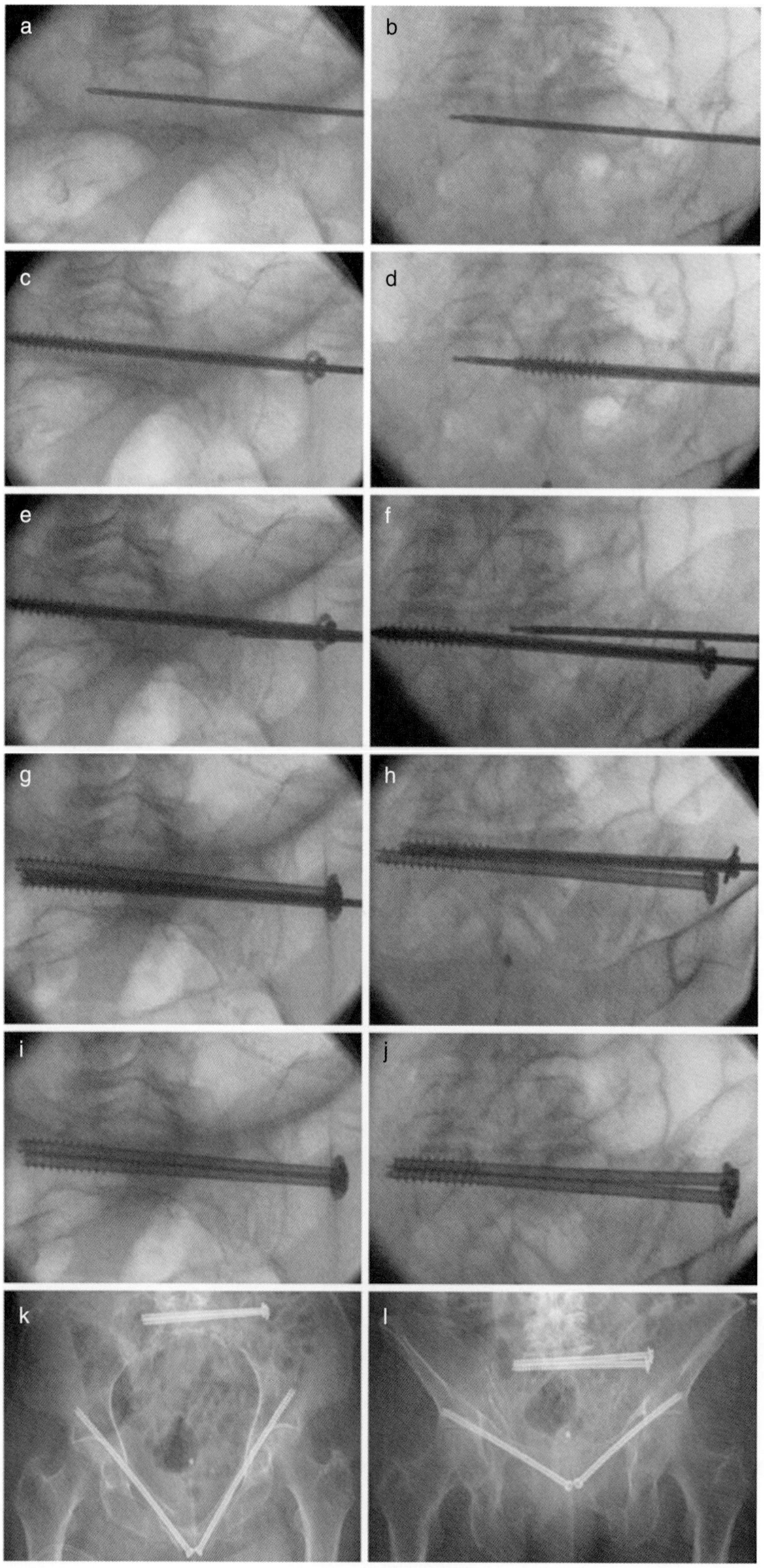

图 11.13 同例患者的骨盆入口（左）和出口（右）的透视视图，如图 11.9 和图 11.12 所示。（a, b）钻头位于 S1 的中心，其尖端到达对侧骶骨翼。（c, d）一枚 7.3mm 空心长螺纹松质骨螺钉插入钻头。为了防止螺钉头穿过髂骨后外侧皮层，使用了垫圈。（e, f）在 S1 中第二枚螺钉的轨迹，在入口、出口视图中几乎与第一枚螺钉平行。（g, h）在钻头上插入第二枚带垫圈螺钉。（i, j）最终透视监测入口、出口视图中的骶髂螺钉位置。移走钻头，带垫圈的螺钉头到达髂骨的后外皮层。（k, l）术后骨盆入口和出口视图

的螺钉来补偿垫圈的厚度。垫圈避免螺钉穿过近侧皮层。用一根长把螺丝刀拧紧螺钉，螺纹位于骨折的对侧，会对骨折部位施加压力。

当螺钉垫圈直接压在髂骨后外侧皮质上时，外科医生会感到越来越大的阻力。当使用全螺纹的螺钉时，不产生压缩，该螺钉具有定位螺钉的功能。根据骶管的直径，可以置入一枚或两枚螺钉。如果在 S1 中置入两枚螺钉，它们的轨迹应在进、出口视图中平行或略微合并，以减少错位的风险（图 11.13e~l）[23]。如果将第二枚螺钉置入 S2 体内，应考虑到 S2 的骶管门廊尺寸小于 S1，重复相同的步骤。

11.5.2　俯卧位

俯卧位可直接进入骶骨、骶髂关节和髂骨背侧，并可在需要时进行切开复位[28,44]。俯卧姿势还有其他一些优点，由于重力的作用，臀部的软组织会下垂，这使得进入髂骨后侧更容易。髂嵴后侧和骶骨棘突很容易通过皮肤触及。特别是对于肥胖的人，俯卧位有很大的优势。

患者俯卧在可透视的手术台上。在腰骶区下方放置一个坚硬的枕头。在一个非常大的横型皮肤区域上（内侧为腰椎棘突和骶骨棘突，延伸到非常靠前的臀部区域的外侧），进行消毒和铺巾。这个区域使外科医生能很好地暴露手术部位，并能很好地了解手术台上患者的体轴。同侧下肢不能随意悬垂，因为不需要做复位动作。骶髂螺钉技术与仰卧位相同[17,45]。

11.6　结　果

大量文献资料报道了关于高能量骨盆骨折骶髂螺钉固定术疗效及并发症发生率。Matta 等在 1989 年报道了 29 例接受内固定治疗的患者，与保守治疗和[11]外固定治疗相比，临床疗效好，愈合率高。Routt 等[15]在 1995 年发表了 68 例患者使用 103 枚经皮骶髂螺钉治疗的结果，5 例存在螺钉相关的并发症，1 例为螺钉位置不正，1 例为短暂性 L5 神经根麻痹，只有三个固定失败，未见骨不连、螺钉断裂。Gardner 等在 68 例患者中，在没有神经监测的情况下进行了 106 枚骶髂螺钉置入，无神经系统并发症。他们得到的结论是，无需术中神经监测[39]，骶髂螺钉置入可以安全进行。Gras 等评估了使用 2D 导航系统放置骶髂螺钉后的螺钉位置不正和功能结果。在 56 枚骶髂螺钉中，松质骨位置正确的占 80%，与皮质骨接触的占 14%，穿透皮质骨的占 6%。Osterhoff 等在 2011 年发表了 38 例使用常规透视技术进行 83 枚骶髂螺钉置入的数据，4 例患者因体位不正或关节松动进行了二次手术，1 例发生骨不连[17]。

Pieske 等在 2015 年发表了 CT 引导下 136 枚螺钉置入的数据。132 枚正确放置（97.1%），3 枚螺钉穿孔达 1.0mm（2.2%），1 枚螺钉（0.7%）进入神经孔，未见手术相关并发症，所有损伤均愈合。Zwingmann 等对经皮螺钉固定后不同成像方式的位置不正和翻修率进行了系统回顾和 meta 分析，发现常规技术的错位率为 2.6%，明显高于 CT 导航的 0.1%。当使用 2D 和 3D 图像导航时，错位率为 1.3%。传统导航技术与基于 2D 和 3D 图像的导航技术没有显著差异。常规导航组的翻修率为 2.7%，二维和三维图像导航组为 1.3%，使用 CT 导航组为 0.8%，这些差异不显著。虽然这些研究大多数是在高能骨盆损伤患者中进行的，但我们认为该技术在老年骨质疏松患者中同样安全。由于骨质疏松症，骨结构的可见性可能降低，但术前对 CT 彻底分析以及 2D 和 3D 导航系统使用，可以提高螺钉置入[45]的准确性。

Hopf 等用 58 枚骶髂螺钉对 30 例平均年龄为 78.4 岁的 FFP 患者进行治疗，有一枚螺钉位置不正，伴有神经刺激，被迫进行翻修手术；另有一例患者螺钉松动。术后所有患者的疼痛都得到了良好的缓解。作者认为，对于骨盆不稳定的后环骨折持续腰痛的老年患者，常规经皮髂骶螺钉固定是一种成功的手术治疗方法（图 11.14）[46]。

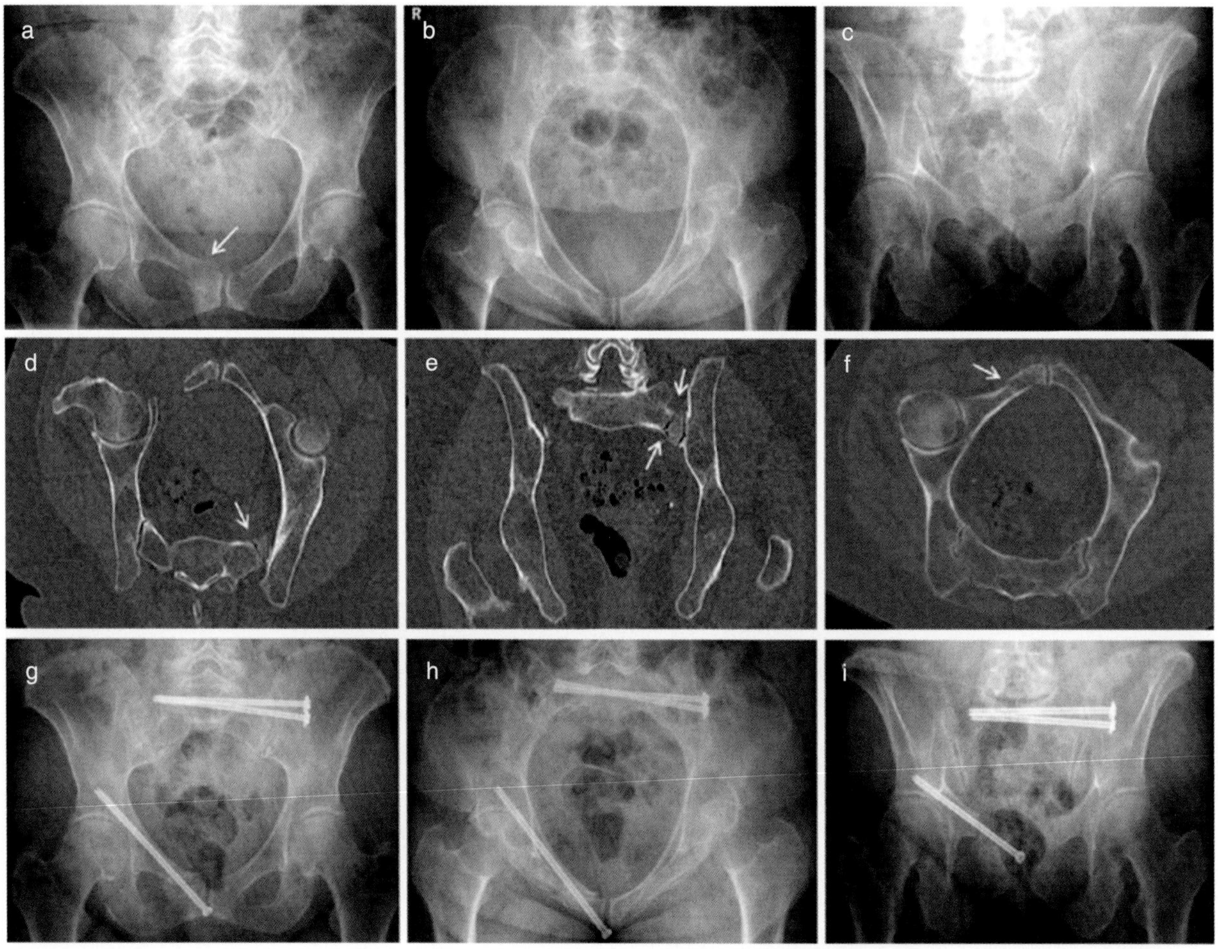

图 11.14　75 岁女性，有家庭跌倒史和下腰背痛病史。(a)ap 位骨盆透视显示右侧移位性耻骨支骨折（白色箭头）。骨盆后环的损伤是无法检测到的。（b）骨盆入口视图。（c）骨盆出口视图。（d）斜位 CT 重建显示左侧骶骨翼完全性骨折（白色箭头）。(e)冠状位 CT 平扫证实完全性左侧骶翼骨折（白色箭头）。(f)斜位 CT 重建骨盆环，显示右侧耻骨支骨折（白色箭头）。（g）术后 ap 位骨盆透视。保守治疗失败后，在左侧 S1 置入 2 枚长骶髂螺钉，右侧置入 1 枚逆行耻骨支螺钉。（h）骨盆入口视图。（i）骨盆出口视图。术后症状明显改善

11.7　总　结

骶髂螺钉固定术是一种安全有效的微创技术，可用于固定 FFP 中骶骨骨折和骶髂关节骨折脱位。大量文献显示骶髂螺钉具有足够的置入稳定性，疼痛明显减轻，愈合率高，位置不正等并发症发生率低。虽然大多数文献数据来源于高能量骨盆创伤病例，它们可以转化为 FFP。术前充分分析骶骨形态、骨折平面和骨密度，利用常规骨盆视图和 2D-CT 重建来规划骶髂螺钉的正确位置是必不可少的。螺钉方向最好垂直于骨折断裂面，螺钉长度尽可能长。在可能的情况下，应置入两枚螺钉以固定同一处骨折。由于老年人骨强度降低，存在骨盆后环解剖标志可视性差、骨结合稳定性低的风险。计算机导航下螺钉置入，以及 2D 或 3D 导航可增加螺钉放置的准确率。在双侧病变或复杂骨折形态的情况下，建议使用骨盆后环的辅助固定手术。

（丛雨轩　译；庄　岩　审）

参考文献

请登录 www.wpcxa.com 下载中心查询或下载，或扫码阅读。

骨水泥增强骶髂螺钉固定

第 12 章

Michael Raschke, Thomas Fuchs

12.1 引 言

老年骨盆环骨折可引起长时间疼痛、活动受限和高死亡率。它们是低能量创伤的结果，但有时候没有明显的创伤，特别是老年妇女[1-2]，骨质疏松是主要的并发症。有报道称骨质疏松减少了内植物在骶骨内的固定效果[3-4]。为了解决这一固定问题，最近开发了几种使用骨水泥的固定技术。

骶骨成形术作为治疗骶骨不全性骨折的一种尝试，在 2002 年首次提出[5]。骨水泥被注入骨折区域，通过骨水泥硬化后骨折稳定来缓解疼痛[6-7]。然而，骶骨的垂直剪应力可能导致骨水泥早期失效。此外，据报道，骨水泥渗漏和骨愈合受损是进一步的缺陷。我们认为，骶骨成形术仍有特殊的适应证[8-9]。

螺钉置入后注射水泥仅在部分病例中使用，目前缺乏广泛的临床经验[4,10]。最近的尸体研究表明，与螺钉置入进行骨水泥增强相比，通过螺钉进行的骨水泥增强具有相似的稳定性。我们认为在螺钉置入前的强化会导致更多的骨水泥渗漏并发症，这仍有待进一步的研究[11]。

骶髂螺钉固定术是治疗骨质疏松性骶骨骨折[12]的有效方法。然而，骨量减少、骨与内置入接触少、螺钉把持力较差可能会阻碍螺钉的锚定效果。使用聚甲基丙烯酸甲酯（PMMA）或三磷酸钙骨水泥是增加内植物稳定性的一种方法[9,13]。我们[14]最近描述了增强骶髂螺钉固定术的确切技术。

骨盆后环稳定性不全骨折应采取保守治疗。手术治疗的适应证是在 1~2 周的保守治疗和使用足够的止痛药后仍持续疼痛。如果患者仍不能活动，骶髂螺钉固定加骨水泥增强可立即缓解疼痛。更复杂的骨盆后环不稳定，如骶骨移位的 H 型骨折，可采用三角固定术或腰盆固定（见第 16 章）结合骶髂螺钉治疗。

M. Raschke, M.D. (✉)
Department of Trauma, Hand and Reconstructive Surgery, University Hospital Münster,
Albert-Schweitzer Campus 1, 48149 Münster, Germany
e-mail: Michael.Raschke@ukmuenster.de

T. Fuchs, M.D.
Department of Trauma, Hand and Reconstructive Surgery, University Hospital Münster,
Albert-Schweitzer Campus 1, 48149 Münster, Germany

Department of Trauma and Reconstructive Surgery,
Vivantes Clinics, Aroser Allee 72-76,
13407 Berlin, Germany

P.M. Rommens, A. Hofmann (eds.), *Fragility Fractures of the Pelvis*,
DOI 10.1007/978-3-319-66572-6_12

表 12.1　骶髂螺钉内固定骨水泥增强的优缺点

优势	劣势
微创手术	技术要求
使术中决策成为可能	需要术中 3D 成像
手术时间边际延长	需要碳纤维床
增加骨内植物结构强度	常规 X 线成像受到骨密度低、肠道气体和解剖结构异常的阻碍
全负重可能	骨水泥不可能去除
可早期活动，减少血栓、肺栓塞、肺炎、压疮、顽固性便秘、跌倒危险等继发并发症	骨水泥渗漏，骨水泥栓塞

12.2　手术技术

骶髂螺钉置入术加骨水泥增强与第 11 章所述的常规螺钉置入类似。患者取仰卧位（图 12.1）。进行皮肤消毒、铺单。

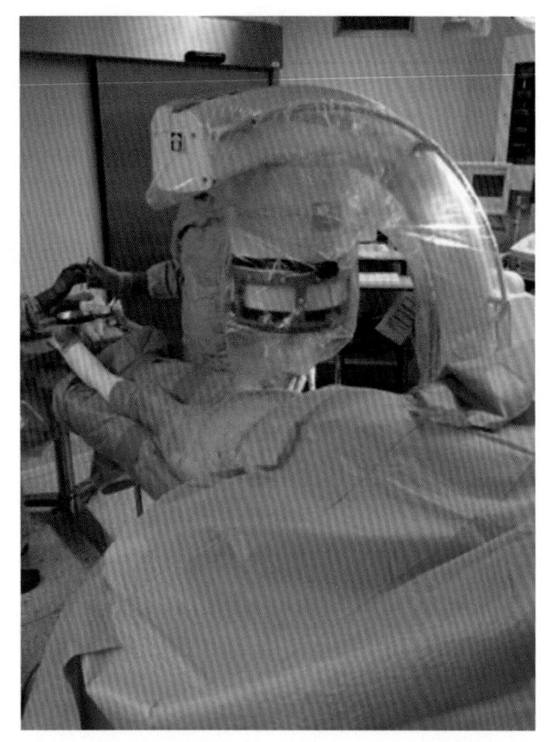

图 12.1　手术台上患者的头侧及左侧视角，整个髋部外侧消毒铺单。进行 3D-CT 扫描，碳纤维床的下表面也必须进行无菌覆盖

在前后位、入口和出口位，用可移动的透视装置确认骨盆后环的解剖标志。当两个坐骨大切迹重叠时，可获得标准的侧位视图。用一个 2.8mm 直径的钻头钻入骶 1 椎体，直到它穿过三个皮质。特别是在骨水泥增强前，强烈建议进行 3D-CT 扫描，以确认钻头的正确位置，以避免后期骨水泥渗漏。对于严重骨质疏松症和骨标志可视性差的患者，我们建议使用 3D 导航来置入钻头（图 12.2~ 图 12.4）。

当钻头已放置在正确的位置，选择适当长度及类型的螺钉。测量 2.8mm 钻头的长度后，在螺钉置入前，使用一个较大、直径为 5.0mm 的空心钻头（DePuy Synthes, Umkirch, Germany）钻过螺钉最外侧的几厘米，包括三个皮质，最后 1cm 不得钻孔，以保留骶骨体的小梁结构，以获得最好的螺钉锚定。在靠近螺钉尖端有侧孔（Marquardt Medizintechnik, Spaichingen，德国）并带有垫圈（图 12.5）的空心、全螺纹或部分螺纹的螺钉被向前拧入，直到实现紧密把持力（图 12.6）。

在螺钉置入中，外科医生决定是否需要骨水泥增强固定，为此，大致可以通过螺钉拧入期间的扭力来评估。如果外科医生决定进行骶髂螺钉骨水泥固定，则取出克氏针，并使用 Luer 锁套管插入先前插入的空心螺钉（图 12.7）。通过 Luer 锁套管注射造影剂，排除骶前或椎管内渗漏（图 12.8）。

使用 PMMA 的骨水泥（例如 Traumacem™ V+; Fa.DePuy Synthes, Solothurn, Switzerland）进行增强固定。在骨水泥注射过程中，麻醉师应仔细观察呼吸参数。

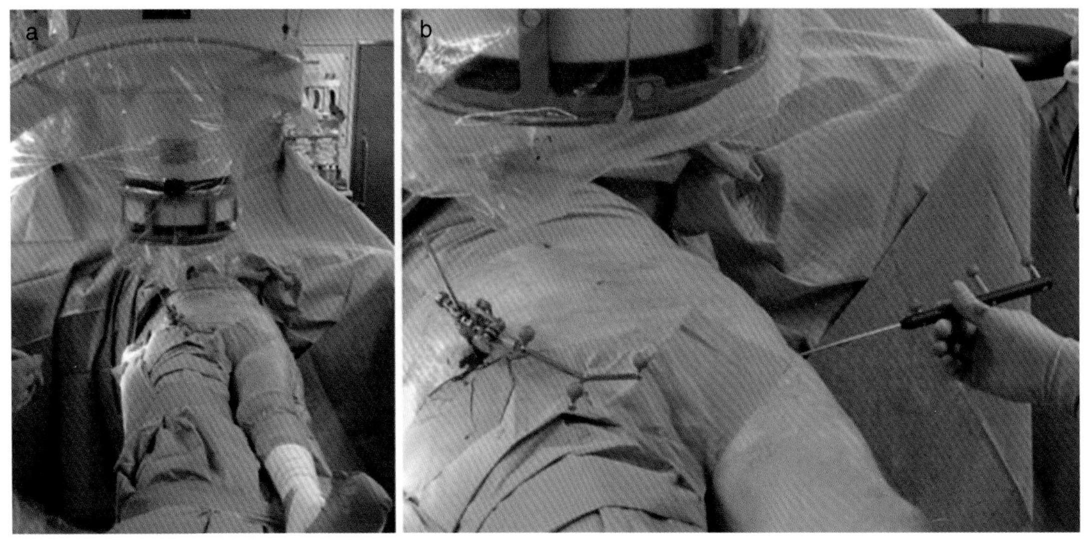

图 12.2　髂骶螺钉的 3D 导航置入，定位杆位于对侧髂嵴上。（a）患者尾端视角。（b）手术区域的近焦视角

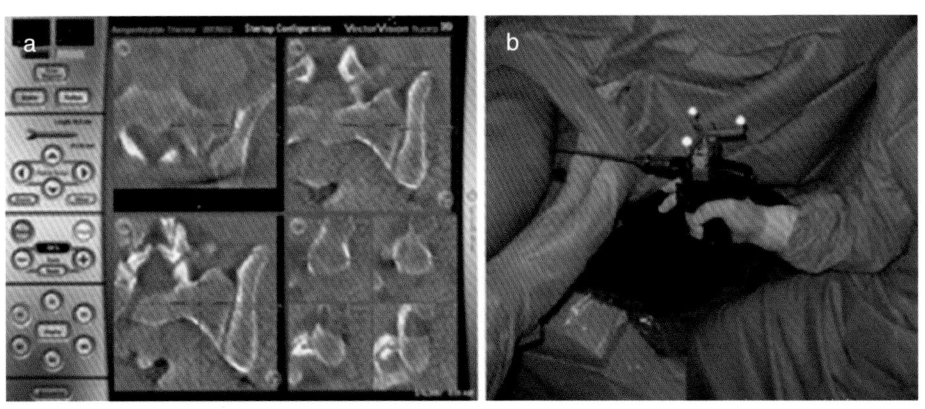

图 12.3　在导航引导下钻入一个直径 2.8mm，长度 430mm 钻头（Marquardt Medizintechnik, Spaichingen, Germany）。（a）导航监视器显示不同平面的钻头位置。（b）术中导航监测钻头的进入

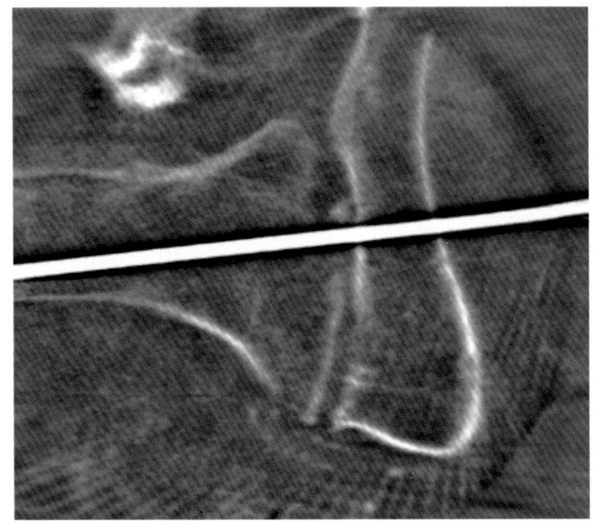

图 12.4　术中 3D 扫描显示钻头的正确位置

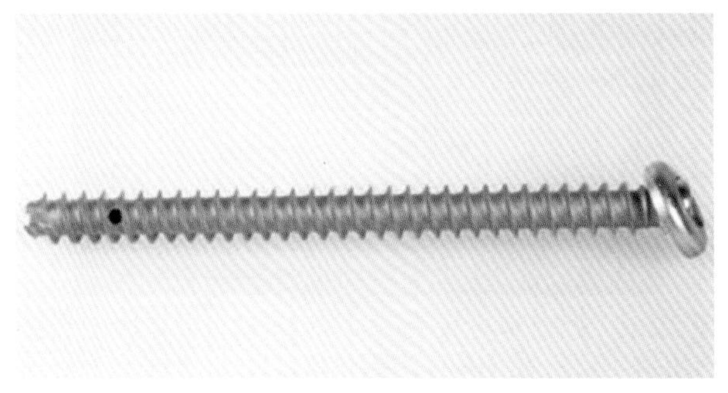

图 12.5　专门设计的空心全螺纹带垫圈的螺钉。在螺钉的尖端不同部位侧孔以达到均匀骨水泥分布。螺钉表面粗糙，是为了在骨质疏松症情况下更好地固定

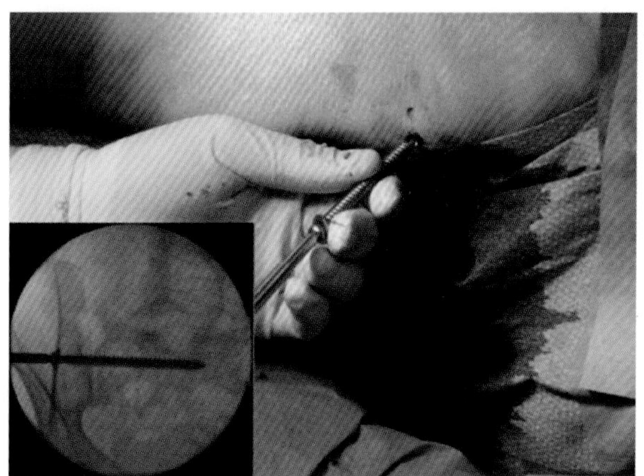

图 12.6 应避免螺钉拧得过紧而导致固定减弱，在透视下确认螺钉位置正确

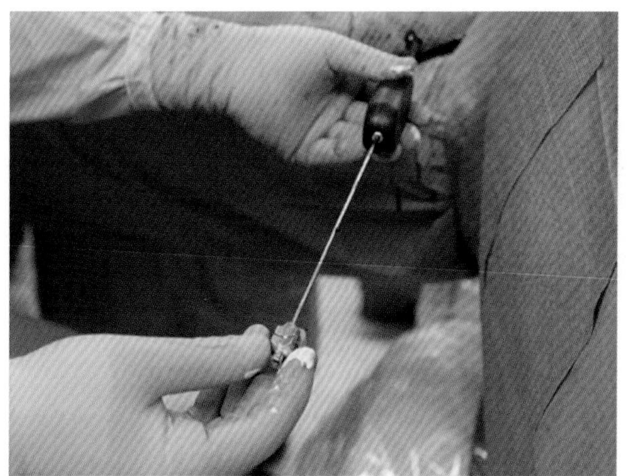

图 12.7 在空心螺钉中插入 Luer 锁套管，进行造影剂和骨水泥注入

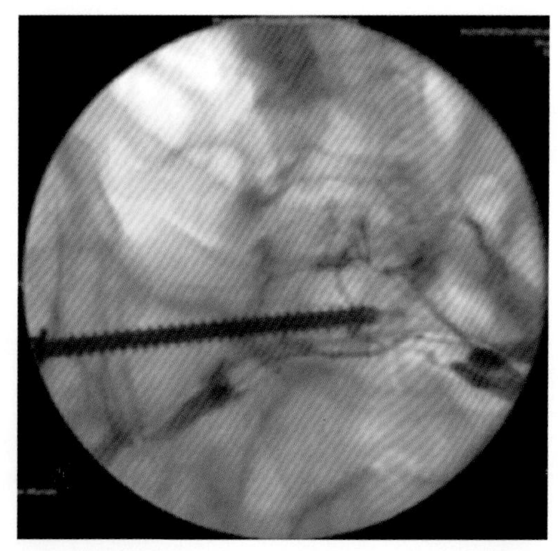

图 12.8 造影剂通过 Luer 套管注入。入口位透视显示规律排出的造影剂位于骶前静脉丛。如果通过骨折，可泄漏于骶前、椎管内或神经孔区域，不应进行骨水泥增强固定

在持续性透视监测下注入 2~3mL 骨水泥（图 12.9）。增加骨水泥，通过 Luer 锁套管，使用骨水泥注入器推入至骶骨（图 12.10，图 12.11）。最后通过术中透视检查螺钉增强固定（图 12.12，图 12.13）。

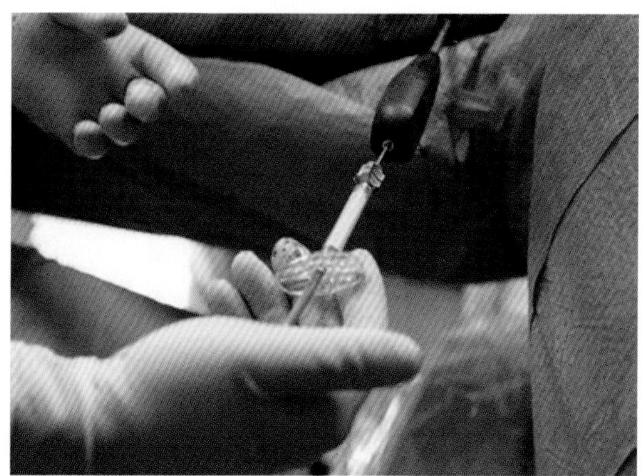

图 12.9 骨水泥注入骶 1 椎体，通过螺钉尖端的不同方向的侧孔实现骨水泥均匀分布。如果发现骨水泥渗漏，应停止注射骨水泥

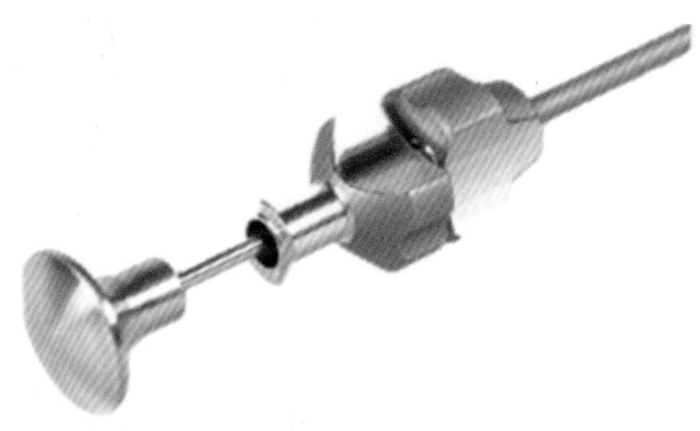

图 12.10 骨水泥注入器

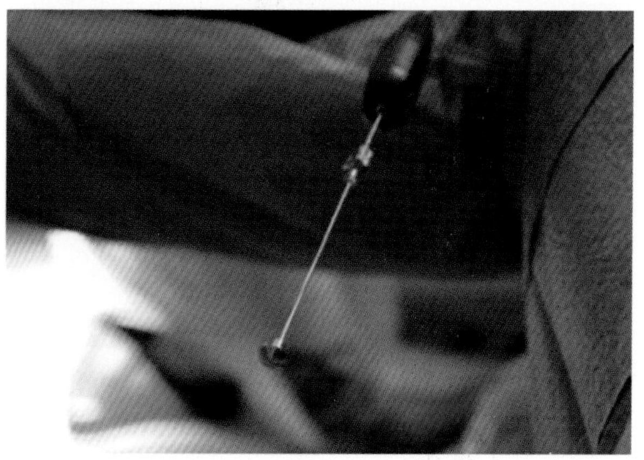

图 12.11 使用骨水泥注入器注入骨水泥

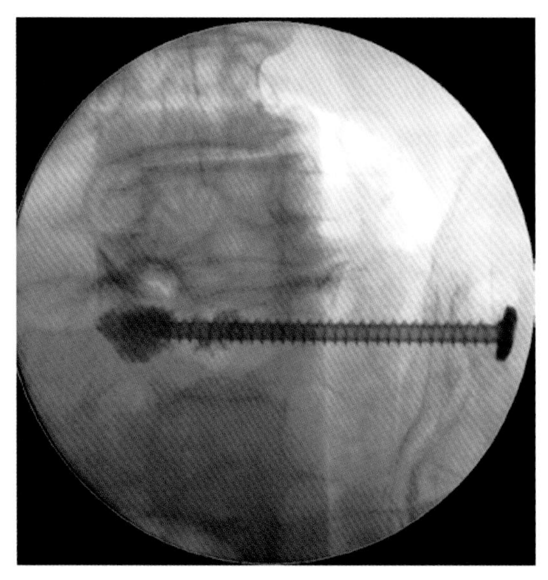

图 12.12　骶髂螺钉骨水泥增强固定，术中骨盆出口位视角显示骨水泥分布

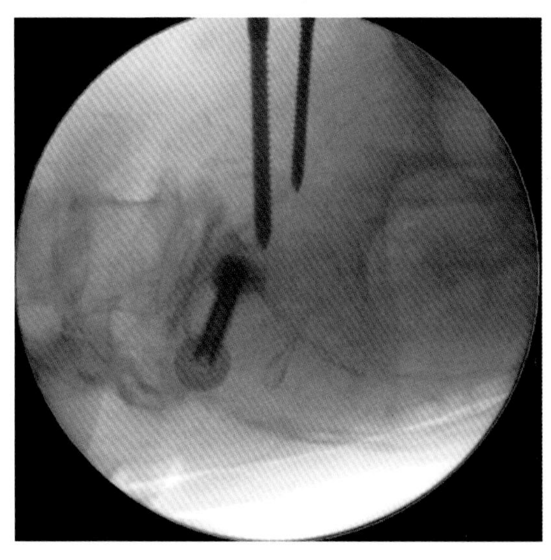

图 12.13　术中骶骨侧位视角显示骶髂螺钉骨水泥增强固定术骨水泥的分布，在这个视图上可以看到外固定支架的髋臼上 Schanz 螺钉的尖端

在双侧骶骨骨折的情况下，在对侧重复该过程。在骨盆前环骨折的情况下，可以与髋臼上的外固定支架结合使用（图 12.13）。强烈推荐积极预防血栓和术后超声监测下肢深静脉血栓。患者手术后可以立即完全负重，拐杖、助步器、治疗带和踏板练习可以用于加快康复。在随访期间应采取骨盆拍片，以确认骨折愈合情况，并排除螺钉松动或二次位移。

12.3　结　果

我们的第 1 组病例，12 例女性患者，没有并发症发生，患者视觉疼痛评分，从平均 8.2 分减少到 2.6 分[14]。另外 39 例患者显示出类似结果，存在 2 例螺钉松动。此外，未发表的体外试验结果表明骨水泥增强技术显著增加了螺钉尖端失效的周期数，但不影响整体结构的稳定性。

骶髂螺钉骨水泥增强术可能成为一种有效的微创手术，能有效减轻老年人群中骶骨功能不全骨折后的疼痛[15]。然而，扩大的、基于多中心的临床经验不足，几乎没有可用的置入物。为了证明我们良好的经验和效果，仍需要基于多中心的大规模研究。

（丛雨轩　译；庄　岩　审）

参考文献

请登录 www.wpcxa.com 下载中心查询或下载，或扫码阅读。

第 13 章 骶骨棒固定术

Alexander Hofmann，Pol Maria Rommens

13.1 引 言

不稳定骨盆脆性骨折（FFP）涉及骨盆后环（FFP 分型Ⅲ、Ⅳ型），多数有手术指征。在生理结构上，骶骨连接脊柱和骨盆，它处于从身体向腿部传递力量的关键位置。虽然 FFP 分型的不稳定程度不能与年轻人的创伤性骨盆骨折相比，但老年人的单侧或双侧骶骨翼不稳定骨折（FFP 类型Ⅲ c，Ⅳ b–c[1]），如果进行保守治疗，可能导致严重残疾和骨不连。因此，手术治疗的目的是通过稳定固定骨盆环来降低患者的疼痛水平，改善患者的预后功能。

骨折内固定方法的发展产生了许多的骨盆后环稳定的技术，它们在手术创伤性、生物力学稳定性、安全性和有效性方面各有所不同。然而，与非手术治疗相比，这些技术都具有明显优势和更好的结果。

经皮骶髂螺钉固定是年轻患者创伤性骶骨骨折和骶髂关节脱位最常用的固定技术之一[2]，这种方法的潜在适应证是无移位的骶骨 Denis Ⅰ区和Ⅱ区骶骨骨折[2–3]，手术过程可以在患者仰卧位或俯卧位进行。对于经验丰富的外科医生来说，即使是在多发创伤的情况下，骶髂螺钉固定可以安全快速地应用于骨折固定。然而，在骨质疏松症患者中，即使使用螺钉头下方的垫圈，也只能通过螺钉来实现骨折的适当加压。除复位质量和正确放置螺钉外，S1 螺钉固定的稳定性与骨密度直接相关。因此，在骨质疏松症患者中，此种方法较高的松动和失败率与患者骨质疏松相关，详细在第 11 章描述。为了防止此类并发症的发生，已有人提出采用不同的技术来改善螺钉的稳定性（骨水泥增强剂[4]）或减少骨折整体的不稳定性（附加腰盆固定）。本章总结了骶骨定位棒接骨的基本原理和手术技术，它提供了微创入路的优点，同时降低了植入物松动的风险。

13.2 基本原理和发展

所谓的加压髂 – 髂棒接骨术在过去经常被用于固定不稳定的骨盆损伤[5–6]。Marvin Tile[6]

A. Hofmann, M.D. (✉)
Department of Orthopaedics and Traumatology, University Medical Centre, Johannes Gutenberg-University, Langenbeckstr. 1, 55131 Mainz, Germany

Department of Traumatology and Orthopaedics, Westpfalz-Clinics Kaiserslautern, Hellmut-Hartert-Str. 1, 67655 Kaiserslautern, Germany
e-mail: Hofmann.Trauma-Surgery@gmx.net

P.M. Rommens, M.D.
Department of Orthopaedics and Traumatology, University Medical Centre, Johannes Gutenberg-University, Langenbeckstr. 1, 55131 Mainz, Germany

P.M. Rommens, A. Hofmann (eds.), *Fragility Fractures of the Pelvis*,
DOI 10.1007/978-3-319-66572-6_13

推广了这项技术，证明对具有良好骨质量的年轻人有效。在原来的技术中，在透视监控下，通过同侧髂骨后插入直径 6mm 全螺纹骶骨棒，向骶骨后推进，到达并穿过对侧髂骨后缘。将垫圈和螺母放在两侧的螺杆顶部（图 13.1a）。然而，临床实践表明，这种内植物存在一定的缺点。骨折区外棒的后偏心位置导致继发骨折移位和缺乏稳定性（图 13.1b,c）[7]。尤其是在双侧垂直不稳定的后环损伤（Tile's C3 型）中，存在早期稳定性丧失和骶髂关节脱位，使用这种技术，由于棒的位置在骶骨后，伤口并发症的发生率也很高 [7]。

这种方法的缺点已经被 Vanderschot 等 [8-11] 以及 Ehling[12] 等所报道并通过改变棒的位置来解决。在这种改良技术中，一根 6mm 的螺纹棒穿过髂骨后部并通过骶髂关节，通过骶 1 椎体的中心向对侧髂骨后部方置入（图 13.2a）。在棒的两端放置并拧紧垫圈和螺母，以对骶骨的垂直骨折线加压（图 13.2b），因此固定的稳定性并不依赖于骶骨本身的骨密度。这一技术的优势为，内植物在体内的中心位置，于骶 1 近 90° 的角度穿过骨折线（图 13.2b），以及由于防松动螺母使用，从而使内固定拔出和松动的风险大大降低。对于适应证的选择，如双侧骶骨翼纵向骨折（FFP Ⅳb），经骶骨棒固定提供了良好的结果 [8,12-13]。同时可以考虑附加骶髂螺钉以增加整体的稳定性（图 13.2c）。

13.3　术前计划

可行性的经骶骨通道是实施经骶骨棒固定术的基本前提条件（图 13.3a）。在骶椎的骶 1 椎体中，通道在骶前皮质、骶翼上皮质和椎间盘之间，以及椎管和 S1 神经孔的前皮质。相反，S1 螺钉可以斜向放置与骶骨的纵轴垂直，即从下后方通向 S1 椎体中心（图 13.2c），而 Mendel 等 [14-15] 与 Wagner 等 [16] 通过解剖学研究报道贯穿骶骨的通道直径非常有限。此外，骶骨解剖结构有很高的变异性，报道显示高达 35% 先天发育畸形 [17]。因此，S1 水平放置贯穿骶骨内植物的空间可能非常有限（图 13.3b）。虽然通道在 S2 水平常更好，但通过 S2 置入贯穿骶骨内植物的适应证仅限于极少数类型的 FFP[14-16]。这是由于双侧 FFP，通常于 S1 椎体下缘存在额外的水平骨折线（H 型和 U 型骨折 [18-19]）。因此，通过 S1 椎体贯穿植入的内植物不会有助于稳定不稳定的 S1 椎

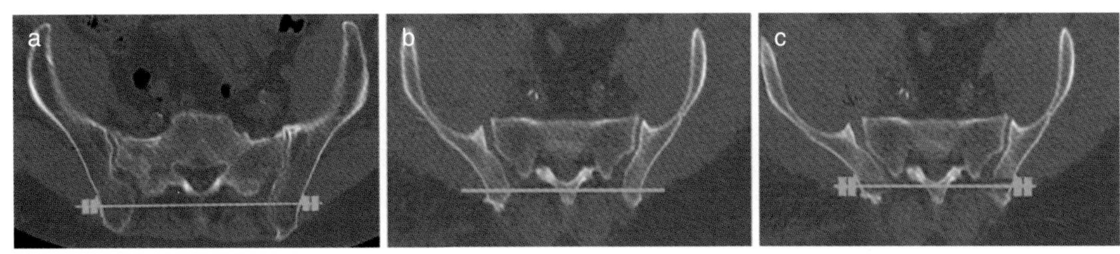

图 13.1　（a）骶骨后缘髂 – 髂骶骨棒接骨术的解剖位置。在这种方法中，使用垫圈和螺母来固定骨盆后环。（b）在不稳定的骨盆后环损伤中，由于棒的偏心位置，拧紧螺母可能导致复位丢失。（c）此外，骨质疏松患者骨棒的松动可能很快产生

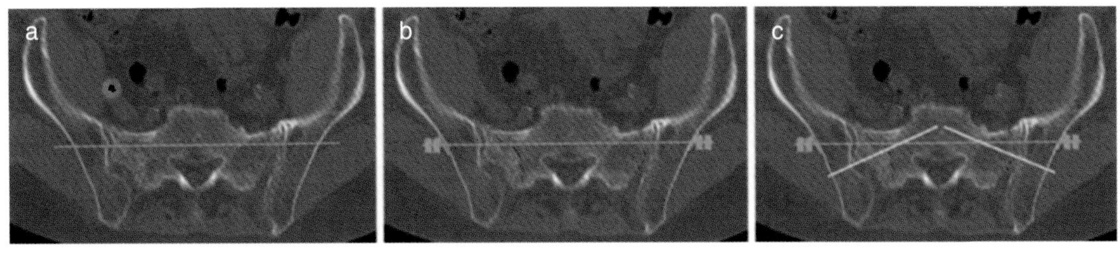

图 13.2　（a）S1 椎体中心内经骶骨棒的解剖位置。（b）内植物几乎垂直于骨折线，拧紧螺母可以在骨折线实现加压。（c）黄线表示骶髂螺钉的钉道轨迹

体，因为虽然 S1 椎体腰椎相连，但仍与骨盆分离[20]。

术前彻底分析骨折形态和经骶骨通道的形态是至关重要的。在 CT 扫描图像的水平面和冠状面多平面重建中测量经骶骨通道的宽度（图 13.4a~h）。通道必须提供足够的空间放置至少一枚 6mm 螺纹杆通过 S1 的中心。在没有水平骨折线的单侧和双侧骨折中，贯穿骶骨棒为骨折加压和作为独立内固定提供了足够的稳定性。在 H 型和 U 型骨折中，S1 骨折块可能需要附加的固定，以抵消作用于不稳定 S1 骨块片周围的旋转力。在这种情况下，可以考虑置入附加的（增强的）骶髂螺钉（图 13.4g,h）。

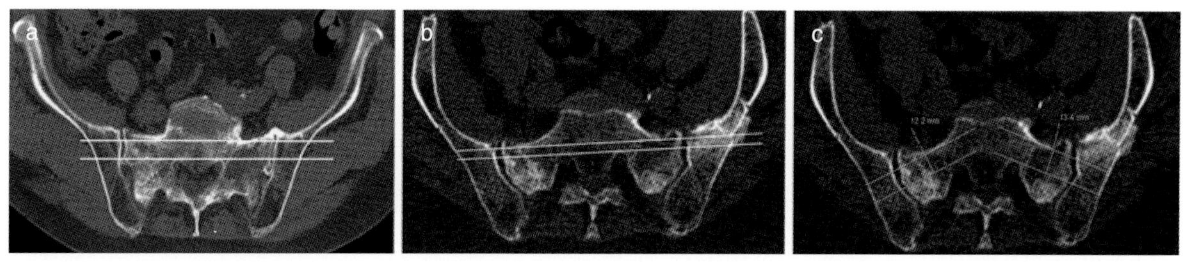

图 13.3　贯穿骶骨通道的评估。（a）水平位 CT 扫描显示经骶骨走廊有足够的宽度用于骶骨棒通过及固定。（b）另一病例显示了非常有限的经骶骨通道的宽度，在这里放置经骶骨棒可能是危险的。（c）在这种情况下，仍有足够的位置进行骶髂螺钉固定

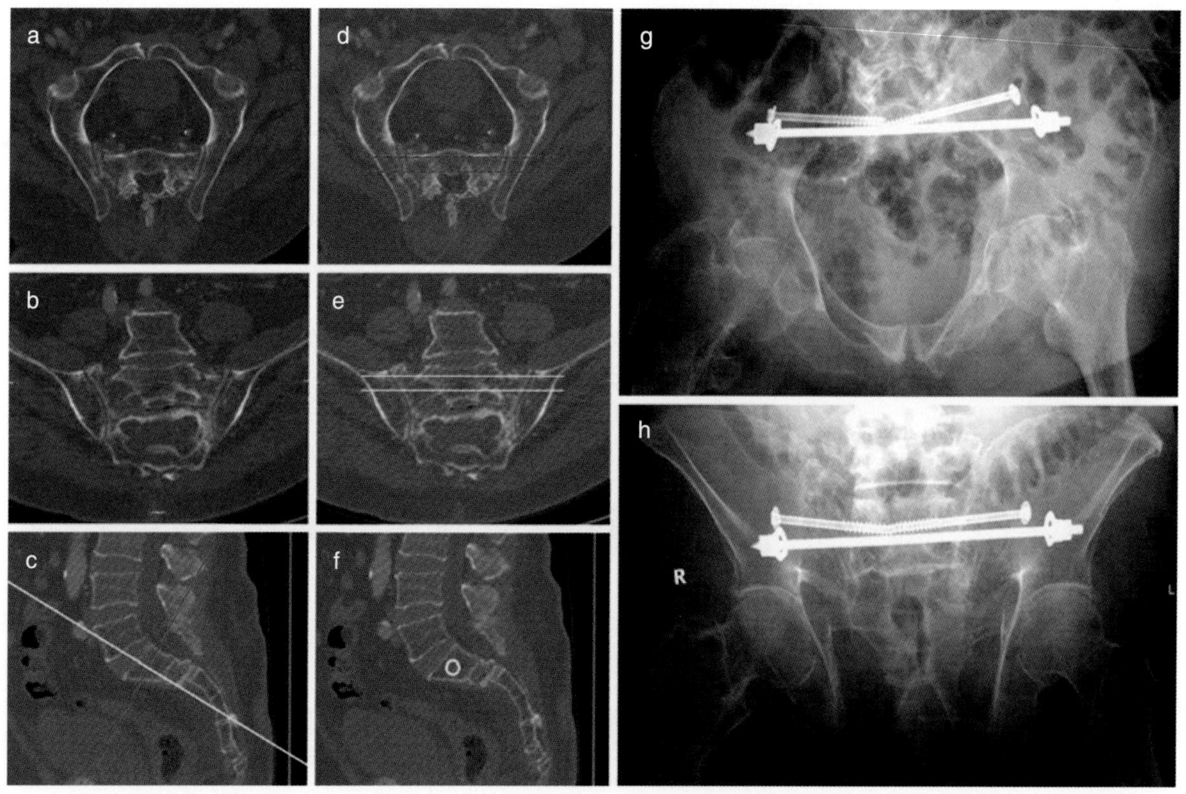

图 13.4　一例因前列腺癌进行骨盆后环放疗，导致 FFP Ⅳ b 型（H 型骶骨骨折）的 73 岁男性患者，术前对贯穿骶骨通道的评估。患者出现下腰部疼痛 5 个月，采用 CT 重建不同平面对贯穿骶骨通道进行分析，包括骨盆入口位（a，对应到红线 c）和骨盆出口位（b，对应到黄线 c）。（c）矢状面 CT 重建中各平面的定位。（d，e）S1 椎体水平的贯穿骶骨通道的宽度。（f）矢状位 CT 重建显示了 S1 椎体的中心位置，在所有 CT 重建图像中，三个平面均可见移位骨折，且 S1 不稳定骨块仍附着在椎体上，此外，在此类损伤中，S1 椎体下缘以下的水平断裂线清晰可见，因此低于 S1 水平的植入物不适合固定不稳定的 S1 骨块。（g~h）对应的术后入口、出口位图像，如图 13.4d,e 所示

13.4　手术技术

13.4.1　总　论

在最初的发展过程中，骶骨棒是一种非空心植入物，因为它最初是作为一种髂 – 髂 – 植入物发展起来的（图 13.5）。为了安全起见，外科医生必须熟悉骶骨复杂的放射学解剖学，由于老年人骨量减少和透视术中可见性受限，安全和充分的固定常常可能难以实现。

螺母放置并拧紧后，没有专门的设备将骶骨棒切割到一个合适的长度。为此，必须尽可能靠近螺母插入一个大的侧方切口，这就需要一个适当长度的皮肤切口（图 13.5e）。仅由于这个原因，患者必须俯卧位。

13.4.2　患者体位

在手术前，患者俯卧于可透视的碳纤维床上，手术前，可在前后位透视、入口位和出口位用 X 光透视识别骶骨的解剖标志（图 13.6）。如果可能，患者术前一天进行灌肠，以改善术中透视图像质量。

13.4.3　手术步骤

首先，在侧位透视中观察骶骨 [21]，用钳子或金属丝标记皮肤切口部位（图 13.6a），或者，也可以使用计算机导航系统。首先皮肤切口应该足够长，以允许以后用大力士裁剪骶骨棒。切开筋膜，用剪刀分开臀肌，将 2.8mm 钻丝的尖端放在 S1 椎体的透视图像中央，用钻孔金属钻头定位正确后用骨锤轻击，在透视监视下将髂骨一侧皮质穿透（图 13.6a）。为了防止骶翼前侧皮质意外穿透和 L5 神经根损伤，针尖必须始终位于髂骨皮质线的下方（图 13.6a）[21]。

随后在前后位（图 13.6b）、入口位（图 13.6c~d）和出口位（图 13.6e~f）中验证钻孔金属钻头的位置，在透视控制下，钻孔金属钻头小心地穿过骶髂关节、骶骨体并通过对面的骶髂关节（图 13.7）。在钻孔过程中可以感受到各自的骨质结构，在钻孔金属钻头尖端对侧做一个 3~4cm 长的皮肤切口，可以在皮下触及，钝性剥离暴露钻孔金属钻头的尖端，并用钳子固定，然后用 4.5mm 的空心钻头钻透皮质，然后取出。将 6mm 全螺纹骶骨棒（Depuy-Synthes 公司）在透视监控下小心地通过钻孔插入（图 13.7）。第一个垫圈、圆螺母和六角螺母放在对侧，棒的尖端应该比螺母稍微长一点。根据我们的经验，棒的尖端不会造成任何问题，因

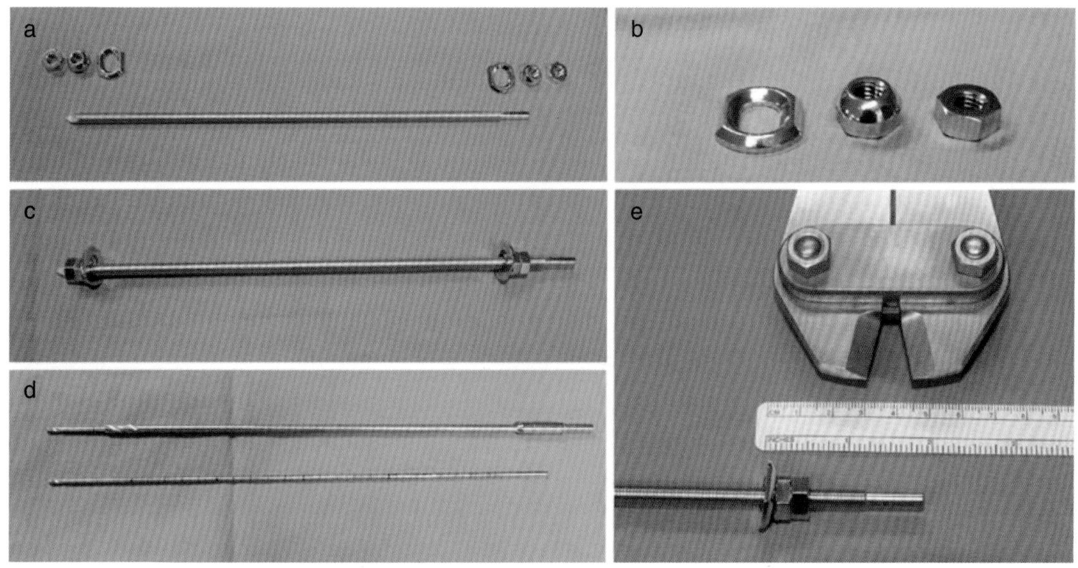

图 13.5　（a）直径 6mm 全螺纹骶骨棒用于骨折固定。（b）两端各有一个垫圈（左），一个圆螺母（中）和一个六角反螺母（右），用于达到并保持对骨盆后环的加压。（c）显示了连接状态下的骶骨棒。（d）插入骶骨棒准备钻孔设备，使用 2.8mm 钻丝（下）和 4.5mm 空心钻头（上）。（e）使用大力士将棒裁剪至合适长度

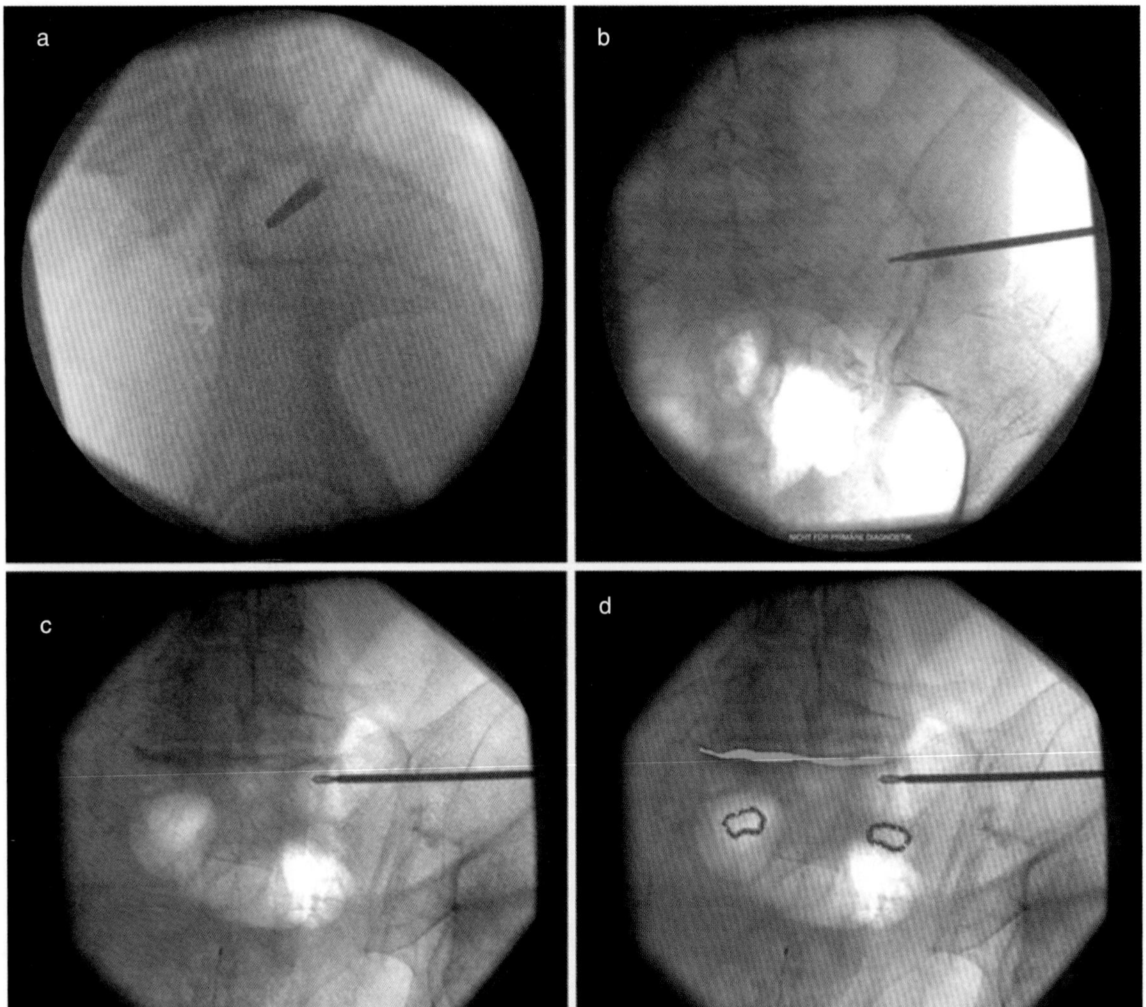

图 13.6　放置经骶骨金属钻的关键步骤。（a）在侧位视图中，确定 S1 椎体的中心，并将金属钻尖端放置在中心位置，经骶骨位置必须位于髂骨骨皮质的下方（绿色箭头），以防止 L5 神经根的损伤。随后，在透视正位检查钻头的位置。（b）骨盆出口位。（c）骨盆入口位。（e）透视时，解剖结构必须得到重视。（d）S1 神经孔（红色），S1 终板（绿色）。（f）椎管（红色）和 S1 的前皮质（绿色）

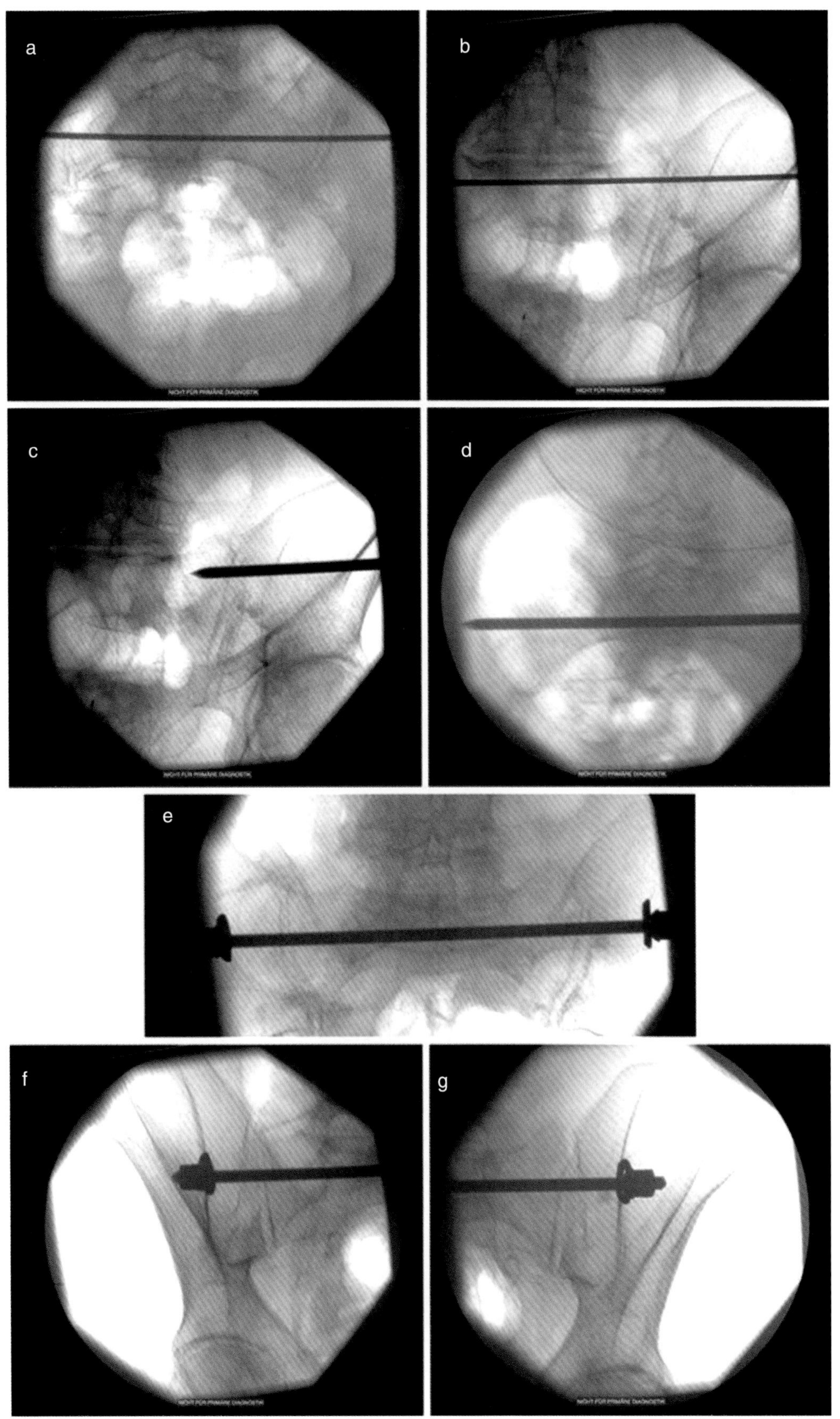

图 13.7　插入经骶骨棒。金属钻头进入后（a，入口位透视图片；b，出口位透视图片），使用 4.5mm 空心钻头（如图所示）形成一个通道。由于棒不是空心的，金属钻头必须被移除，在透视监控（c~d）下，通过所钻的通道插入骶骨棒。垫圈和螺母的放置和拧紧如正文所述（e~g）

为它在臀肌下的较深位置，在垫圈与后髂骨的外皮层紧密接触之前，将棒回抽，随后将第二垫圈和第二圆螺母放置在同侧，通过拧紧第二圆螺母并用螺丝扳手将螺母固定在对侧来加压。最后，第二个防松螺母用于封住第二个圆螺母。棒的突出端使用大力士钳切割，两处伤口都冲洗干净，层层闭合。患者被转回仰卧位，如有必要，这时可以处理骨盆前环损伤。

13.4.4 陷 阱

用大力士裁剪棒材导致棒材末端的变形，使螺母难以移除（图 13.8）。因此，棒应该只在一边切割，以便在必要的情况下以后可以取出内固定。为此，在对侧去除螺母，用螺丝扳手将同侧的防松螺母旋回，将杆拆下。

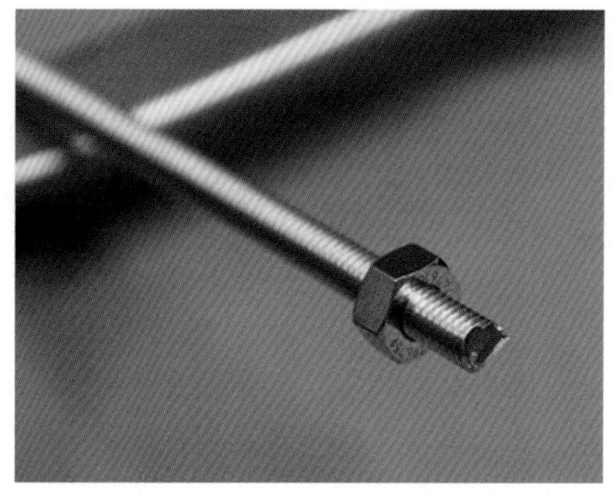

图 13.8 用大力士裁剪棒材会导致棒材末端产生变形，使棒材以后难以取出

13.5 术后处理

骶骨棒固定后，患者通常可在全负重下活动，但是，手术后的方案制定要根据患者的身体情况具体决定（图 13.9~ 图 13.11）。

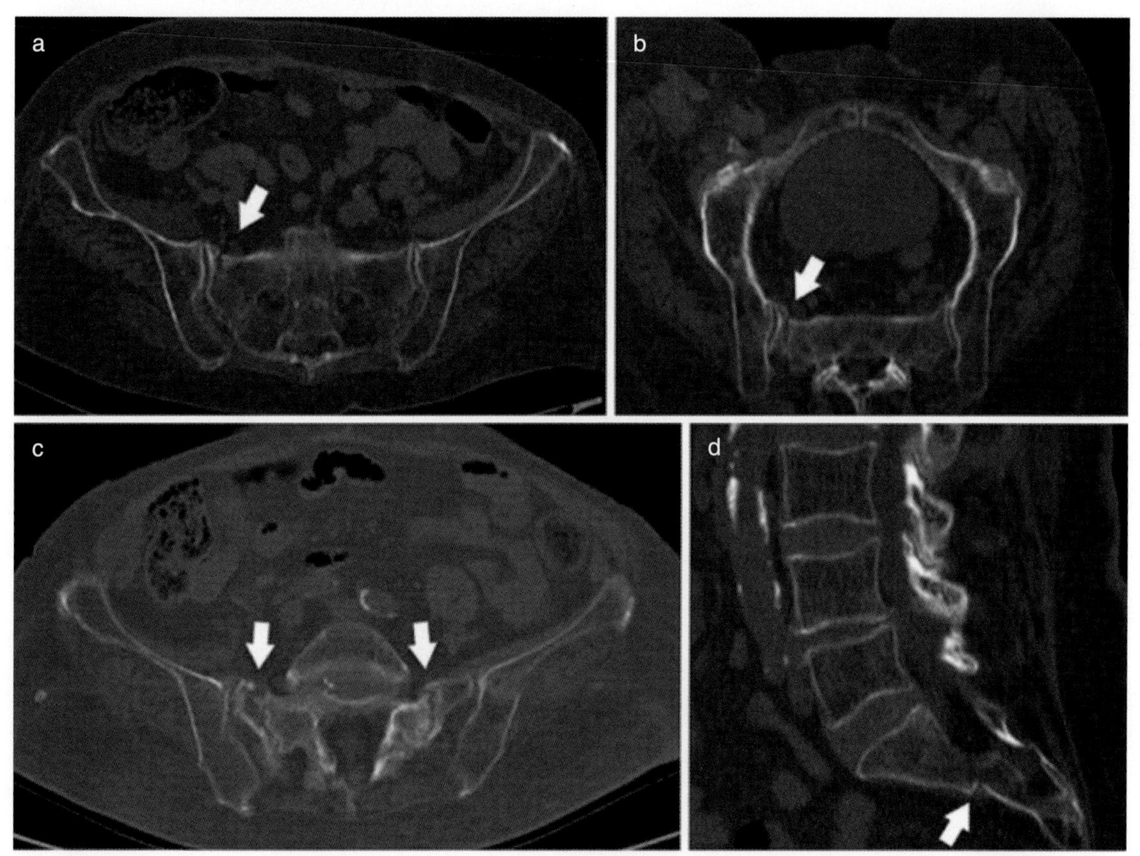

图 13.9 87 岁女性患者，低能量摔倒后致右侧骶骨翼骨折，无移位。（a）骶骨横断面 CT 重建和（b）根据骨盆入口位平面 CT 重建显示骶骨翼部坎插（箭头），进行非手术治疗。由于下背部持续疼痛，随访 3 个月后再次进行 CT 扫描，骨盆环持续塌陷，为 FFP 分型Ⅳ b 损伤。（c）CT 横切面显示双侧骶骨翼骨折（箭头）。（d）矢状面 CT 重建显示 H 型骨折的水平骨折线（箭头），骨盆前环没有骨折，使用经骶骨棒固定骶骨骨折，患者在完全负重下活动。（e）骨盆前后位平片。（f）骨盆出口位片。（g）术后 1 年骨盆入口位 X 线片

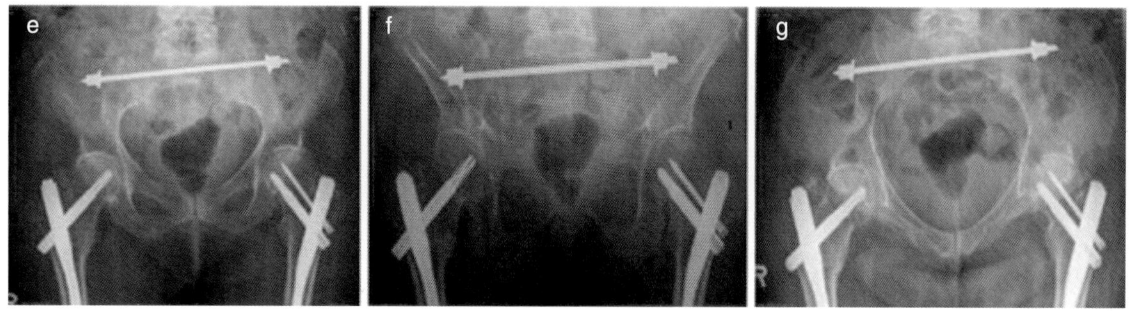

图 13.9（续）

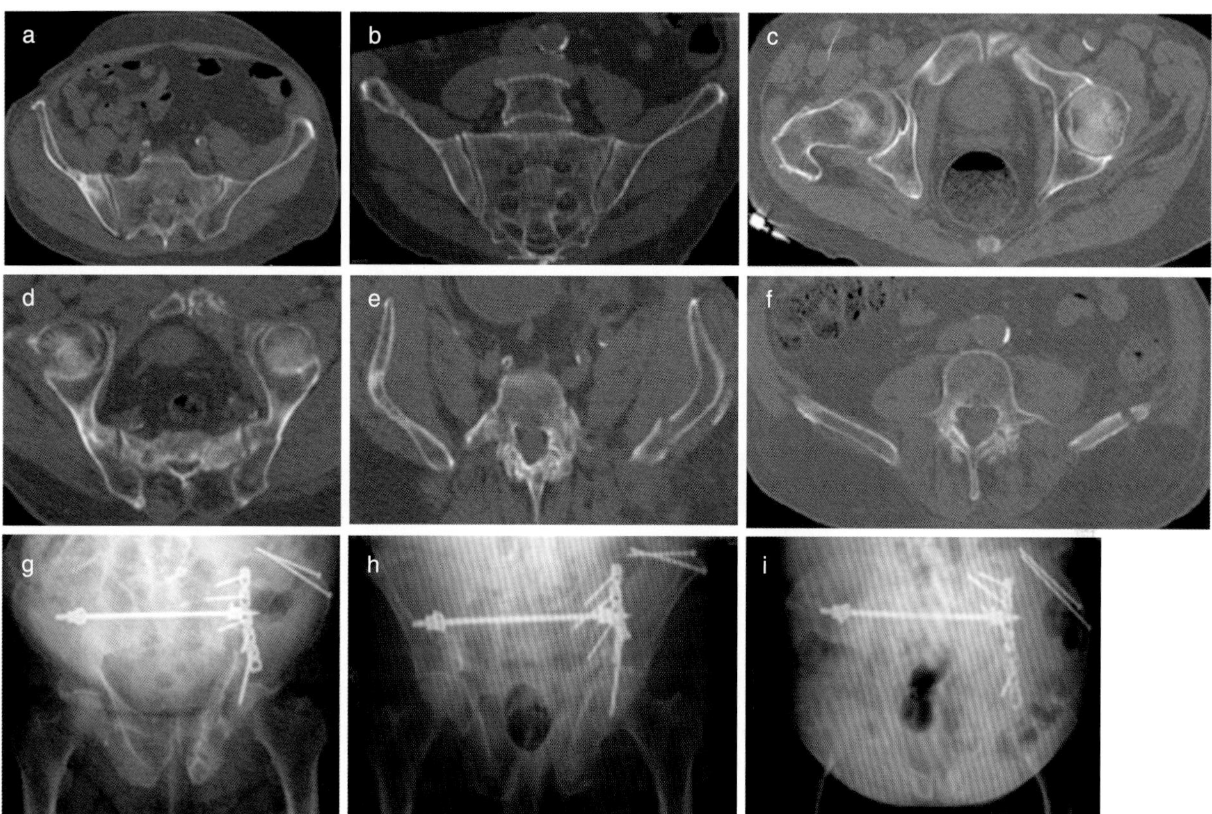

图 13.10　一例 87 岁的女性患者进行了 CT 扫描，患者主要症状为下腰部疼痛，在近 6 周内疼痛加重，无外伤史，发现左侧无移位的骶骨翼骨折，为 FFP 分型Ⅱ b。（a~c）有代表性的 CT 横切面和（b）冠状面 CT 重建显示骶骨翼有一点坎插骨折以及左侧的耻骨骨折。治疗方式为非手术治疗，服用止痛药并在可耐受情况下下床活动。4 周后，由于疼痛加重，再次进行 CT 扫描，由于剧烈的疼痛，患者再也不能下床活动。（d~f）典型的 CT 横切面显示骨盆环塌陷的加重，包括两侧骶翼骨折和左侧髂骨骨折，为 FFP 分型Ⅱ c 损伤。由于骨盆环塌陷，需要手术治疗，骶翼骨折采用经骶棒固定，髂骨骨折经髂腹股沟入路第一窗复位并固定，使用长拉力螺钉和接骨板固定。由于严重的皮肤状况和皮炎，骨盆前环未被处理。患者在完全负重下活动，恢复了以前的活动水平。（g）骨盆前后位平片。（h）骨盆出口位 X 线片。（i）术后 6 周骨盆入口位 X 线片

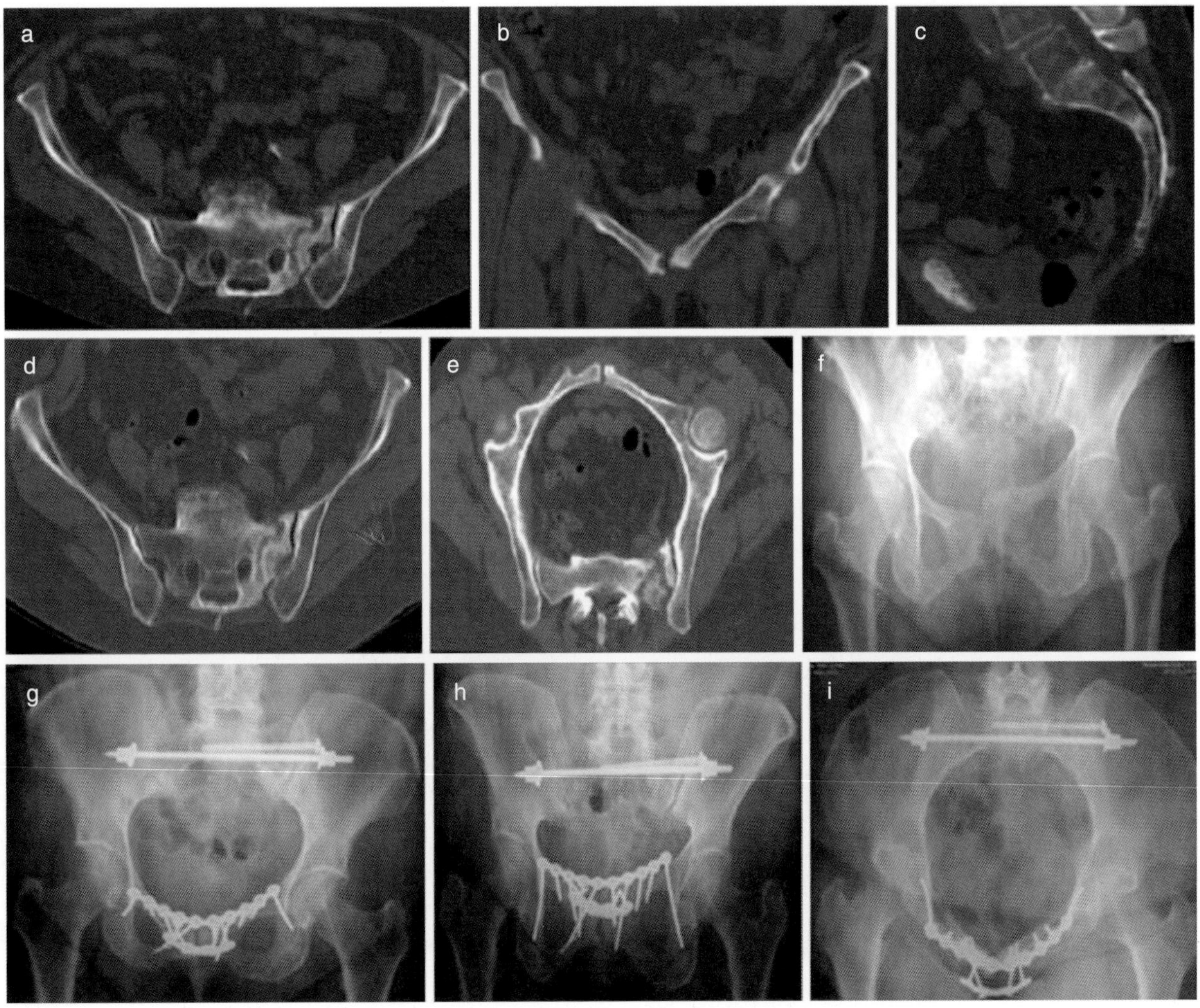

图 13.11 一例 77 岁女性患者，无外伤史，因下腰部严重疼痛，行具有代表性的横断面（a）、冠状面（b）和矢状面（c）CT 重建，显示左侧骶翼完全骨折。（a）放射学提示不稳定。（b）根据 FFP 分型为Ⅱ c 损伤，骶骨无横向骨折（c）。尽管在该病例中可以看到手术固定的指征，但患者拒绝手术治疗。（d）3 个月后，患者行走时腹股沟疼痛加重，行骶骨 CT 平扫，没有显示任何变化。然而，骨盆入口位的 CT 重建（e）显示骶骨中有新的骨折线，单腿站立骨盆平片（f）显示耻骨联合的不稳定。采用经骶骨棒和骶髂螺钉固定骶骨，并采用双钢板固定耻骨联合。（g）骨盆前后位平片。（h）骨盆出口位 X 线片。（i）术后 2 个月骨盆入口 X 线片

13.6 结 果

骶骨棒固定术是一种简单、直接的骨盆后环损伤固定方法。然而，关于其临床应用的证据仍然很少。表 13.1 总结了目前有关老年人经骶骨棒接骨术的文献结果。这 3 项研究表明，不稳定骨盆脆性骨折早期固定后疼痛、需要止痛药物和功能均有显著改善，并发症发生率很低，然而，这种微创固定不稳定骨盆脆性骨折的重要性还需要进一步的研究。

13.7 总 结

在不稳定骨盆脆性骨折治疗中，骶骨棒固定对骶骨不全骨折是一种很有效的治疗方法。骨折块间加压，固定的稳定性不依赖于松质骨骨密度。为了防止可能的并发症，必须对经骶骨通道进行全面的术前计划和分析，如果操作正确，这种微创方法是安全有效的。

（付亚辉 译；张 堃 审）

表 13.1　对文献数据库进行查新后发现，只有 3 项关于老年人经骶骨棒接骨术的研究

	例数	平均年龄（岁）	性别（女 / 男）	随访时间（月）	并发症	结果（术前 / 随访）
Sciubba 等（2007）[22]	1	76	女	6	—	视觉模拟评分法 VAS: 6~8/10/1~2/10
Vanderschot 等（2009）[8]	19	71.7（57~82）	15/4	9（3~24.5）	n=2 血肿	视觉模拟评分法 VAS:（0~100mm）/ 67.8/100 mm/23.2/ 100mm 麻醉性镇痛药：n=15/n=1 非甾体抗炎药：n=2/n=3 术后随访日常生活改善
Mehling 等（2012）[12]	11	73（54~86）	9/2	14（3~43）	n = 1 暂时性 L5 根麻痹	Rommens/Hessmann 评分[23] n=2 优 n=5 好 n=4 一般 德国多中心骨盆研究 Group-Score[24~25] n=2 优 n=5 好 n=4 一般 – 骨盆后环骨折全部愈合

参考文献

请登录 www.wpcxa.com 下载中心查询或下载，或扫码阅读。

第 14 章 桥接钢板固定技术

Thomas Hockertz

14.1 引 言

后路桥接钢板内固定术是一种成熟稳定的技术，已在 20 世纪 90 年代用于高能量骨盆后环骨折 [1-2]。在最初的技术中，一块重建钢板围绕髂后上棘附近的髂骨后嵴预弯并固定于骶骨后方（图 14.1）。此后，人们对钢板置入进行了一些改进。在一种改进中，在靠近髂后上棘的髂后翼中预先钻出两个隧道，将一个预弯的经髂骨钢板放置在骶骨后面。钢板的两端通过隧道插入并与髂骨紧密接触。这可以防止钢板影响臀部区域皮肤下方的软组织(图 14.2)[1]。在类似的技术中，对髂后上棘和骶骨进行截骨术，并去除具有钢板宽度的骨块。插入钢板后，重新插入骨块并用小螺钉固定(图 14.3a，b)[3]。钢板也可以在更远处的髂后下棘下方的切口插入。这种远端钢板位置的优点是植入物非常靠近骶骨的后皮质。长螺钉可以通过两侧的两个边缘板孔插入。一枚螺钉向前平行于骶髂关节，另一枚螺钉向上平行于髂嵴（图 14.4）。角稳定钢板也可用于相同位置（图 14.5）[4]。

在一项比较生物力学研究中，Albert 等证明经髂骨板固定的强度与用一根或两根固定经髂骨的骶骨杆固定的强度相同。如果应用于固定损伤的骶髂关节，考虑到前部损伤减少并适当固定，经髂骨钢板固定可恢复足够的稳定性 [1]。最近，角稳定预弯钢板已用于老年 FFP 患者(图 14.6)[5]。与非角稳定钢板相比，它们在骨盆后环产生了更高的固定强度 [6]。在所有技术中，都使用在两个髂后上棘处有两个小切口的微创入路（参见第 14.3 节）。

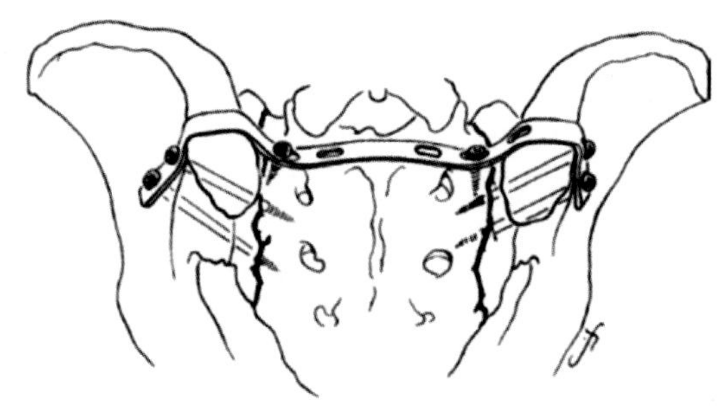

图 14.1 后路桥接钢板图，预弯钢板围绕后髂嵴。在每一侧有两枚较长的螺钉穿过髂骶关节并终止于骶骨翼。一枚额外的螺钉从后部直接钻入骶骨（引自 Kellam 等 [2]）

14.2 适应证

MRI 显示单侧或双侧骶骨不全骨折或即将发生的不全骨折伴严重背痛和骨水肿时，可使用经髂骨锁定加压钢板进行稳定。进一步

T. Hockertz
Department of Orthopedics, Sports and Trauma Surgery, Clinical Center Wölfenbüttel,
Alter Weg 80, 38302 Wolfenbüttel, Germany
e-mail: Thomas.Hockertz@klinikum-wolfenbuettel.de

P.M. Rommens, A. Hofmann (eds.), *Fragility Fractures of the Pelvis*,
DOI 10.1007/978-3-319-66572-6_14

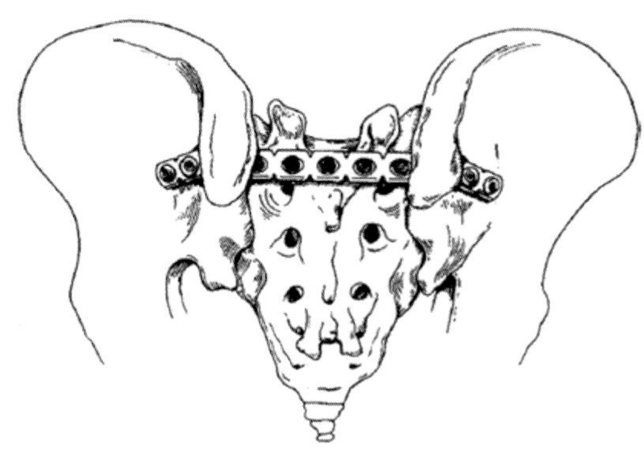

图 14.2　后路桥接钢板图。钢板两端穿过髂骨后部靠近髂嵴的隧道。预弯的经髂骨钢板放置在骶骨的后面。钢板的两端与后髂骨紧密接触（引自 Albert 等 [1]）

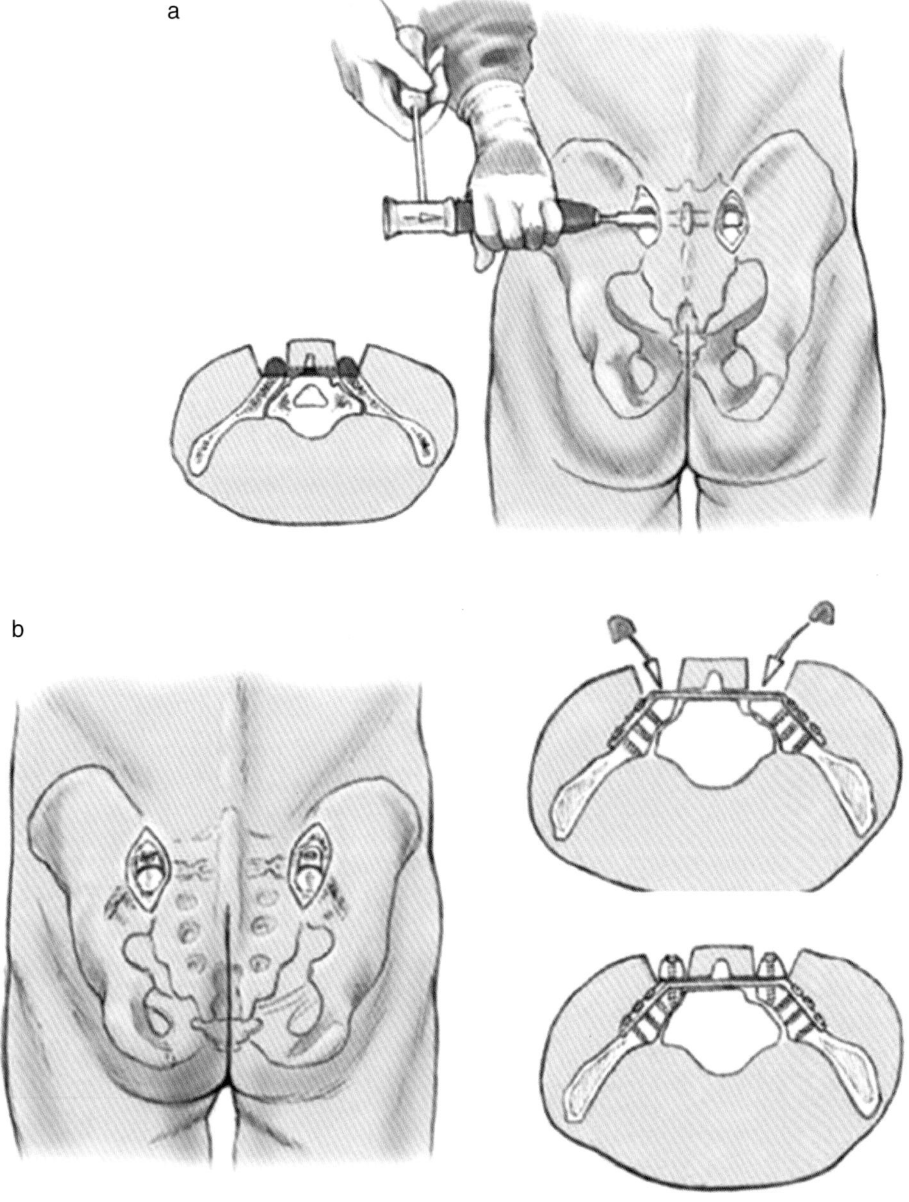

图 14.3　（a）后路桥接钢板图。髂后嵴间皮下隧道的制备。对髂后上棘和骶骨棘突进行截骨术，并从髂嵴上移除具有钢板宽度的骨块。（b）插入与骶骨和髂骨后部紧密接触的预弯钢板。钢板固定后，髂骨嵴的截骨块被重新插入并用小螺钉固定（引自 Dolati 等 [3]）

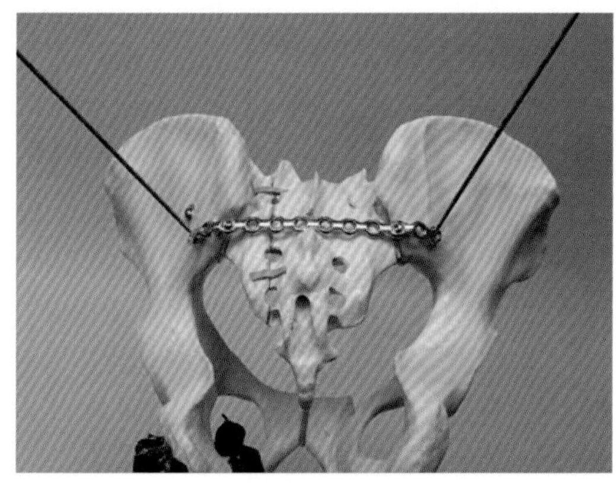

图 14.4　骨盆环损伤人工模型。左侧经椎间孔后部骨折，右侧耻骨前部骨折。从后面看，在骶骨后面，髂后下棘下方放置一个桥接钢板。钢板的两个边缘都预弯曲，以最佳方式固定在坐骨大切迹上方的髂骨后部

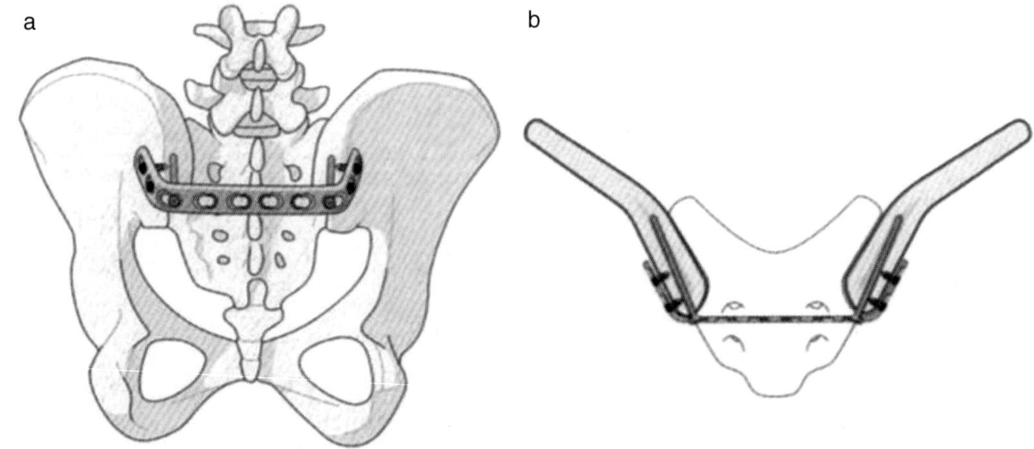

图 14.5　(a) 放置在骶骨后方、髂后下棘下方的角度稳定钢板。(b) 长螺钉可通过位于髂骨嵴上方的孔使用（引自 Wagner 和 Frigg[4]）

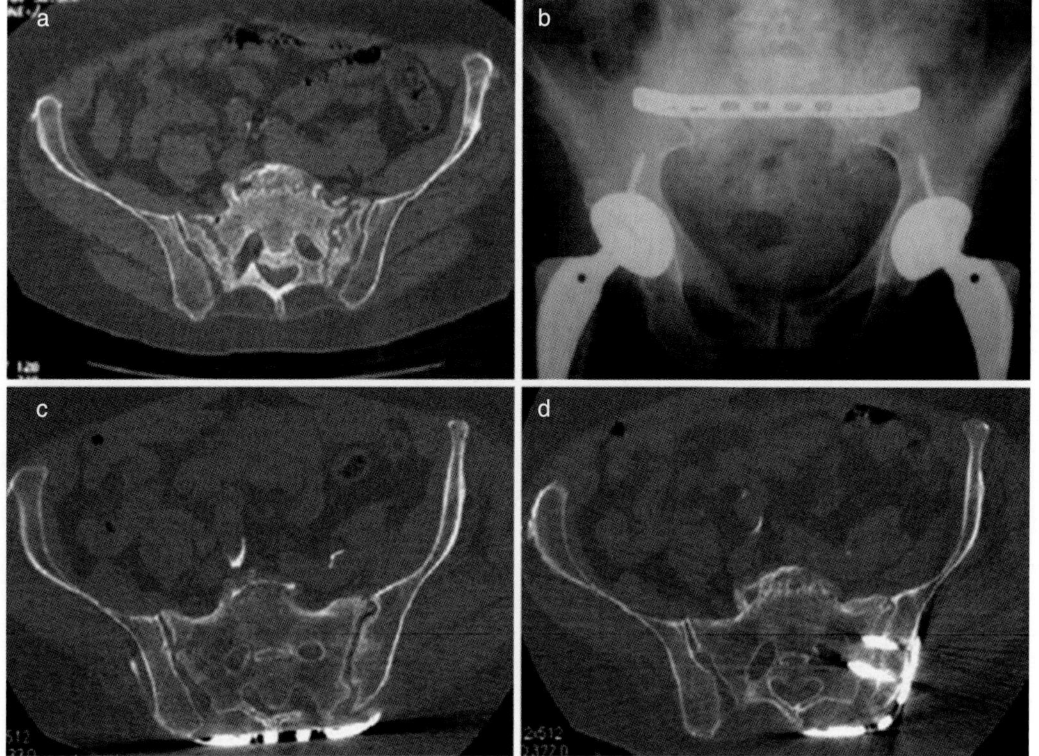

图 14.6　82 岁女性患者，双侧骶骨翼骨折（FFP Ⅳ b 型）。(a) 骨盆后环的横向 CT 重建显示双侧骶骨骨折伴骨吸收区域。(b) 后路桥接钢板固定骨盆术后 1 年，右侧耻骨支骨折未经手术治疗现已愈合，(c，d) 横向 CT 重建显示两个骶骨翼骨折完全愈合

的适应证表现为骨盆后环和（或）前环的创伤或疼痛不愈合。通常，骨盆前环轻微脱位的骨折通过背侧钢板稳定固定，以实现骨愈合（图 14.7）。额外的前部稳定指征是骨盆后环损伤合并严重的前部骨折脱位或耻骨联合断裂。在这些情况下，通过 Pfannenstiel 切口和 Stoppa 入路进行前钢板稳定（图 14.8）。

14.3　手术技术

患者俯卧位在透视床上，最好是碳纤维床。在无菌铺巾之前，检查制作骨盆正位、入口位和出口位 X 线片，以控制图像质量和识别最重要的标志（参见第 11.5 节），包括下腰椎在内的整个臀部区域可被透视。在单次注射

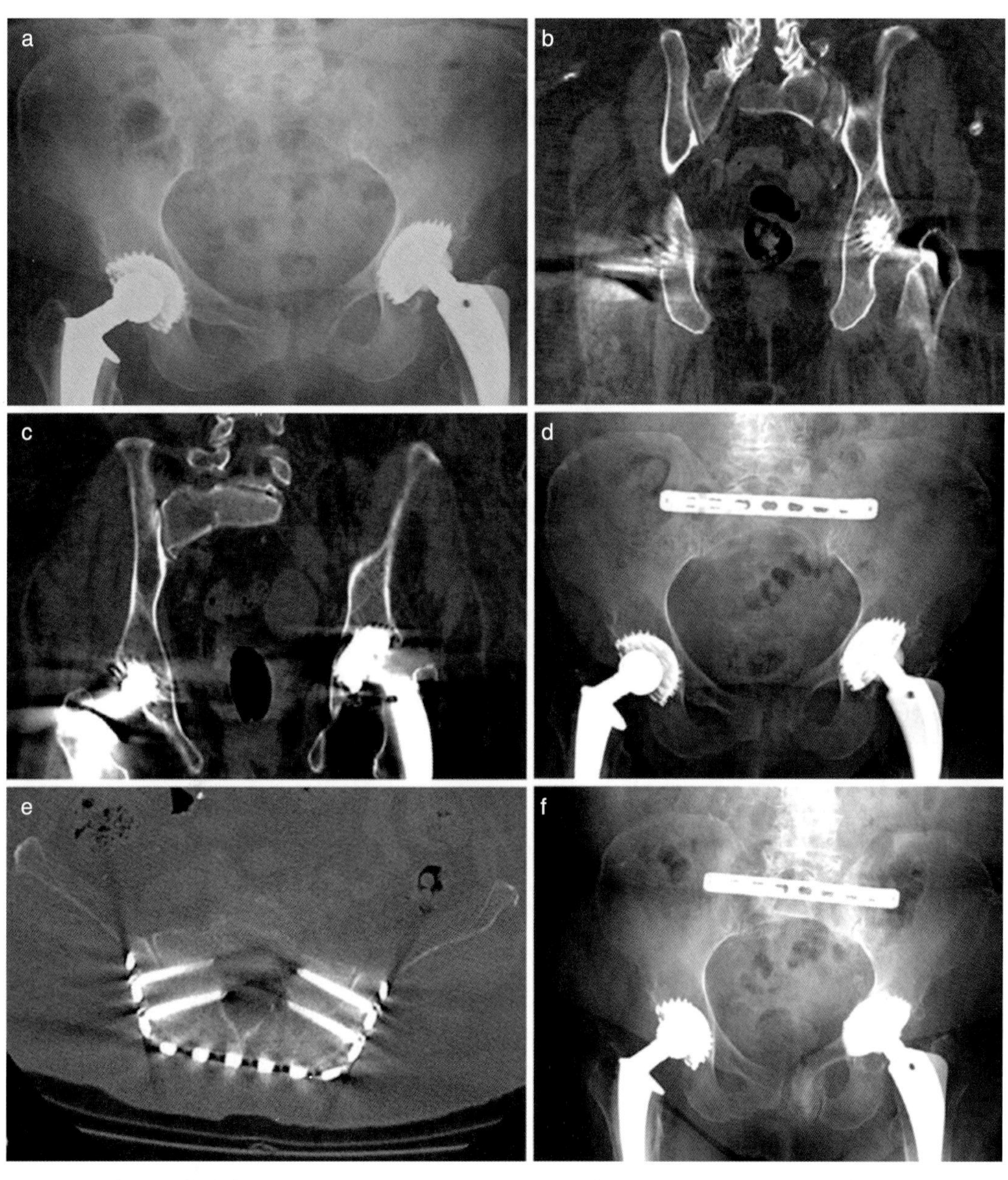

图 14.7　一例 77 岁女性患者在家跌倒 3 周后出现固定疼痛。患者已经进行了双侧全髋关节假体置换。（a）前后位骨盆 X 线片显示左侧耻骨轻微移位骨折。（b, c）冠状 CT 重建显示左侧和右侧骶骨翼骨折。（d）角稳定后路桥接钢板内固定外科治疗。骨盆前环的骨折没有得到解决。（e）CT 示骨盆后环钢板与骶骨和髂骨后皮质之间紧密接触。在两侧，两枚较长的螺钉穿过髂骶关节并终止于骶翼。（f）手术治疗一年半后的前后位骨盆 X 线片示骨折愈合。患者无症状，可独立进行日常活动

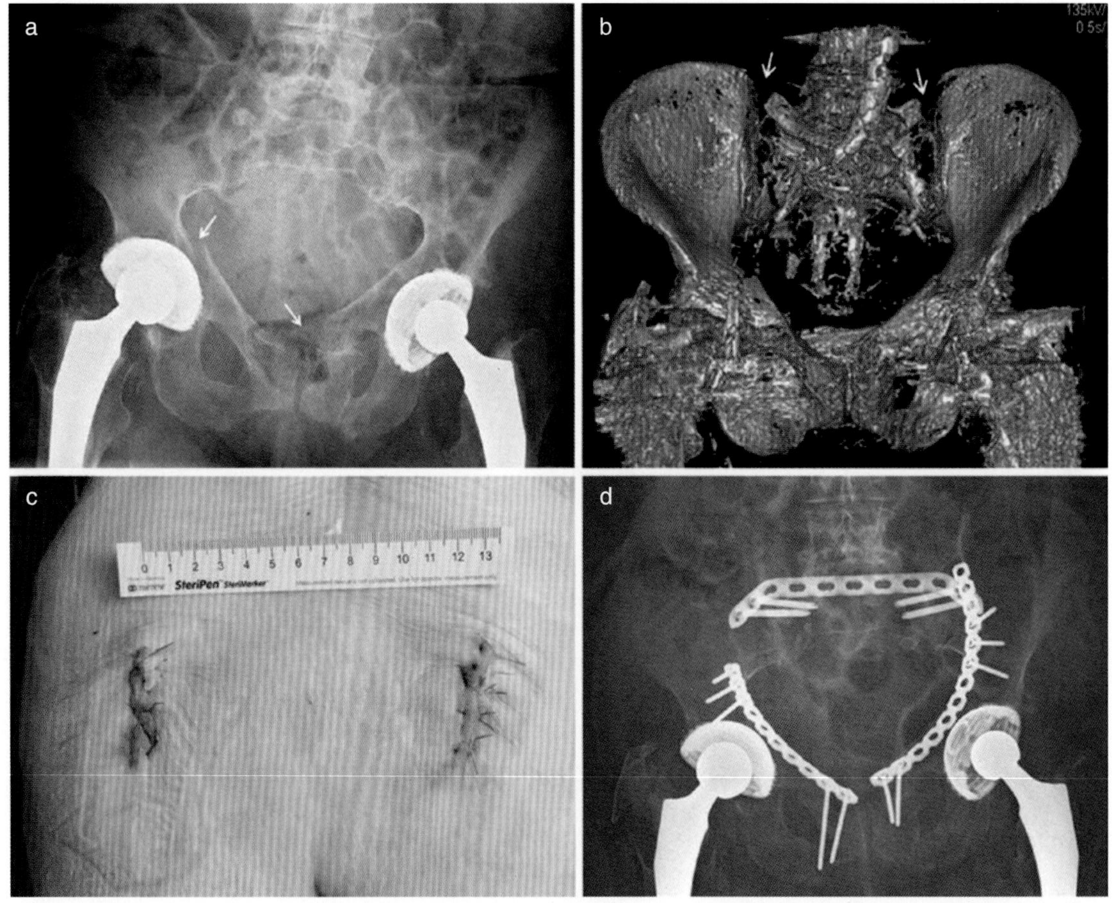

图 14.8 一例 88 岁女性，在养老院跌倒后入院。（a）骨盆前后位 X 线片示右侧髋臼假体周围骨折，左侧耻骨移位骨折（白色箭头）。患者接受了双侧全髋关节置换术。（b）骨盆环的 3D-CT 重建显示骨盆后环严重骨质疏松，伴有双侧骶翼骨折（白色箭头）。（c）手术治疗前后环不稳定性。后桥接钢板可以通过靠近髂后嵴的两个小切口插入。（d）术后 5 个月骨盆前后位概览。后路骨盆环用桥接钢板和 4 枚角稳定螺钉固定到骶骨。通过改良 Stoppa 入路插入两个重建钢板治疗双侧骨盆前环不稳定。患者能生活自理，可进行日常活动

抗生素预防后，在髂后上棘外侧做两个长度为 4~5cm 的垂直皮肤切口。在解剖皮下组织后，显露臀大肌和胸腰椎筋膜。识别和固定筋膜非常重要，以确保钢板插入筋膜下，从而能够在手术结束时关闭植入钢板上方的筋膜。用凿子从髂后棘和髂骨后外侧切开肌肉，并准备一条通向对侧的筋膜下通道。对于瘦弱患者，必须用咬骨钳切除部分髂后嵴，以使钢板插入更深，从而避免术后软组织并发症。

使用带有 10~12 个孔的锁定加压钢板，并在第三个接骨板孔的两端弯曲约 55° ~60° 。弯曲后，将 LCP 滑动插入通道并进入准备好的凹槽中，并轴向旋转 180° （图 14.9）。

验证钢板的筋膜下插入非常重要。目前通过前后位、入口位和出口位 X 线片验证钢板的

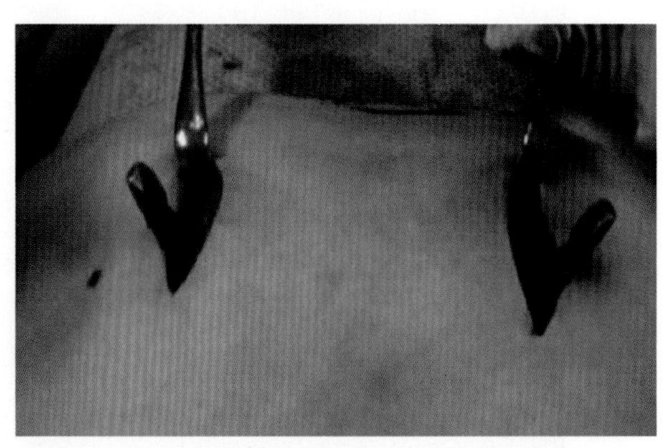

图 14.9 角稳定桥接钢板的插入。髂后上外侧的两个垂直切口。将预弯板插入通道，在两个切口之间的筋膜下方形成。然后将钢板绕其纵轴旋转 180° ，使钢板末端与髂骨后部良好贴合

定位。钢板在每个髂骨后部用 4.5mm 长度 65~85mm 的皮质骨螺钉固定（图 14.5）。长螺钉将钢板紧紧地推到髂骨后部。将锁定螺钉

连续地放置在钢板的两个弯曲端上的第一和第二螺孔中。因此，可能需要额外的穿刺切口。预钻孔通过三个皮质（髂骨后部和骶骨外侧的内外皮质）进行。已经定位的皮质螺钉可能会妨碍钻孔。在这种情况下，钢板用单皮质锁定螺钉固定。随后，取出皮质螺钉，用 45~60mm 的锁定螺钉替换单皮质锁定螺钉。

锁定螺钉的长度取决于螺钉是否应该在骶骨前或在骶骨中结束。足够的软组织覆盖对于骨盆后环桥接钢板接骨的成功至关重要。因此，胸腰椎筋膜和臀肌筋膜在插入的钢板上紧密闭合，然后进行皮下和皮肤缝合。可以在适应疼痛下立即完全负重；然而，必须对血栓进行医学预防。除非存在与植入钢板相关的不适，否则通常不需要移除植入钢板。

14.4　结果和经验

Krappinger 等在 2007 年描述了一系列 31 例高能量 C 型损伤的患者，采用后路非角度稳定桥接经髂骨钢板手术治疗，平均随访 20 个月。23 例患者中有 2 例（8.7%）有复位丢失[6]。

Ayoub 等于 2016 年发表了一系列 42 例高能 C 型骨盆环损伤患者的研究报告，他们接受了独立的后路经髂骨桥接钢板手术治疗，平均随访时间为 22 个月，均有足够的稳定性和良好的复位。作者认为该手术操作简单，切口小，手术时间短，放射暴露少，医源性损伤少。未见继发性脱位的报道[7]。

关于 FFP 患者使用角度稳定后路桥接钢板的数据很少[5]。在 8 年的时间里（2007—2015），我们用后路桥接锁定加压钢板治疗了 55 例骶骨脆性骨折患者（图 14.10）。患者的平均年龄为 76 岁（60~99 岁）。49 例患者为女性，6 例为男性，女性 / 男性比例为 8.2/1，无神经血管并发症。仅有 1 例患者有深部伤口感染（1.8%）。在这种情况下，我们不得不移除植入物钢板。所有其他患者都可以在手术后立即进行疼痛适应负重活动。

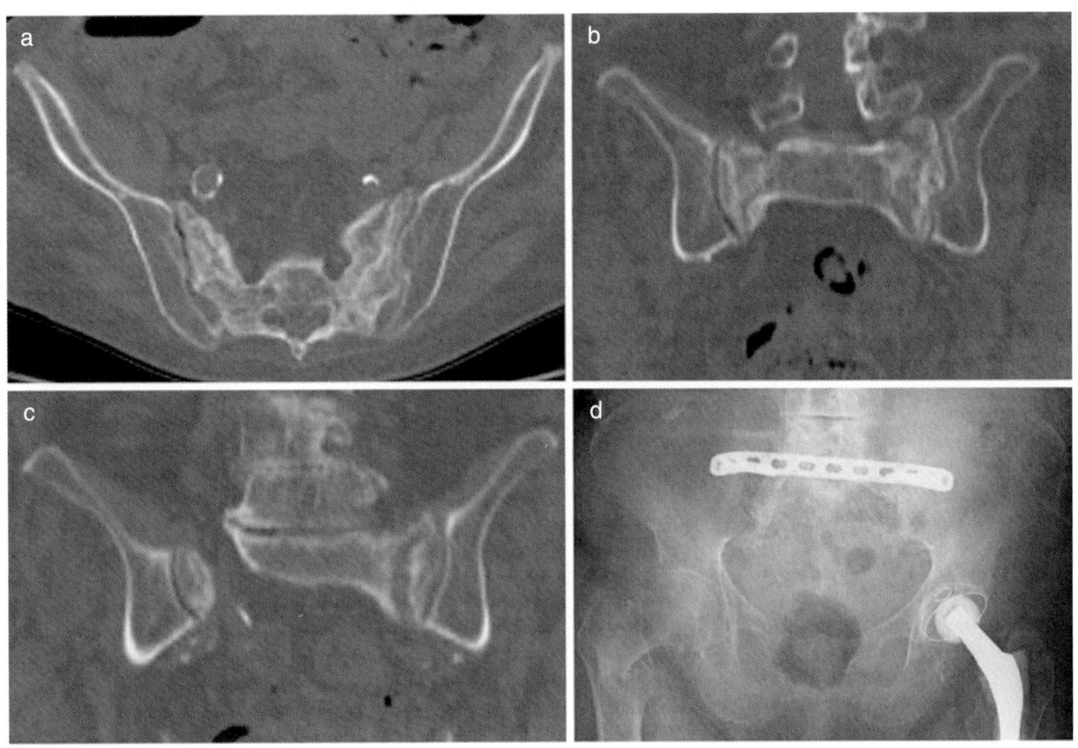

图 14.10　有跌倒史的 85 岁女性患者。没有进行诊断，使用止痛药和有限的活动治疗下腰部疼痛。后来，患者因疼痛强度和频率增加而入院。（a）经骨盆横断 CT 重建显示双侧骶骨翼脆性骨折。（b、c）冠状位 CT 重建显示双侧骶骨翼骨折，骨折区域扩大和骨吸收表明存在慢性不稳定。（d）后路角稳定桥接钢板已经插入。手术治疗 6 年后因右侧股骨转子间骨折重新入院时的骨盆前后位 X 线片。（e，f）通过骨盆后环的冠状位和横断 CT 重建显示骶骨翼骨折完全愈合。患者在发生股骨转子间骨折之前一直可以独立活动

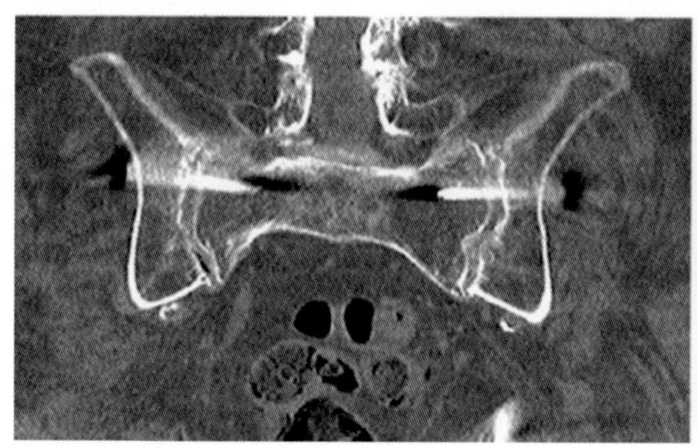

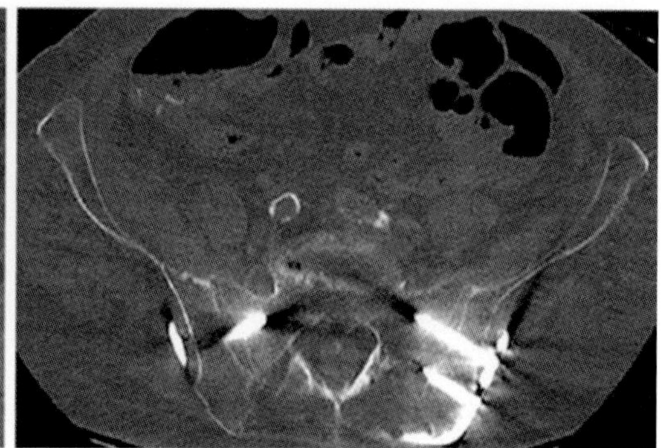

图 14.10（续）

14.5 总 结

后路角度稳定桥接钢板是一种简单、安全、快速、可靠的稳定技术，适用于 FFP 患者。应特别注意钢板的筋膜下插入和足够的软组织覆盖，以避免术后软组织紊乱。与其他方法相比，仍需要更多的临床数据来评估该技术的优缺点，并确定其最佳适应证。

（韩 爽 译；张 堃 审）

参考文献

请登录 www.wpcxa.com 下载中心查询或下载，或扫码阅读。

经髂骨固定技术

第15章

Michael Müller, Paul Schmitz, Michael Nerlich

15.1 适应证

经髂骨内固定是一种稳定的后路桥接技术，可替代其他后路桥接钢板技术，如骶骨棒内固定（见第13章）或后路桥接钢板技术（见第14章）。经髂骨内固定适用于治疗骶骨中央，经椎间孔或骶骨区域的简单单侧骨质疏松性骶骨骨折。该方法也可用于骶髂关节损伤，但不能用于髂骨损伤。在双侧损伤中，建议通过腰骨盆固定或额外的骶髂螺钉固定来进一步稳定浮动的骶骨。在骨缺损或骨折严重粉碎的情况下，这种情况骨质疏松性骨折中很少见，单侧损伤也可能需要通过腰骨盆固定来抵消垂直剪切力。

15.2 生物力学数据

Dienstknecht 等[1]在生物力学实验中将经髂骨内固定与骶髂关节后路髂骨螺钉固定和前钢板固定进行了比较。制成新鲜冰冻的AO分型C1.2损伤骨盆模型，单侧骶髂关节断裂，耻骨联合断裂。耻骨联合断裂由前环钢板固定，骶髂关节损伤使用USS骨折系统（强生）经髂内固定，骶髂关节前侧双钢板，两块3孔4.5mm动态加压钢板（强生）或两枚直径6.5mm，部分螺纹（32mm）空心骶髂螺钉（强生）。在单腿站立模型中测试了生物力学性能，未检测到这三种竞争性治疗方案之间存在显著差异。

Salášek 等[2]在有限元分析中研究了两枚骶髂螺钉与经髂骨内固定对经椎间孔骶骨骨折后路固定的强度。在这个计算模型中，作者计算了与骶髂螺钉相比，经髂骨内固定模型更高的强度和更低的应力。他们得出结论，经髂骨内固定可降低过度压缩的风险，因此这是固定经椎间孔骶骨骨折的最佳方法。

15.3 手术技术

患者俯卧位于透视台上。术中透视骨盆正位和入口/出口位X线片是必要的。基本上，任何用于后路胸腰椎固定的钉棒系统都可以使用。多轴系统的使用可能比单轴系统更方便，在单轴系统中，连接横杆需要精确弯曲。低切迹系统更容易被筋膜覆盖，这是避免软组织问题的一个重要因素。骨水泥增强术是增加骨植入物界面初始稳定性的一种选择。该技术的原理是在每个髂骨内插入一枚椎弓根螺钉，并用

M. Müller, M.D. • P. Schmitz, M.D.
M. Nerlich, M.D. (✉)
Department of Trauma Surgery, University Medical Center Regensburg, Franz-Josef-Strauss-Allee 11, 93042 Regensburg, Germany
e-mail: michael.nerlich@klinik.uni-regensburg.de

P.M. Rommens, A. Hofmann (eds.), *Fragility Fractures of the Pelvis*,
DOI 10.1007/978-3-319-66572-6_15

一根横杆连接。这为骨折的骨盆提供了角度稳定的固定。关于螺钉在髂骨中插入的位置和方向，有两种不同的技术，详见下文。

15.3.1 经髂骨内固定 – 头尾方向置入螺钉

在 Füchtmeier 等[3]描述的技术中，在髂后上棘与臀后线平行的头尾方向 1~2cm 处，将椎弓根螺钉插入髂骨（图 15.1）。在髂后上棘和髂骨后嵴轮廓触诊并在皮肤上标记。在两侧髂后上棘外侧 1cm 处的制备 3cm 纵向皮肤小切口。椎弓根螺钉的插入部位在髂后上棘头侧 1~2cm 处，通过筋膜切开准备。髂嵴在插入部位用锥子开孔。根据所使用的内固定螺杆系统，螺钉的通道由传统或空心椎准备。如果使用空心系统，则可以通过空心椎插入导线。螺钉植入前的术中透视有助于正确置入螺钉。

在该技术中，重要的是将螺钉尽可能水平地置入矢状面，这对应于与纵轴有最大 30° 的角度，以避免突出植入物刺激软组织。在筋膜下的两枚椎弓根螺钉之间插入连杆横杆。在将杆连接到椎弓根螺钉的螺母拧紧之前，可以进行压缩或牵引和其他复位操作。通过透视控制植入物位置。如果进行了闭合复位，则应通过骨盆前后位及入口和出口位控制植入物位置。在正确植入经髂骨内固定后，在植入物上方缝合筋膜并闭合伤口（图 15.2）。为了获得更好

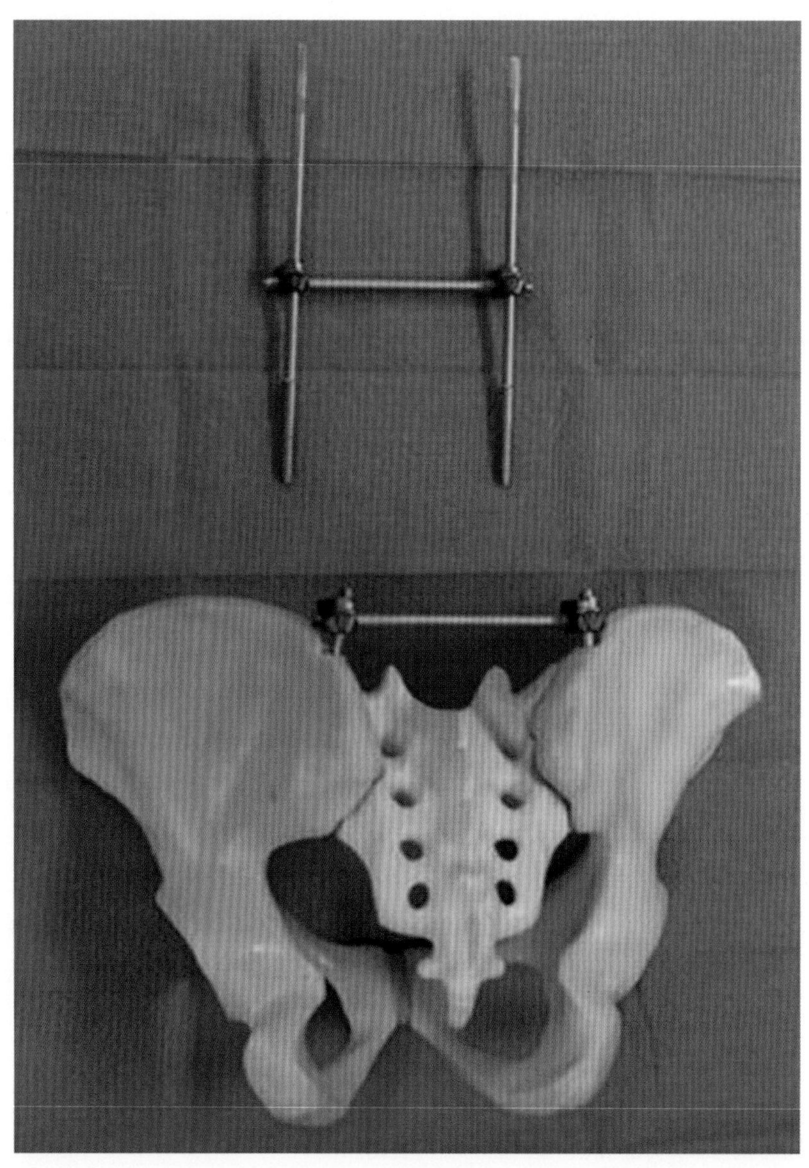

图 15.1 骨盆模型中头尾方向放置的经髂骨内固定 Schanz 螺钉

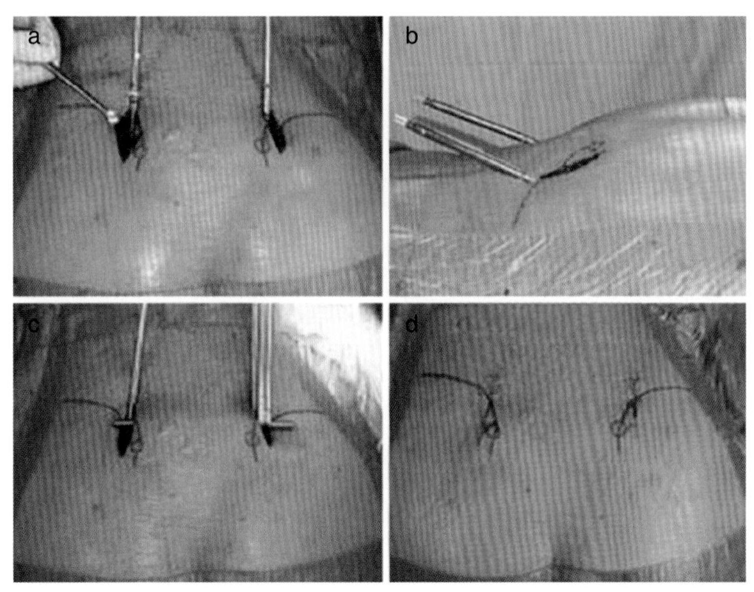

图 15.2　经髂骨内固定 – 头尾方向置入螺钉的手术技术（a）在髂后上棘外侧 1cm 的两侧各做一个长约 3cm 的纵向皮肤切口。螺钉插入矢状面。（b）螺钉尽可能水平，与冠状面成最大 30° 的角度。（c）在筋膜下方的两枚椎弓根螺钉之间插入一个连接横杆。（d）在植入物上方筋膜缝合，逐层闭合伤口（引自 Füchtmeier B 等 [3]）

的生物力学稳定性，在合并骨质疏松中建议使用大直径螺钉（例如直径 7mm）和骨水泥增强技术可能会有所帮助。然而，由于解剖学限制，最大螺钉长度限制在约 60mm，对于骨质疏松患者，这是缺点。这种技术的优点是软组织并发症的风险低。螺钉的插入部位和方向便于筋膜轻松覆盖植入物。由于插入部位位于髂后上棘的头侧，因此患者不会直接躺在植入物上。这对于非常瘦弱的患者尤其重要（图 15.3）。当使用厚重的植入物时，可能会发生压疮和皮肤破损，从而对该方法产生疑虑。如果发生严重的后部软组织损伤，例如 Morell-Lavallée 病变，则不推荐开放后路内固定。

15.3.2　经髂骨内固定 – 背腹方向置入螺钉

在 Schmitz 等 [4] 描述的技术中，髂骨螺钉使用了不同的插入点和方向。螺钉从髂后上棘插入，并指向髂前下棘（图 15.4）。Schildhauer 等建议将该骨通道用于腰骨盆固定，男性患者的螺钉长度可达 141mm，女性患者的螺钉长度可达 129mm[5]。为了利用这种可能性，应使用提供这种长螺钉的椎弓根螺钉系统或 Schanz 螺钉系统。我们更倾向 Schanz 螺钉系统，因为它允许螺钉长度可调节。将 Schanz 螺钉插入髂骨，直到其提供良好的稳定性，外科医生在插入过程中可以通过增加扭矩感受到这种稳定性。建议使用钝头螺钉（非自攻螺钉），以避免穿透髂骨皮质，并允许螺钉沿着通道内的皮质通行。与长椎弓根螺钉相比，Schanz 螺钉的螺纹较短，在骨内的固定可能较弱，但另一方面，由于骨外植入物上的应力集中较小，因此，这会降低植入物失败的风险。

虽然两个单独的短切口或横向切口可能位于髂后上棘的头部，但我们更倾向于在 L5/S1 水平处进行纵向中线切口，以避免在髂骨螺钉与连接横杆的连接处进行切口。在对髂后上棘进行皮下准备后，对髂后上棘内侧约 1cm 的筋膜进行纵向切口。下一步是确定髂骨 Schanz 螺钉的入口点和方向。在出口闭孔位，通过透视在髋臼上识别泪滴点。我们通常从 C 形臂的 30° 闭孔斜位和 20° 出口位置开始并调整位置，直到获取轴向视图。螺钉的入口点位于泪滴的中心，插入方向与 X 线平行（图 15.5）。

当使用套管系统时，用套管椎弓根探针穿透皮质，并通过该器械插入导丝，尽可能将其深入到髂骨。在髂骨斜位透视下，可确认导

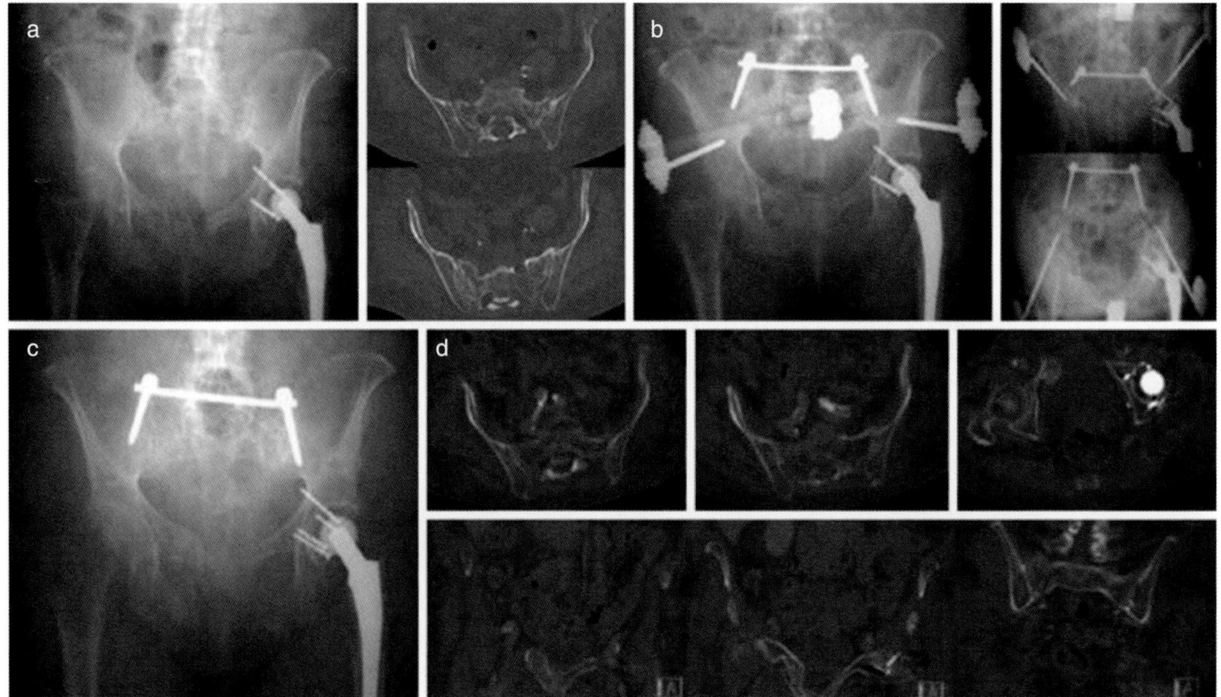

图 15.3 （a）一例 73 岁多发基础疾病的瘦弱女性患者的骨盆前后位 X 线片和骨盆横断 CT。图示右侧耻骨支骨折（常规骨盆正位片）和双侧骶骨骨折（横断 CT）。患者接受了 3 个月的非手术治疗，导致腹股沟疼痛加剧和右侧严重的腰痛。（b）使用 USS Ⅱ 系统（强生）和髋臼外固定架进行经髂骨内固定术后的骨盆前后位、入口位和出口位 X 线片。经髂骨内固定螺钉的插入方向为头尾方向。（c）术后 6 个月的骨盆前后位 X 线片显示骨折愈合。术后 6 周取出外固定架。患者几乎没有疼痛。骶 1 关节固定后预计会出现植入物的松动。由于患者感到不适，取出了经髂骨内固定螺钉。（d）术后 4 年，通过骨盆的横向和冠状 CT 显示右侧耻骨支和骶骨骨折已愈合。螺钉的通道仍然可见

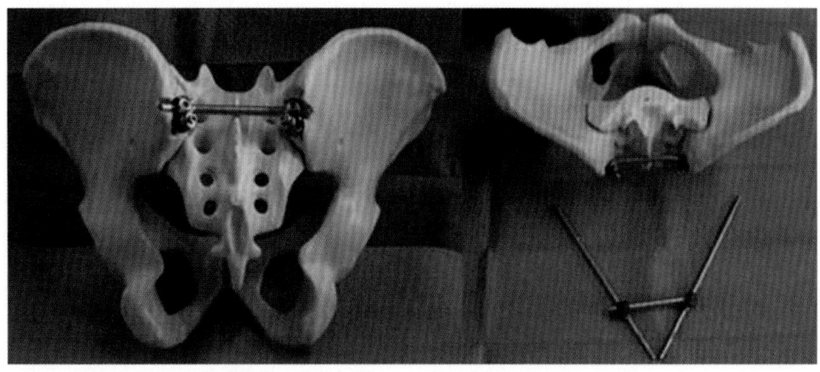

图 15.4 骨盆模型中背腹方向放置的经髂骨内固定 Schanz 螺钉

丝的深度及其高于坐骨切迹的位置。然后将 Schanz 螺钉尽可能深地插入导丝上，直到螺钉在骨中完全固定。切除髂后上棘处的小骨块通常是必要的，以将连接杆埋入足够深的位置，这有助于闭合植入物上方的筋膜。这对于瘦弱患者尤为重要。横向杆从一侧插入筋膜下方，并连接至髂骨螺钉（图 15.6）。为了便于将横杆正确固定在髂骨螺钉上，可能需要将横杆弯曲至其末端。弯曲程度取决于所用内固定系统可能的最大角度。在拧紧夹具之前，可以使用 Schanz 螺钉作为操纵杆，对骨折进行复位操作。在严重骨质疏松的情况下，Schanz 螺钉尖端的骨水泥增强可以改善植入物稳定。在完成复位操作并将横杆固定到 Schanz 螺钉上后，骨水泥增强是手术的最后一部分。操作后使用骨水泥避免操作过程中水泥松动。用螺栓切割器切割 Schanz 螺钉后，在植入物上方闭合筋膜，分层闭合伤口（图 15.7）。

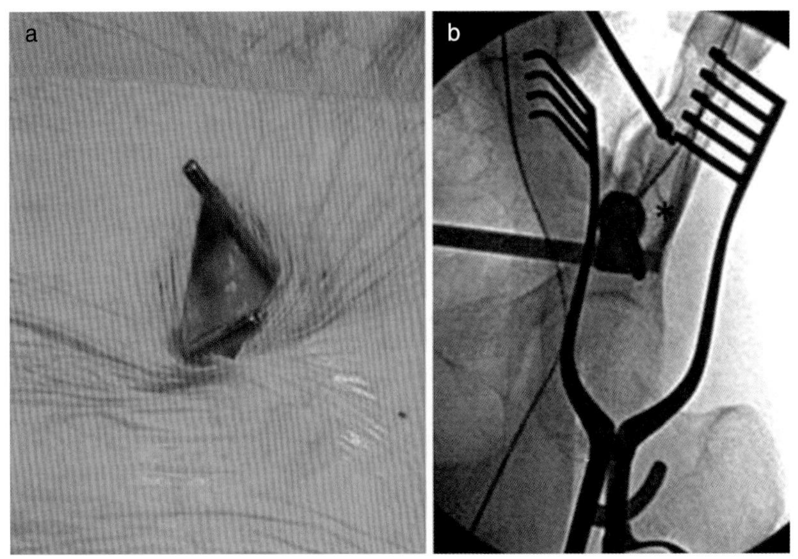

图 15.5　(a)在髂后上棘之间做中线切口。通过皮下解剖显露脊柱。Schanz 螺钉的插入点在闭孔出口位透视下确定。(b)术中闭孔出口位透视图。图中的星号(*)位于泪滴中心，为螺钉置入通道和螺钉入口点。髋臼前上内固定已经就位

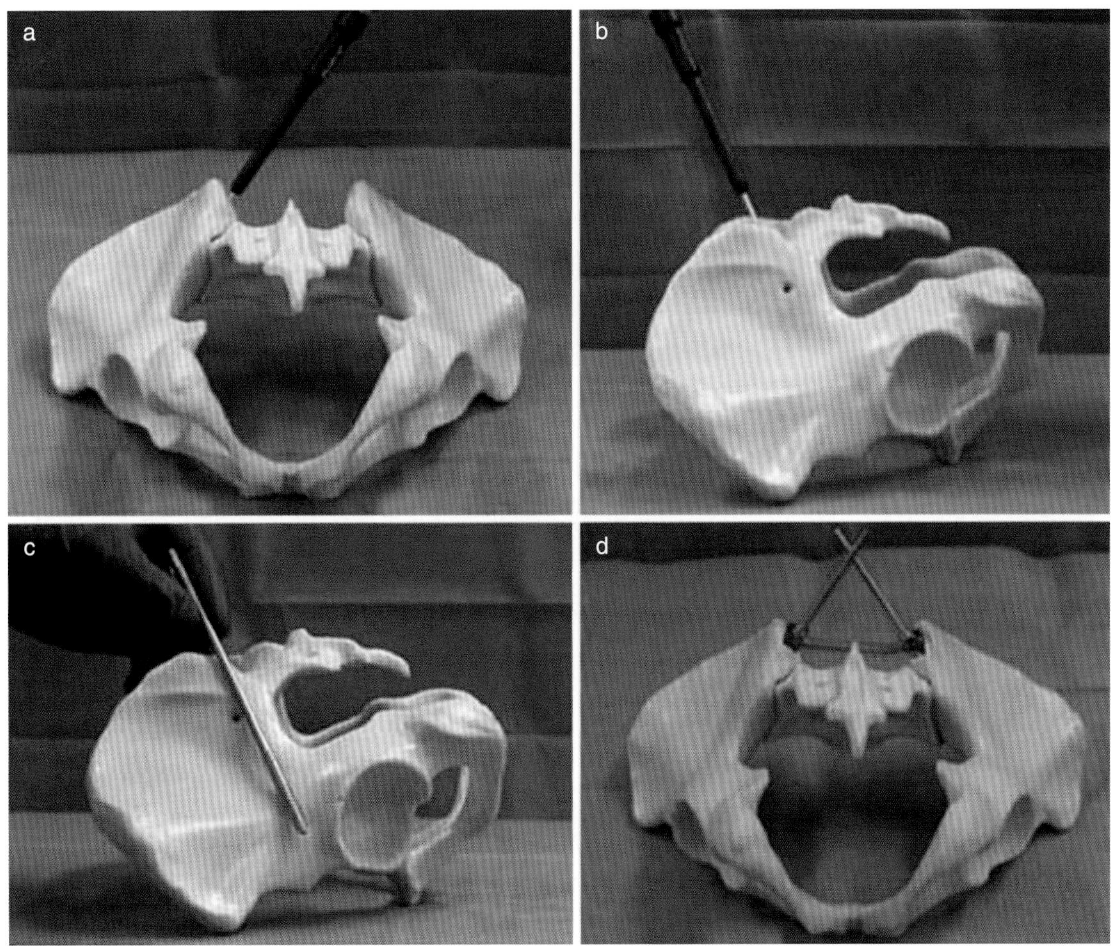

图 15.6　Schanz 螺钉经髂骨内固定的手术技术，螺钉方向从后向前倾斜。(a)骨盆模型的入口位图。(b)骨盆模型的侧位图。使用空心椎弓根探针在髂后上棘和髂前下棘之间准备通道。连续将导丝穿过空心椎弓根探针并尽可能深入地插进骨骼，将空心螺钉插入导线上方。(c)骨盆模型的侧位图，显示方向和 Schanz 螺钉的长度。(d)骨盆模型的入口位图，显示了 Schanz 螺钉被切割前的经髂骨内固定。横杆的末端被弯曲，以便在不超过系统最大角度的情况下固定到髂骨螺钉。切断螺钉后，从髂后上棘处移除一小块骨块，以闭合植入物上方的筋膜

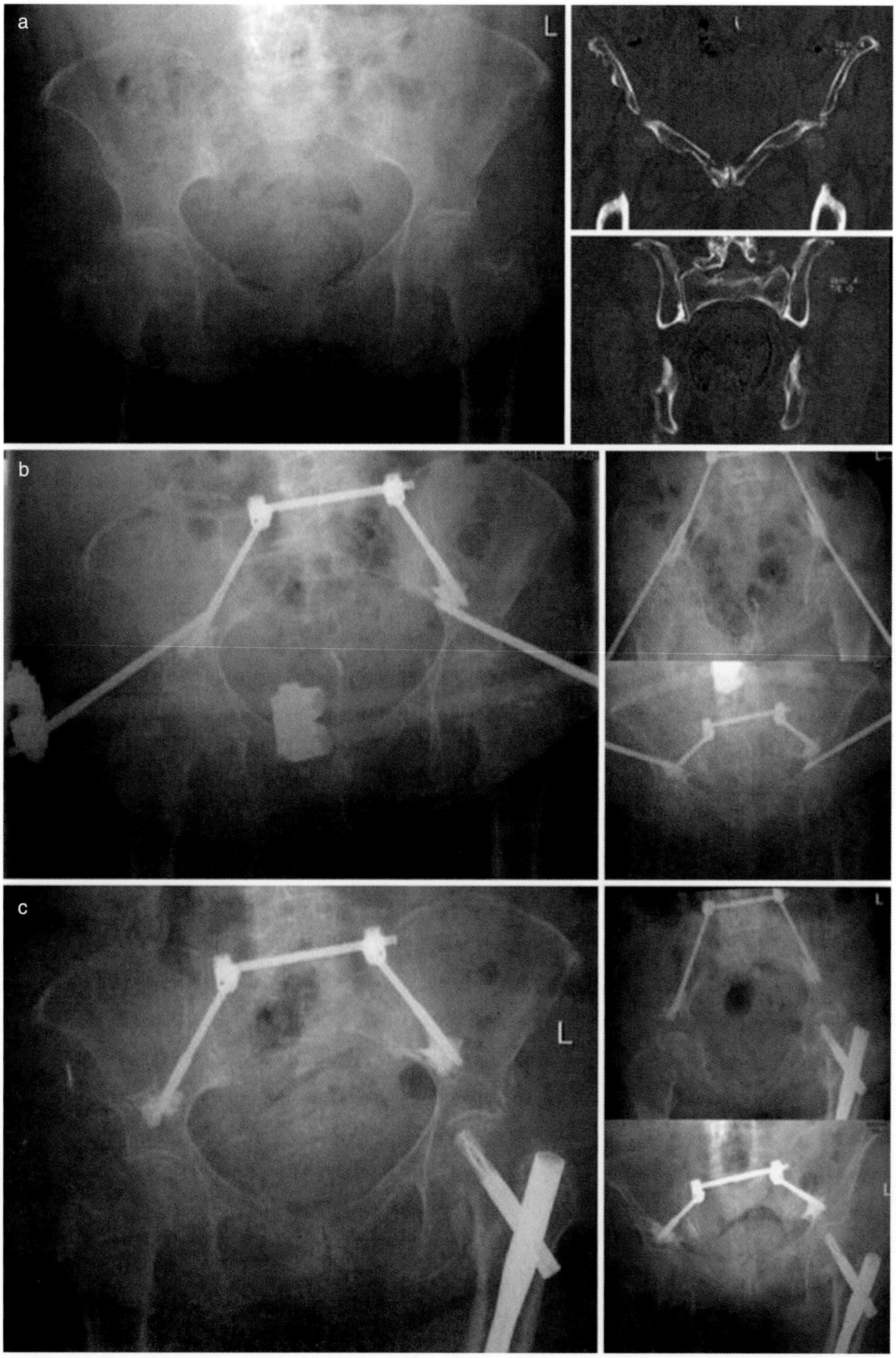

图 15.7　一例 78 岁女性患者在家中跌倒 1 周后疼痛难忍无法移动。（a）骨盆前后位 X 线片和冠状位 CT 显示双侧耻骨骨折和左侧骶骨中央骨折。（b）髋臼上外固定和经髂骨内固定骨水泥增强后的骨盆前后位、入口位和出口位 X 线片，使用 Schanz 螺钉从后到前斜方向固定。（c）创伤后 6 个月的骨盆前后位、入口位和出口位 X 线片显示没有植入物松动的迹象。手术后 6 周骨折愈合取出外固定架。患者在骨盆骨折后 3 个月发生股骨转子间骨折，使用 PFNA（强生）内固定

15.4　术后护理

采用经髂骨内固定治疗的单侧骨盆脆性骨折患者，在可耐受的情况下可以完全负重活动。如果是高度不稳定的单侧骨盆受伤，建议受伤侧部分负重。在老年患者中，只有当植入物的机械刺激引起明显不适时，才进行植入物移除。

15.5　结　果

在一项包括 31 例患者和 2 年临床随访的前瞻性研究中，F ü chtmeier 等表明，62 枚头尾方向插入髂骨的椎弓根螺钉没有发现一枚定位错误 [3]。此外，该手术没有引起神经血管损伤。仅发生 1 例椎弓根螺钉松动和 2 例浅表伤口感染。植入经髂内固定所需时间为 28.4 ± 6.1min（间隔：20~45min）。估计术中失血量小于 50mL。术中透视时间为 0.3 ± 0.2min（置信区间：0.1~1.0min）。

在一项回顾性研究中，Schmitz 等分析了 15 例需要手术治疗的骨盆脆性骨折患者 [4]。在所有患者中，应用于髂骨的 Schanz 螺钉均以背腹斜方向置入。平均螺钉长度为 100 ± 20mm（置信区间：70~135mm）。22 枚使用 Schanz 螺钉已经用骨水泥增强术加固。4 例患者髂骶关节受到撞击，2 例患者骨水泥渗漏到软组织而无需翻修。在之前的两项研究中，临床随访显示所有患者的固定均具有足够的机械稳定性，尽管可以耐受立即负重。但没有发生复位丢失或继发性脱位（图 15.8）。

Salášek 检测到 27 例接受经髂骨内固定治疗的高能量创伤引起的不稳定 C 型骨折患者中有 1 例脱位 [6]。在最近的一项研究中，Salášek 将 AO 分型 C1.3 骨折（单侧经骶骨骨折）患者的经髂骨内固定与使用两枚骶髂螺钉固定进行了比较 [7]。32 例采用骶髂螺钉固定，32 例采用经髂骨内固定。比较本研究中的所有人群，内固定组的临床和影像学结果没有显著差异，但并发症较少。对单侧椎间孔骨折亚组的分析显示，经髂骨内固定组的临床效果更好。作者得出结论，在这一亚组中，因为降低过度压迫和医源性神经损伤的风险，经髂骨内固定优于骶髂螺钉。

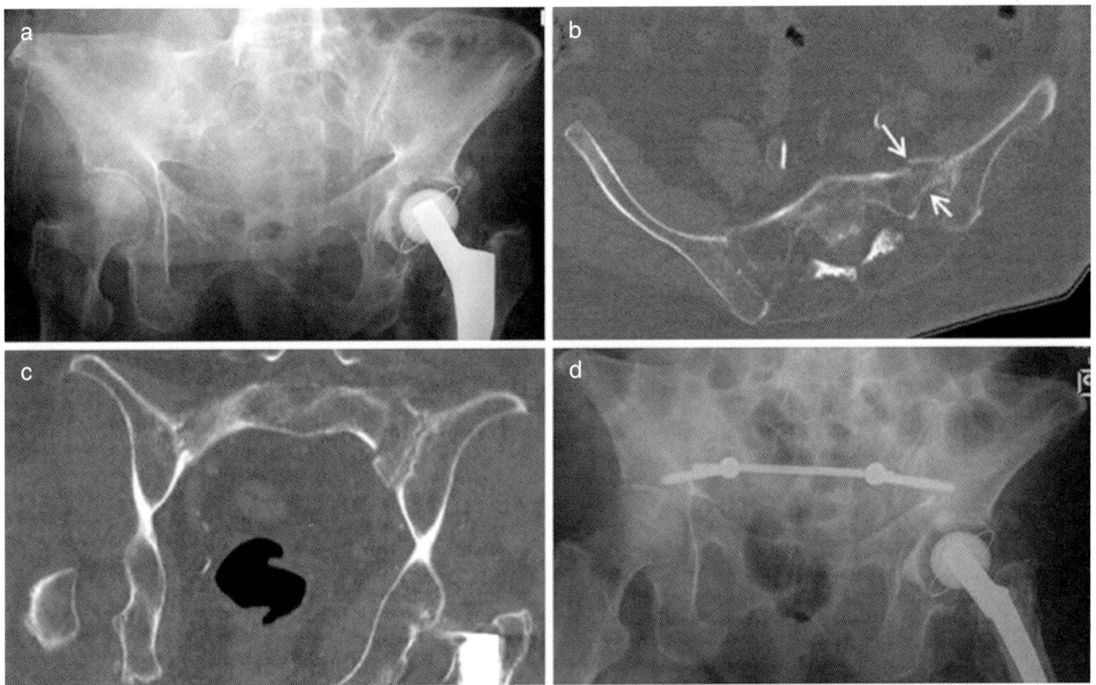

图 15.8　86 岁女性，有多次跌倒和背部骨盆疼痛病史。（a）骨盆前后位 X 线片示骨盆前环骨折无法确定。（b）骶骨横向 CT 显示左侧骶骨完全骨折（白色箭头）。（c）冠状位 CT 证实左侧骶骨完全骨折，分型 FFP Ⅱ a。（d）术后骨盆前后位 X 线片。由背侧至腹侧斜方向插入椎弓根螺钉的经髂骨内固定。（e）骨盆入口位 X 线片。（f）骨盆出口位 X 线片（引自 Rommens PM, et al., Mainz, Germany）

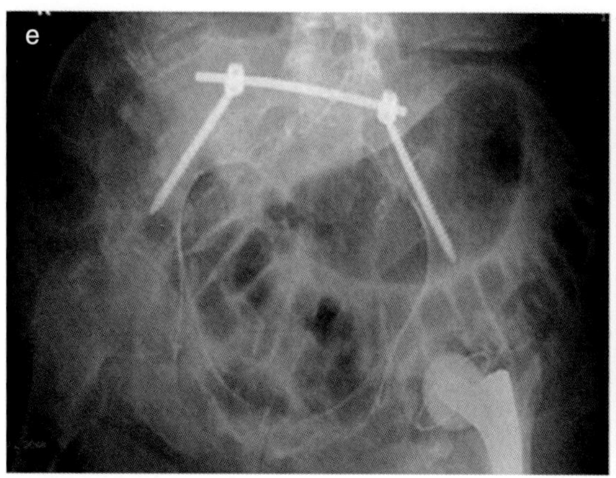

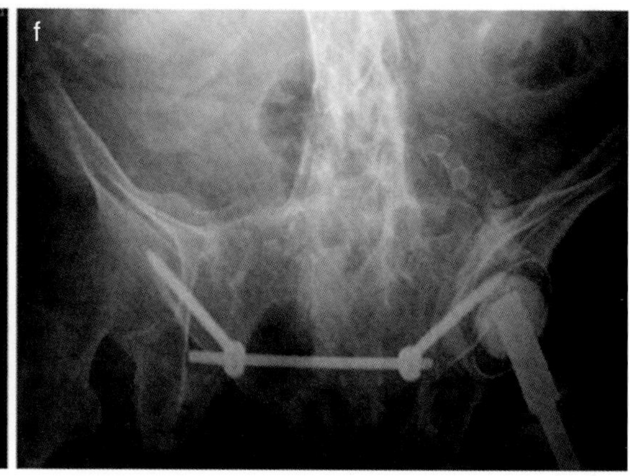

图 15.8（续）

15.6 总 结

经髂骨内固定是一种技术简单、创伤小、安全的单侧骶骨脆性骨折固定方法。即使在骨质疏松的骨折中，角度稳定性和使用长达 120mm 长螺钉的可能性以及骨水泥增强的选择也能提供良好的稳定性。这种方法的一个可能缺点是植入物有刺激软组织的风险。通过选择不同的入口或去除入口处的一小块骨头以减少这种情况，以便更深入地置入内植物。

（韩 爽 译；庄 岩 审）

参考文献

请登录 www.wpcxa.com 下载中心查询或下载，或扫码阅读。

三角固定术及腰盆内固定

第 16 章

Thomas A. Schildhauer, Jens R. Chapman

16.1 概 述

腰盆内固定和骨盆后环三角固定术是一种复杂的内固定技术，通过对抗多向力，在复杂的腰盆腔连接处恢复机械稳定性[1-2]。然而，这一技术并不是用于任何骨盆后环和腰盆交界处骨折的常规选择，而是针对具有特定手术适应证的重建手术[3]。详细了解其技术以及优缺点，是避免因复杂的解剖、损伤的严重程度和固定技术本身所致固有并发症的前提[4]。

16.2 总 则

腰盆内固定和三角固定术的结构允许恢复多平面稳定性，包括腰骶连接处的水平平面和垂直平面。它包括一方面使用改良的椎弓根螺钉植入系统，在下腰椎和后髂骨之间进行垂直固定，另一方面使用例如骶髂螺钉内固定术进行水平固定（图 16.1）。这个概念是基于这样一个事实，即严重且不稳定的骨盆后环损伤在水平和垂直方向上均不稳定的，而传统的单独的固定技术可能不能充分解决所有的多平面不稳定性。

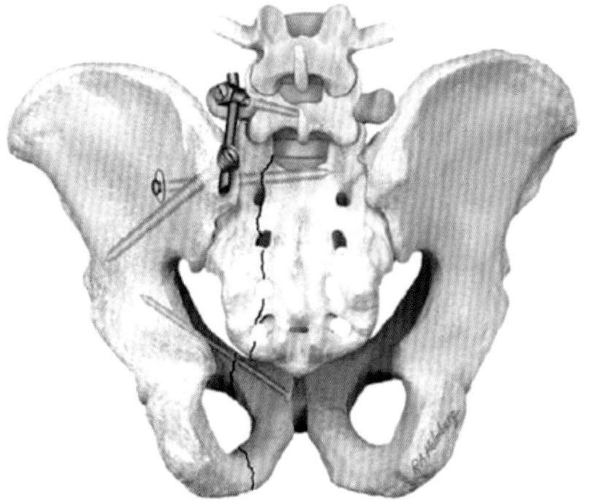

图 16.1 腰骶交界处单侧三角形固定图示。在 L5 椎弓根内置入一枚椎弓根螺钉；另一枚椎弓根螺钉插入髂后上棘并朝向髂前下棘。一根纵向连杆将两枚螺钉的头连接起来。此外，骶髂螺钉插入 S1 椎体。该结构在所有平面上都具有很高的稳定性

“三角固定”或“三角接骨术”是指单侧骶髂螺钉结合腰盆内固定[5]。这个内固定结构涉及所有三个几何平面，在传统的射线照相中形成一个三角形。双侧三角接骨术实用于任何“脊柱骨盆固定”或“腰骨盆固定”术，并结合上述垂直和水平固定技术（图 16.2）。

T.A. Schildhauer, M.D. (✉)
Department of General and Trauma Surgery,
BG University Hospital Bergmannsheil,
Bürkle-de-la-Camp-Platz 1, 44797 Bochum,
Germany
e-mail: thomas.a.schildhauer@ruhr-uni-bochum.de

J.R. Chapman, M.D.
Swedish Neuroscience Institute,
550 17th Avenue, Seattle, WA 98122, USA

P.M. Rommens, A. Hofmann (eds.), *Fragility Fractures of the Pelvis*,
DOI 10.1007/978-3-319-66572-6_16

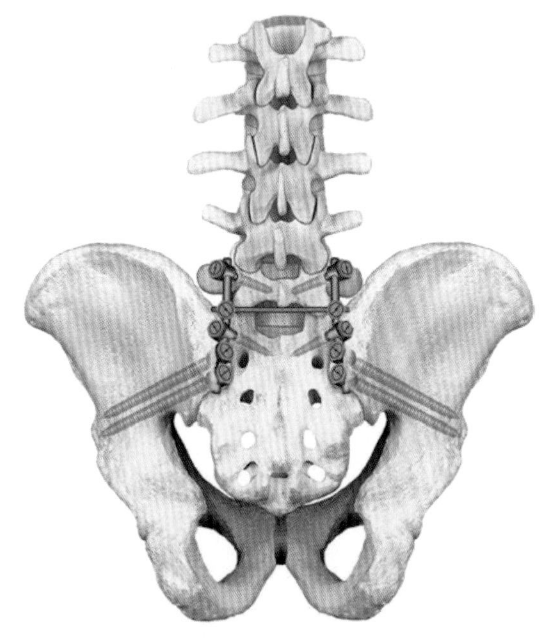

图16.2 双侧腰盆固定图。在L5椎弓根置入两枚螺钉，在S1椎弓根置入两枚螺钉。两枚长且平行的椎弓根螺钉从髂后上、下棘向髂前上、下棘方向插入。在每一侧，四枚椎弓根螺钉用一根竖条连接，每一根都具有角度稳定性。两竖杆均由较小的横杆连接。没有额外的骶髂螺钉固定

由于老年人群既往存在的伴随疾病、身体状况、脊柱畸形和潜在的骨骼状况以及损伤机制，骨盆后环骨折模式呈现出多种形态[6]。影像学表现通常包括挤压区和实际的骨空洞，可能累及双侧骶骨和腰骶交界处，表现为U型和H型骨折。在骨质量非常差情况下也可能出现显著移位和神经功能障碍。越来越多的患者有腰骶椎内固定的病史。对外科医生来说，将骨折形态和受损骨质量结合是一个严重的挑战，对那些通常不能进行长期部分负重的患者，治疗的目标是复位和稳定这些损伤[7-8]。

骶髂螺钉固定术、经骶骨棒固定术或背侧桥接固定术，都是通过在髂骨和骶骨的不同位置施加一定的压力来实现骨盆后环的水平固定。三角接骨术用于单侧不稳定的病例，将通过髂骨施加的垂直负荷转移到下腰椎，增加了额外的保护，防止患侧骨盆环向头侧移位，这可以在一定程度上保护骶骨骨折，免受这些负荷的影响；三角固定的水平部分（如骶髂螺钉）可以更有效地在水平平面稳定骨折，因此抵消了内旋导致的单侧损伤的固定失效[9]。单独采用水平固定可能不足以抵抗垂直剪切荷载；同样，单独采用腰盆固定术无法实现冠状面旋转稳定，因为两点垂直固定仍然会导致骨盆后环移位，例如在负重下骨折发生倾斜。当使用长髂骨螺钉时，腰盆固定不仅能抑制向头侧移位，还能抑制患侧骨盆的屈曲。长髂骨螺钉和椎弓根螺钉均从后向前略微倾斜，从而在矢状面（屈曲）产生较大的抗旋转力。长髂骨螺钉固定骨盆的另一个力学优势是，长髂骨螺钉理想地放置在内外侧皮质之间，它在很大程度上具有双皮质把持的优势。因此，包括椎弓根螺钉在内的骨盆固定螺钉的特点是其螺钉–骨界面的有效皮质接触面积比例更高，且拉出强度更高。这是影响骨质疏松者固定结构稳定性的一个特别重要的因素[9]。

单侧三角固定结构通常包括L5和髂骨之间的骨盆固定和骶髂螺钉。然而，在面对骨折移位较大、骶髂螺钉的安全区域太小或其他骶骨病变不能放置骶髂螺钉的情况下，可能有必要通过涉及L4节段的方式在腰椎下段添加额外的固定螺钉。此外，对于髂骨骨质疏松严重者，建议在内固定结构上增加第二枚髂骨螺钉，通过结合髂前下嵴实现双皮质固定（见图16.2中的髂骨螺钉）。需要了解的是，三角形固定结构至少需要三个固定点，可以通过骨盆上两点和同一水平骶髂螺钉来联合固定，或通过骨盆上最少三个点来固定[10]。

双侧腰盆固定结构解决双侧损伤、复杂的腰盆分离和假关节。这基本意味着三角固定的概念是双边的。双侧两点骨盆内固定结合双侧水平骶髂螺钉内固定，或通过两侧垂直棒之间的一个或两个更好的交叉连接获得水平稳定，从而抵消水平旋转或张开的力量（图16.3）。在双侧骨盆交界处高度不稳定的情况下，也建议在L4水平增加一个额外的腰椎固定。

手术的时机是根据患者和手术条件的最佳准备来决定的。尽管人们认为尽早手术干预可早期活动/负重、使受损神经元件减压，从而使患者从中获益，但这些益处必须与手术相关的重大危险因素进行权衡，尤其是在受多种合

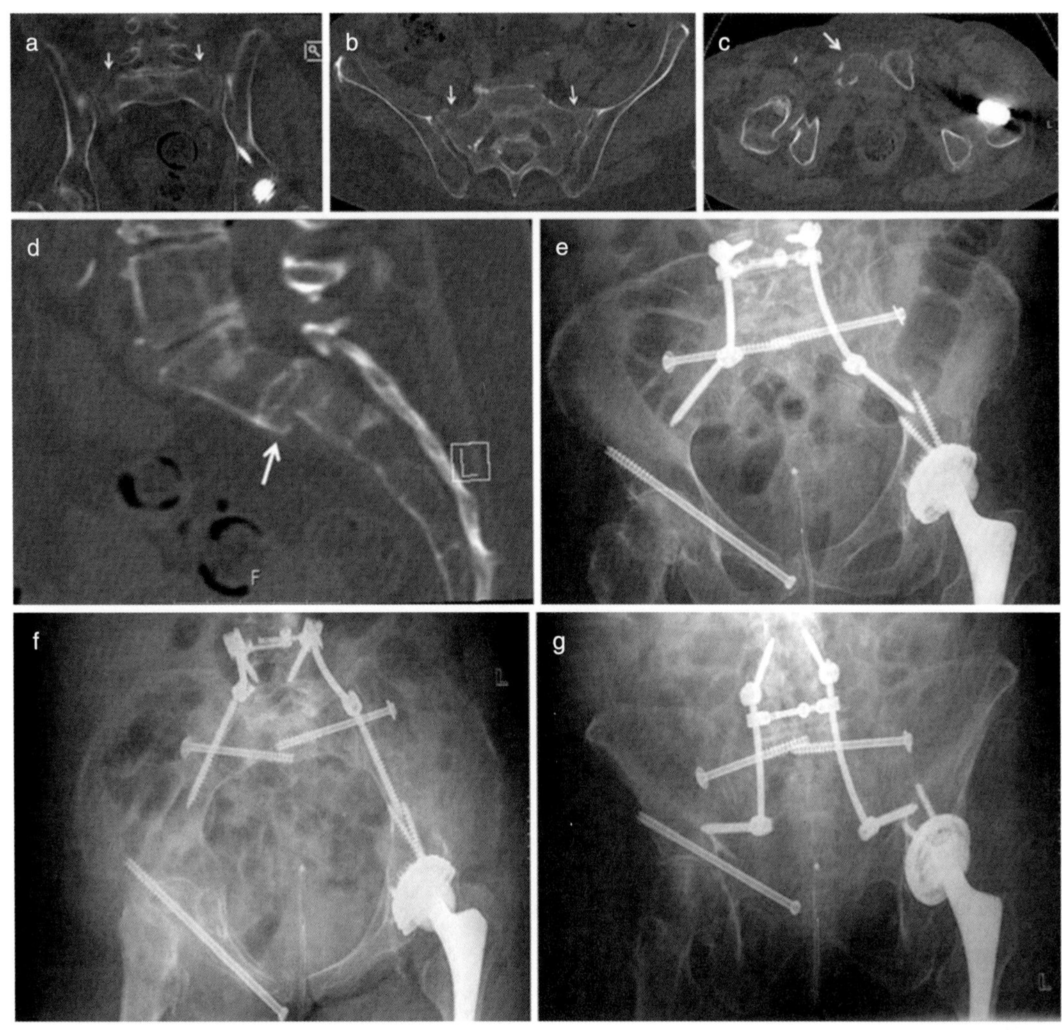

图 16.3　(a)67 岁女性患者，骨盆后环慢性疼痛。外伤史不明确。骶骨 CT 冠状位可见双侧骶骨翼部完全骨折(白色箭头)。(b)骶骨 CT 横断面证实骶骨翼部骨折(白色箭头)。(c)骨盆前环 CT 横断面示右侧耻骨上支骨折(白色箭头)。(d)骶骨中部 CT 矢状面显示 S1 和 S2 之间的骶骨水平骨折，腰骶段进入小骨盆(白色箭头)。骶骨为 H 型骨折，骨盆前环骨折对应于 FFP 型Ⅳ b 损伤。(e)术后 3 个月骨盆的正位视图。患者接受了 L4 和双侧腰髂固定治疗。此外，在 S1 双侧植入骶髂螺钉。右侧耻骨支骨折用逆行经耻骨螺钉固定。(f)术后 3 个月骨盆入口视图。(g)术后 3 个月骨盆出口视图(引自 Rommens PM, et al., Mainz, Germany)

并症影响的老年人群中。只要有可能，为了降低围手术期风险，必须在“术前”过程中优化可改变的合并症和药物。然而，对于查体提示神经功能进行性损害、渐进性疼痛或覆盖软组织损伤的情况，建议更加紧急的手术干预。除了需要紧急干预的病例外，手术时机应与患者的生理状态相适应，可在损伤后 48 h 至 2 周之间。

当考虑开放手术如腰骶固定术时，覆盖软组织的状况是很重要的。骨盆后环的开放手术技术可能会导致各种类型的伤口愈合问题。因此，对于覆盖软组织不稳定的老年人群，经皮微创外科技术可能会受到更多的青睐。对于腰骶后部的开放手术，鉴于伤口破裂和感染风险增加，软组织的解剖和闭合应注意该区域的脆弱性。对于先前已经存在的软组织损伤区域，如压疮，应通过调整和改良切口、局部切除，必要时使用局部旋转肌瓣来充分解决。

16.3　适应证

在急性骨质疏松、无移位或轻微移位、单侧骨盆后环骨折或双侧骨盆骨折属于腰盆骨折(U 型、H 型和 Y 型骨折)中，开放固定通常是不必要的，而经皮固定可能是首选。然而，对于骨折高度不稳定的情况，如移位骨折、骨质疏松性粉碎骨折、经皮或其他固定技术后进行性移位或继发复位丢失的骨折，可能是单侧或双侧开放性手术腰盆固定的良好适应证。

另一个适应证可能是治疗骨盆后环假关节，因为它们发生在被忽视的骨盆脆性骨折中，如手术治疗不充分（图 16.4）或之前腰骶融合的尾部[11]。在这种情况下，高度稳定的多向固定结合骨移植，对于骨愈合是必要的，这只能通过在垂直和水平方向应用三角形固定来治愈。

如果患者出现神经系统症状，表现为马尾神经或腰骶神经丛侵犯，继发于腰盆连接处和骨盆后环不稳，则需进行神经减压。这通常包括骶椎板切除术和骶椎孔切开术，特别是当骨碎片在前椎孔撞击到骶神经根时。这种神经减压通常会进一步降低骨质疏松的骨盆后环结构的稳定性。因此，如果通过开放骨盆后环入路进行神经减压，则建议进行刚性腰盆固定，以避免继发性移位，并最大限度地提高神经功能恢复的机会[12]。

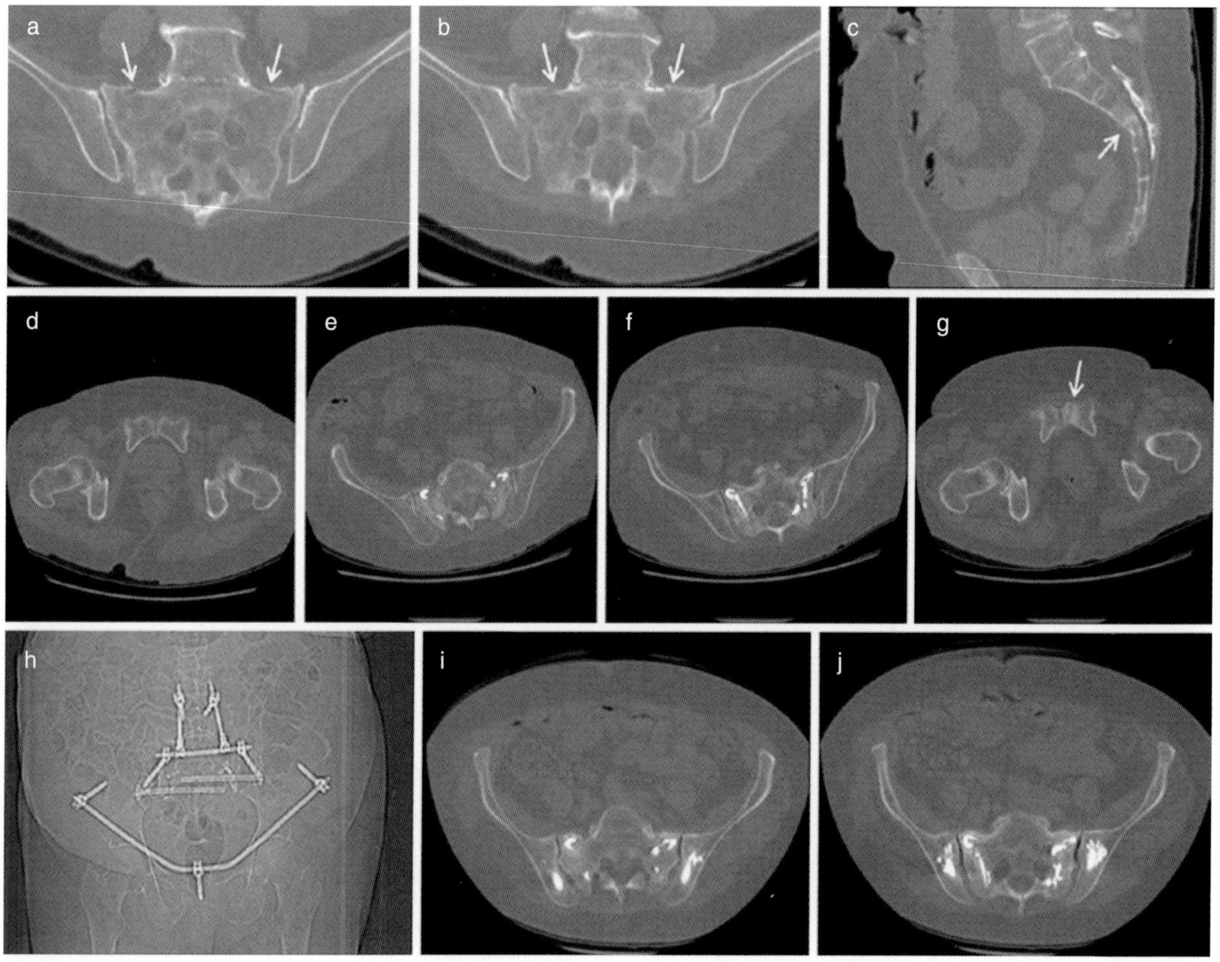

图 16.4 84 岁女性，腰痛 2 个月。（a）通过骨盆后环冠状 CT 重建显示双侧骶骨翼无移位骨折（白色箭头），未进行特殊治疗。（b）由于持续疼痛，2 个多月后重新行 CT 分析骨折情况。冠状 CT 通过骨盆后环显示相同的双侧骶骨翼骨折（白色箭头）。（c）通过骶骨正中矢状位 CT 重建显示 S2 和 S3 之间有轻度移位的横行骨折（白色箭头），这在 2 个月前的 CT 检查未见。（d）通过骨盆前环横断面 CT 没有显示耻骨支骨折。（e,f）行双侧骶骨成形术。由于疼痛持续加重，3 个月后再次进行 CT 扫描。通过骨盆后环的横断面 CT 显示双侧骶骨翼有骨水泥存在，骶骨翼骨折未愈合。（g）骨盆前环横断面 CT 显示左侧耻骨骨折（白色箭头），这在之前的 CT 检查中未见。（h）患者行双侧三角固定术，竖钉与横钉相连，横钉连接髂骨后螺钉头（经髂骨内固定器，见第 15 章）。前路不稳定采用前路内固定治疗。（i,j）5 个月后的 CT 显示骶翼骨折完全愈合（引自 Mayr E, Augsburg, Germany）

16.4　患者评估

术前对患者进行评估，特别注意内固定的类型是手术成功的必要条件。一般来说，在年轻人和老年人群中，对骨折类型和软组织状况的评估是相似的。然而，对于伴有脆性骨折和骨盆后环假关节的老年患者，在决定是否采用开放手术方式进行腰盆固定时，需要考虑一些特殊因素。

术前需要了解患者日常活动水平，以便评估进行广泛开放手术的必要性。对于因其他原因卧床或坐轮椅的患者，即使存在假关节，也不需要进行广泛的手术并进行骨盆固定。此外，患者术后需要积极行动，以避免伤口愈合问题或骨盆后环的压疮。能够独立活动的患者可以在最小限度使用负重防护设施条件下恢复完全和不受限制的活动。

术前评估患者的合并症是必要的，以便尽可能优化可改变的疾病，最大限度地减少术后并发症。特别是必须确定术前抗凝药物，并制定衔接方案或暂时停用这些药物，以减少术中出血并促进早期伤口愈合。同样，对愈合可能产生不利影响的药最好在术前尽早调整。在显露解剖风险更高的区域（如骨盆后环）进行任何外科手术干预之前，最好完全戒断尼古丁，并调整代谢紊乱疾病，如糖尿病。

疼痛是骨折不稳定的常见症状。典型地，当以平卧姿势躺着时相当舒适，但当直立或行走时下腰痛明显加重的患者，在该区域表现出一定程度的机械不稳定性。然而，这一重要症状对老年患者可能并不完全适用，他们可能表现为先存畸形、手术、姿势受损或慢性疼痛，这些都可能使骶骨区域疼痛起源转移。疼痛反馈也可能因其他原因而改变，例如广泛的镇痛管理、长时间卧床、一般恶病质或适应性、精神状态改变和其他情况。越来越多的报道在腰骶椎节段融合术后出现复杂骶骨应力性骨折。这类患者常在顺利的融合手术后数周出现继发性下腰痛，通常表现为前屈姿势和一些模糊的神经根症状，通常在 L5 分布（图 16.5）。最后，

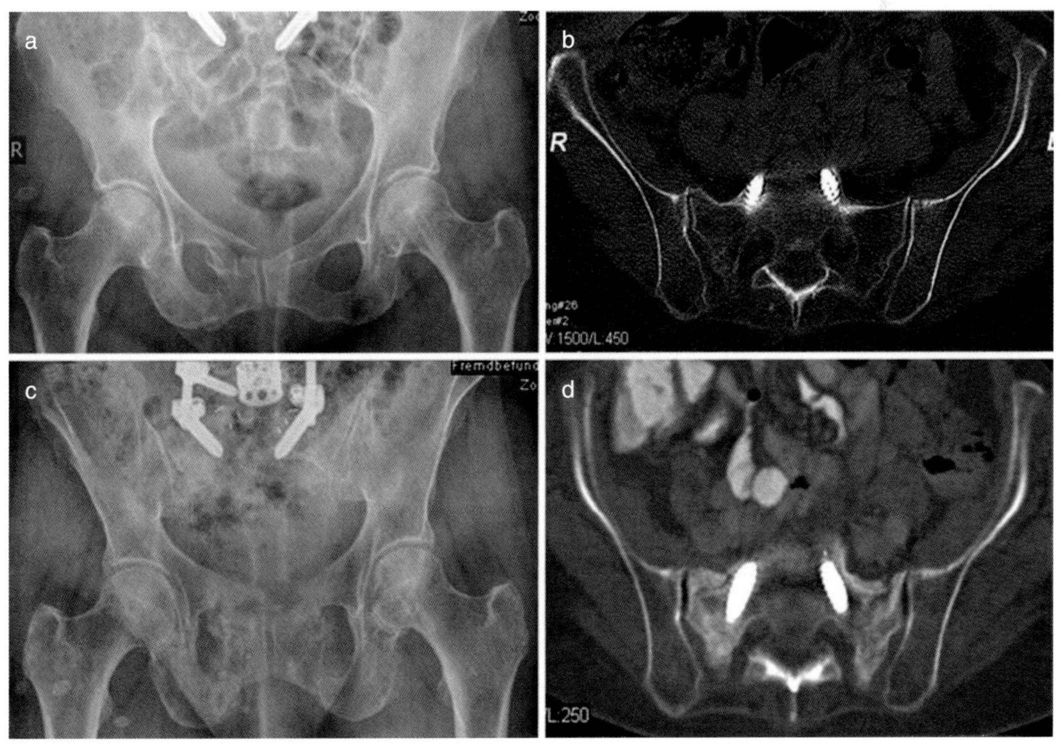

图 16.5　（a）骨盆正位视图，72 岁女性，L4 和 S1 之间有前后椎间融合。在康复医院摔倒后，其右侧耻骨支骨折。（b）骨盆后环横断面 CT 扫描未显示骶骨骨折，非手术治疗。（c）连续疼痛数周后，行 X 线片和 CT 检查。骨盆正位显示双侧耻骨支移位性骨折，边缘硬化，是慢性不稳定的典型表现。（d）通过骨盆后环横断面 CT 显示双侧骶翼骨折（引自 Rommens PM, et al., Mainz, Germany）

慢性止痛药物的长期使用，可能会对患者新的骨盆疼痛产生混淆。

腰骶部软组织状况的评估是临床综合评估中很关键的一部分。虽然在脆性骨折中脱套伤很少见，但压疮性溃疡或皮肤脆弱部位的软组织受损，如长期激素治疗，可能使后侧入路开放手术不可取。将腰骶部皮肤软组织拍照记录，放入图表，可能有助于长期护理记录。一般来说，触诊包括评估所有的骨性突起和寻找臀肌萎缩。点压痛提示可能存在隐匿性骨折。确定髋部和腰椎的活动范围有助于了解患者的一般活动状态，也可以推断其畸形代偿能力。一种简单但有效的评估疼痛定位的临床试验，是腰椎和骨盆后凸骨叩诊试验。腰椎和骨盆的骨性突起叩诊试验是疼痛评估定位的一个简单但有效的临床试验。

对于任何骶骨骨折患者进行临床评估的一个重要但通常被忽视的方面是对腰骶丛和骶神经根的明确检查并记录。下肢神经节段性功能运动状态；根据 ASIA 标准，皮肤的感觉和反射状态是功能状态的重要基础[13]。骶神经丛评估需要直肠指诊，以确定自发性和随意性肛门括约肌张力和最大随意收缩力，并评估肛周感觉。除了髌腱和跟腱反射，骶骨相关反射包括识别球海绵体反射和肛门括约肌反射。神经根牵拉征，如直腿抬高和股骨伸展试验也有助于识别腰骶神经根卡压。

由于先前存在的伴随疾病，如糖尿病、血管疾病、慢性神经根病、神经病变和腰骶椎间盘疾病或腰椎管狭窄或单纯盆底无力并最终膀胱失禁。事实上，所有这些疾病都可能导致类似马尾神经或腰骶神经丛损伤的临床症状，以至于骨折导致的神经症状被忽略。在骨折进行性移位的病例中，对神经损伤加重的延迟诊断并不少见。如果有怀疑，电生理测试如阴部体感诱发电位和肛门括约肌肌电图，或残余空隙测定，可以帮助区分近期发生的神经损伤和早期的损伤。由此推断，骶骨脆性骨折引起的神经功能损害，可通过神经减压、骶骨椎板切除术和椎间孔切开术以及随后的腰盆固定获益。

除了对患者进行临床评估外，还需要清晰了解骨折类型及其相关的不稳定性，以便计划合适的固定技术。为此，CT 是必要的，最好使用 2mm 薄层扫描对腰骶连接处进行冠状位和矢状位重建。MRI 对于早期发现应力性骨折和更详细地描绘神经元件非常有帮助[14-15]。这些影像检查对于肿瘤性和感染性病变的鉴别诊断也是有价值的。能够显示神经周围液体的 STIR 图像有助于显示更多的慢性神经根损害。放射性核素显像，如锝 Tc99^m 扫描，特别是辅以单光子 CT 扫描（SPECT）时，有助于更详细地识别和定位病理性或应力性骨折，也可以确认骨折愈合情况[16]。

16.5 手术管理和技术方面

腰盆固定不同的方式取决于影响骨盆前后环以及腰骶连接的不稳定类型。对于仅涉及骨盆后环而不涉及骨盆前环的轻度移位的腰骶骨折，比如在 U 型骶骨脆性骨折的情况下，可以考虑稳定骨盆后环（图 16.6）。对于涉及骨盆前后环和腰骶连接处的不稳定骨折，可能需要考虑骨盆前环行切开复位和固定。对于骨盆前环假关节形成且高度不稳定的情况，如双侧耻骨支骨折或明显的前环分离，通常首先考虑耻骨上支的固定。骨盆前环固定提供了骨盆后环的间接复位和部分骨盆稳定性。在骨盆前环首先稳定的情况下，任何骨盆后环复位操作都可以围绕一个固定的旋转中心向前进行，这避免了在对受伤的半骨盆进行后向杠杆操作期间骨盆前环的进一步二次移位。

典型的耻骨支骨折可以用大直径逆行经耻骨螺钉固定，该螺钉允许在骨盆后环复位操作过程中轻微旋转，同时仍然能确保骨盆前环的重新靠近和整体复位。钢板固定只推荐用于骨质疏松性耻骨联合周围骨折的患者，由于这种骨折无法提供髓内螺钉固定足够的把持点。在这种情况下，钢板应该桥接联合，而不要试图融合这个区域。最近，前部内固定器被开发用于骨盆前环骨折的桥接固定（图 16.7）[17-18]。

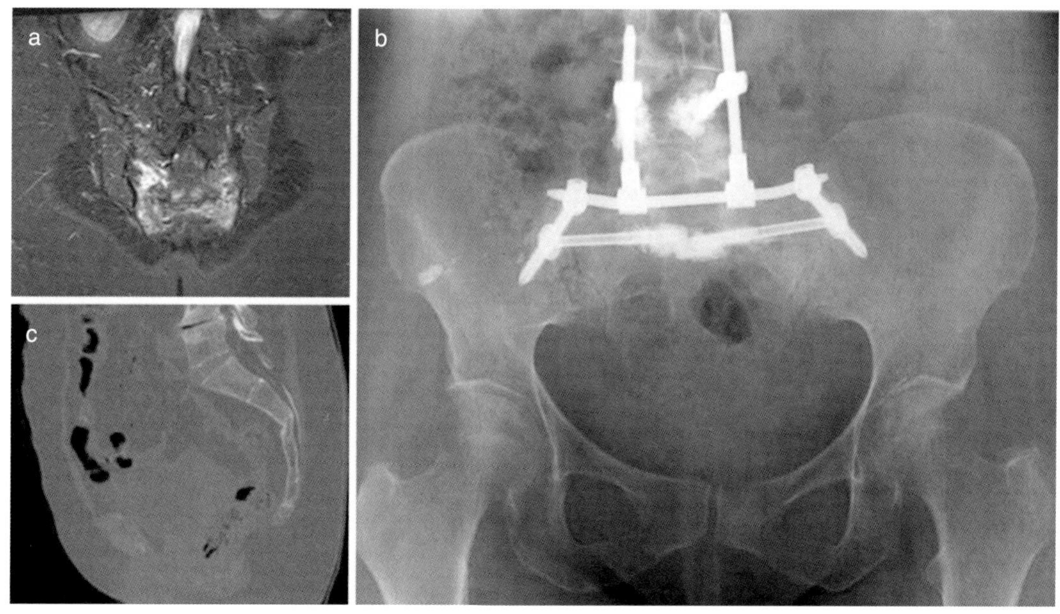

图 16.6　66 岁女性，无创伤史，腰骶部深部静息疼痛。（a）骨盆后环冠状位 MRI，显示双侧骶骨翼均有明显的骨挫伤，这高度怀疑双侧骶骨翼骨折。（b）骶骨中线矢状位 CT 显示 S2 和 S3 之间有横行骨折，患者为 FFP 型Ⅳ b 损伤。（c）采用部分骨水泥强化的腰髂内固定和双侧骨水泥强化的髂骨螺钉进行手术治疗，骨盆前环没有骨折（引自 Mayr E, Augsburg, Germany）

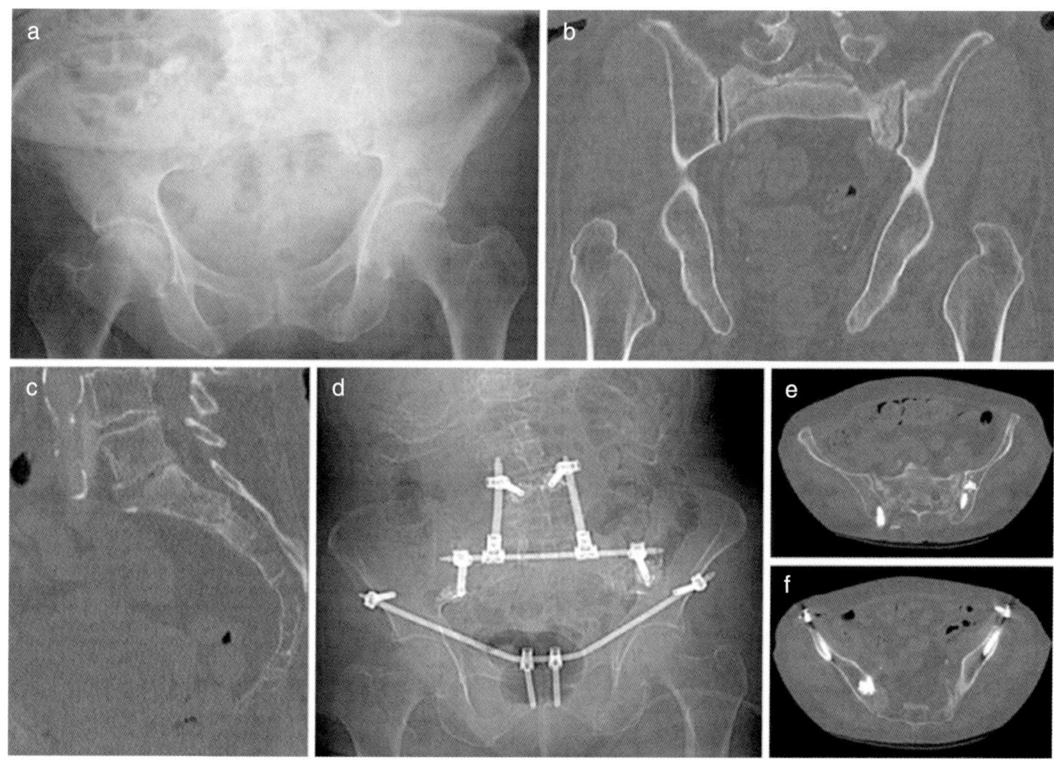

图 16.7　84 岁肥胖女性患者，跌倒后疼痛剧烈。（a）骨盆正位视图显示左侧耻骨支骨折。（b）通过骨盆后环的冠状位 CT 显示双侧骶骨翼骨折，右侧未移位，左侧有压缩和移位。（c）通过骶骨的中线矢状位 CT 显示 S1 和 S2 之间的横行骨折。CT 扫描还显示右侧有一处未移位的耻骨支骨折（在此图中不可见）。患者为 FFP 型Ⅳ b 损伤。（d）患者接受水泥强化的腰盆固定治疗。在髂前下棘和耻骨各拧入一枚带螺纹的前内固定器，用于稳定骨盆前环。（e,f）骨盆环的横断面 CT 显示骶骨骨折愈合，并显示髂骨中后和前椎弓根螺钉的位置（引自 Mayr E,Augsburg, Germany）

16.6 手术技术

腰盆固定手术，患者俯卧于能透过射线的手术台上。带有金属侧杆的手术台可能会导致术中 C 臂视野受限，尤其是在斜视图时，因此应避免使用。外科医生应确保能获得需要的 C 臂透视图，尤其是对于需要植入髂骨螺钉的情况。这包括侧位、前后位，以及髂骨斜位、闭孔斜位、入口位和出口位。

术前给予预防性广谱抗生素。术区用肥皂水和抗菌剂彻底消毒后，沿中轴线从 L4/L5 棘突向下至骶骨尾端上切开皮肤。软组织处理对于避免局部缺血至关重要。切口沿着腰骶棘突，继续切开筋膜和骶骨后部至腰背筋膜的唯一覆盖的肌肉——多裂肌，从 L5 和骶骨的后部抬起并从侧面游离。尽量减少使用产生高热的工具来解剖，避免使用电刀解剖骶骨后孔，以尽量减少对这些从骶孔发出的臀神经的损伤。显露至髂后嵴时，将肌肉从髂骨的内侧表面抬起，显露出髂后下嵴。在畸形导致解剖复杂的情况下，将髋关节外展肌从髂外平台上抬起有助于增强手术定位。

如无计划骶骨椎板切除或神经元件减压的情况下，沿筋膜向髂后下棘（PSIS）外侧皮下解剖，可能是保持多裂肌完整的一种选择。然后可以通过单独的筋膜切口接近 PSIS，以放置髂骨螺钉。类似地，可以在 L5 椎弓根部位上方做单独的筋膜切口，用于放置 L5 椎弓根螺钉。随后，在肌肉隧道的下方放置一根垂直的连接杆，来连接两个螺钉头。

通常在神经减压之前放置髂骨和椎弓根螺钉，因为这些螺钉可以作为锚定柱来帮助复位操作和神经减压。

首选低切迹椎弓根螺钉系统，以降低软组织压力和减少内固定物突起。此外，椎弓根螺钉系统允许在螺钉头上放置刚性固定柱，这对复位操作非常有帮助。多轴螺钉系统在必须连接多个固定点的情况下可能是有利的。

腰骶椎弓根螺钉的数量值得进一步考虑。对于严重骨质疏松和骶骨骨折区存在广泛的骨缺损或不稳定的假关节，在 L4 和 L5 采用椎弓根螺钉双节段腰椎固定可能是有利的。如果 S1 节段完整，并且横向骨折区更靠尾部，也可以考虑固定。按标准技术在 C 臂侧位透视下定位椎弓根螺钉位置。术前在 CT 图像上测量椎弓根螺钉的大小和钉道轨迹，目的是在保护周围血管和腹腔结构的同时实现最大程度的固定。

髂骨螺钉的植入是在 C 臂透视下进行的，主要通过坐骨切迹骨盆视图、闭孔斜位和髂骨斜位视图进一步确认。沿着 PSIS 的后内侧建立一个起点。可以使用大骨钳从 PSIS 尖端咬取骨皮质，显露骨小梁。使用 3.5mm 的钻头或钝的椎弓根锥子，在坐骨大切迹上方的髂骨内外板和髋臼之间沿侧向和向下倾斜的方向钻取螺钉通道。从理论上讲，瞄准髂前下棘突起是有帮助的，该突起距髋臼约 2~3cm。在侧位图像上，骨内通道轨迹应该在坐骨切迹皮质上方约 5cm 高度的区域内。髂骨斜位视图和闭孔-出口斜位组合视图及其典型泪滴图可能有助于确定合适的骨内通道位置和长度（图 16.8）。只有在多个 C 臂视图中确认理想的导针轨迹后，才能放置髂骨螺钉。一般髂骨螺钉的长度范围为 80~130mm，直径为 8~9mm。双皮质固定或接近双皮质固定，通过螺钉在内外髂骨板的骨内，狭窄部分内的接合，提供了坚固的髂骨螺钉锚定[19]。

需要注意将髂骨螺钉尾部做埋头处理，以尽量减少局部疼痛和（或）压疮的发生（图 16.9）。因此，我们建议将这些螺钉头深入 PSIS。可以去除 PSIS 的骨皮质，因为螺钉是在上述的骨内狭窄处获得稳定性，而不是在进钉点位置。

存在严重骨质疏松时，第二枚髂骨螺钉可以提高内固定结构的稳定性而受到青睐。临床上，在遵循先前的螺钉轨迹，确认髂骨螺钉放置在理想位置后，放置第二枚髂骨螺钉会更容易（图 16.2）。

神经的减压可以通过几种技术来完成。神经根间接减压可以通过骨折复位来完成。这通常在受伤后 48h 内是最容易完成的，而在骨折

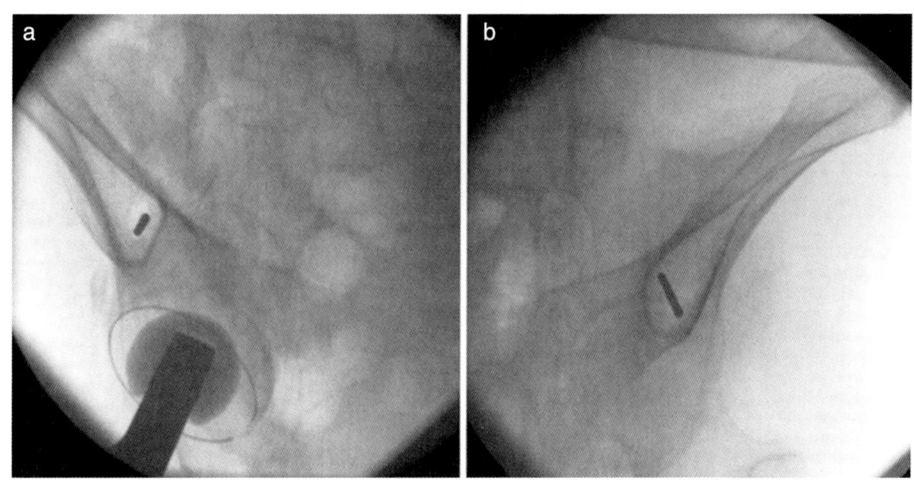

图 16.8 闭孔－斜出口透视组合图及其典型泪滴图描绘了髂骨椎弓根螺钉的合适骨内通道。（a）右侧，K 线指向泪滴的中心。（b）左侧（引自 Rommens PM, et al., Mainz, Germany）

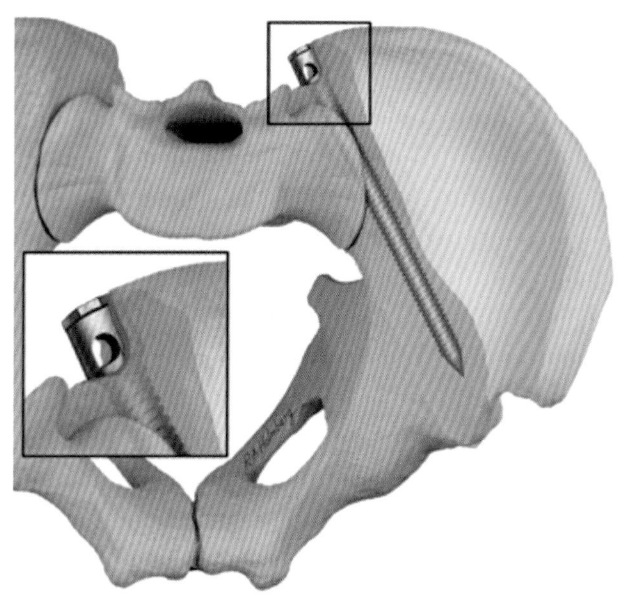

图 16.9 髂骨螺钉的头部埋在髂后嵴的轮廓之下，最大限度地减少对软组织刺激、局部疼痛或压疮的发生

后 3 周或更长时间血肿机化后，几乎是不可能完成的。由于大多数脆性骨折患者通常会延迟手术治疗，因此通常需要直接开放的神经减压。骶骨神经减压常通过椎板切除来完成，椎板切除从 L5~S1 椎间隙开始，受骶骨后孔限制。中央椎板切除术延伸到横向损伤区之外，这使每一个骶神经根都被横向追踪，直到它们清除至更大的骶前孔。通过双极电刀将损伤区的骶神经根从硬膜外静脉丛中游离出来，然后行骶神经根腹侧切开或直接取出突出的骨碎片，可以完成骶管和椎间孔减压。将撑开器作为杠杆放入骶骨横向骨折间可以促进腹侧分离。然而，存在严重骨质疏松时，这种悬臂操作可能导致更大的骶骨缺损。或者，可用平端骨冲击器直接在受损骶骨椎体的背侧壁向前推进，从而释放骶神经根。通常，在这些患者中，相较于为了改善骶骨对位而形成大块骨缺损，导致没有前部支撑，伴有前部受影响骶骨椎体保持适度的后凸中央畸形是更优选择。在骶神经根减压手术中，C 臂侧位透视对于骶骨力线的定位和评估以及相关的骶管减压很有价值。

对于单侧后环损伤，可通过多平面方向直接调整椎弓根和髂骨螺钉手柄来复位骨折。如果在骶骨的背侧获得了满意的整体复位，并且

在C臂透视得到了证实，那么可以将大的尖嘴骨盆复位钳放置在一个棘突的内侧和PSIS的外侧来维持复位。然后，纵向连杆通常在正位和矢状位上呈S形固定在头部或尾部。沿着连接杆，在椎弓根螺钉和髂骨螺钉之间，或者在椎弓根螺钉和放置在纵向杆上的C形环之间有一个牵引器，可以在垂直平面上获得更精准的复位。另一方面，通过旋转带有固定器的纵向S形杆，可以在水平面上进一步精细复位。

如果S1椎体完好，并且其骶髂螺钉通道足够大，那么可以在传统的固定技术中放置一枚带垫圈的骶髂螺钉，以确保在水平面上的稳定性。为了复位骶骨骨折及稳定骨折，通过安装纵向杆来牵开，但额外撑开力仍可在L5和S1之间的腰骶连接处引起脊柱侧凸和（或）旋转畸形，尤其是在L5/S1水平也受伤的情况下。因此，可以考虑腰骶固定来支撑骶髂螺钉。在完成腰骶连接处的任何复位之前，可以用C臂透视来评估L5/S1连接处的对位，用纵向杆微调，降低复位损伤。

对于双侧骶骨损伤和（或）腰骶分离损伤，如U形或H形骶骨骨折，通过调整双侧椎弓根螺钉和髂骨螺钉上的手柄有助于减少典型的骶骨后凸畸形，这可以进行多平面方向的操作。然而，在骨质疏松和增生骨中，骶骨中部的一些后凸畸形是可以接受的，但要以牺牲整体对位为代价，因为骨折复位后骶骨的骨缺损是比残余错位和骨不稳定更重要的问题。这种残留的后凸畸形通常不会损害椎管内的神经结构。通过以上述方式旋转预先植入的纵向杆也可以促进骨折复位。利用沿着这些双侧杆的撑开力，可以对骨折进一步复位。此外，应用与一些脊柱植入物系统一起提供的纵向连接杆的“原位”弯曲器，可以获得矢状面的进一步复位以矫正后凸畸形。

当发生脆性骨折导致上骶骨的后凸畸形，用骶髂螺钉在相应平面固定骨折是不可能的，也不安全，但后凸畸形可以接受。在这些情况下，需要在两侧纵向杆之间设置交叉连接杆。在高度不稳定的情况下，两个互连杆在矩形固定概念中提供更强大的稳定性。但是，如果内置物在PSIS没有埋头处理，远端连杆可能会由于局部突出引发问题。此外，应注意确保这种横向压力不会损害骶神经孔。

腰骶结合部融合或腰骶固定的必要性存在争议。在我们的实践中，对单侧骨折不采取融合，对移位较少的骶髂关节损伤不采取切开复位内固定治疗。对于腰骶分离型损伤或假关节形成行双侧固定的患者，骶骨椎板切除术后的局部骨移植，应用于腰椎至骶骨翼剥离的后外侧部分。然而，假关节不包括骨盆和髂骨后部，除非涉及髂骶关节的骨折或涉及骶骨外侧翼的假关节。此外，在被忽视的骨盆脆性骨折中经常观察到假关节、假关节区域，从后面清除纤维组织，用骨移植物填充切除的区域。如有必要，自体骨移植可以使用同种异体骨移植。

分层放置两个引流管闭合伤口。

16.7 术后治疗

建议术后尽早进行CT扫描，以评估神经通道、腰骶在三个平面上的对位，并检查固定物的放置，尤其是在术中导航不可用的情况下。

骨盆环骨折和进行骨折固定的患者是静脉血栓栓塞（VTE）的高危人群。因此，建议对每个患者术后进行超声检查，以便早期诊断VTE。除此之外，术后早期应开始使用适当的药物预防血栓栓塞。使用化学药物预防血栓栓塞时，必须考虑患者的伴随疾病和预先存在的抗凝要求和药物。

三角固定术和腰盆固定术有望在腰骶连接处获得稳定的固定，这使得患者可以立即活动并完全负重。对于通常不能遵循部分负重的老年人群，这一点非常重要（图16.10）[20]。还应鼓励患者在床上活动，经常改变姿势，以避免骨盆后骨性突起或PSIS突出的植入物导致局部压迫和压疮。俯卧位能使切口得到减压，并将粪便污染切口的风险降至最低，但许多患者对此并不耐受。尤其是在伴有相关软组织损

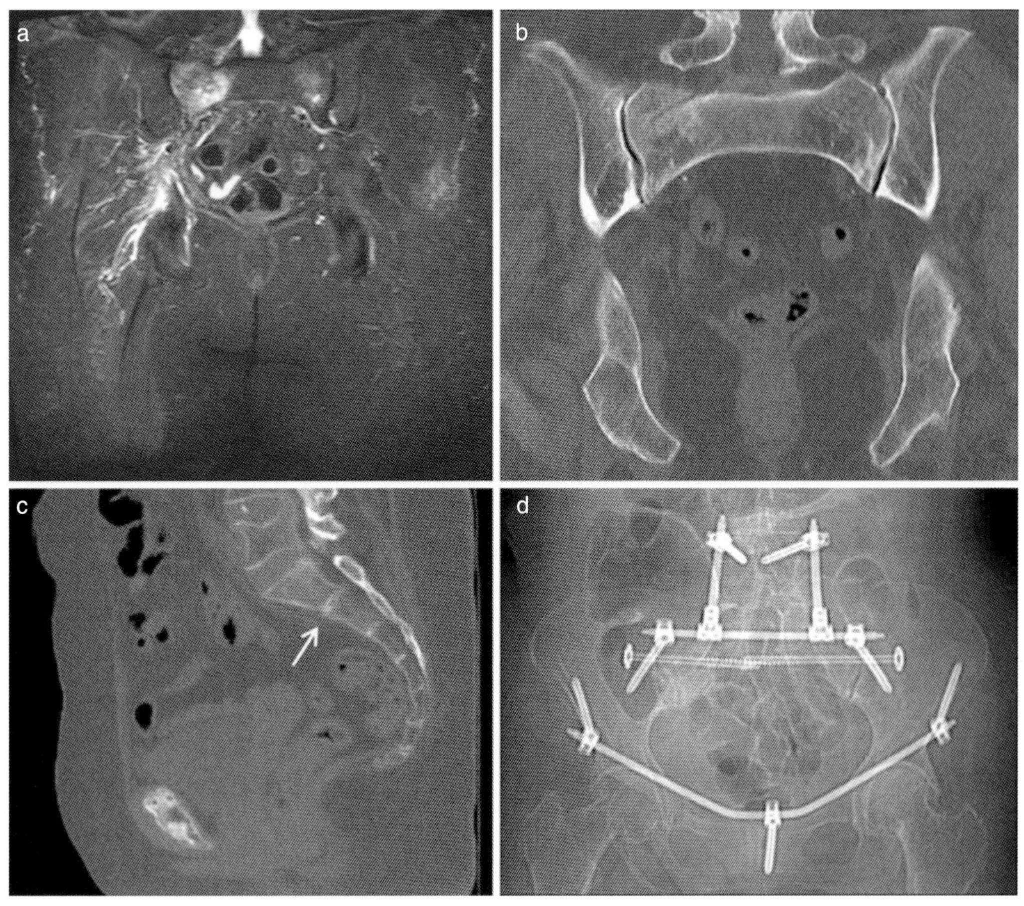

图 16.10　75 岁女性，腰痛，无外伤史。因静息疼痛加剧入院。（a）骨盆后环冠状位 MRI 显示骶骨翼双侧水肿，右侧更明显。（b）经骨盆后环冠状位 CT 显示右侧骶骨翼完全骨折，左侧骶骨翼不完全骨折。（c）通过骶骨中线的矢状位 CT 显示 S1 和 S2 之间没有位移的水平骨折线（白色箭头）。双侧耻骨支轻微移位骨折（在图 a~c 中不可见）。（d）在 L4 椎弓根和髂骨后部用螺钉固定，以稳定髂骨。在 S1 双侧各用一枚骶髂螺钉额外固定。前环不稳定通过前部内固定器桥接，连接螺钉位于左右髂前上棘和左侧耻骨。可以允许在完全承重的情况下即刻活动（引自 Mayr E, Augsburg, Germany）

伤的急性骨折中，仰卧位可能会出现伤口愈合问题或与压力相关的压疮[4,21]。

通常不需要在骨折愈合后去除植入装置。然而，突出的植入螺钉头可能会引起不适，特别是在 PSIS，因此，可能需要去除植入装置。

骶髂关节通过腰骶固定桥接，其微动可能导致椎弓根螺钉和髂骨螺钉之间的纵向连接杆失效。这种内固定失效不是骨折部位假关节导致的结果，而是由骶髂关节和腰骶连接处的生理运动引起的持续循环负荷造成的结果。固定装置移除可以防止这种情况的发生。因此，一些学者建议在术后 6~12 个月骨折愈合后移除固定装置。另一种选择是容忍这种情况的发生，且只在出现临床症状的情况下才移除固定装置，因为这些连接杆失效通常是无症状的。这个决策可以避免额外的手术干预。

（魏　星　译；庄　岩　审）

参考文献

请登录 www.wpcxa.com 下载中心查询或下载，或扫码阅读。

第 17 章 髂骨的钢板及螺钉固定

Martin H. Hessmann

17.1 引 言

在骨盆脆性骨折中（FFP），髂骨骨折很少发生。骶骨骨折更为常见和流行。流行病学数据表明，髂骨骨折在年轻患者（占所有骨盆环骨折的 13%）中比在老年患者（在 80 岁以上患者中为 7%）中更常见，并且局部和全身并发症的发生率随着年龄的增长而增加[1-2]。由于部分或完全的后部不稳定，髂骨骨折危及骨盆环的完整性。因此，髂骨骨折代表了一种严重的损伤，可能对临床功能有非常大的影响[3]。

髂后完全骨折属于骨盆骨折 AO/OTA 分类的 B 型或 C 型[4-5]。然而，FFP 患者的临床表现与高能量骨盆环损伤不一致。为了考虑 FFP 的具体形态和特征，Rommens 与 Hofmann 已经介绍了一个新的、全面的分类[6]。单侧髂骨脆性骨折，如果没有移位，则被归类为 FFP 型Ⅱc 损伤；如果骨折块游离，则属于Ⅲa 型损伤的一部分。双侧髂骨脆性骨折是 FFP Ⅳa 型损伤的一部分。最后一种很少见。单侧髂骨骨折可能伴有对侧骶骨骨折。相关的单侧或双侧骨盆前环骨折很常见（参见 17.3 章节）。

骨盆脆性骨折损伤有时表现为进行性加重，导致进行性生物力学不稳定。在这些病例中，骨折最初是不完全的，但可能继续发展为完全的单侧或双侧骨盆环不连续。典型的髂骨脆性骨折开始于骨盆边缘靠近骶髂关节，有时涉及关节的一部分，骨折线持续向头侧和侧面移动，最远到达髂嵴。目前尚不清楚这种骨折是如何发生的，是否有低能量创伤史。

一些患者有接受放射治疗的盆腔恶性疾病（结肠、前列腺、妇科器官）病史[7-9]。在这种情况下，局部骨生物学和生存能力可能会显著下降，甚至完全消失。尽管手术能提供足够的稳定性，骨折仍可能发生不愈合。此外，长期摄入双膦酸盐会降低骨代谢转换。证据表明，双膦酸盐对骨折愈合有负面影响[10]。为了骨折稳定，应该选择和配置高强度的内植物，以降低由于延迟或不愈合而导致内固定失效的风险。

17.2 解剖学考虑

髋骨由髂骨、坐骨和耻骨组成，这三块骨中最宽大的是髂骨。耻骨和坐骨在解剖学上属于骨盆前环。这些骨的骨折治疗参见 17.6 章节。髂骨在后部与骶骨连接，并在髋臼的下部

M.H. Hessmann, M.D.
Department of Orthopedics and Trauma Surgery,
Academic Teaching Hospital Fulda,
Pacelliallee 4, 36043 Fulda, Germany
e-mail: Martin.Hessmann@klinikum-fulda.de

P.M. Rommens, A. Hofmann (eds.), *Fragility Fractures of the Pelvis*,
DOI 10.1007/978-3-319-66572-6_17

与坐骨和耻骨融合。髋臼骨折是一种单独的损伤，这里不再讨论。

髂骨是骨盆后环的重要部分，在将力从脊柱传递到下肢方面起着关键作用。髂骨外板为臀肌起源、髂肌起源于内板结构。髂骨的完全骨折从骨盆边缘延伸到髂嵴，破坏了骨盆环的连续性。这些骨折在生物力学上是不稳定的[6]，不进行手术治疗是不会愈合的。髂骨翼骨折是不完全髂骨骨折，它们不会影响骨盆环的稳定性；然而，髂骨翼骨折可能导致患者非常痛苦，并会损害患者的充分活动功能。

17.3　临床表现和诊断评估

对于有低能量创伤史的患者，至少要进行骨盆前后位视图的检查。如果怀疑或检测到骨盆环断裂，则需要额外的入口和出口视图。骨盆前环骨折伴或不伴后部疼痛，都需高度怀疑骨盆后环骨折[11-12]。更多详细信息将通过多平面和三维重建的 CT 扫描提供[13-15]。核磁共振成像不是常规检查，然而在这些有症状的患者中，磁共振成像可以检测到在常规 X 线和 CT 上看不到的隐匿性骨折[16-17]。

大量患者没有近期创伤史。负重过程中骨盆、臀部或下腰背部周围的疼痛是潜在 FFP 的一个指标。疼痛主诉通常不能非常明确地定位，但是如果没有检测到能够合理解释这种疼痛的其他病理，行走期间持续或进行性不适必须引起医生怀疑。

一些髂骨骨折的患者有疼痛症状，这种疼痛已经持续数月。出于这个原因，他们中的一些人甚至近期进行了脊柱手术，但是这种干预并没有显著减轻疼痛。在骨盆 CT 评估中，慢性骨折可能显示一定量的骨痂形成，在这种情况下，患者的临床表现是外科医生区分正在进行的骨折愈合、延迟愈合或不愈合的重要指标。

17.4　手术适应证

髂骨骨折可能是稳定、部分稳定或完全不稳定的。不完全骨折可能是稳定或部分不稳定。它们既不会破坏骨盆环结构的连续性，也不会影响向下肢传递的生物力学负荷。髂骨棘撕脱骨折和髂骨翼骨折是典型的例子，然而它们在老年人群中并不常见，这类损伤可以采取保守治疗。移位大且涉及髂前上棘的髂骨翼骨折，由于涉及腹股沟韧带和缝匠肌的起点，是手术治疗的相对指征。

髂骨不完全骨折也可以进行非手术治疗。采取部分负重的保守治疗，有较大的机会使骨折愈合。然而，应该注意虚弱的患者无法避免负重，持续加载负荷可能不利于骨折愈合，不完全骨折可能会进展为完全骨折。此外，由于骨代谢紊乱，如维生素 D 或钙离子水平低或长期摄入双膦酸盐，老年患者的骨折愈合通常比年轻人群慢。由于没有充分积极的康复训练，随着时间的推移，不完全骨折可能进展为完全及不稳定骨折。因此，对患者详细的随访是必要的。在某些情况下，认为手术固定是避免骨折进展的措施（图 17.1）。活动期间持续或加

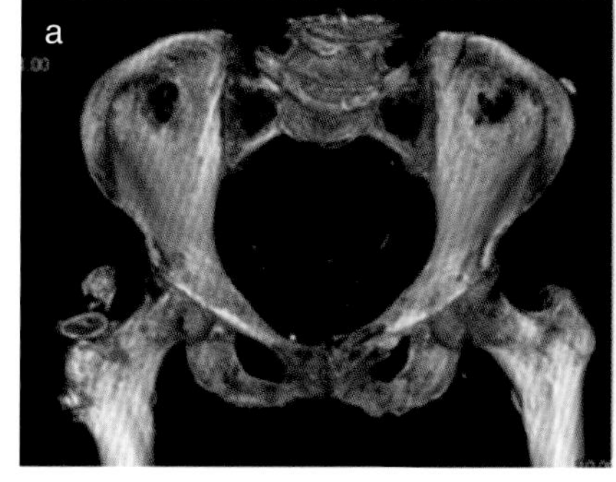

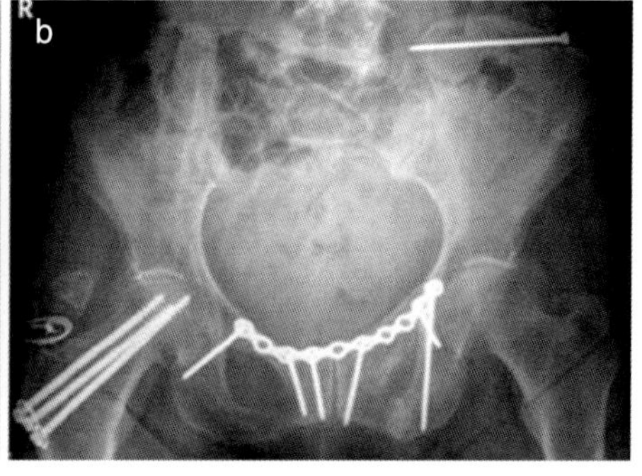

图 17.1　（a）骨盆脆性骨折伴左侧髂骨不完全骨折。骨折开始于髂嵴的高位。如果继续活动或进行不受限制的承重，骨折可能会随着时间的推移而进展并变为完全骨折。（b）髂嵴处的不完全骨折已用 100mm 螺钉固定，该螺钉平行于髂嵴，并插入内皮层和外皮层之间。耻骨骨折已经用钢板和螺钉固定，另见图 25.1

重的疼痛应该被理解为进行性不稳定的潜在迹象。

完全骨折——即使没有移位——也会导致骨盆环单侧或双侧断裂。因此，这些骨折需要进行骨折内固定，因为无法预期骨折能否自然愈合。骨盆前环骨折固定不是强制性的，但很常见。作者倾向于稳定前部和后部的损伤，以获得整个骨盆环的最大稳定性，这是骨折正常愈合和早期行走的先决条件。

17.5 围术期准备和手术方法

患者仰卧于可透过射线的手术台上。如果没有可透视的手术台，术前必须确保能获得前后位视图、入口视图和出口视图。同侧的下肢可以自由活动。术前给予预防性单剂量抗生素应用。

前外侧入路可以到达髂窝直至骨盆边缘。这种方法简单、安全、对软组织损伤小，甚至老年患者也能很好地耐受。根据 Letournel，它对应于髋臼的髂腹股沟入路的第一窗或外侧窗（图 17.2a）[18-19]。

作为一种选择，患者侧卧位时，髂骨的外表面可以通过同一切口暴露出来。然而，从髂骨外表面剥离外展肌，需要更复杂的手术程序。这种手术暴露更具创伤性，可能伴有相关失血、臀上神经血管束损伤、肌肉无力和异位骨化等并发症。因此，一般不推荐使用，尽管在涉及髂骨后部的骶髂部骨折脱位中适用[20]。

对于前外侧入路，皮肤切口始于髂前上棘的水平，即使肥胖患者也能轻易触及。切口沿髂嵴向后和近端至少延伸 10~12cm。切开皮下组织后，腹壁肌肉直接从髂骨剥离。由于腹外斜肌与髂嵴重叠，向近端和内侧轻微回拉以暴露其在骨上的腱性止点是必要的。腹壁肌肉止点的剥离从髂嵴的外侧边缘开始，并向其内侧边缘推进，应严格避免经肌肉的方法。在髂嵴的内侧边缘，腹壁肌肉的腱部和髂骨骨膜之间的连续性得以保留。髂骨内表面的髂骨肌用锋利的骨膜剥离器在骨膜下剥离（图 17.2a）。严格的骨膜下剥离避免损伤髂肌和腰肌之间的闭孔神经，减少出血。屈曲髋关节和膝关节可以减少肌肉紧张，降低因牵拉造成肌肉损伤的风险，并有助于暴露。通常不需要从髂前上棘剥离缝匠肌和腹股沟韧带的起点，不过，显露这些结构有助于扩大视野。必须注意不要损伤股外侧皮神经，该神经有许多解剖变异，于髂前上棘的内侧走行。

随后在骶髂关节内侧继续进行骨膜下手术剥离，骶髂关节大部分可以很好地触及，并剥离至骶骨。霍夫曼牵开器的尖端插入骶骨外侧部分，牵开软组织并露出髂窝。必须注意不要伤害 L5 神经根，该神经根与骶髂关节平行并位于骶髂关节内侧 10~15mm 处。用另一个钝的霍夫曼牵开器尖端插入边缘上方，能额外改善视野。

前外侧入路为髂骨内表面提供很好的视野，使骨折能完美的复位和固定，伤口闭合简单，并发症发生率低。如有必要，该切口可向近端或远端延伸。当使用长钢板时，例如用于同时稳定髂骨和耻骨上支的骨折，切口延伸到髂腹股沟入路是可以的。作为替代方案，前外侧入路可以与耻骨上小切口结合。可以通过髂腹股沟入路的第三个窗口，进入耻骨后间隙。用手指钝性分离髂耻筋膜，可以沿着骨盆边缘从第一窗口到第三窗口插入长的预弯钢板，而不需要打开第二窗口。

17.6 骨折复位和内固定

骨折复位在直视下进行。骨折没有急性高能损伤那么复杂，但活动度更低。髂骨脆性骨折的典型损伤模式是简单的斜行骨折线或 Y 形骨折，从骨盆边缘开始，向近端和外侧延伸，直至髂嵴。可能会有额外的骨折线，但很少。近端骨折可能不完全（图 17.1）。在髂骨完全骨折的情况下，位移发生在垂直方向，有或没有额外的旋转分离。

作为骨折复位的先决条件，亚急性和慢性骨折需要切除瘢痕和骨痂组织，粘连紧密的需

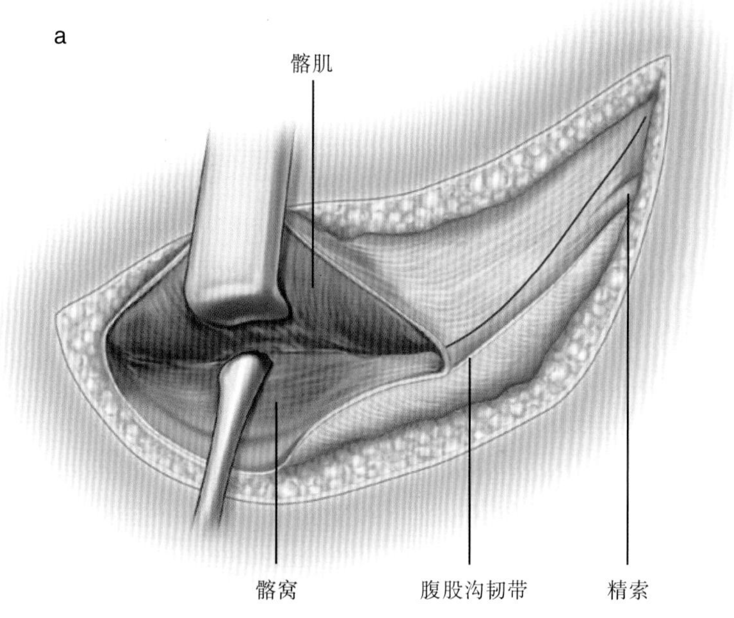

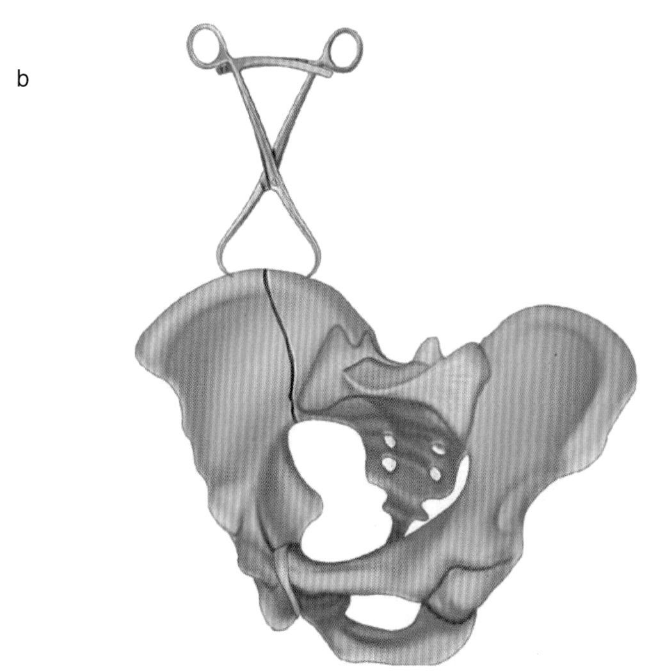

图 17.2　（a）髂窝手术入路。将髂肌从髂窝内表面牵开，深度与骨盆边缘一致。从髂前上棘显露腹股沟韧带和以缝匠肌为起点不是常规操作。然而，如果需要，可以牵开这些结构，以更好地暴露髂内窝和髋臼上髂骨体（引自 Tscherne Unfallchirurgie. Becken und Acetabulum. Tscherne H, Pohlemann T, Springer Berlin Heidelberg, 1998）。（b）用尖头复位钳复位并暂时固定髂嵴处的骨折

要用骨凿分开，以活动骨折块。如果骨折块有足够的活动度，肢体的纵向牵引有助于纠正垂直位移。解剖复位不是治疗的最终目的，在这些患者群体中，恢复稳定性更为重要。

将前部骨折块向后部骨折块复位，因为后部骨折块仍然通过完整的骶髂韧带附着在骶骨上。与髋臼前柱高能骨折相似，复位从近端髂嵴水平骨折开始。直接复位骨折块，通过一个 Schanz 钉和一个丁字手柄作为操纵杆来实现的。Schanz 钉在髂前下棘水平插入髋臼上髂骨

体，该区域坚固的皮质骨和小梁骨为螺钉提供了良好的固定力。与插入较弱的髂嵴骨中的螺钉相比，髋臼上方位置插入 Schanz 钉显然是优选的。因为在螺钉处于后一位置的情况下，在操作过程中固定失效发生得非常早。

直接放在髂嵴上的 Faraboeuf 复位钳也是一种很好的复位工具，它允许在所有平面上直接操纵活动骨折块。髂骨嵴水平处的骨折间隙和小台阶也可以闭合复位，并使用跨骨折线放置的尖头复位钳（韦伯钳）临时固定（图 17.2b）。尖头复位夹优于 Faraboeuf 复位钳，因为将 Faraboeuf 复位钳固定到髂嵴所需的螺钉可能会干扰随后的最终骨折固定。

用一到两枚螺钉就可以在髂嵴水平上获得固定。螺钉垂直于骨折平面并平行于髂嵴插入内外皮质之间（图 17.3）。确切的位置取决于具体的骨折形态。通常使用长度为 70~120mm 的螺钉，或者可以在髂嵴顶部放置一个短的三分之一管形钢板。螺钉与骨折平面平行，不会在骨折处产生压力，因此螺钉固定优于钢板固定。

在髂骨嵴骨折复位并螺钉固定后，由于髋骨的旋转，骨折对位不良可能会持续存在，这需要用一个直的尖的球头顶棒直接压迫髂骨来纠正。用于骨折固定的钢板也可以用作复位工具，应用于骨盆边缘的钢板首先用一枚或两枚螺钉固定在骨折线上方的后髂骨上，拧紧这些螺钉会将接骨板固定在骨质上，并封闭剩余的骨折间隙。

用钢板和螺钉固定骨盆缘骨折。3.5mm 预成型重建板通常用于年轻患者，4.5mm 植入物可能会考虑用于老年人，因为它们的刚度更高。Rommens 等建议使用角稳定板（图 17.4~ 图 17.6）[21]。锁定板能更好地抵抗拔出力，其松动的风险更低[22]。

钢板的准确位置取决于骨折的形态和位置。螺钉应该插入骨盆环骨质量最好、拔出强度最高的部位[23-24]。髂骨后部和髋臼上骨的骨结构稳定。钢板通常贴伏在髂耻线上。钢板是预成型的，以便尽可能好地与髋骨的轮廓匹配。近端螺钉平行于骶髂关节插入后髂骨。螺钉的轨迹应该尽可能长。远端螺钉插入髋臼上骨。

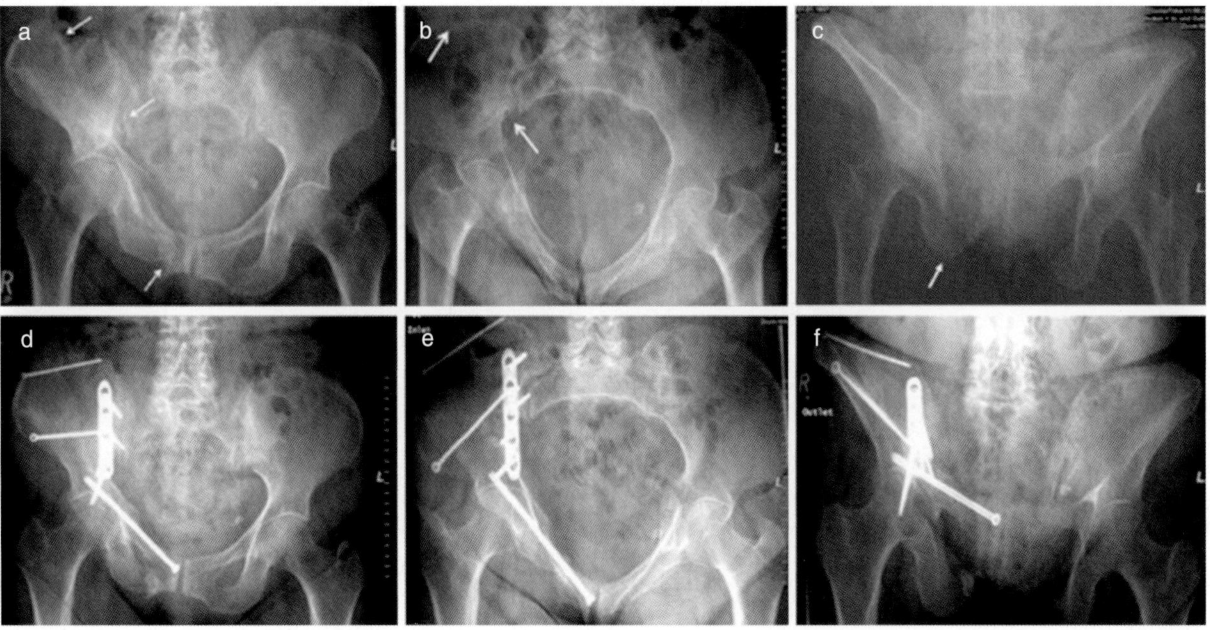

图 17.3 74 岁女性，FFP Ⅲ a 型骨折。（a）骨盆正位视图显示右侧髂骨骨折之间不稳定。右侧半骨盆有轻微的垂直位移。（b）创伤后骨盆入口视图。（c）创伤后骨盆出口视图，证实了垂直位移（a~c 中的白色箭头）。（d）术后骨盆正位视图：在右侧髂骨骨折切开复位后，使用了一个角稳定钢板，钢板近端的螺钉沿后内侧方向放置，平行于骶髂关节；远端螺钉沿后外侧方向放置。一枚小松质骨螺钉控制了右髂嵴的骨折。从髂前下棘插入一枚大的松质骨螺钉。经耻骨逆行大空心螺钉用于固定经耻骨不稳定。（e）术后骨盆入口位视图。（f）术后骨盆出口位视图

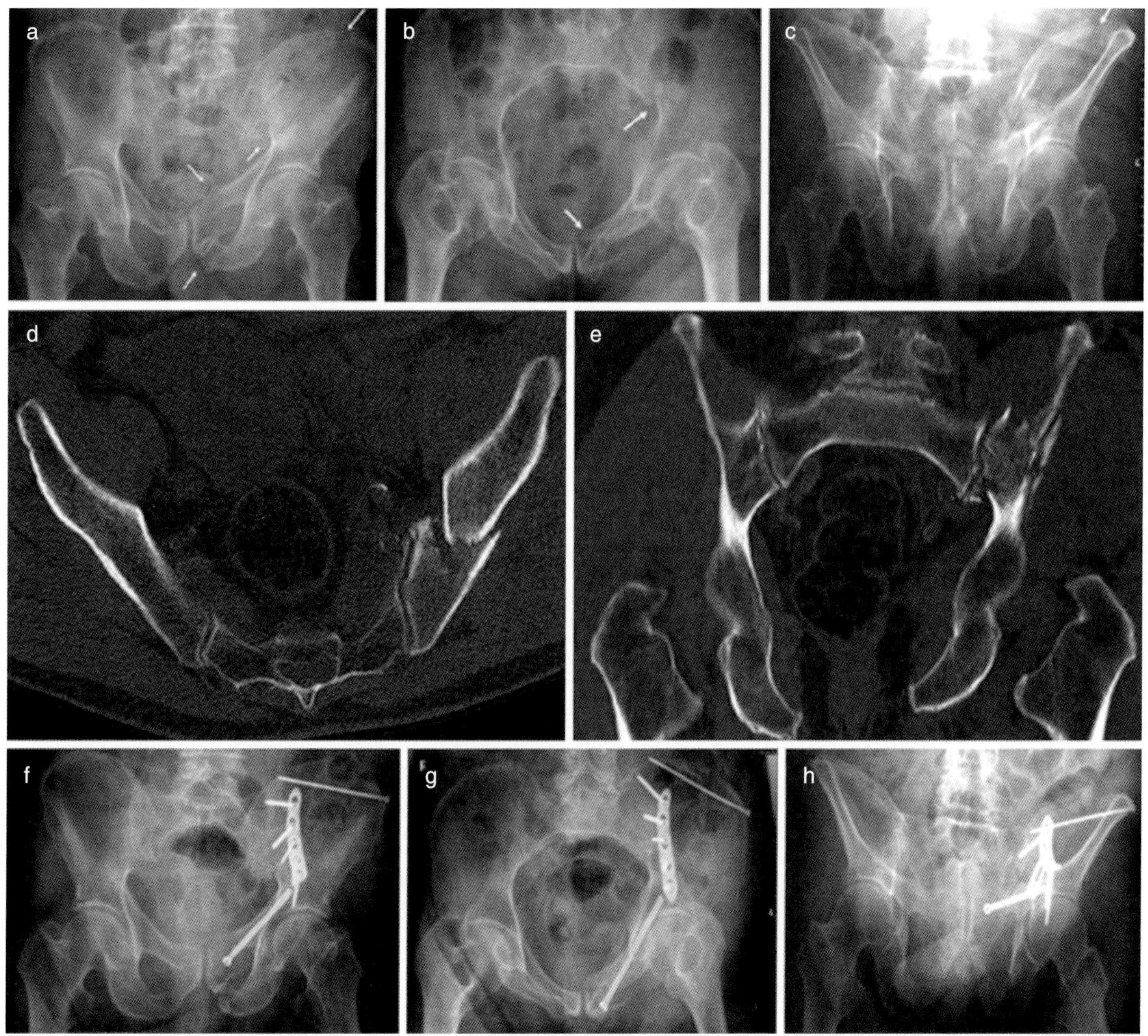

图 17.4 （a）78 岁老年痴呆男性患者，在家中多次跌倒。骨盆正位视图显示左侧的髂骨骨折之间不稳定（白色箭头），左侧半骨盆有垂直位移。（b）创伤后骨盆入口位视图。（c）创伤后骨盆出口位视图，证实了髂嵴骨折（白色箭头）和垂直移位。（d）通过髂骨的轴位 CT 扫描显示，从非常靠近骶髂关节的位置开始，出现了不稳定。（e）冠状位 CT 扫描显示骶髂关节附近的骨折部位有压缩。（f）术后骨盆正位视图：左侧髂骨骨折切开复位后，使用了一个角稳定钢板，一枚松质骨螺钉控制了左髂嵴的骨折，经耻骨逆行螺钉用于固定经耻骨不稳定。（g）术后骨盆入口位视图。（h）术后骨盆出口位视图

术中必须透视检查排除螺钉头穿入髋关节的情况。

根据上述手术技术，通过双侧钢板固定来稳定髋骨的双侧骨折。骶骨对侧骨折可以用骶髂螺钉或经骶骨棒固定（图 17.5，图 17.6）[25]。在这种情况下，应首先插入经骶骨棒，因为它的轨迹可能被相对应的钢板上的螺钉阻挡。从技术角度来看，在钉棒周围插入螺钉比反之更容易。

17.7 后期治疗

不允许老年患者完全负重行走，但可部分负重。决定是否允许完全负重取决于骨植入结构的预估稳定性。只要有可能，允许早期负重活动，可以防止肌肉无力和其他典型的制动并发症。应用低分子量肝素至少 6 周，以防止血栓栓塞并发症。如果需要，治疗还包括骨代谢和骨质疏松的相关治疗。

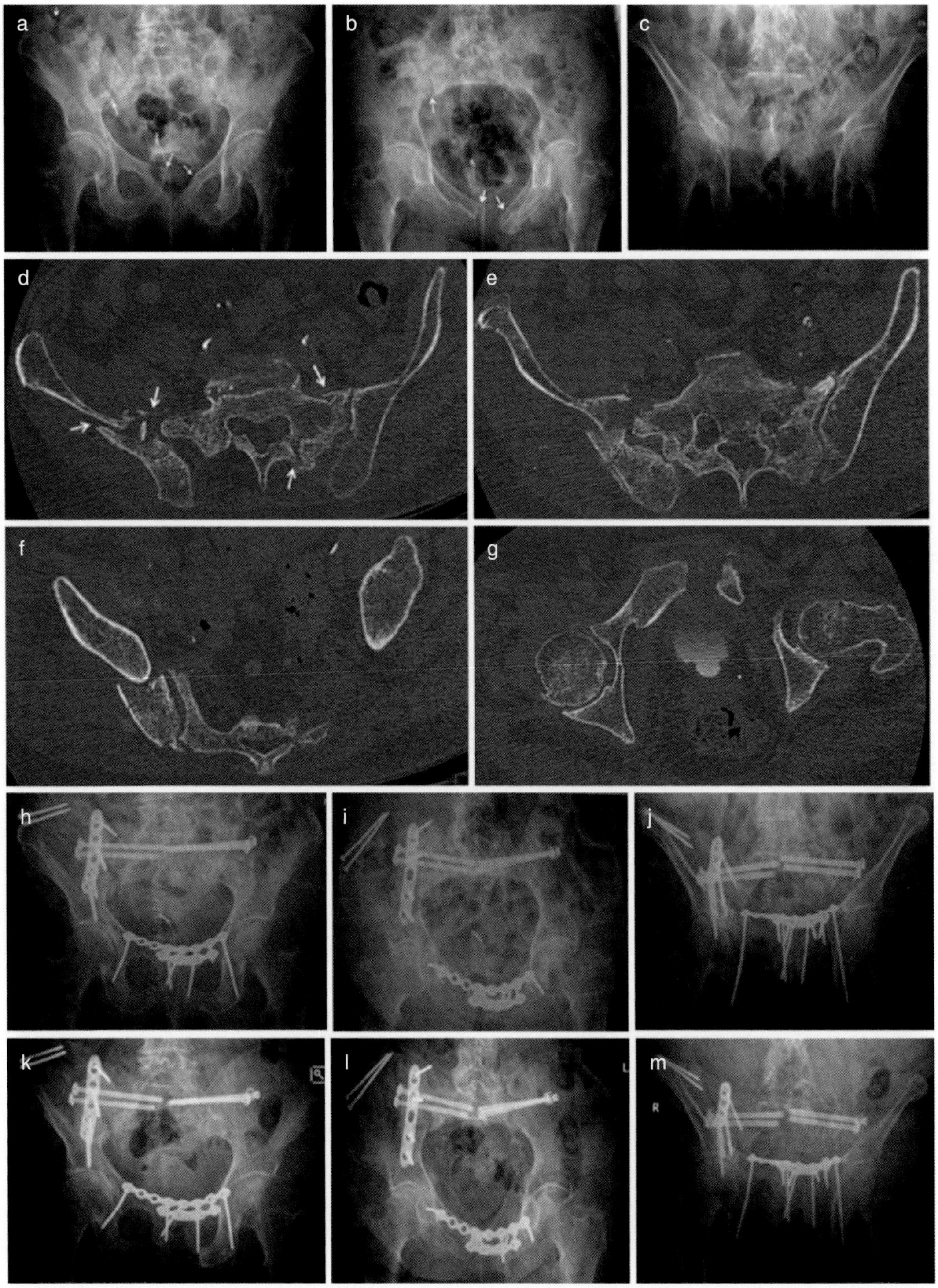

图 17.5 （a）75 岁女性患者，1 年前有跌倒史。左侧耻骨非常靠近耻骨联合的位置骨折，保守治疗。几个月后，患者因严重腰痛诊断为腰椎管狭窄症，被送入神经外科病房。骨盆正位视图显示右侧髂骨完全骨折，左侧耻骨联合分离并有耻骨骨丢失（白色箭头）。（b）骨盆入口位视图。（c）骨盆出口位视图。（d~g）骨盆环 CT 扫描显示严重骨质疏松。右侧的髂骨骨折从骶髂关节开始，向近端和外侧延伸，在最近端到达髂嵴（白色箭头）。（d）和（e）中注意到骶骨畸形，可见耻骨联合分离和左侧耻骨骨丢失。（h）术后骨盆正位视图：通过髂腹股沟入路的第一窗复位髂骨骨折，用一个角稳定钢板固定，在骨折上方平行于骶髂关节处有两枚螺钉，在骨折的后外侧有两枚螺钉。在髂嵴处，骨折用两枚方头螺钉固定。骶骨不稳定用骶髂螺钉固定，因为骶骨变形无法插入骶骨棒。缩小耻骨联合分离并用双钢板固定。（i）术后骨盆入口位视图。（j）术后骨盆出口位视图，显示了通过髋臼下通道的长螺钉轨迹。（k）术后 1 个月骨盆正位视图显示一枚髂骨螺钉轻微松动。（l）术后 1 个月骨盆入口位视图。（m）术后 1 个月骨盆出口位视图。患者可以在其房间站立，短距离行走

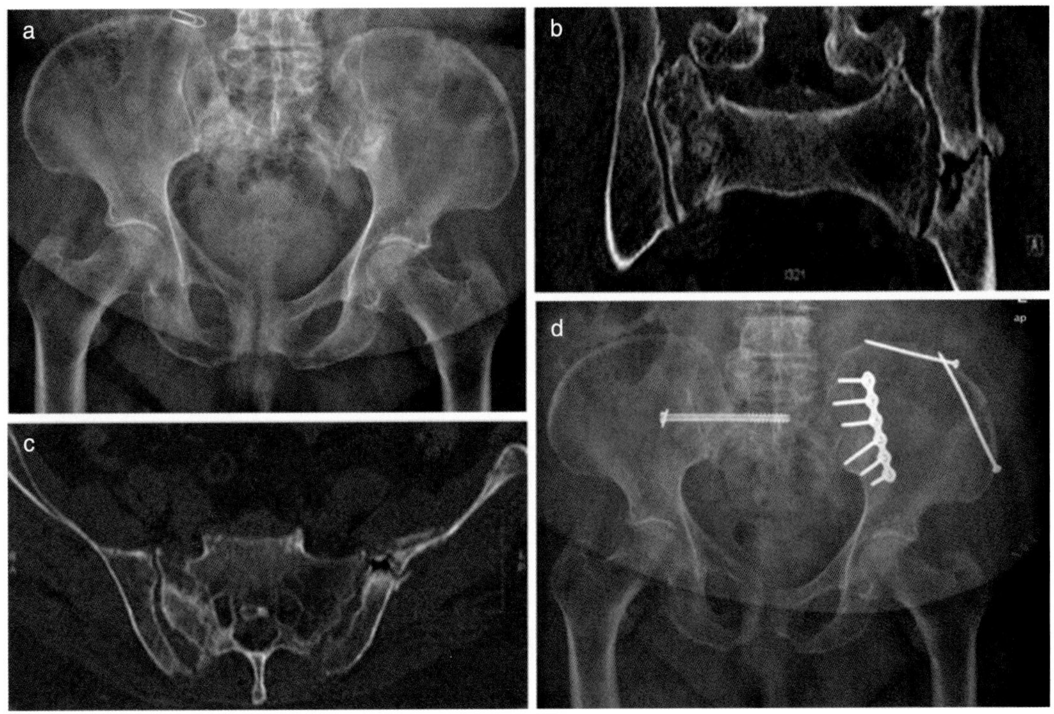

图 17.6　(a) 82 岁女性，骨盆正位视图，患者疼痛加重 7 个月，无外伤史。涉及多平面小关节交错，保守治疗失败。左侧髂骨呈 Y 形骨折，可见骨痂形成。(b, c) 骨盆后环的冠状位和轴位 CT 扫描显示左侧累及骶髂关节的后髂骨骨折不愈合，可见右侧骶骨翼骨折。(d) 术后骨盆正位视图：右侧经皮骶髂螺钉固定，左侧髂骨骨折钢板螺钉固定

在一个功能齐全的老年骨科护理单位中，用疼痛管理、谵妄预防、营养不良管理的标准化方案治疗患者，可减少住院时间、发病率和死亡率[13,26,27]。

(魏　星　译；庄　岩　审)

参考文献

请登录 www.wpcxa.com 下载中心查询或下载，或扫码阅读。

PART Ⅵ

第 6 部分

骨盆前环的稳定技术

Stabilization Techniques for the Anterior Pelvic Ring

第 18 章 外固定架

Steven C Herath, Tim Pohlemann

18.1 生物力学因素

当考虑使用外固定架时，外科医生必须了解这种相对容易应用的装置的生物力学特性。以往大量研究分析了外固定架的力学特性，并表明髋臼上外固定架不能为骨盆后环骨折提供足够的稳定性和把持力。与骨盆后环内固定相比，外固定架在该区域所提供的稳定性降低为1/20~1/10[1-7]。早先描述的腹侧和背侧组合外固定架已被证明可以部分解决这一缺点，但会给患者带来无法接受的舒适性丧失和极大的护理复杂性[8]。最近的研究介绍了一种改良设计的外固定架，可为骨盆后环提供更明显的加压强度。然而由于设计特点，该装置似乎只适用于危及生命时的紧急固定处理[9]。

18.2 外固定架的适应证

髋臼上外固定架是一种使用成熟的装置，用于紧急治疗骨量正常的骨盆骨折。在某些情况下，也可以用于耻骨骨折的终末治疗[10]。单纯性骨盆前环脆性骨折（FFP Ⅰ型）首先考虑保守治疗，卧床休息并服用足量的镇痛药，然后患者可以在物理治疗师的帮助下，进行可耐受的负重活动[11-12]。当上述治疗不能明显缓解疼痛时，应考虑手术治疗。对于这类患者，髋臼上外固定架是一种微创选择，可以迅速减轻症状[12]。对于同时累及骨盆后环和前环的脆性骨折，可以应用外固定架联合后路内固定术，以增加骨盆环的整体稳定性（图 18.1）。如果由于任何原因，骨盆的后路固定不可行时，可以考虑单独使用髋臼上外固定架以减轻疼痛（图 18.2）[13]。

使用外固定架治疗脆性骨折是有争议的。一方面，外固定架应用简单且快捷；另一方面，外固定架会给患者带来明显的不适。骨质疏松也会造成外固定架针道松动的风险增加。据报道，其针道感染率高达 30%[14]。对于无明显移位的耻骨支骨折，逆行置入拉力螺钉是一种选择，可以通过小切口进行微创手术（见第 19 章）。然而，与骨盆前环的任何其他固定方式相比，外固定架可以轻易拆除。特别是对于合并多病患者，拆除外固定架不需要麻醉是一大优势。因此，我们认为髋臼上外固定架仍然是临时固定骨盆前环的有力且重要的装置。

S.C. Herath • T. Pohlemann, M.D. (✉)
Department of Trauma, Hand and Reconstructive Surgery, University Hospital Saarland, Kirrbergerstraße 100, 66421 Homburg/Saar, Germany
e-mail: Tim.Pohlemann@uniklinikum-saarland.de

P.M. Rommens, A. Hofmann (eds.), *Fragility Fractures of the Pelvis*, DOI 10.1007/978-3-319-66572-6_18

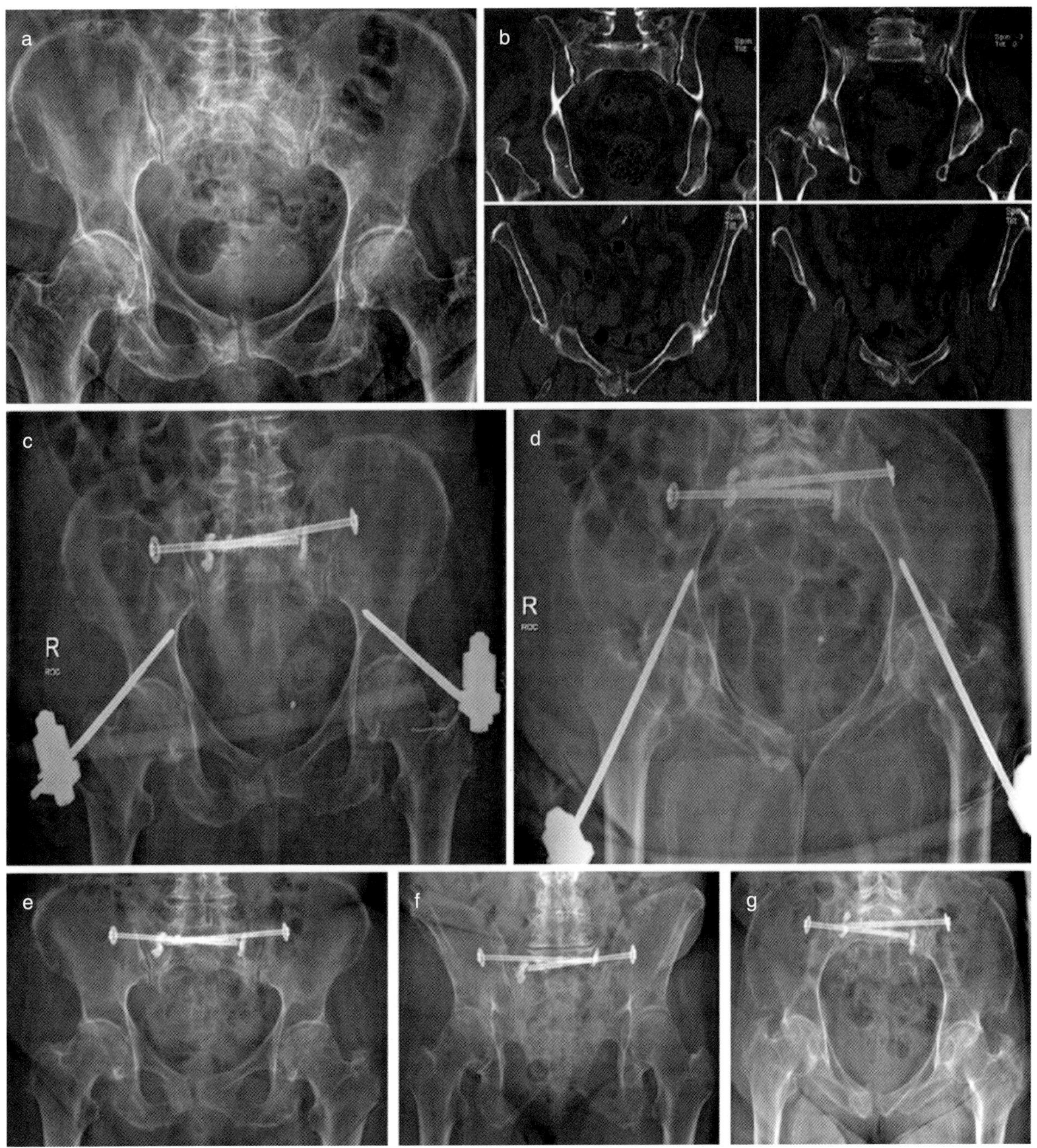

图 18.1　一例 83 岁女性在花园摔倒致伤。（a）骨盆正位显示右侧耻骨骨折。（b）冠状位 CT 平扫层面显示双侧骶骨翼骨折、右侧耻骨骨折（FFP Ⅳ b 型）。（c）术后正位显示骨盆后环用两枚骨水泥加强型骶髂螺钉固定，前环用髋臼上外固定架固定。（d）术后骨盆入口位。（e~g）6 周后拆除外固定架。术后 3 个月分别进行骨盆正位、出口位和入口位影像检查。患者全负重行走未感疼痛

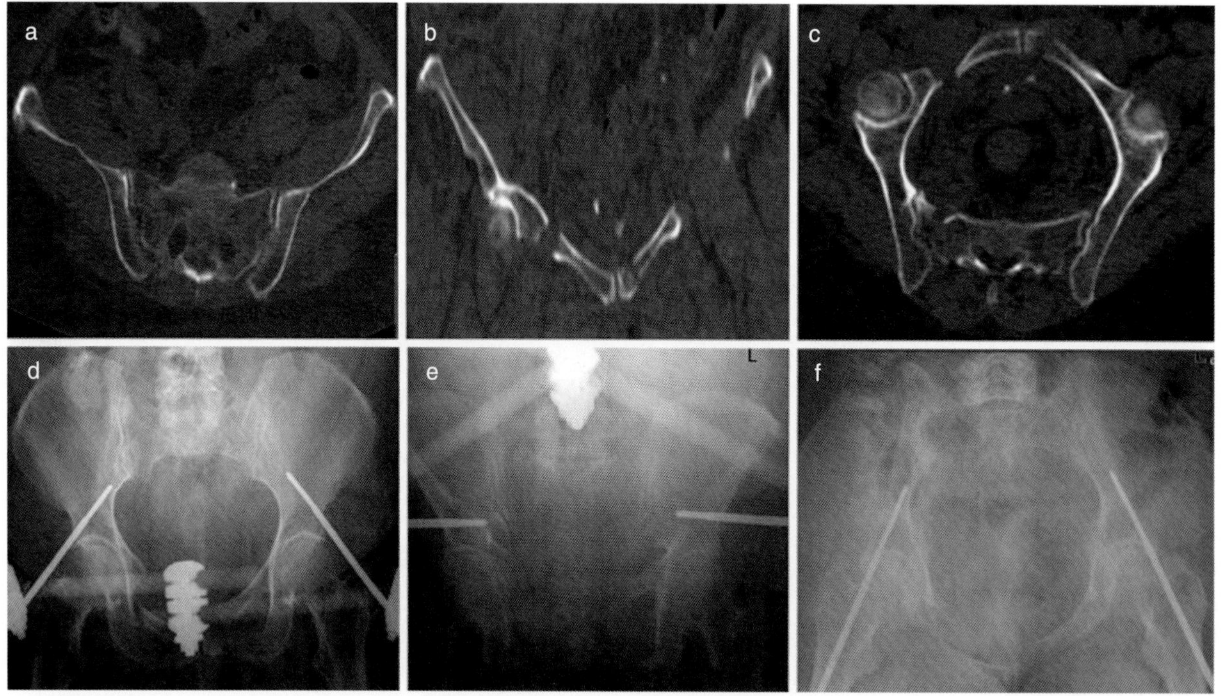

图 18.2　一例 76 岁女性患者在疗养院摔倒致伤。（a）骨盆 CT 横断面显示右侧骶骨翼骨折。（b）冠状位 CT 平扫层面显示双侧耻骨支骨折。（c）经骨盆入口平面 CT 层面显示后方单侧骨折、前方双侧骨折。（d）用外固定架固定骨盆环。由于软组织损伤，后环内固定不可行。（d~f）术后正位（d）、出口位（e）和入口位（f）显示了 Schanz 钉在髋臼上的位置和方向

18.3　手术技术

患者取仰卧位，在髂前上棘以远约 3cm、向内约 3cm 处切开一个 2cm 长切口（图 18.3）。钝性分离软组织后触及髂前下棘，确定进针点，并使用套筒确定 Schanz 钉的进针方向。通过术中透视确定正确的进针位置。为防止钻头切割，应该只突破骨皮质几厘米，以便 Schanz 螺钉自行在髂骨的内外皮质之间走行。钻头应该向头侧倾斜约 20°，向内侧倾斜约 30°（图 18.4）。但是钻头很容易在髂前下棘处打滑。因此，建议在钻孔前用锤子轻轻敲击套筒以使钻孔居中。如上所述，也可以在倾斜钻头前先在垂直于骨面方向突破骨皮质。拧入 Schanz 螺钉后应尽可能获得最大的稳定性。在拧入两个 Schanz 钉后连接外架杆，就完成了外固定架的安装。弯曲碳杆的使用最大限度地减少了对患者的创伤，并便于影像学检查（图 18.5，图 18.6）。或者也可以使用两根球头连接的直碳棒（图 18.2）。只有切口较长时才有必要缝合伤口。在任何情况下，在完成手术前必须确保 Schanz 钉不受阻碍地通过皮肤。要调整皮肤切口以防止螺钉直接压迫皮肤边缘，否则可能会先引起皮肤破损，然后导致针道感染。

18.4　术后护理和拆除

针道的细心护理对于避免软组织问题和感染的出现至关重要，包括更换敷料在内的日常伤口护理是必需的。为了防止疼痛、皮肤破损和坏死，必须避免外固定架直接压在皮肤上。允许患者在可承受的负重范围内下床活动。允许髋部屈曲 90° 的坐姿。然而在肥胖患者中，外固定架与腹壁或大腿之间可能存在机械冲突，应考虑髋关节屈曲小于 90°。拆除外固定架时可无需麻醉。拆除的时间点取决于骨盆前环骨折的特点。与单侧或无移位骨折相比，双侧骨折和有移位骨折则需要更长的愈合时间，因此需要更长的外固定架固定时间。在确定拆除之前，松开连接杆后评估在完全负重状态

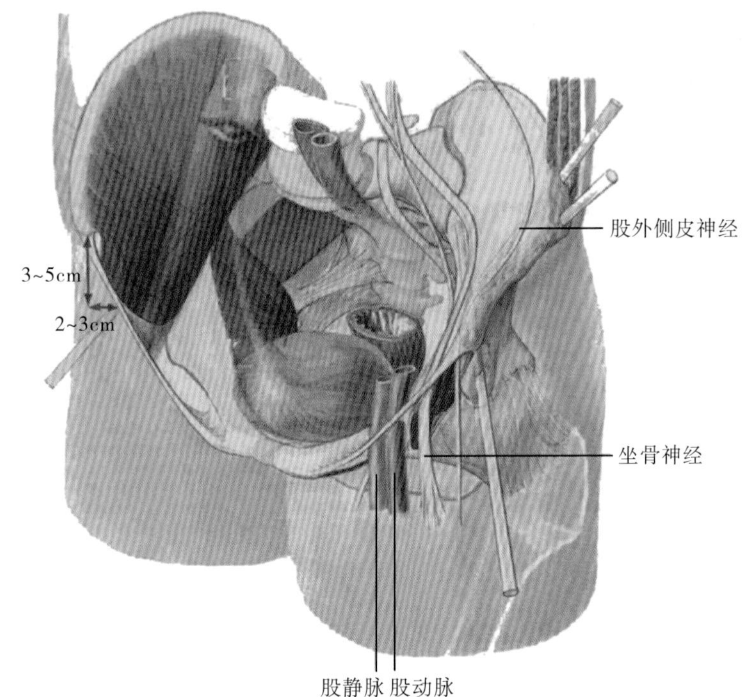

图 18.3　髋骨周围的软组织结构图和髋臼上 Schanz 螺钉在左右两侧的位置图。由于 Schanz 钉置入的位置非常靠近股外侧皮神经，因此在拧入前和拧入过程中应使用套管，以避免损伤此神经

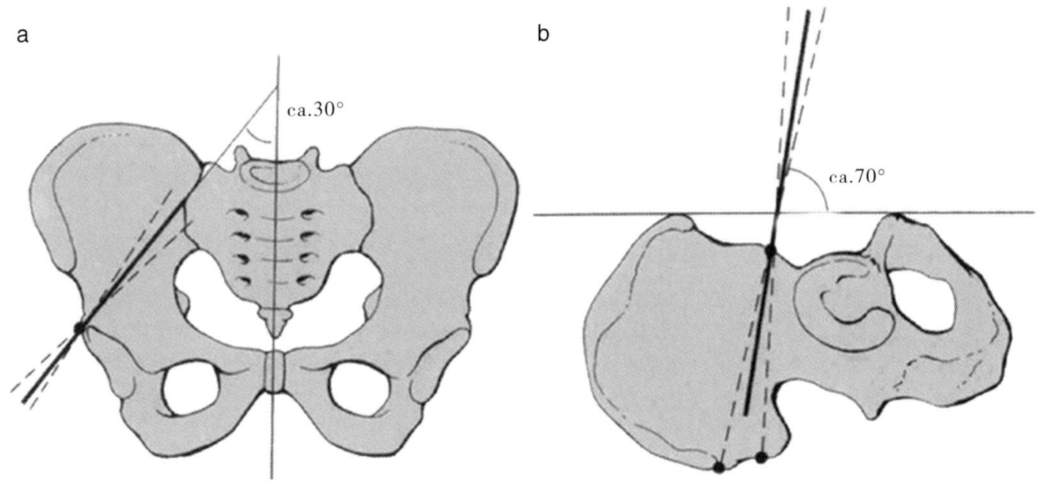

图 18.4　以髂前下棘为进针点的螺钉置入通道示意图。（a）骨盆正位。（b）骨盆侧位。通过正确的定位避免 Schanz 钉突破髋关节、坐骨大切迹和骶髂关节

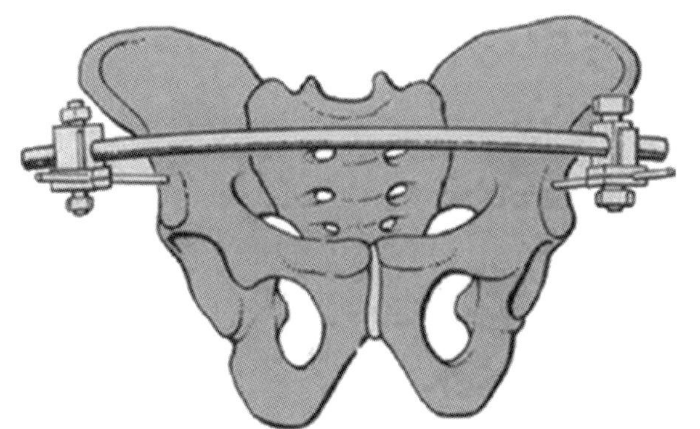

图 18.5　髋臼上外固定架示意图。在双侧髂骨置入两枚 Schanz 钉后，一根弯曲的碳杆通过球头连接到 Schanz 钉上

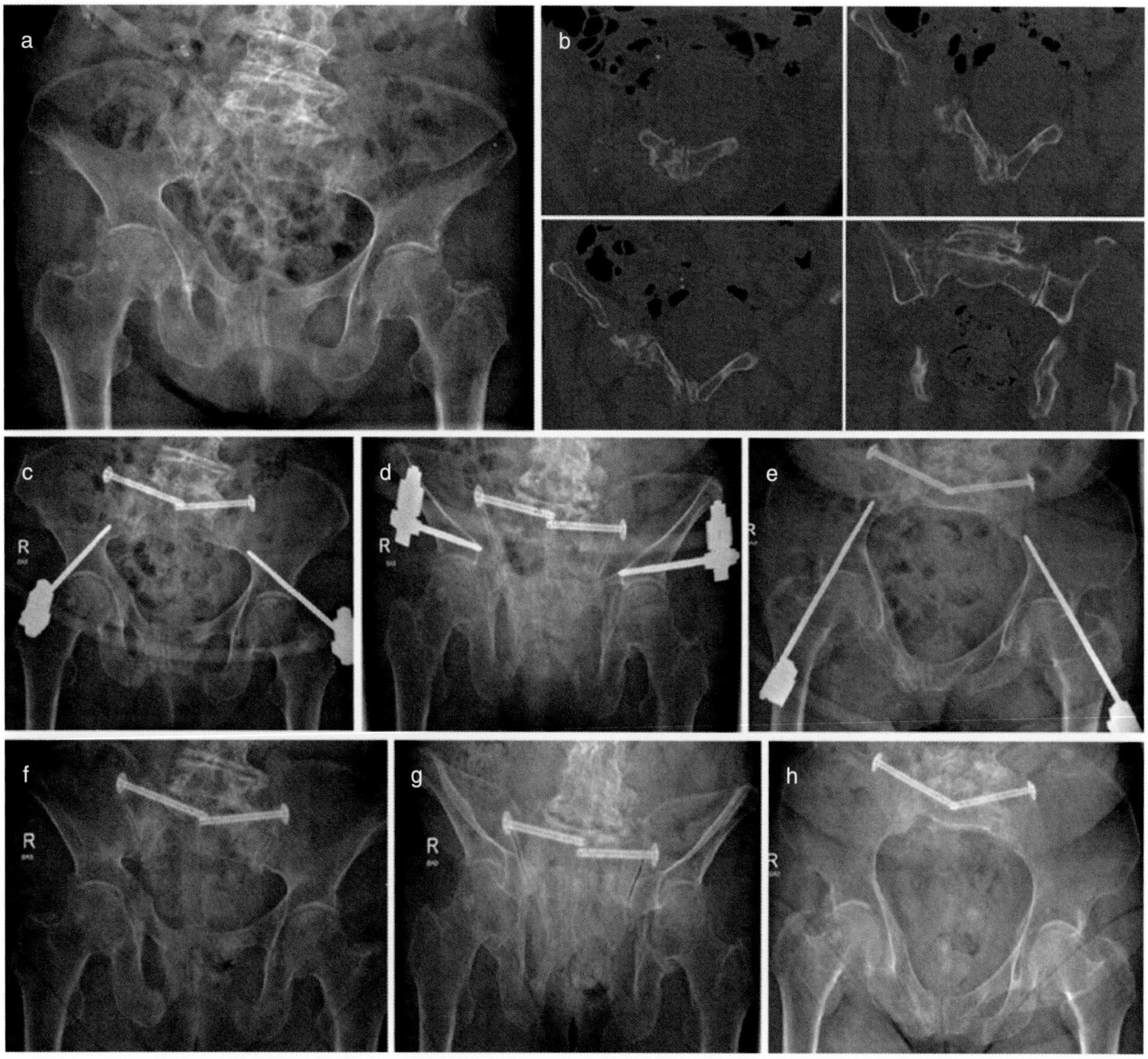

图 18.6　一例 86 岁女性在去厕所路上摔倒致伤。事故发生 6 周后，患者首次在门诊就诊。（a）骨盆正位显示右侧耻骨上支骨折。（b）冠状位 CT 平扫显示双侧骶骨翼骨折、右侧耻骨上支骨折（FFP Ⅳb 型）。（c~e）术后骨盆正位、出口位和入口位。骨盆后环用两枚骶髂螺钉固定。用弯曲碳杆与髋臼上外固定架连接固定骨盆前环。（f~h）4 周后拆除外固定架。术后 6 个月行骨盆正位、出口位和入口位检查，显示骨盆前环完全愈合。患者全负重行走，只在爬楼梯时感到疼痛

下行走时的疼痛程度。如果可以无痛行走，Schanz 钉则可被移除。如果出现持续疼痛，重新连接外固定架，于数周后复查。如果临床或影像学发现有螺钉松动的迹象，则应不可避免地去除螺钉。

（费　晨　译；王鹏飞　审）

参考文献

请登录 www.wpcxa.com 下载中心查询或下载，或扫码阅读。

逆行经皮耻骨支螺钉固定

第 19 章

Pol Maria Rommens, Daniel Wagner, Alexander Hofmann

19.1 引 言

治疗骨盆脆性骨折（FFP）的主要目标是减少疼痛和恢复骨盆环的稳定性，允许早期获得以防止与制动有关的并发症。骨盆环是一个圆形结构；骨盆前环的骨折经常合并骨盆后环骨折。Scheyerer 等进行了一项回顾性研究，以评估耻骨支骨折患者的骨盆后环损伤情况 [1]，回顾性分析了 177 例具有完整诊断的包括 CT 扫描的患者。在正位 X 线片中除耻骨支骨折外无明显其他损伤的患者中，96.8% 的患者在 CT 中发现了骨盆后环的损伤。该研究包括高能量以及低能量的骨盆环损伤 [1]。Alnaib 等对 67 例骨盆脆性骨折患者进行了一项前瞻性研究 [2]，包括 54 例女性和 13 例男性患者，平均年龄为 87.5 岁；只有 9% 患者存在单独的骶骨骨折，54% 的单独耻骨支骨折患者伴有骶骨骨折；在双侧耻骨支骨折的患者中，61% 的患者伴有骶骨骨折 [2]。在 Lau 等的研究中，包括 37 例 65 岁以上的耻骨支骨折患者，59% 的患者发现了骨盆后环损伤 [3]。在我们对 245 例 65 岁以上的 FFP 患者的回顾性研究中，只有 44 例患者（18%）有单纯的骨盆前环骨折，3 例（1.2%）有单纯的骨盆后环骨折；其余 198 例患者（80.8%）同时合并有骨盆前环和后环骨折 [4]。我们认为绝大部分患者的骨盆后环和前环损伤是同时存在的。骨盆前环骨折或断裂位于耻骨联合、耻骨联合附近的耻骨、涉及闭孔的耻骨上和耻骨下斜面以及髋臼前唇处。在我们的回顾性研究中，我们观察到大多数老年人的骨盆前环骨折是耻骨支骨折。较少见的是耻骨和髋臼前唇骨折，耻骨联合的不稳定性是最少的见 [4]。Starr 等对 145 例经皮螺钉固定手术治疗的骨盆前环骨折进行了回顾性研究，其中 22 例位于闭孔内侧，100 例位于闭孔上方，23 例位于闭孔外侧 [5]。老年人耻骨联合断裂的数量少，可能是由于皮质和骨小梁脆弱 [6]，而韧带变得更坚韧 [7]，但目前没有生物力学研究证实这一假设。骨折和脱臼位于最高应变和最

P.M. Rommens, M.D. (✉) • D. Wagner, M.D.
Department of Orthopaedics and Traumatology, University Medical Centre, Johannes Gutenberg-University, Langenbeckstr. 1, 55131 Mainz, Germany
e-mail: Pol.Rommens@unimedizin-mainz.de

A. Hofmann, M.D.
Department of Orthopaedics and Traumatology, University Medical Centre, Johannes Gutenberg-University, Langenbeckstr. 1, 55131 Mainz, Germany

Department of Traumatology and Orthopaedics, Westpfalz-Clinics Kaiserslautern, Hellmut-Hartert-Str. 1, 67655 Kaiserslautern, Germany
e-mail: Hofmann.Trauma-Surgery@gmx.net

P.M. Rommens, A. Hofmann (eds.), *Fragility Fractures of the Pelvis*,
DOI 10.1007/978-3-319-66572-6_19

低刚度的区域，即骶尾部、坐骨切迹与相邻的髂骨、髋臼上区、四面体表面和耻骨支[8]，这导致了骨盆后环的一致的骨折类型[9-10]。同样，盆环前骨在其最薄弱的地方断裂，也就是耻骨支。有时，在慢性 FFP 中观察到耻骨联合的不稳定和其附近的骨缺损（图 19.1）。在这些病例中，我们认为主要的不稳定位于耻骨。随后，由于连续和重复的运动，发生了骨吸收，最终涉及附近的关节[11]。为了稳定高能量破坏的骨盆前环，人们研究了不同的固定技术。外固定和切开复位内固定（ORIF）是最常用的。这些技术也适用于 FFP 的骨盆前环骨折的内固定。最近，前方经皮内固定作为一种微创技术被引入[12]。逆行髓内耻骨上支螺钉固定术是另一种微创技术。该技术几十年前就被描述过，但从未获得广泛接受[13-14]。现在，由于 FFP 数量的增加，手术的微创性和骨折的高稳定性，逆行耻骨支螺钉置入的普及率越来越高[15]。

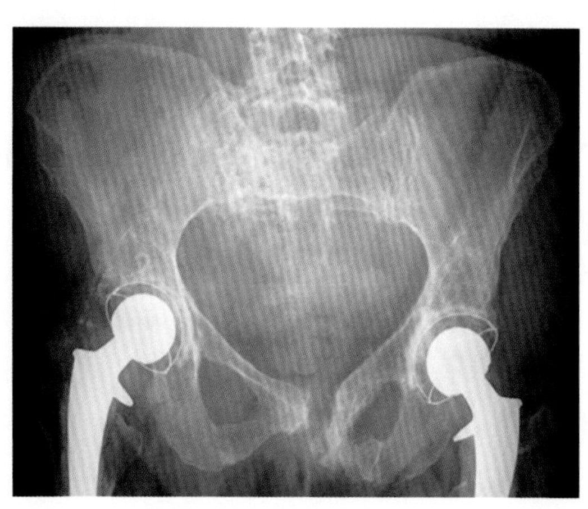

图 19.1　74 岁女性，类风湿性关节炎病史较长。患者已经进行了双侧全髋关节置换。由于下腰椎和耻骨联合的慢性疼痛，患者行走距离有限。骨盆前后位平片显示左侧耻骨骨缺损伴耻骨联合增宽和皮质反应。右侧骶翼骨结构也可见不规则性改变

19.2　基本原理

骨盆前环或骨盆后环的骨折涉及骨盆环的中断，并失去骨盆的稳定性。Tile 等的生物力学研究表明，当骨盆前环断裂时，尸体骨盆环的稳定性会减弱 30%[16]。尽管如此，当只有骨盆前环断裂且骨折碎片之间的裂隙不大时，非手术治疗将是第一选择。这种治疗方法适用于成人和老年 FFP Ⅰ型的骨折。镇痛、卧床休息和小心活动将可使绝大多数患者的骨折愈合并获得良好的功能恢复[17-18]。

在 FFP 中，孤立的骨盆前部骨折仅占 18%。超过 80% 的 FFP 患者合并有骨盆前环和骨盆后环不稳定。在 Rommens 和 Hofmann 的分类中，这些为 FFP Ⅱ型（FFP Ⅱa 型除外）、FFP Ⅲ型和 FFP Ⅳ型骨盆骨折[4]。在这些骨折类型中，与完整的骨盆相比，稳定性的丧失远远高于 30%。因此，非手术治疗对于一些 FFP Ⅱ型的患者和大多数 FFP Ⅲ和Ⅳ型的患者来说是具有挑战性的。由于较长时间的剧烈静息疼痛，烦琐的管理导致恢复时间延长，并发症发生率较高。因此，建议所有 FFP Ⅲ型和 FFP Ⅳ型的患者进行手术治疗。当保守治疗 1 周后仍不成功时，FFP Ⅱ型也建议采用手术治疗[19]。

手术干预应尽可能地微创。延长手术时间可能会激起额外的疼痛，增加失血量以及感染的风险，并危及患者有限的生理储备。通过“前柱通道”的逆行经耻骨支螺钉，对耻骨支骨折进行微创内固定是可行的。它可以通过靠近耻骨联合的几厘米的切口完成。在固定耻骨上支骨折的同时，恢复了骨盆前环的稳定性，可以立即减轻疼痛。然而，逆行经耻骨支螺钉固定术必须被视为骨盆后环固定术的附加固定术。如果在骨盆前后环同时骨折的患者中只做这个手术，由于剩余的骨盆后部不稳定，螺钉松动、延迟愈合和耻骨支骨折不愈合的风险会更大[5]。

19.3　前柱通道

耻骨上支是髋臼前柱的一部分，Judet 等将髋骨描述为一个倒置的 Y 型结构，髋臼杯位于柱之间，是两柱的一部分[20]。他们将髂骨 - 耻骨区分为前柱，将髂骨 - 坐骨区分为后柱。前柱包括髂骨翼、髂骨体的前部、髋臼前唇、耻骨上支和耻骨。在所有患者中，在靠近耻骨结节的耻骨上支前部皮质与髋臼上髂骨外板之

间存在一条直线通道[21]。“前柱通道”位于耻骨上缘，在髋臼腔的内侧和头侧通过，但不穿透髋臼窝（图 19.2）。它的前部和后部入口、解剖学标志、尺寸和方向是最近几项解剖学和放射学研究的方向。

1995 年 Routt 等发表了对 24 例患者进行逆行耻骨支螺钉置入的技术和首次结果。他们确定了一个理想的进针点，即在耻骨结节的下方和耻骨联合的外侧[13]。Suzuki 等使用盆腔 CT 扫描的三维重建研究了 160 名日本人（80 名男性和 80 名女性）的耻骨支和邻近软组织结构的解剖学，男性的最小管径（= 任何植入物的最大直径）平均为 13.5mm，女性为 10.7mm。作者发现，在男性和女性中，通道底部（耻骨联合外侧区域）的管径与体重之间存在着正相关关系。在女性中，底部的椎管直径也与身高相关。髋臼处的椎管直径与身高或体重没有关系。男性通道的平均长度为 124.6mm，女性为 123.8mm。男性和女性从耻骨到膀胱 / 髂动脉 / 髂静脉的最小距离分别为 0/0/4.9mm 和 4.6mm/0.8mm/0.2mm。仰卧位前柱的中心轴线，男性和女性的向头侧平均倾斜 66° 和 67°，侧方平均倾斜 54.1° 和 55.9°[21]。Chen 等创建了虚拟的圆柱形管子，将其放置在从 82 名没有盆骨病变的中国成年人的 CT 数据中，获得的 164 个前柱通道[22]。圆柱形植入物的平均最大直径为 8.16mm，长度为 109.4mm。圆柱体的空间方向与横断面、冠状面和矢状面分别为 39.7°、20.8° 和 42.7°。前方插入点平均位于耻骨联合侧面 18.4mm 处，尾部位于耻骨上支下缘 17.8mm 处。男性的长度和直径较大，而到骨骺线的距离较短[22]。Puchwein 等获得了 50 例没有骨盆损伤的多发性创伤患者（35 例男性和 15 例女性，平均年龄为 41.3 岁）的骨盆 CT 数据的三维重建。虚拟螺栓被放置在前柱中，没有穿透任何皮质层或穿透髋关节。测量了进入点和出点之间的长度，并确定了皮质 – 螺栓距离最小的区域。测量螺栓和髋关节之间的最短距离。螺栓的平均长度为 127.2mm，最窄直径为 14.6mm。因此，7.3mm 的螺钉在所有患者中都应该可以插入。螺栓和髋关节之间的平均距离为 3.9mm。螺栓的方向在矢状面平均为 39°，在冠状面为 15°（图 19.3）[23]。

Dienstknecht 等测量了从耻骨上缘前皮层的进入点到不同骨性标志的距离，这些骨性标

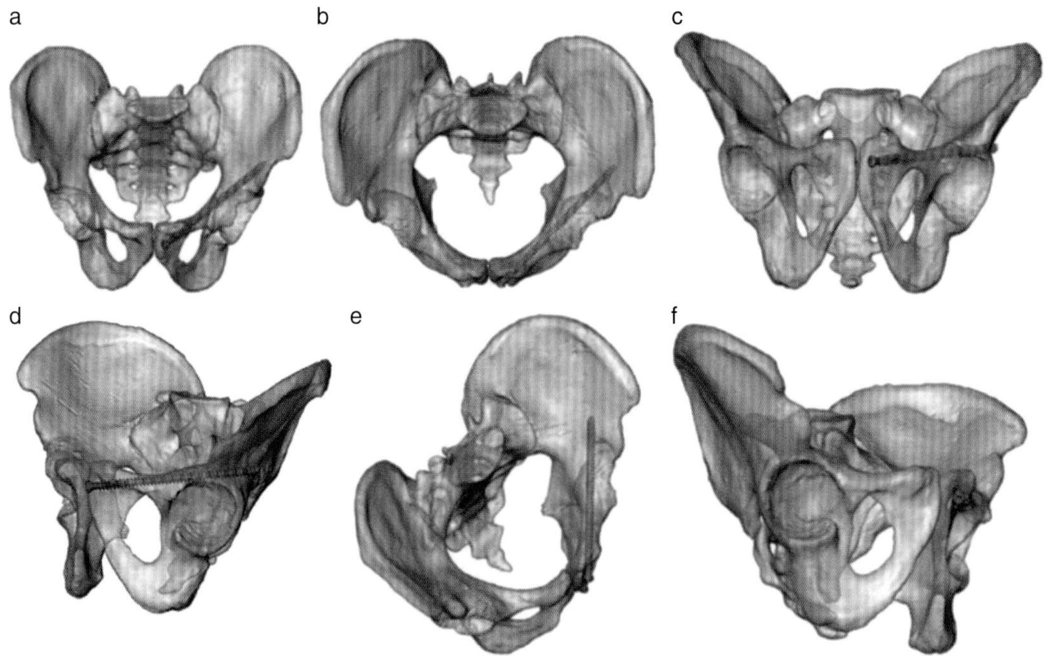

图 19.2　完整盆腔环的不同三维投影。逆行经耻骨支螺钉穿过左前柱通道。（a）骨盆前后位。（b）骨盆入口位。（c）骨盆出口位。（d）闭孔出口位。（e）髂骨入口位。（f）前柱通道轴向投影

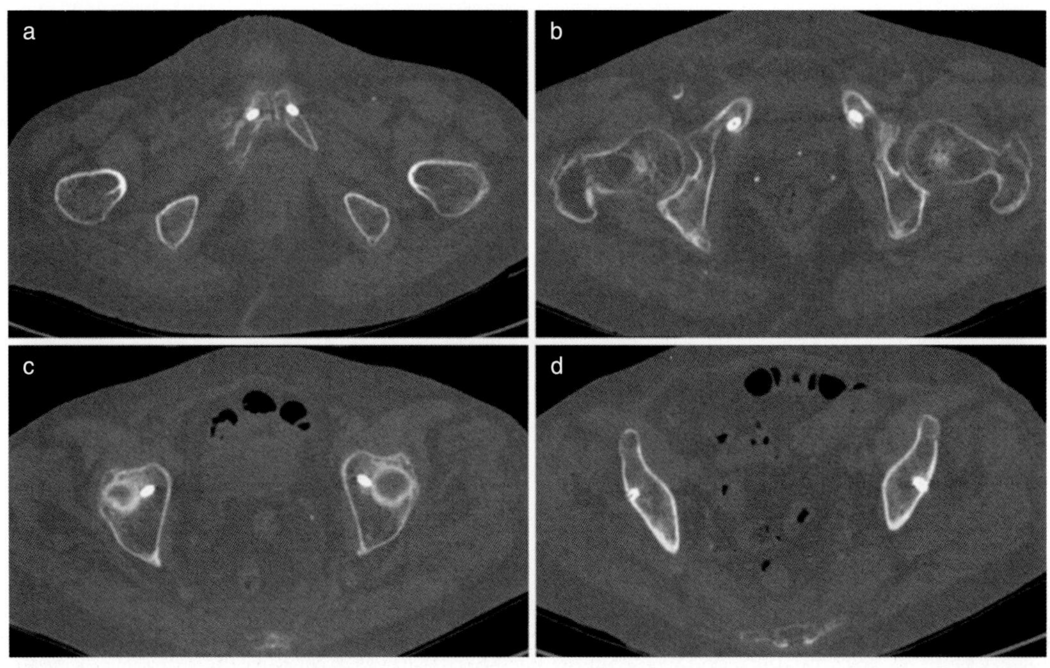

图 19.3　82 岁女性患者术后骨盆横切面，如图 11.9、图 11.12 和图 11.13 所示。（a）CT 耻骨联合横切面。（b）CT 耻骨支横切面。（c）CT 髋臼顶部横切面。（d）CT 髂骨上至髋臼横切面。螺钉完全穿过骨通道，到达髋臼上方的髂骨外侧皮质

志在术中很容易在前后和斜向透视盆腔图像中被识别[24]。在所有骨性标志中，以下标志在 2.5cm 范围内被识别：耻骨结节、髂耻隆起、耻骨上缘和髂前下棘。作者发现，除了女性到耻骨上缘的距离较小外，其他几乎没有性别差异。他们强调了解剖学标志在经皮骨盆前环骨折手术中的重要性。依靠这些骨性标志，可以安全地进行螺钉置入[24]。

我们从这些研究中得知，前柱通道在所有成年人中都存在。亚洲人和欧洲人之间的通道长度不同。中国成年人的通道最短（±110mm），而日本人和欧洲人的通道长度相似（±130mm）。中国人填充前柱通道的虚拟圆柱体的最大直径比日本人或欧洲人的小。因此，螺丝钉的直径应个别调整。女性需要的螺钉直径比男性小。因此，建议在手术前分析不同重建中的 CT 数据。关于通道的空间方向的数据很难进行比较。引人注目的是，在 Suzuki[21]（±55°）、Chen[22]（±43°）和 Puchwein[23]（±39.0°）的研究中，与矢状面的角度（向外侧的方向）是类似的，男女之间没有差异。与冠状面的角度（朝向颅骨的方向）的数值差异较大。这个值当然取决于仰卧患者的骨盆环的倾斜度。因此，我们建议在开始钻孔前，将钻头保持在与横向和矢状面呈 45°－45° 的位置，钻尖位于理想的入口处（见第 19.5 节）

19.4　生物力学研究

Simonian 等证明，用逆行耻骨支的 4.5mm 螺钉对前骨盆环进行固定，可以获得与常规 3.5mm 钢板相同的稳定性[25]。在尸体上建立了一个前后压缩Ⅱ型（APC-Ⅱ）不稳定的骨盆环损伤。在生理负荷下，使用带有 4 枚或 6 枚皮质螺钉的 10 孔 3.5mm 重建板或使用长度为 80mm 或 130mm 的逆行螺钉的结构的稳定性没有明显的不同。这些技术在同一个尸体骨盆上以随机顺序进行了测试，在逆行经耻骨支螺钉插入时使用了 4.5mm 的实心不锈钢螺钉。作者的结论是，逆行螺钉固定是替代钢板固定耻骨骨折的有效方法[25]。

Gras 等比较了不同类型的螺钉与前柱骨折的标准钢板固定[26]。他们测试了前柱钢板固定

与髋臼下和髋臼上的钛合金、不锈钢或可生物降解的聚丙脂螺钉。接骨板固定和钛螺钉的固定强度相似；不锈钢和聚丙脂螺钉的强度不如上述 [26]。在最近的一项研究中，Acklin 等发现逆行耻骨支螺钉固定比钢板固定的耻骨骨折的稳定性要低 [27]。一个带有 6 个皮质螺钉的十孔钢板与一枚 80mm 长的 7.3mm 的部分螺纹的空心螺钉进行了测试。在循环加载过程中，逆行螺钉的位移和间隙角明显较高。由于螺钉切割入松质骨，螺钉固定失败。钢板结构由于弯曲而在较高的负荷下失败 [27]。

从生物力学的角度来看，逆行的髓内耻骨上支骨折内固定可以被认为是钢板固定耻骨上支骨折的有效替代方法。为了避免松质骨切割，如 Acklin 等 [27] 所述，建议使用长螺钉，穿透髋臼上方的髂骨外侧皮质。由于螺钉尖端在皮质骨中的固定，尽管螺钉周围呈松质层，但还是固定在皮质骨中。与 Simonian 等的生物力学研究结果 [25] 相反，我们建议使用大直径的螺钉（如 7.3mm）（图 19.4）。

19.5 手术技术

患者仰卧并偏心地位于可透光手术台上，足在可透光碳纤碳床的末端。这使得 C 型臂可以自由移动，以便在术中观察骨盆入口位和出

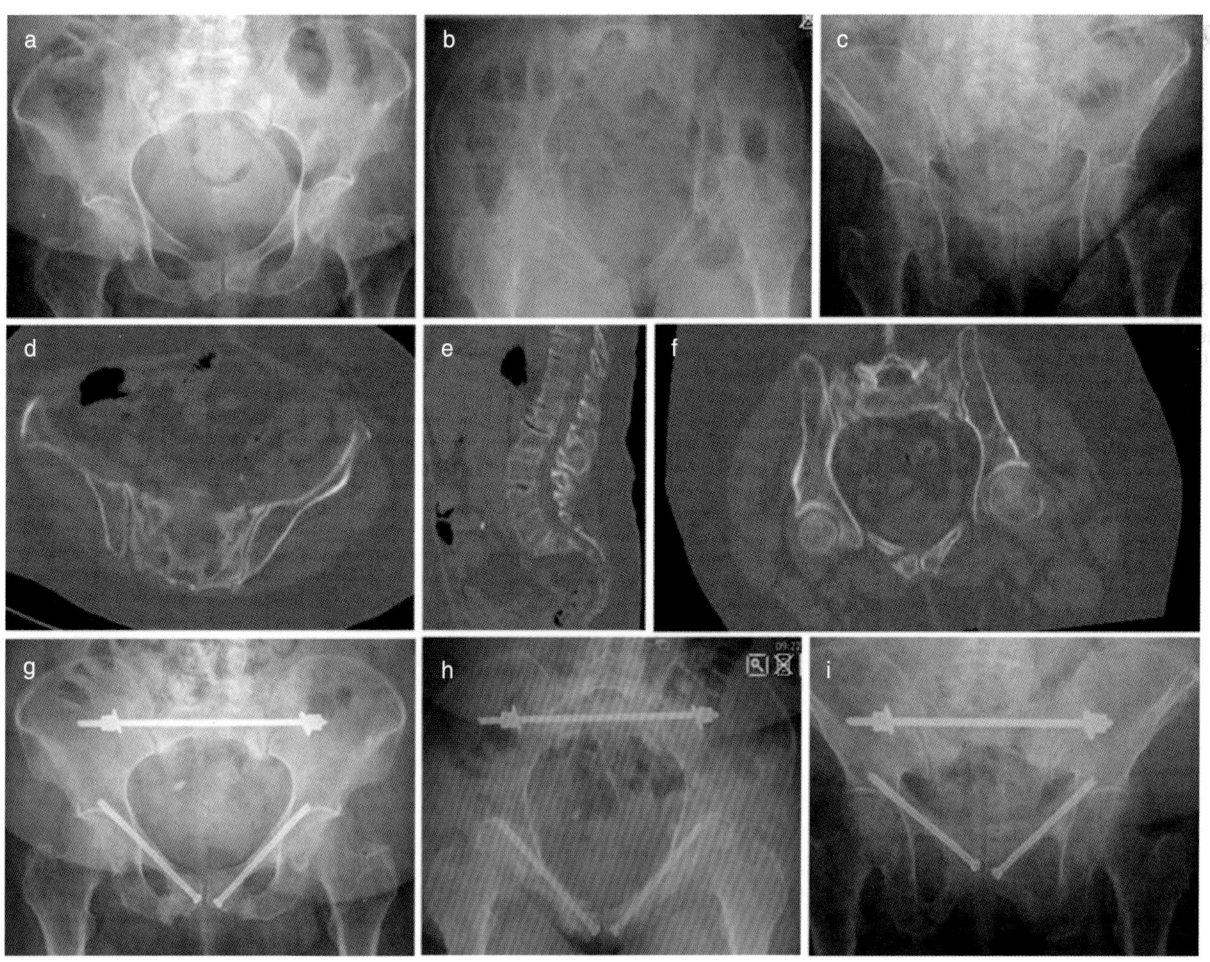

图 19.4 74 岁女性，右侧腹股沟自发性疼痛，起初没有特别的治疗。3 个月后因持续性静息疼痛入院。（a）骨盆前期检查显示右侧耻骨支骨折。（b）骨盆入口位显示无移位的左侧耻骨支骨折。（c）骨盆出口位排除任何垂直移位。左右骶翼骨结构不规则。（d）CT 横切面通过后骨盆显示双侧骶翼骨折，骨折间隙轻微扩大，为典型的慢性不稳定。（e）通过骶骨中线的矢状 CT 重建显示 S1 和 S2 之间有轻微移位的水平骨折。（f）真骨盆斜位 CT 重建，可见双侧骶翼骨折和右侧耻骨支骨折，患者 FFP 型Ⅳb 病变。（g）术后 5 个月骨盆前后位片，患者进行了微创手术稳定。后侧不稳定用支骶棒治疗，前侧不稳定用两枚逆行经耻骨螺钉治疗。（h）骨盆入口位。（i）骨盆出口位。患者无自诉不适，日常生活可自理

口位。腰骶部脊柱用毯子支撑，使骨盆环在钻孔时更加稳定[13]。铺巾前，在不同的透视视图中分析预置钉位置，并在机器上登记和标记C型臂在髂骨入口（I-I）和闭孔器出口（O-O）斜向投影的理想倾斜度。由于解剖学上的差异，这些数值可能因患者而异[28]。耻骨联合周围的皮肤区域必须是不受影响的；适当地进行铺单，以便能够不受影响地通过皮肤进入螺钉的理想位置。同时建议留出脐部，以便更好地定位患者身体的中线纵轴。在皮肤上触及并标记解剖学标志。外科医生站在耻骨支骨折一侧的对侧。C型臂放置在受伤的一侧，除了C型臂之外，监视器更多的是在其头端。屏幕应位于外科医生的工作范围内。为了便于定位，屏幕上看到的图像的方向与外科医生对手术部位的方向相同。桌子上的水平面必须在屏幕上水平，桌子上的前部在屏幕的上部，后部在屏幕的下部。骨折的一侧，整个骨盆前环应在前后位和斜位片中可见，以方便定位进针点，并在钻孔手术前和手术中对钻头进行适当的定位[14]。

在皮肤切开前，将长的钻头放在下腹部的皮肤上，用前后位片沿前柱通道调整（图19.5a~e）。在皮肤上做这个通道的标记。在与通道一致的地方做一个小的皮肤切口。切口位于中线，就在耻骨联合下方或稍偏外侧，在骨折的另一侧。使用钝性剪刀分离暴露进针点。将一个2.8mm的钻头，在套筒或钻头导向器的保护下，放在骨的进入点表面。正如一些研究显示的那样，进针点位于耻骨联合外侧约20mm处和耻骨上肢下方约20mm处[22,24]。开始时，钻头以45°-45°倾斜于额状面和矢状面的方式固定。在影像增强器的控制下，调整钻头的位置，直到它与螺钉的最佳轨迹精确一致。为此，影像增强器被连续倾斜到I-I和O-O位置。当钻头进入通道时，它在向头端和侧面移动，穿过耻骨上支。在钻孔过程中，重复AP、I-I和O-O视图以确保钻头的正确位置。要特别注意避免钻入髋关节内。钻孔过程继续进行，直到钻头尖端到达并穿透髋臼上方的髂骨外侧皮质（图19.5f~i）[29]。特别是在骨质疏松的患者中，可以用反复小心的锤击来推动钻头向前进入前柱。如一些作者所示，在骨内的轨迹长度可达130mm[18,21,23]。轨迹的最内侧-前侧部分用4.5mm的钻头进行过度钻削。在2.8mm的钻头上插入适当长度的7.3mm空心螺钉。没必要使用垫圈。螺钉头位于耻骨处内收肌的厚肌腱附着处（图19.5j~o）。螺钉主要用于固定耻骨上支的骨折，它不能实现加压。当钻头无法避免穿透关节时，必须选择较短的螺钉。

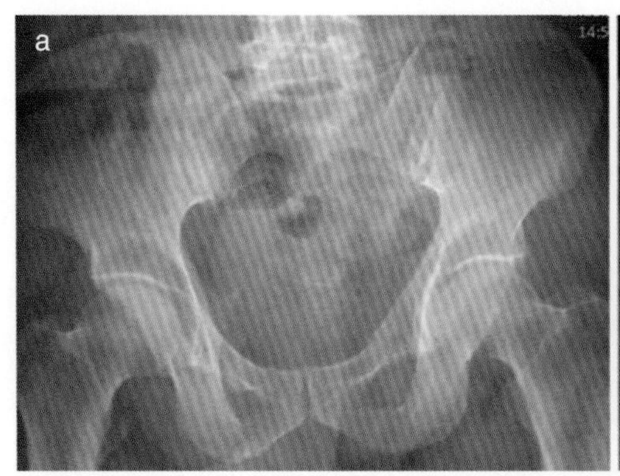

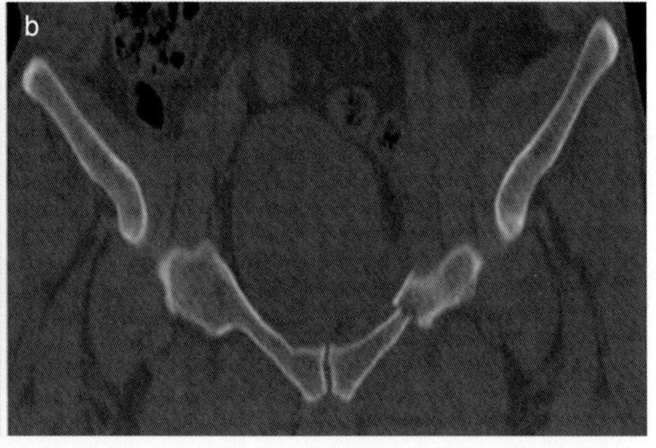

图19.5　逆行耻骨上支髓内钉固定技术。65岁男性，骑自行车摔伤后骶骨翼左侧骨折，双侧耻骨支骨折。（a）术前骨盆前后位片。（b）冠状CT平扫骨盆前环显示左侧耻骨上支完全骨折，右侧耻骨上支不完全骨折。（c）骨盆左侧和髋关节的前后位片。（d）将钻头置于腹部，使其与前柱通道重叠。（e）腹部有钻头的前后位片。（f）通过耻骨联合外侧和耻骨上支以下的入口门插入钻头后的骨盆出口片。（g）左侧骨盆前环髂骨入口位，钻头尖位于耻骨上支到达骨折处。（h）钻头穿过左髋臼顶时的闭孔出口位。（i）髂骨入口位，钻头位于前柱通道内，其尖端穿过髋臼上方的髂骨外侧皮质。白色箭头表示耻骨上支的内皮层。（j,k）X线透视机位（从患者足端看）（j）和X线透视位（k）显示螺钉插入后左侧骨盆前环闭孔出口位。（l,m）透视的位置（从患者的足端看）（l）和透视（m）显示螺钉置入后左侧骨盆前环髂骨入口位。（n）术后骨盆入口位。（o）术后骨盆，骨盆出口位

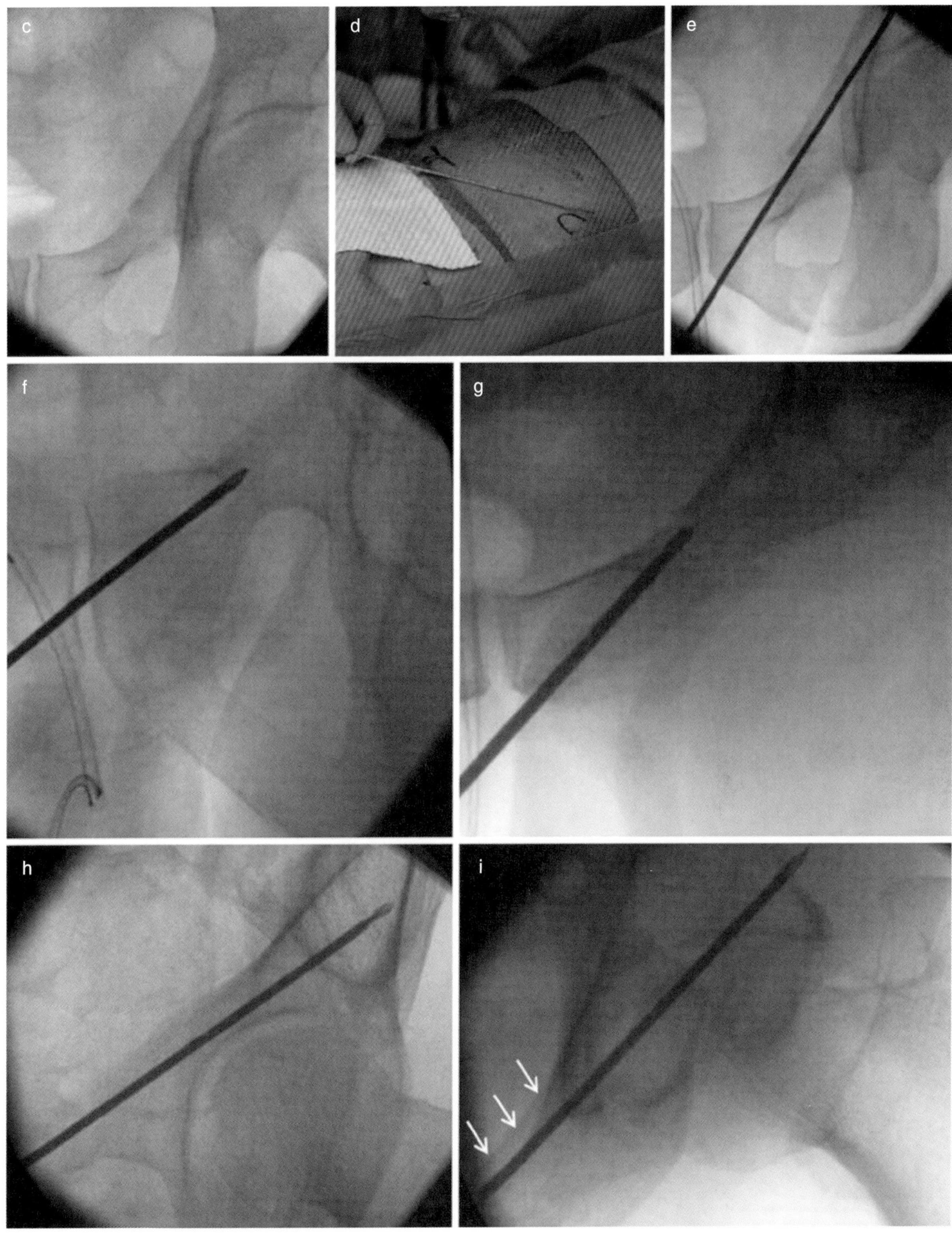

图 19.5（续）

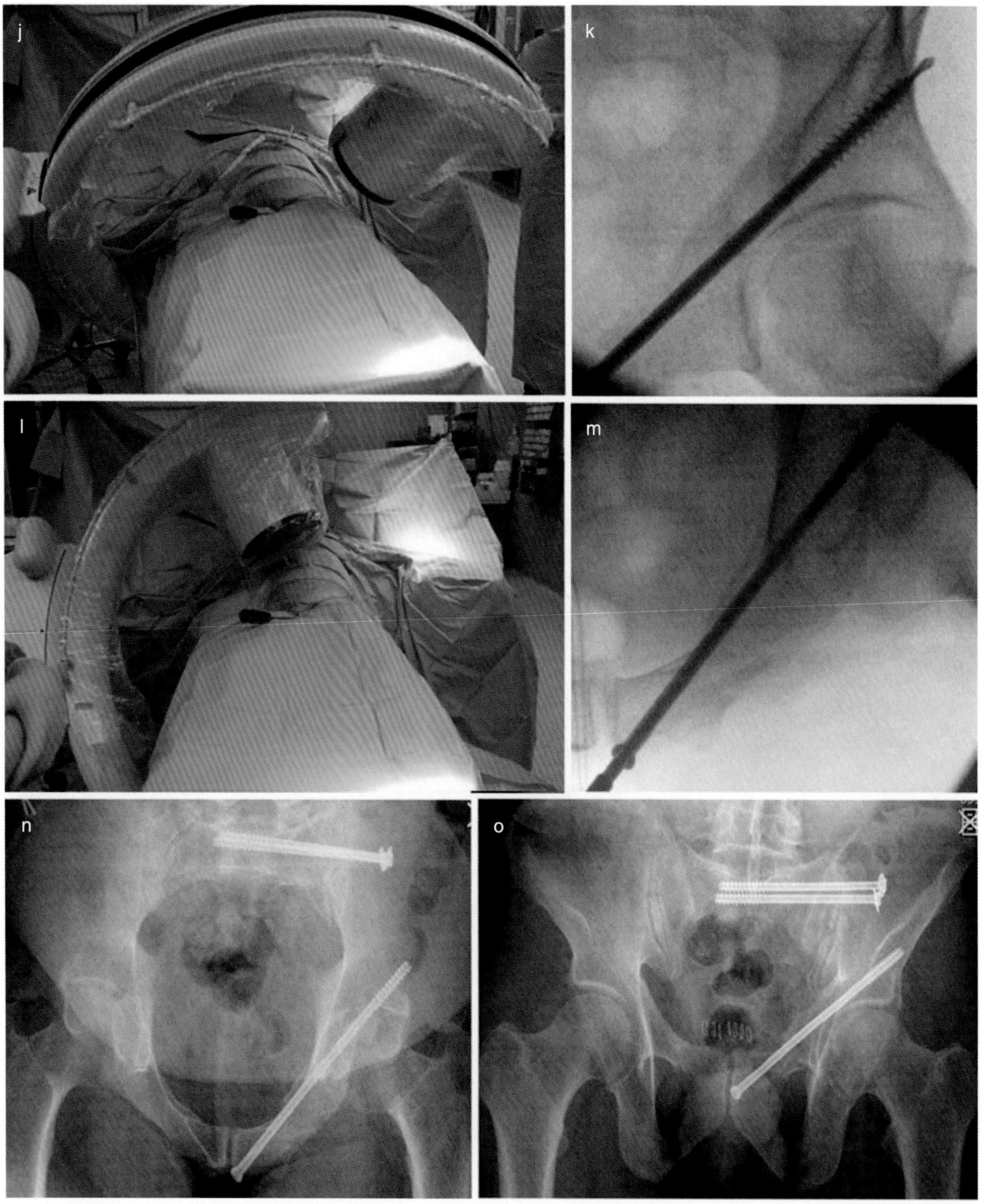

图 19.5（续）

在钻孔过程中，必须在钻孔前或钻孔过程中获得骨折复位。当两个骨折片都移位，但仍与前柱通道保持一致时，通过闭合操作可以容易获得骨折复位：小心地拉（外旋）或推（内旋）同侧的髂骨翼，可以复位骨折间隙。如果闭合操作不能充分复位骨折，可以使用微创技术。通过腹直肌在骨折间隙上方做一个小切口，或者通过白线做一个小切口，将一个小的骨膜剥离器或骨钩直接放在内侧的骨折块上。因此，在工具就位后，在影像增强器的控制下，将内侧的碎片与外侧的保持一致。当这种方法也失败时，可扩大切口，外科医生用手指进行直接操作[5]。另外一种选择，首先将钻头和空心螺钉插入内侧 - 前侧的骨块，通过螺钉的直接操作使该骨块与近端对齐。一旦对准，将钻头向前推进，将螺钉插入近端骨块[29]。

19.6　结　果

关于骨盆环骨折的逆行耻骨上支螺钉固定的术中并发症和结果，只有很少的证据。Winkelhagen 等在 6 例老年患者中使用逆行性耻骨上支螺钉固定术治疗孤立的耻骨上支骨折，常规 X 线片中未见骨盆环后部损伤[30]。这 6 例女性患者的平均年龄为 81 岁。进行手术的原因是尽管进行了止痛治疗，但患者仍有严重的静息疼痛。术中患者没有出现任何并发症，没有螺丝钉断裂或松动的情况。1 年后，4 例患者恢复到术前的功能状态，1 例患者死亡，1 例患者患有同侧髋关节炎，这妨碍了对耻骨支螺钉固定术结果的评价[30]。

Starr 等发表了逆行耻骨支螺钉固定术治疗骨盆前环不稳定骨折[5]。82 例患者接受了 108 次螺钉固定手术，随访至骨折愈合，平均为 9 个月（范围 2~52 个月），患者的平均年龄为 35 岁（范围 14~85 岁）。该患者群体与骨盆脆性骨折的患者没有可比性，只有 9 例患者（11%）是摔倒的，其他患者是交通事故的受害者。逆行性螺钉固定 68 例和顺行性螺钉固定 40 例。术中没有出现神经系统、血管或泌尿系统的并发症。平均失血量为 34mL，透视时间为 7min，有 16% 的固定失败（11/68）。固定失败的患者的平均年龄为 55 岁，年龄 ≥ 60 岁的患者失败的次数明显增多。11 例患者中有 10 例为女性，6 例年龄超过 60 岁。除 1 例患者外，所有患者都有内旋畸形（侧方挤压损伤），手术失败后内旋畸形部分复发。当骨折位置靠近耻骨联合时，内侧 - 前侧短骨折块的患者失败率较高，只有两例患者接受了翻修手术[5]。

Starr 等的研究虽然是回顾性的，但表明年龄和性别是固定失败的危险因素。FFP 的失败率可能高于上述系列的失败率。一个可能的原因是逆行耻骨支螺钉在骨质疏松的骨质中把持力较低，特别是当螺钉尖端在髂骨的松质骨中时。因此，我们建议使用前柱通道的最大长度。当螺钉尖端穿透髂骨外侧皮质时，它在皮质骨中的固定力更强，松动的风险更低（图 19.6）。靠近耻骨联合的骨折，其内侧 - 前侧的骨折块较短，不适合采用逆行螺钉固定。因为螺钉在短的内侧 - 前侧骨块中找不到良好的锚定，所以稳定性低。对于这些类型的骨折，我们建议采用钢板内固定术。

19.7　总　结

绝大多数骨盆脆性骨折的特点是骨盆前环和后环合并骨折。当对骨盆后环进行手术治疗时，也应考虑对骨盆前环进行手术固定。微创方法的优点是手术时间短、软组织损伤小、失血少，创伤小[31]。逆行经皮耻骨支螺钉固定术是其他固定技术的有效替代方法。如果在术中影像增强器监测下谨慎进行，该手术是安全的。稳定性可与钢板固定术相媲美。如果不使用前柱通道的整个长度，并且螺钉尖端在松质骨中结束，则有较高的松动或植入物失败的风险。据报道，在一个大型系列的骨盆环形骨折中，复位失败率约为 15%。骨骼愈合是最终结果，尽管它可能需要很长一段时间。

（王鹏飞　译；张　堃　审）

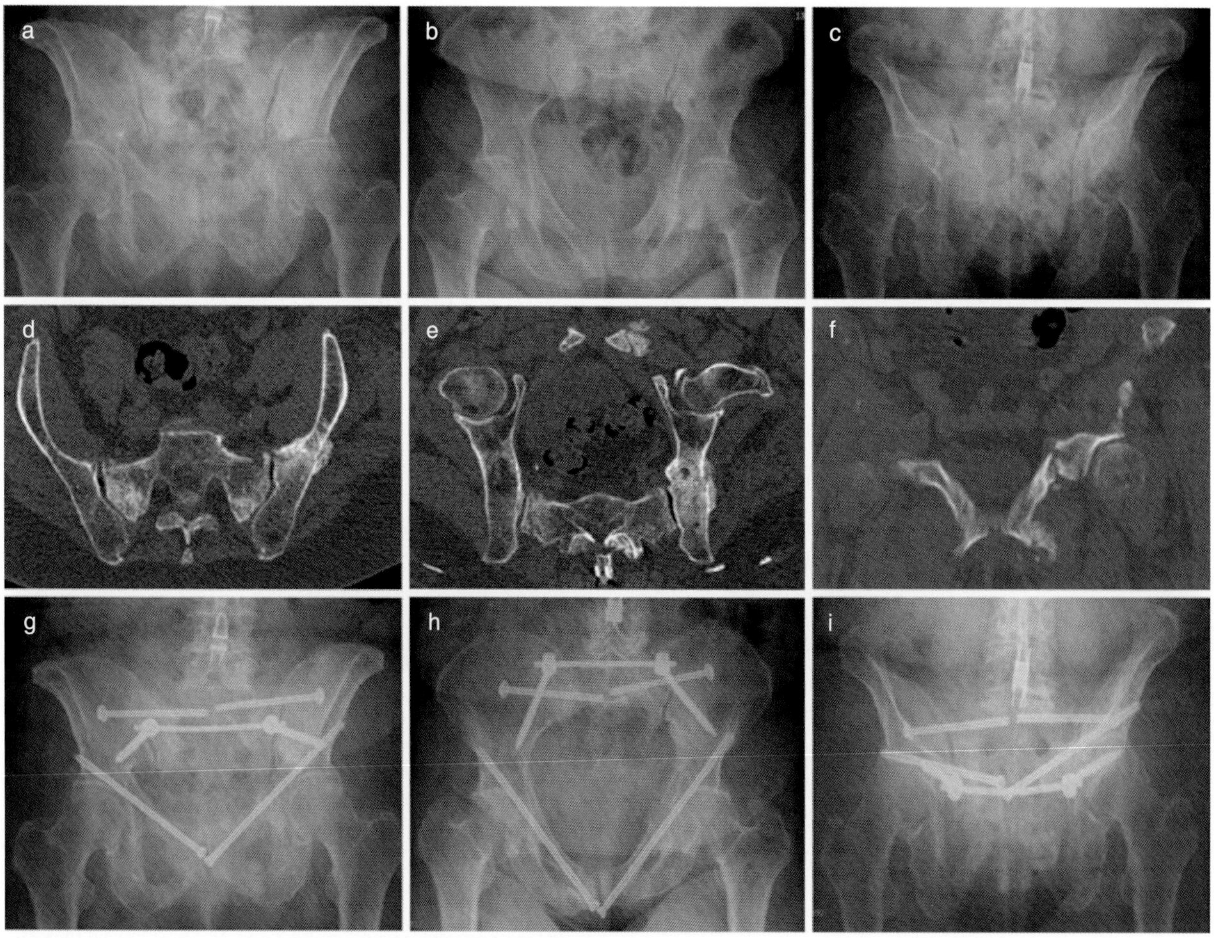

图 19.6　73 岁女性，跌倒后有慢性疼痛史，采用一种运动的疼痛疗法。（a）跌倒 6 个月后骨盆前后位显示双侧耻骨支骨折伴骨痂形成但未愈合。（b）骨盆入口位。（c）骨盆出口位。（d）轴位 CT 扫描骨盆后段显示左侧髂骨骨折伴骨痂形成，双侧骶翼不稳定。（e）骨盆环的多平面重建显示前后环不稳定。骶骨通道太小，无法安全放置经骶骨棒。（f）冠状 CT 显示双侧前环不稳定。（g）术后骨盆前后位。前环不稳定部位用两枚逆行经耻骨螺钉固定。两枚螺钉的尖端均穿入髂骨外侧皮质，实现尽可能高的稳定性。采用经髂内固定器和两枚骶髂螺钉固定后环不稳定。（h）术后骨盆入口位。（i）术后骨盆出口位（引自 Rommens 等 [31]）

参考文献

请登录 www.wpcxa.com 下载中心查询或下载，或扫码阅读。

钢板内固定、皮下内固定和骨盆前环桥接内固定

第 20 章

Peter A. Cole, Evgeny A. Dyskin, Jeffrey A. Gilbertson, Edgar Mayr

20.1 综合考虑

手术治疗骨盆前环脆性骨折适用于改善不稳定性骨盆后环骨折内固定术后骨盆环的稳定性。其内固定目的是减轻患者难以忍受的疼痛，促进活动和康复，预防功能性显著的骨盆畸形愈合和骨不连。众所周知，长期卧床可增加并发症的发生风险，如：压疮、深静脉血栓形成、肺炎和谵妄。这一点在高龄患者尤其突出[1–5]。

Rommmens 和 Hofmann 分型描述了 4 种类型的骨盆脆性骨折，其中Ⅲ型和Ⅳ型是不稳定性骨折。通过骨盆前环损伤和后环损伤的不同组合区分这种分型，而这些不同的组合致使骨盆环更加不稳定。正如“经验原则”所述，应首先解决后环损伤，当需要额外的骨盆环稳定性时，使用前环内固定增加骨盆后环的稳定性[6–13]。骨盆前环或后环的单独损伤是非常少见的，常见的骨盆骨环 – 韧带损伤的可以类比为“一个椒盐卷饼的断裂至少发生在两个地方”。

骨盆前环脆性骨折可以被分为韧带性（耻骨联合脱位）、骨性（耻骨骨折）或骨 – 韧带性（联合损伤）。纯粹的骨性损伤在老年患者更为常见，因为相对于韧带的完整性，其骨质更差，因此更易首先损伤。尽管年轻个体的高能损伤与老年患者的损伤有相似点，但这两个患者群体间存在实质性的差异，这点在计划行内固定手术需要特别考虑。这些差异可以细分为局部问题（骨和软组织质量的代谢问题）和全身系统问题（与一般健康状况不佳相关）[4,14–17]。

由于骨质疏松性骨强度降低、耻骨支骨皮质变薄和骨内空间扩大，每枚螺钉的固定强度降低，这就使得骨折块间运动增加，螺钉被拔出，最终导致结构失效并且复位丢失和由此产生的并发症（图 20.1）[18–21]。

老年患者的前腹部局部软组织脆弱，不能承受激进的解剖和牵拉，这会导致术后经常性皮缘坏死和伤口破裂。体格检查和计算机断层扫描的评估应该严格用于腹壁疝、腹部或骨盆手术的瘢痕、腹膜和钙化的髂动脉的评价（图 20.2）。此外，肠梗阻以及便秘的患者也很常见，常见的征象为肠道扩张，膀胱滞留也可表现为中空脏器的膨胀，这些都会干扰手术显露。

P.A. Cole, M.D. (✉) • E.A. Dyskin • J.A. Gilbertson
Department of Orthopaedic Surgery,
University of Minnesota, 640 Jackson Street,
Mailstop 11503L, Minneapolis, MN 55101, USA
e-mail: Peter.A.Cole@HealthPartners.Com

E. Mayr (✉)
Department of Trauma, Orthopedics, Plastic and
Hand Surgery, Augsburg Clinics, Stenglinstr. 2,
86156 Augsburg, Germany
e-mail: edgar.mayr@klinikum-augsburg.de

P.M. Rommens, A. Hofmann (eds.), *Fragility Fractures of the Pelvis*,
DOI 10.1007/978-3-319-66572-6_20

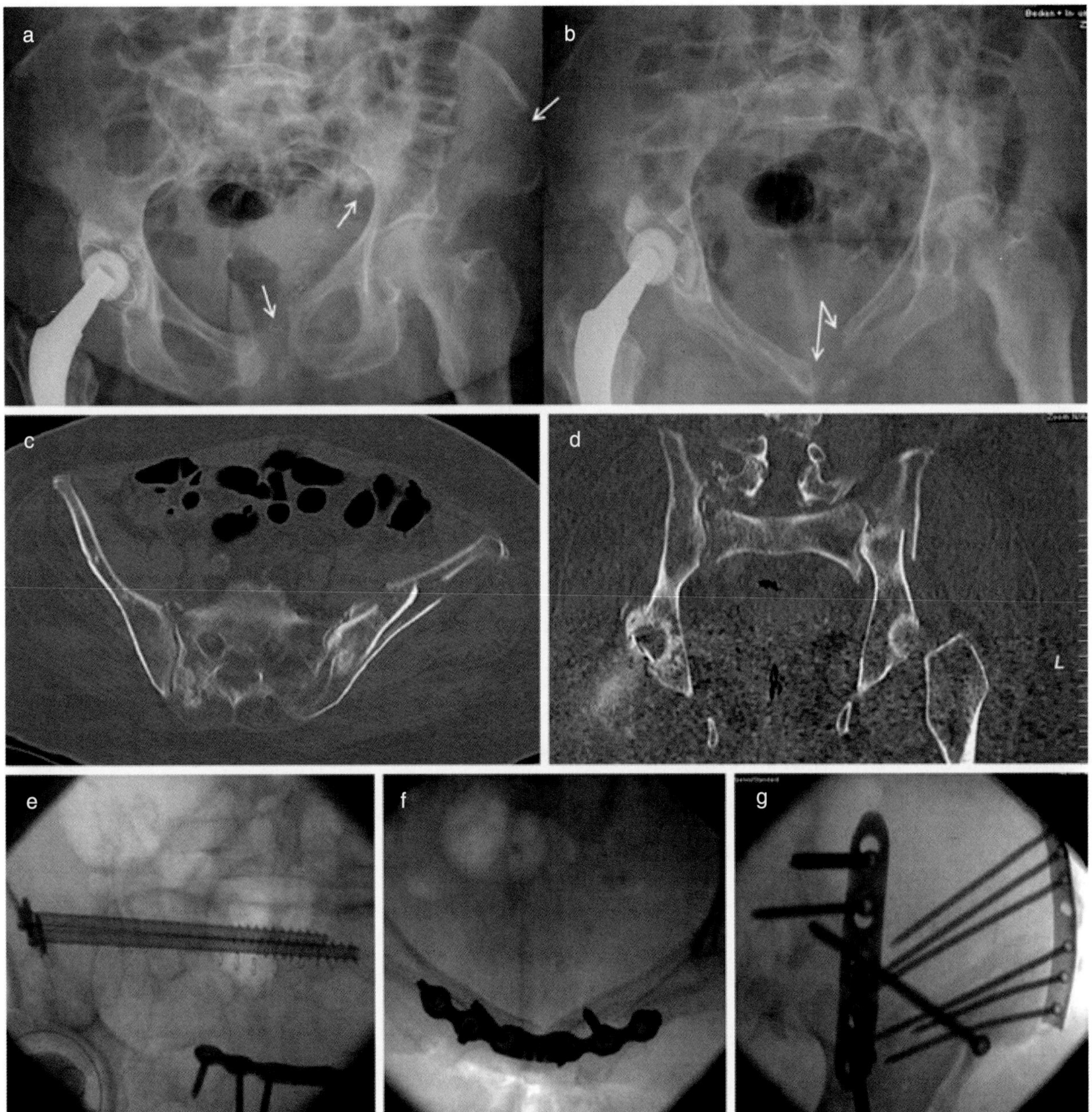

图 20.1　80 岁病态肥胖的女性患者在养老院跌倒摔伤。这个患者长期承受来自骨盆前环和后环的慢性疼痛。(a) 骨盆前后位示耻骨联合的分离和骨缺损，左侧髂骨翼的骨折和左侧骶髂关节垂直脱位，以及附近的后髂骨骨折(白色箭头)。(b) 骨盆入口位显示耻骨联合分离和左侧耻骨骨缺损(白色箭头)。(c) 骨盆环水平面 CT 扫描显示右侧骶翼骨折和左侧后髂骨骨折。(d) 骨盆环冠状面 CT 扫描显示右侧骶翼的骨折和带有骨折碎片嵌入的左侧后髂骨骨折。此骨盆环是高度不稳定的，这个患者属于 FFP Ⅳc 型并骨缺损。(e~g) 术中透视显示所有骨折的稳定：固定右侧骶翼骨折的骶髂螺钉，6 孔角度稳定钢板固定耻骨联合分离，大块角度稳定钢板固定后髂骨骨折，非角度稳定的小块桥接钢板骨和长螺钉固定髂嵴骨折。(h, i) 骨盆前后位和出口位，术后 2 周，耻骨联合钢板固定失败。(j, k) 骨盆正位片和出口位片。耻骨联合的钢板固定被翻修。更长的钢板和两枚从后柱打向坐骨结节的髋臼螺钉被置入。尽管该患者功能恢复并不令人满意，但是疼痛程度显著减低，并且没有发生内植物相关的问题(引自 Rommens et al., Mainz, Germany)

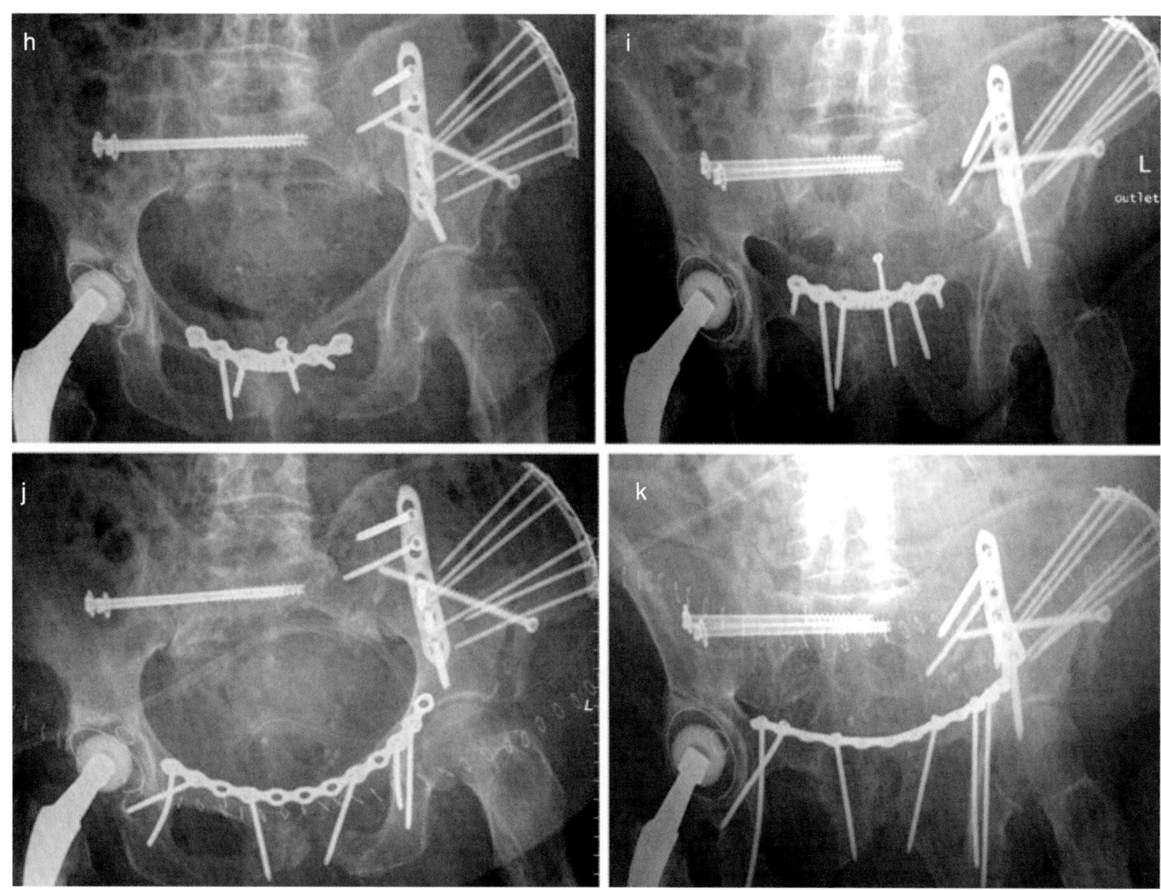

图 20.1（续）

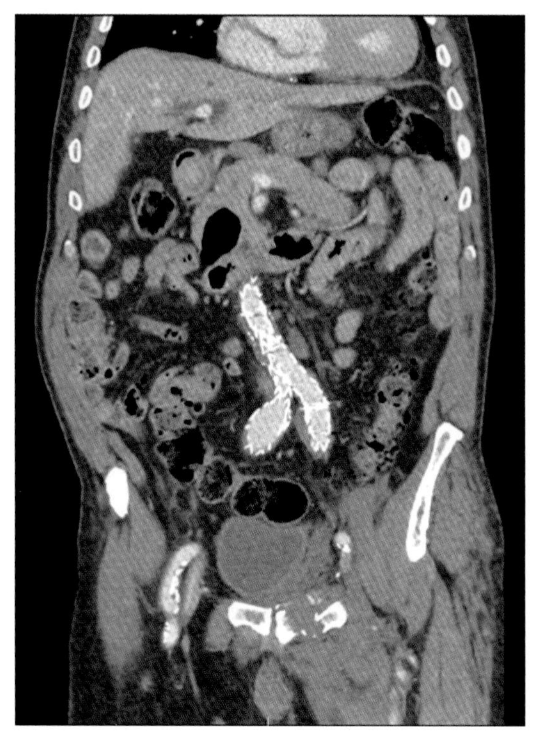

图 20.2　冠状位 CT 扫描显示左上支骨折、主动脉 – 髂动脉旁路移植术、右股动脉粥样硬化和降结肠憩室。骨盆中的动脉粥样硬化动脉容易受到损伤，并可能导致骨盆骨折出血

从广泛的医学角度来看，脆性骨折反映总体代谢问题、系统疾病或可能的恶性肿瘤。这些患者会更加脆弱且卧床耐受度更差。对于此类患者，早期积极的活动必须被视为一个重要目标；然而，由于受损的心智能力，较差的平衡性和协调性，他们通常不能使用负重预防保护措施，这些限制可能会使骨折块之间产生不利的力量而活动，危及固定的完整性。

另外，就患者的总体健康状况而言，他们的合并症，比如心脏和血管疾病、凝血障碍和体温调节障碍，使他们更难以耐受长时间手术和大量血液丢失所带来的损伤，后者可能会增加手术部位血肿和感染的风险。

因此，骨盆前环脆性骨折的患者不能采用与新陈代谢较好、承受高能量损伤的年轻患者一样的治疗方法。因此手术技术和策略应减少围手术期发病率，同时提供充分且牢靠的内固定以促进术后立即进行功能活动 [3,4,16,18,22–25]。

为了能够在脆弱的骨中达到持久的固定，

内植物应该允许更多的锚定选择以及改进的压力分布和转移。最大化内固定是非常重要的，可能是更多内固定的点位，双皮质固定，更长的内植物工作长度，或者锁定钢板 - 螺钉结构（图 20.3）。此外，螺钉把持力可以通过加强模式来增加，如用 PMMA 骨水泥或骨替代品来增强 [18-19,21,26]。

20.2 钢板固定

钢板为骨盆提供最坚固的机械固定，他们可以用来解决几乎任何类型的骨盆前环损伤；然而，钢板在以下两种情况下被认为是首选内固定方式。一种是耻骨联合处单纯的韧带断裂，另外一种是位于腹股沟韧带的机械保护之外的耻骨联合旁骨折。这些损伤尤其需要强大的固定，而其他固定物无法提供（图 20.4）。当手术区域因内脏损伤或开腹手术而被肠道排泄物或受污染的尿液感染时，或是由经皮留置尿管在手术区域内时，钢板固定具有相对禁忌证 [27-32]。

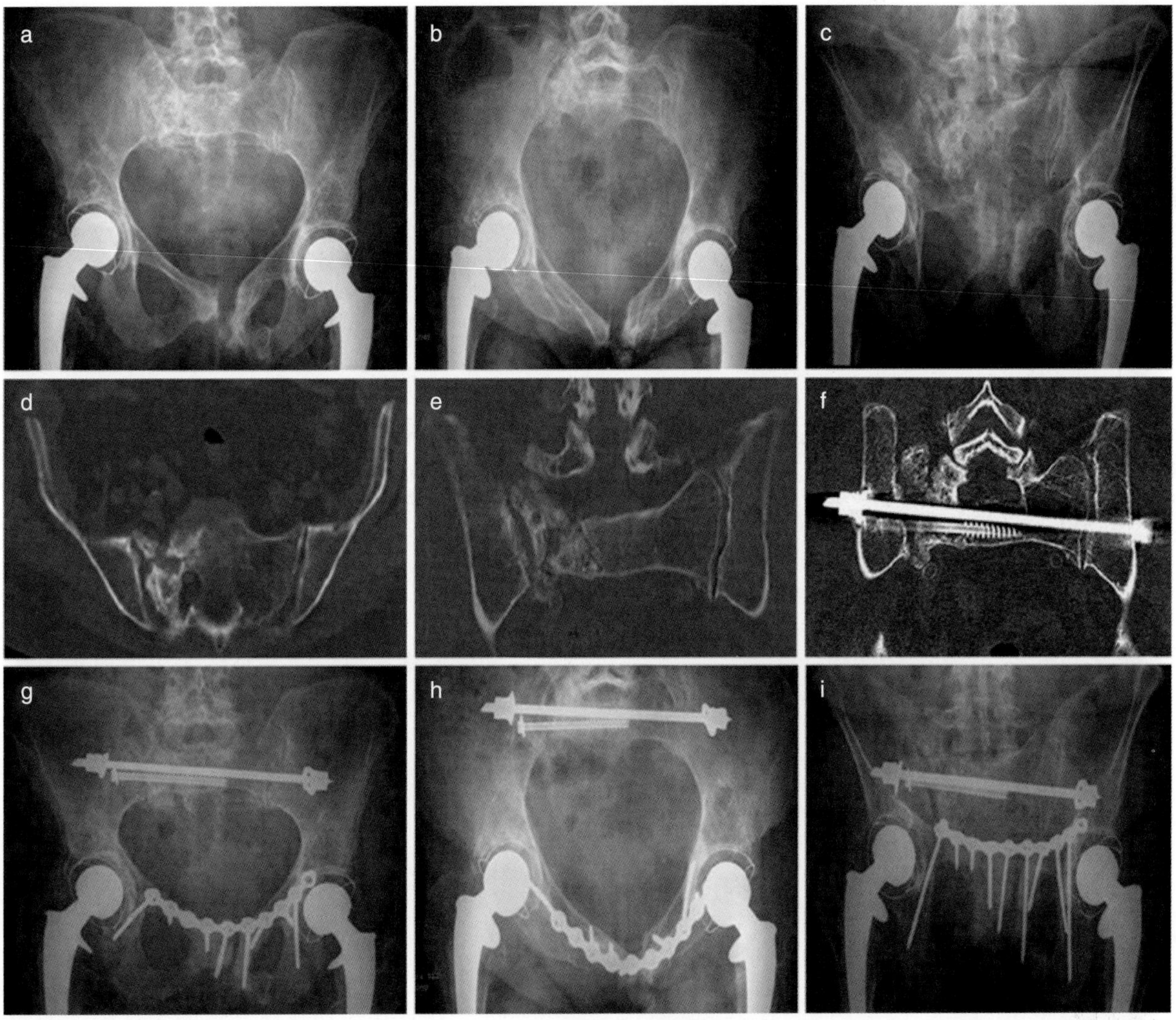

图 20.3 75 岁女性，长期患有类风湿性关节炎，主诉耻骨区和右侧骨盆后部剧烈疼痛，无法活动。（a）骨盆前后位片显示骨吸收、骨缺损和耻骨联合的不稳定。（b）骨盆入口位。（c）骨盆出口位。（d）骶骨平面 CT 水平扫描显示累及右侧骶骨翼完全骨折伴骨缺损及骶髂关节受累。（e）冠状面 CT 扫描显示不规则的骶骨翼骨折及骶骨前侧皮质可见骨痂形成，在耻骨联合的骨缺损和骶骨翼的骨痂形成，表明存在长期的不稳定。（f）术后骶骨冠状面 CT，骨盆后环骨折已经被经骶骨的固定杆和另外一枚在骶骨翼右侧的骶髂螺钉固定。（g）清理关节后，长的弯的钢板使不稳定的耻骨联合已经变得稳定。末端螺钉走行在髋臼下通道，所有其他的螺钉都使用尽可能最长的骨通道。（h）骨盆入口位。（i）术后 3 个月骨盆出口位（引自 Rommens et al., Mainz, Germany）

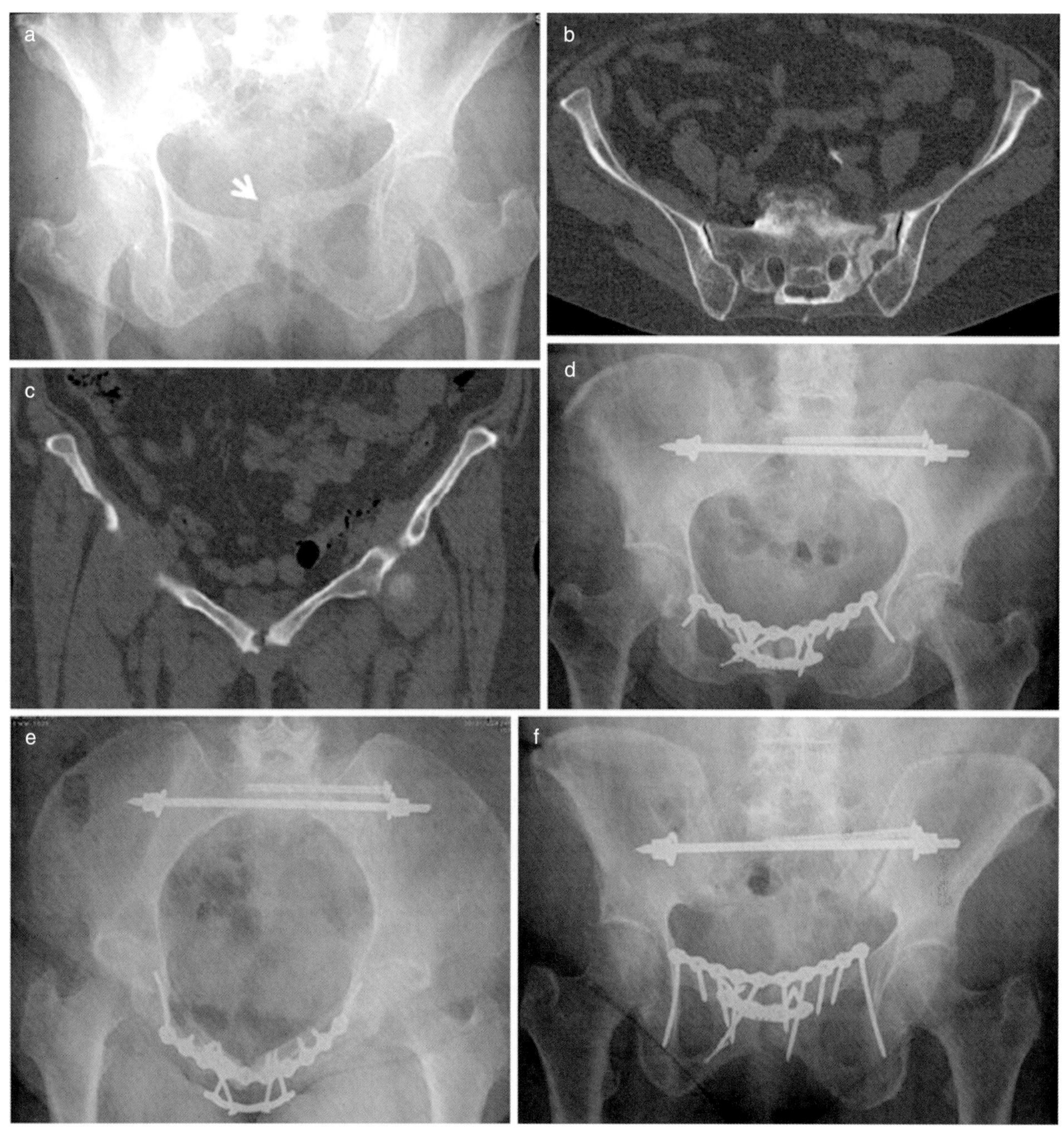

图 20.4　(a) 77 岁女性，长期服用可的松，单脚站立骨盆前后位。左侧耻骨的垂直移位，表明耻骨联合不稳定。(b) 骶骨横断面 CT 扫描显示左侧骶骨翼陈旧性完全骨折。(c) 耻骨联合冠状面 CT 扫描显示一个小的骨缺损和不规则的边缘。(d) 术后骨盆前后位，经骶骨的定位杆和一枚额外的骶髂螺钉稳定骨盆后环。骨盆前环不稳定依次采取：耻骨联合清理、三皮质骨移植、双钢板固定，耻骨联合骨性融合是治疗目标，该患者预期需较长的治愈时间。(e) 骨盆入口位。(f) 骨盆出口位。耻骨上方钢板的末端长螺钉从髋臼下通道至坐骨。第二个前环钢板是角稳定钢板，术后 3 个月拍摄术后透视影像（引自 Rommens et al., Mainz, Germany）

相对于外固定，钢板固定的优势包括对患者康复的干扰极少，并且不需要二次拆除固定。钢板固定的劣势包括需要在重要的神经、血管、内脏结构周围进行复杂和延伸的手术解剖，这就可能会导致显著的围手术期发病率。

一般情况下，为了在骨质疏松骨中提供额外的固定点，骨盆重建钢板应该足够长，允许通过钢板置入尽可能长的螺钉，准确预成型以匹配骨盆曲率。适当时，钢板能够以桥接模式跨过两个半骨盆 [6–12,19–20,25–26]。对于脆性骨折的另外一个手术固定原则是：将对于在健康骨质的骨折患者中足够充分的骨折固定再增加一倍。

耻骨联合分离需要应用6孔、角稳定、预成型解剖钢板。在需要额外固定强度的情况下，如肥胖、极度不稳定的后方损伤（粉碎性的经椎间孔的骶骨骨折）、慢性耻骨联合脱位或骨不连，可以使用双钢板（“90–90”或“盒子”结构）。在这些情况下，双钢板被相互垂直放置在耻骨联合前方和上方的表面（图20.5），为了提高内固定物的刚度，在钢板放置之前，应该通过耻骨联合挤压半骨盆。

在闭孔范围内或外侧的耻骨支骨折，应该

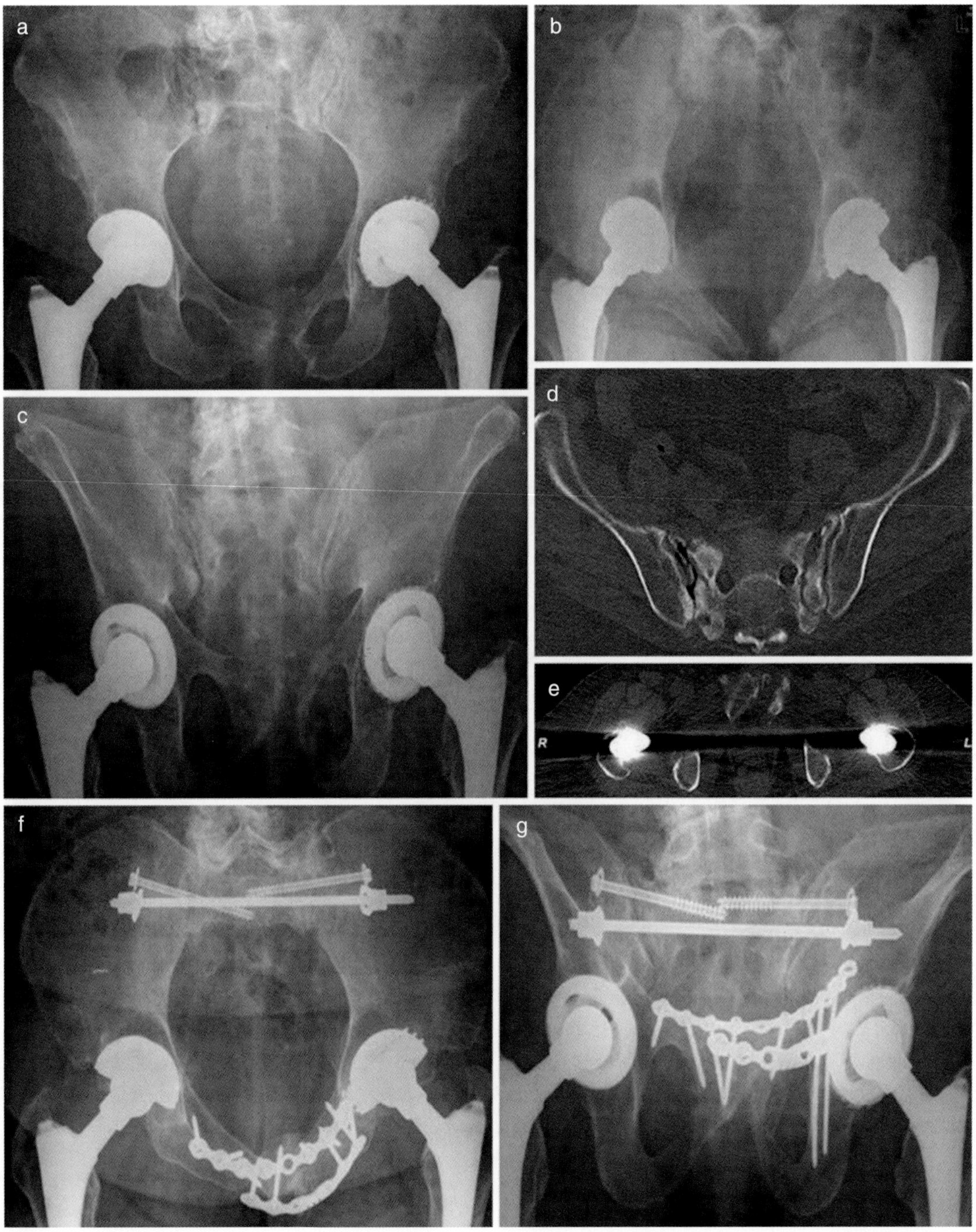

图20.5 67岁，女性，病态肥胖，因摔伤致慢性疼痛1年余。（a）骨盆前后位示耻骨前联合不稳定及骨缺损，两侧骶骨翼不规则。（b）骨盆入口位，可见耻骨前联合处明显的骨缺损。（c）骨盆出口位显示双侧骶骨翼病变。（d）骨盆后环的横断面CT显示双侧完全的骶骨翼骨折，影像学表现为慢性不稳定。（e）耻骨联合水平的横断面CT显示骨缺损非常接近耻骨联合。（f）手术治疗包括通过S1通道的经骶骨定位杆和双侧S1骶髂螺钉固定骶骨翼骨折。骨盆前方的骨缺损用取自髂骨的三皮质骨移植物填充并由稳定的双钢板固定。两枚长螺钉通过髋臼下通道被置入左侧后柱。（g）术后3年骨盆出口位，获得极佳的预后（引自Rommens et al., Mainz, Germany）

使用长的，准确预成型的骨盆重建钢板固定，这个钢板必须允许置入最长螺钉。

20.2.1　手术技术

患者取仰卧位，平躺在顶部具有可透视设备的手术台上，保证手术期间可进行射线照相。如果需要内旋双下肢以帮助骨盆复位，则可以将双下肢在踝关节上方进行捆绑。同样的，股骨骨牵引可以应用于单侧半骨盆脱位，这个脱位可以是前侧或（和）后侧。牵引力的大小和矢量取决于完全闭合复位所需的力。全腹部和双侧大腿的上部都属于手术区域，应该覆盖无菌单保护。对于耻骨联合和耻骨支的标准手术方法是通过位于耻骨前联合上方 2.5cm 的横贯耻骨上肌的切口实施的。应该识别并保护双侧腹股沟环的外部。在腹部腱膜中线纵向劈开，向下延伸至耻骨联合。钝性解剖耻骨后间隙（Retzius 间隙），可用大型可塑性牵开器牵开并保护膀胱。沿着耻骨体上、前和后表面仔细分离骨膜直到确定两个闭孔的内侧边界。此时，可使用骨盆复位钳（Farabeuf 或 Jungbluth 钳）促进耻骨前联合相互挤压和复位（图 20.6），这种复位钳通常需要预先在两侧耻骨结节矢状面置入 3.5mm 或 4.5mm 复位皮质螺钉。

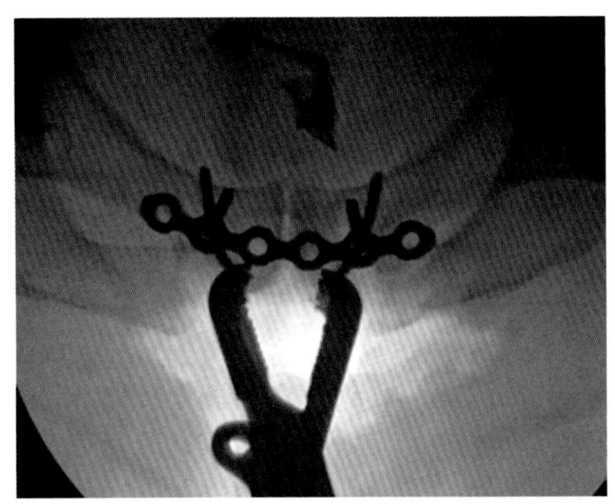

图 20.6　术中透视显示通过骨盆复位钳（Farabeuf 钳）钳夹骨盆前联合

对于急性耻骨骨折，6 孔、角稳定、预成型的钢板可以应用在耻骨联合上方并由长的锁定螺钉置入耻骨体和耻骨下支来固定。如果期望骨折固定的最大稳定性或者固定耻骨联合旁骨折（parasymphyseal rami fracture），钢板可以向两侧更多地延伸。为了使内固定向两侧延伸，钢板需在髂血管下方滑向耻骨上支的起始部，并用长螺钉通过髋臼下通道插入后柱固定（见图 20.3）[33-34]。对于极外侧耻骨支的骨折，使用相同的切口由改良 Stoppa 入路完成固定。钢板可以沿着骨盆缘延伸至髋臼后方，这样就可以获得髋臼后柱或者坐骨的固定[6-12,19-20,25-26,35]。

20.2.2　结　果

在目前的英文文献中，关于 FFP 中骨盆前环的钢板接骨术的科学数据很少——目前所有的治疗建议都是基于专家的意见。迄今为止，尚未发表任何更高级别证据的临床病例研究。

20.3　皮下内固定

20.3.1　概　况

名为骨盆桥接的横跨钢板结构和名为 INFIX 的皮下钉棒交叉固定装置均属于现代内固定装置的一部分，其对脆性骨折的治疗非常有用。骨盆桥接和 INFIX 被认为结合了钢板的优点并避免了其劣势。这些优点包括相对易于应用，由于更少的手术时间，较少的软组织解剖，较少的血液丢失，较低程度的术后疼痛而减少围手术期并发症。皮下放置内固定一方面保护了重要的神经血管结构，另一方面帮助减少深部手术感染的风险，便于护理，极少地干扰了患者的康复和日常活动。相对于传统钢板，其缺点可能包括较低的机械强度，需要手术期间射线监视和去除固定装置的可能性。随着 INFIX 的应用，由于技术错误所造成的腹腔内容物和股神经血管被挤压的可能性也被讨论为 INFIX 的并发症[36]。

骨盆桥接和 INFIX 技术均使用已经在骨科其他领域测试过的设备。通过小切口将内固定物放置在下腹部较浅区域并跨过骨盆前环损伤区域，连接两侧半骨盆。

INFIX 和骨盆桥接的适应证包括孤立或结合骨盆后部损伤的不稳定单侧或双侧的耻骨支骨折，这些损伤的门诊康复需要在承重状态下具有稳定性。皮下内固定装置对于局部和全身情况不良的患者是非常适用的，比如腹壁前方的软组织损伤或局部感染，病态肥胖和凝血功能障碍。因为这些技术仅需要少量的手术剖离和微量的术中失血。骨盆桥接和 INFIX 的禁忌证包括骨盆前联合单纯的韧带性脱位和在紧急情况下，需要紧急稳定骨盆环[26,37–38]。

20.3.2 INFIX：骨盆前环皮下交叉内固定器

骨盆前环皮下交叉内固定器是由两枚大直径（7~8mm）、长的（75~110mm）的置入双侧髋臼上区域的椎弓根螺钉和一块直径约 5~6mm 的弯曲的钛或不锈钢的杆所组成（图 20.7）[39–41]。这类内固定物的最初应用是由

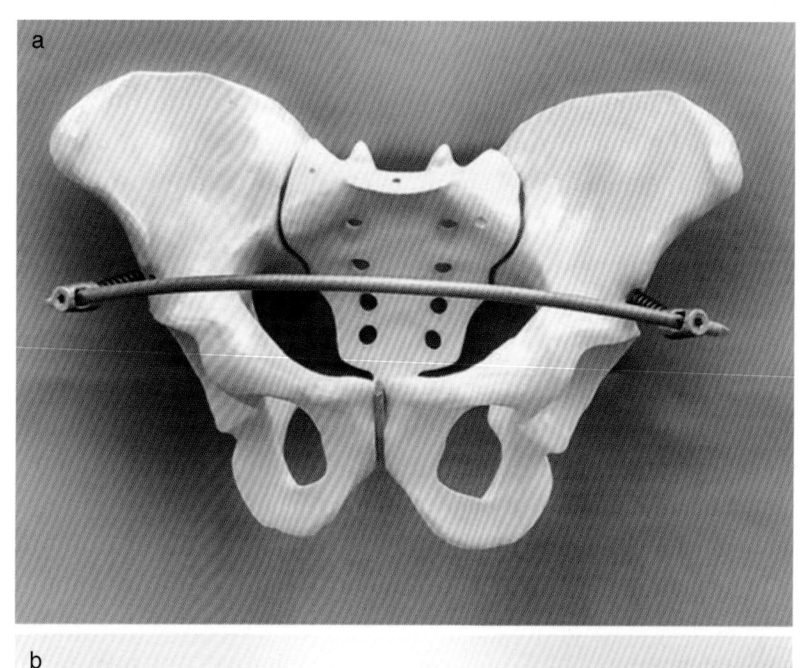

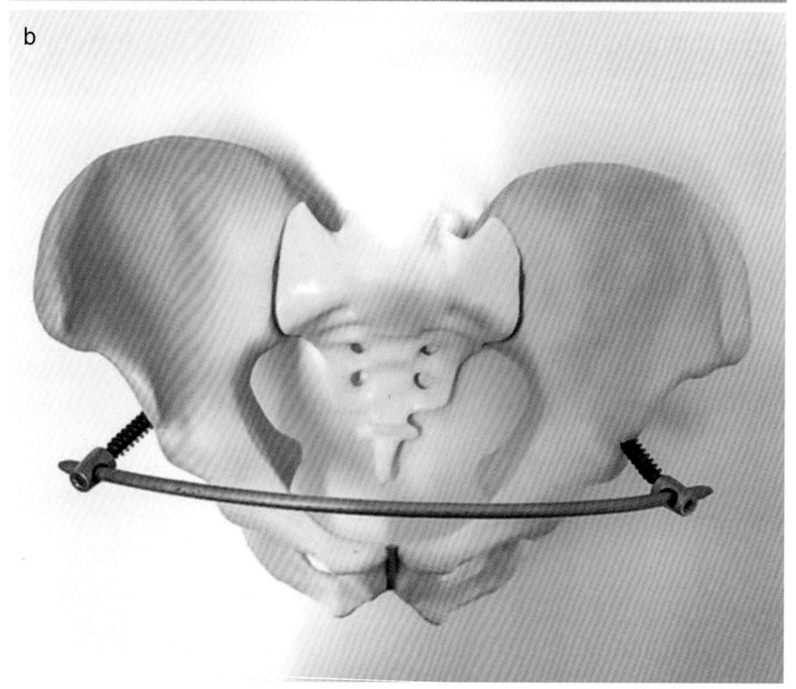

图 20.7 安装有 INFIX 的人造骨盆环模型：（a）骨盆前后位。（b）骨盆入口位。很好地显示螺钉头和髂前下棘之间的长距离

Kuttner 等描述的，他们于 2009 年在德语文献中发表了手术技术和中期临床研究结果 [40]。Vaidya 等于 2012 年在英语文献中发表了改良的方法并赋予其昵称“INFIX”[41]。

20.3.2.1　手术技术

手术需要全身麻醉和术中射线透视的验证。在双侧髂前下棘（AIIS）在腹股沟区域的投影处切开 2 个小的手术切口。在缝匠肌和阔筋膜张肌之间的间隙进行锐性和钝性分离至骨组织。这部分手术可以使用微创脊柱所用的扩张套管装置 [42]。在双侧髂骨的髋臼上致密骨内外侧板之间置入椎弓根螺钉，停留在髋关节上方和坐骨大切迹的上缘。为获得牢靠固定，置入骨内螺钉长度至少需要 50~60mm。极其重要的是，螺钉头远离骨的进针点 15~50mm 以确保其头的位置在筋膜外。弯曲的金属杆穿过皮下，联结椎弓根钉的头（图 20.8）。在联结杆固定在螺钉头上之前，可操作螺钉对移位的半骨盆多平面进行操作性复位。尽管多轴螺钉为外科医生提高了更好的操作性，但单轴螺钉在牵引装置中显示出更强的固定 [43]。缝合并包扎皮肤切口。术后康复指南包括对损伤侧负重的保护，但取决于损伤和内固定的稳定性。

在体外实验中，相对于外固定架，INFIX 显示出更优秀的骨盆前联合的稳定性 [37-38,44]。也有一些证据表明前环的内固定可以为骶髂关节提供一些间接的加压。当在骨盆后部存在内固定禁忌证时，这点是有益的 [38]。

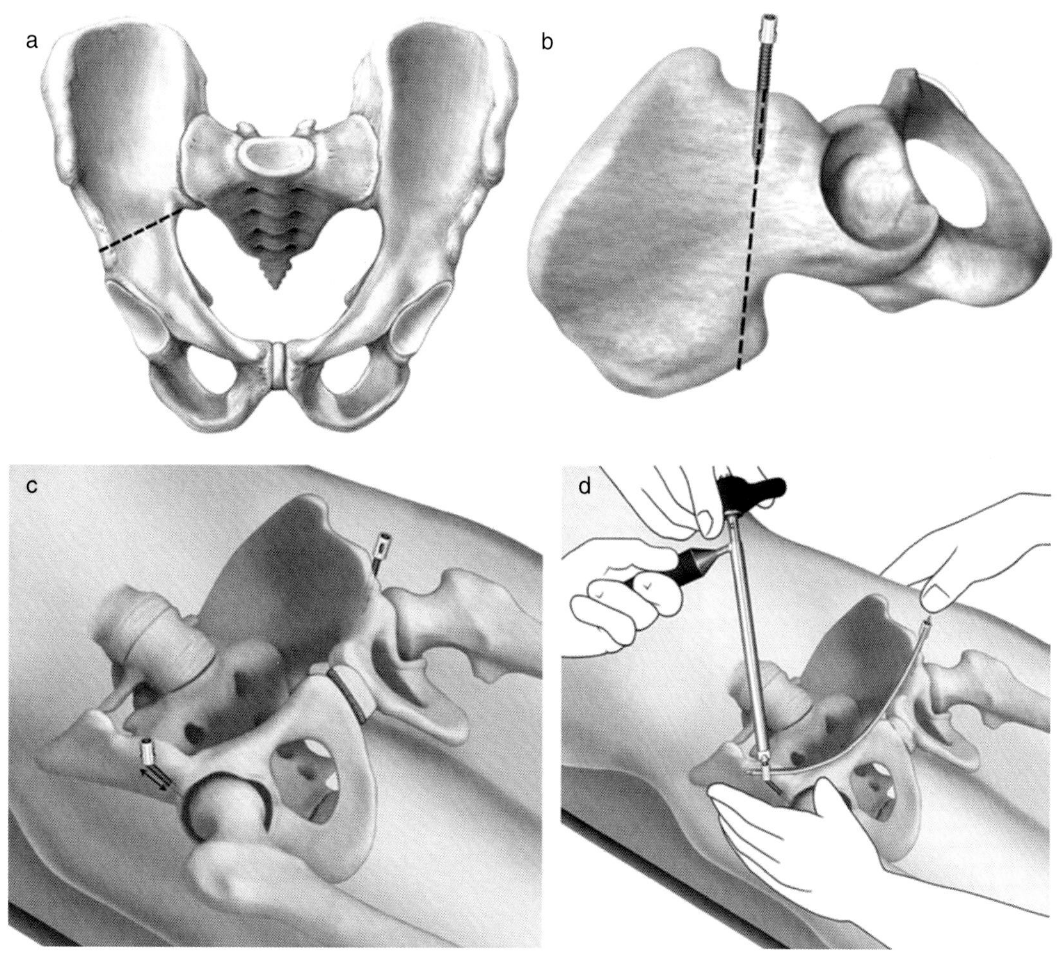

图 20.8　INFIX 应用的手术技术。（a）一枚椎弓根钉被置入髋臼上内外侧皮质之间致密骨通道内。整个进针点位于髂前下棘，螺钉朝向位于坐骨大切迹的上缘的髂后下棘。骨盆前后位显示右侧髂骨的螺钉通道。（b）右侧骨盆侧面观显示相同的螺钉通道。（c）保持螺钉头与骨面的距离，确保螺钉头位于筋膜上，这点非常重要。（d）弯曲的金属杆在皮下穿过并联结两侧的椎弓根钉（引自 Scheyerer et al.[41]）

20.3.2.2 结 果

迄今为止，一些已经发表的回顾性临床研究的数据证实骨盆前环和后环遭受持续性高能量骨韧带损伤的患者，在应用骨盆前环皮下交叉固定物短期及中期的临床效果（图 20.9）。对于应用 INFIX 治疗骨盆环脆性骨折，目前尚未发现类似的临床数据；因此，老年脆性骨折患者应用 INFIX 固定时，需要谨慎推断所有的结果。

早期的数据结果是令人满意的，在平均术后 3 个月显示出充分的骨愈合且并没有出现固定失败。大部分患者在手术后感到满意的舒适度，且迅速达到康复目标——他们在出院前能够在极低不适感的情况下完成坐、站、侧卧和仰卧，在内固定正确放置的情况下完成髋关节屈曲超过 90°。与外固定架相比，皮下内固定物不会妨碍需要俯卧位才能完成的脊柱骨折手术。且护理也变得更容易，尤其是在重症监护室（ICU）的环境下。这些内植物通常在术后 4~6 个月取出；然而，保留内固定的患者并没显示出任何明显的不适。

尽管最初的临床效果是令人满意的，但也出现了一些 INFIX 特有的并发症。25%~30% 的患者在螺钉头周围出现 1 级反应温和的异位骨化（图 20.10）；然而，在 32% 的患者中发现了臭名昭著的并发症：股外侧皮神经失用症，但是大多数都是暂时性的 [39–42,45]。股外侧皮神经（LFCN）的分支位于 AIIS 的外侧 1~3cm；因此，该并发症可能归因于手术剥离时的直接损伤或者是由螺钉头部较深凹陷造成的挤压损伤 [46]。其他的并发症包括手术部位深部感染，由于技术错误导致的螺钉无菌性松动和复位丢失；以及前侧腹壁的卡压导致腹壁下折痕的加深和显著不适。所有这些病例都需要翻修清创手术或重新置入内固定来弥补。

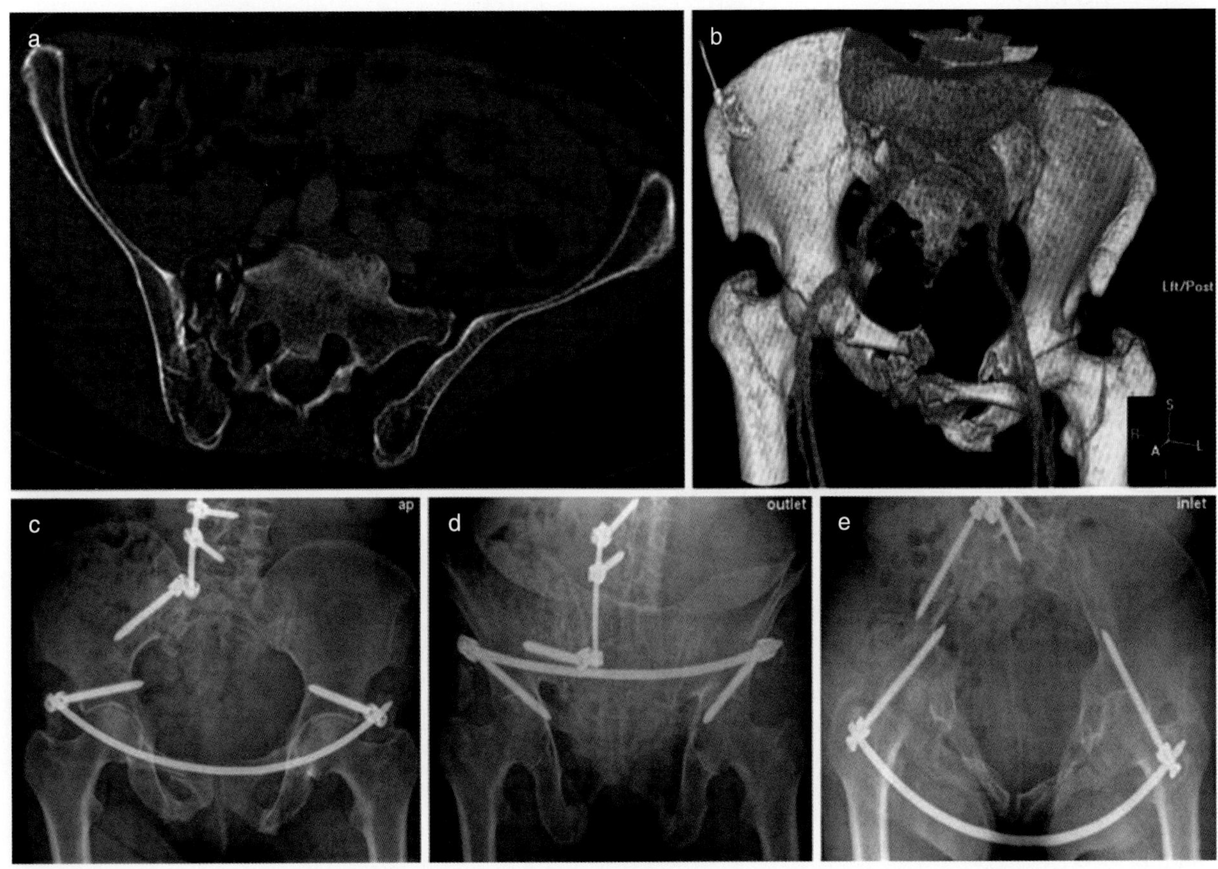

图 20.9　65 岁男性，过街道时被车撞伤。（a）骨盆后环层面的横断面 CT 扫描显示右侧骨盆骨折伴内旋，同时右侧骶髂关节的骨折脱位。（b）骨盆的三维重建显示双侧耻骨上下支骨折。（c）术后骨盆前后位，实施右侧腰髂固定，为了保证骨盆前环骨折的稳定性置入 INFIX。（d）骨盆入口位。（e）骨盆出口位（引自 Scheyerer 等 [41]）

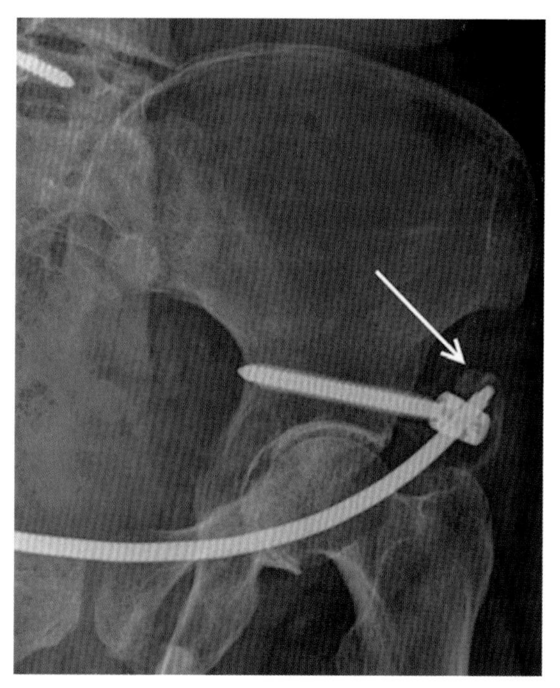

图 20.10　INFIX 置入 2 个月后，髂骨翼斜位显示左侧螺钉头部出现异位骨化（引自 Scheyerer et al[41]）。

尽管大多数手术的不良反应被归类于轻微的且可通过翻修手术解决，但是一些并发症可能具有潜在的破坏性和不可逆性。在最近一个系列病例研究中，其中 6 例不稳定骨盆损伤的患者在三级转诊创伤中心接受 INFIX 治疗。该作者遇到了 8 例急性和迟发性股神经麻痹（2 例患者具有双侧症状），1 例股动脉闭塞和 1 例内固定物放置在腹内。在所有的病例中，内植物均被移除；然而，只有 1 例患者神经完全恢复，其余患者均遗留有永久的运动和感觉障碍，其中 4 例患者的并发症是由螺钉置入过深造成；其他神经麻痹的原因可能是由于髂腰肌间室综合征导致股神经受压[36]。

20.3.3　前环骨盆桥接

前环骨盆桥接技术是指在皮下放置内固定，跨越骨盆前环的骨折，将同侧髂嵴和对侧耻骨结节连接，Cole 等在 2012 年描述了该技术[27,47]。

该手术适应证包括需要额外固定骨盆前环的高能量和低能量的骨盆损伤。稳定的骨盆后环和充分的骨折复位是在考虑前环手术之前必须要达到的。骨盆桥接也被证明是老年骨质疏松患者前环骨折的一种有效的治疗方式。它可以快速缓解疼痛且能够以最小手术损伤达到快速术后活动。在该类患者中，骨水泥可成功用于改善螺钉的把持力[23,26]。

该手术的禁忌证包括单纯的耻骨前联合韧带脱位、下腹部严重的软组织损伤和活动性感染、紧急情况下的妊娠和骨盆环破裂，以及需要快速稳定骨盆环以挽救生命[27]。

骨盆桥接的优点包括围手术期并发症发生率低，能够以单侧或双侧模式安装内植物，为骨折部位提供可选择的固定。与在腹壁的“下层路线”置入的 INFIX 相比，该手术具有较低的挤压腹腔内容物的风险，因为骨盆桥接结构是在腹壁的“上层路线”置入。

骨盆桥接的缺点包括需要精确的内固定物的塑形和术中射线透视，这会延长手术时间，不适合紧急情况，除非医生具有丰富的手术技巧。与 INFIX 类似，作者建议骨折愈合后移除内固定装置。

20.3.3.1　手术技术

为枕－脊柱融合术所设计的杆－钢板结构或预成型、低轮廓的锁定重建钢板都可以用来作为“骨盆桥接”结构。在手术室，在全身麻醉下通过小切口沿着髂嵴的前方和耻骨的上方区域放置内固定物。预成型的内植物沿着腹股沟韧带走行，在皮肤下层及腹外斜肌筋膜上层穿过，固定在同侧髂嵴的前部和对侧耻骨上支的内侧部分。在双侧前环损伤的病例中，两个内植物分别连接到两侧髂嵴和耻骨联合，并在耻骨联合处重叠交叉固定。

允许患者在受伤侧有保护的情况下负重活动；完全负重活动需根据骨质愈合情况进行[23,27,47–48]。

20.3.3.2　结　果

迄今为止，还没有关于这种技术的正式生物力学测试的研究结果报道。Gerich 等发表了应用类似骨盆桥接的内固定装置治疗 9 例老年骨盆脆性骨折患者的临床结果（图 20.11，

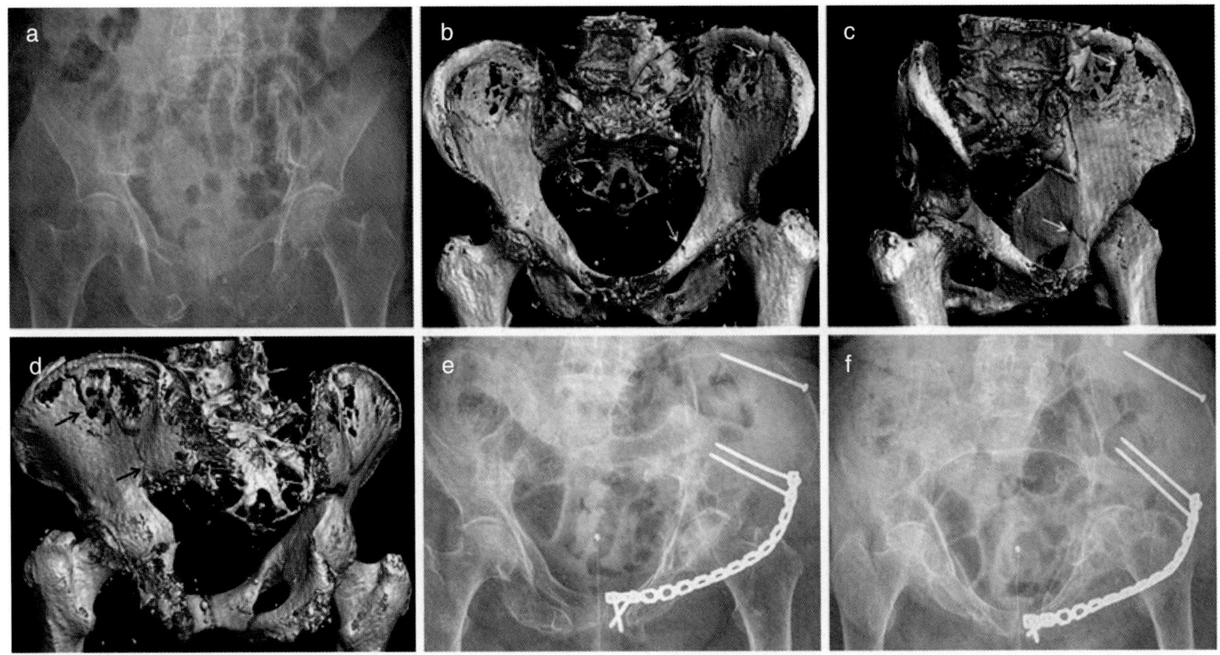

图20.11 骨盆前后位(a)和三维CT重建(b~d)显示一例80岁女性骨盆FFP Ⅲa型骨折。后环的骨折纵贯左侧髂骨，左侧耻骨支骨折（箭头）。三维重建也显示出骶骨中骨矿物质密度显著减少（e，f）。术后骨盆前后位和入口位视图。髂嵴骨折已经被一枚拉力螺钉稳定，骨盆桥跨越了耻骨支骨折的上方（引自 Gerich T, Luexmbourg）

图 20.12）。他们使用预成型的骨盆重建非锁定钢板，将其置入在前腹壁筋膜上层。通过钢板两侧的两枚交叉皮质螺钉将钢板固定在同侧髂前下棘和耻骨体上。耻骨侧的固定通常需要骨水泥强化固定。这个手术的过程非常迅速（30~40min），并且具有极低的围手术期的发病率和术中失血量，可以立即缓解疼痛，允许术后积极的物理治疗。作者在手术后未观察到并发症，但其中 2 例患者死于与手术无关的原因。尽管这个研究既没有骨折细节的描述也没有出院随访记录，但是这组临床研究仍然是迄今为止，应用骨盆桥接类型内固定物治疗老年骨盆脆性骨折患者的唯一已发表的证据[26]。

一项高能量骨盆骨折的对照队列研究的 48 例患者的临床结果显示，患者对骨盆桥接具有很好的耐受性，其对正常生活活动的干扰非常小。与外固定架相比，骨盆桥接在整个随访期间表现出手术部位疼痛和不适感显著较低，并发症和伤口发病率更低。当有选择时，患者更倾向于选择骨盆桥接而不是前方外固定架。在随访期间没有出现内植物失败和骨盆复位丢失。内固定物通常在术后平均 16 周取出[26-27,44]。与 INFIX 相比，骨盆桥接允许选择性的对半骨盆损伤经皮稳定，而不干扰对侧未受伤的部分[28]。

骨盆桥接相关并发症发生率为 4%，包括浅表伤口感染、耻骨骨折、无症状的骨不连和暂时性的股外侧皮神经失用症。所有并发症预后均良好，可通过局部伤口护理、口服抗生素和简单观察来处理。

一些解剖学研究报道了骨盆桥接和 INFIX 与腹前壁重要解剖结构的关系[46,48-49]。固定内植物区域属于前下腹区域，也被称为“比基尼区域”[46]。耻骨联合连同下腹部和双侧腹股沟韧带折痕区域在肥胖患者中更容易被辨认。所有内植物均应放置在靠近股外侧皮神经（LFCN）区域：INFIX 为 1~3cm，骨盆桥为 0.6~4cm。INFIX 到股神经血管束的距离为 1~4cm，骨盆桥接为 0.8~3.7cm。男性生殖结构相距骨盆桥接结构为 2cm，到 INFIX 跨越杆下方的距离为 3~6cm。除了绝对数字之外，值得提醒的是骨盆桥位于腹股沟韧带、腹外斜肌腱膜和腹直肌鞘的筋膜上方，因此内植物被完全隔离在重要盆腔脏器和腹股沟下血管之外。

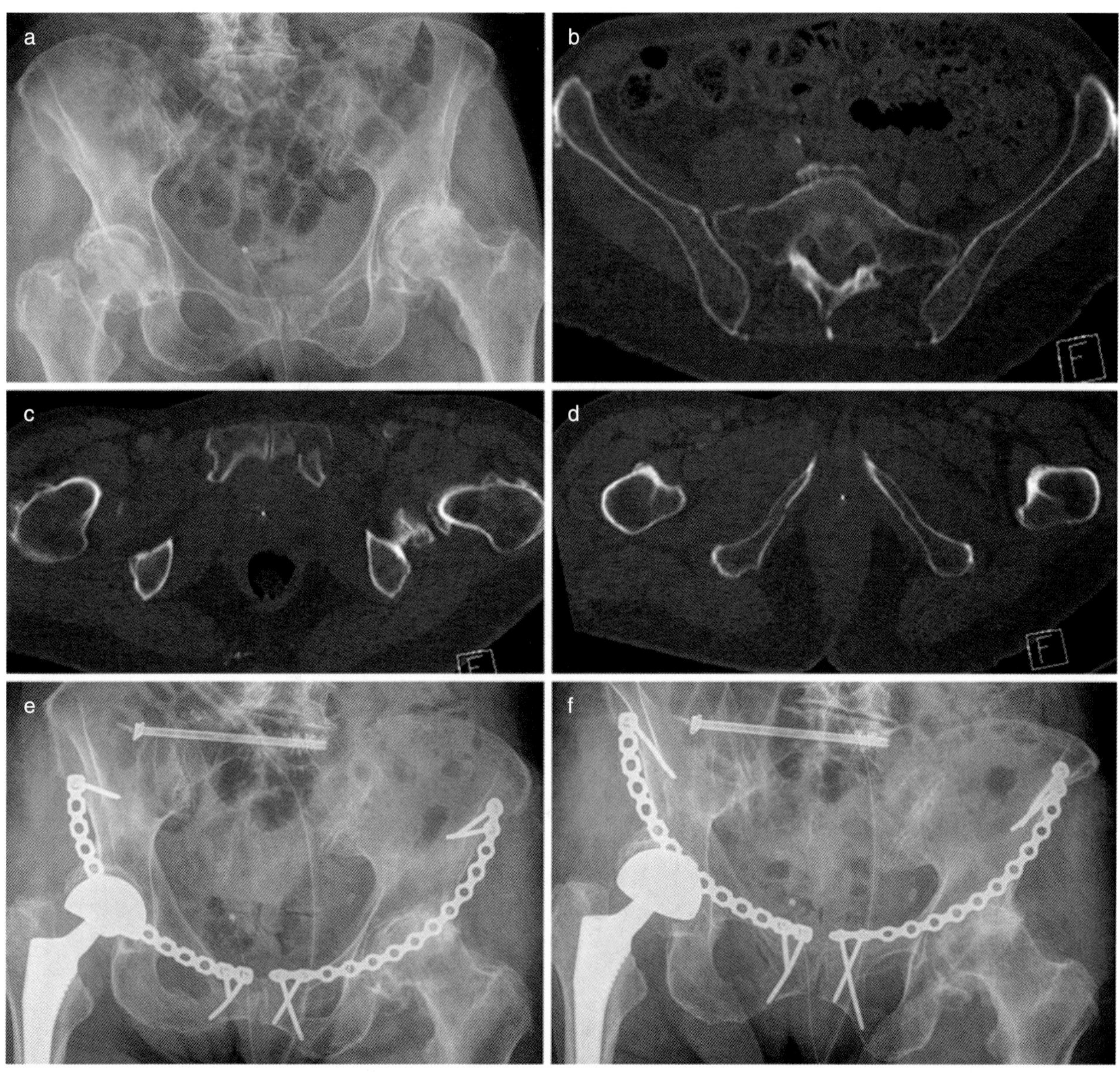

图 20.12　骨盆前后位（a）和三维 CT 重建（b~d）展示了 78 岁女性右侧股骨颈骨折，骶骨骨折和双侧耻骨支骨折。（e，f）术后骨盆前后位和出口位片。股骨颈骨折已经被双极髋关节假体置换，骨水泥增强的骶髂螺钉治疗骶骨骨折，双侧耻骨支骨折被双侧骨盆桥桥接固定

而 INFIX 椎弓根螺钉的放置需要在缝匠肌和阔筋膜张肌肌间隔进行深层解剖剥离，而非常脆弱的 LFCN 正位于这个区域。这也许能解释 INFIX 术后大腿外侧感觉异常的高发生率。该神经变异上外侧走行的发生率为 2.9%~4%，当安装骨盆桥接装置，髂骨翼前方的解剖和剥离也会使得这个神经处于危险之中[27,50-52]。为了避免对 LFCN 和生殖结构——男性精索和女性子宫圆韧带的潜在损伤，骨盆桥接的内侧和外侧固定应该在直视下仔细解剖剥离后放置[45]。

尽管两种内植物都位于筋膜上方的皮下组织内，但是他们的解剖过程是有很大区别的。INFIX 的跨越杆走行在腹壁的下腹区域的“低通道”，因此，它可看作是一个针对腹部内容物和股神经血管束的潜在邻近的刚性结构。保留椎弓根钉帽在筋膜上层，至少在 AIIS 上 1.5cm，这点是非常重要的，否则，可能会产生对股神经、动脉、肠内容物的持续性挤压损伤[36]。尽管肥胖患者的增厚组织能够轻易容纳突出的内固定，但是这些组织在较瘦患者中是稀薄的，这时突出的螺钉帽可能不仅仅导致自

我感觉不适，而且会导致皮肤糜烂和感染。相反，骨盆桥接内植物放置在腹股沟韧带的前上的“上层通道”，并不穿过腹壁的下方，在理论上，可减少医源性的压迫性损伤。

与传统的切开复位钢板固定相比，INFIX和骨盆桥的共同的缺点是所有的皮下内植物必须在骨折愈合后去除，去除时间同外固定架去除时间相同（手术后 3~4 个月）。当一些患者存在深部触诊时出现轻微不适，移除手术的目标是排除任何潜在的挤压，尽管一些挤压并未被证实与骨盆桥接有关。

20.3.3.3 结 果

在过去 10 年间，21 例年龄超过 70 岁的 FFP 患者（平均年龄 78.4 岁，年龄为 71~92 岁）在我们机构接受了骨损伤的手术治疗，其中 6 例患者是低能量损伤，比如摔倒或走路时自发骨折，14 例患者是由高能量撞击所引起的损伤，比如摩托车车祸、行人被撞或显著高处坠落。1 例低能量骨折患者表现出有症状的骨盆骨不连。依据 Rommens 和 Hofmann 分类，3 例患者属于 FFP Ⅱ型，4 例患者属于 FFP Ⅲ型，其余患者属于 FFP Ⅳ型 [10]。2 例患者除了骨盆损伤还伴有股骨颈骨折移位。

13 例患者接受了后路骶髂螺钉固定，5 例患者的髂骨翼骨折由切开复位钢板固定。19 例患者接受了骨盆前环的手术固定，其中只有 1 例患者由外固定架固定，其余患者（18 例患者）均选择内固定稳定骨盆前环，其中 4 例耻骨联合韧带性脱位的患者使用了切开复位钢板内固定，9 例患者接受单侧骨盆桥接，5 例患者接受双侧骨盆桥接以纠正并稳定骨盆前环存在残存不稳定。

术后平均随访 10 个月（范围 1.2~60 个月），3 例患者死于入院期间的合并伤，4 例患者出现了并发症，其中 1 例患者出现深部骨盆血肿感染，其在冲洗、清创结合抗生素治疗后消退。另外 1 例患者在骨盆桥接结构置入位点出现股外侧皮神经麻痹。另外 2 例患者中观察到耻骨前联合螺钉的松动，这可能是由于骨盆前环皮下固定的固有活动性。8 例患者在术后平均 6 个月取出内植物（范围 1~11 个月）。

20.4 皮下三点式骨盆前环固定器

20.4.1 介 绍

骨质疏松的骨盆前环的不稳定骨折对手术治疗的要求很高。使用髓内螺钉进行微创固定耻骨支骨折可以成功，也被广泛接受，但是这种手术在部分骨盆脆性骨折（FFP）的患者中存在受限，这类患者耻骨支骨折通常位于或靠近耻骨联合，这就使得短的内侧碎片不能为髓内螺钉提供足够的把持力。在这样的情况下，不得不使用传统钢板接骨术。不可避免的是，这种手术方法是相对过度的。为了达到足够高的稳定性，这种骨折不得不在更大的范围被桥接固定。在双侧耻骨支骨折的病例中，可能需要 12~14 孔的钢板且至少用 1 枚螺钉到达两侧的髋臼上区域。骨的质量越差，越需要更长的钢板凭借长杠杆力臂保证足够的稳定性。

不建议螺钉仅被轴向加压。由于骨质质量差，这就极大地增加了二次螺钉错位和接骨术失败的风险。骨盆前环接骨板固定的另一个典型并发症是钢板的断裂，这点在使用相对薄弱的重建钢板时尤为突出。

20.4.2 皮下三点式骨盆前环固定器

作为上述提及的接骨方法的替代方案（骨内螺钉和钢板接骨术），我们开发了一种微创的骨盆前环稳定的内固定框架，其是应用于脊柱融合术的植入物内固定系统。它的原理对应于骨盆前环的三点支撑。因此椎弓根螺钉要被放置在两侧髂前上棘下方的髂骨翼上。在靠近耻骨联合处的耻骨内再置入 1~2 枚螺钉。所有椎弓根螺钉均要完全进入骨内。之后 3~4 枚螺钉由 5.5mm 粗的杆连接，杆的弯曲方式使其与两侧的腹股沟韧带平行（图 20.13）。连接杆被放置在筋膜上层从而避免对腹股沟区域的神经或血管结构的直接压迫。

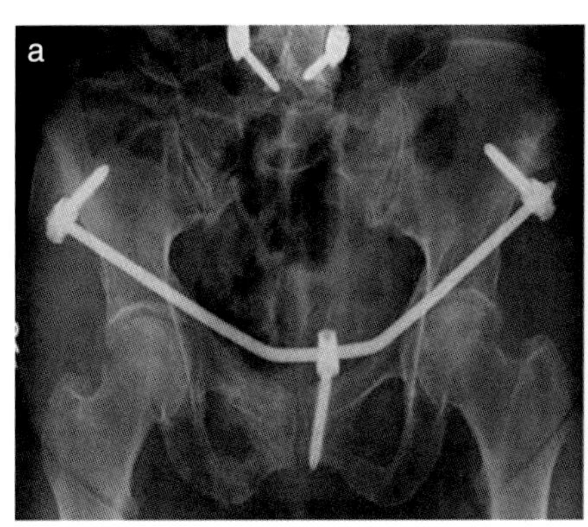

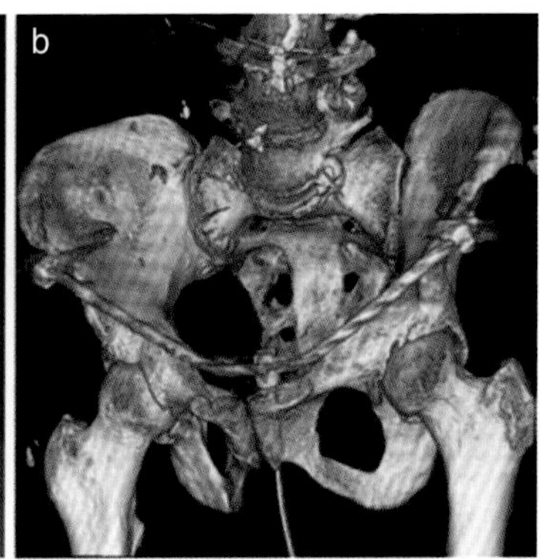

图 20.13　（a）骨盆前后位示：FFP Ⅱb 型骨盆前环由内固定物稳定。这个结构显示了骨盆前环的 3 点支撑。杆在椎弓根螺钉帽处的交叉重叠在两侧不超出 1cm。（b）为图 20.13a 显示的骨盆环的右侧髂骨翼斜位的三维重建像，3 枚椎弓根钉完全位于骨内

20.4.2.1　手术过程

患者仰卧于射线可透的碳纤维床上，以便术中可以提供不同角度的透视图片。显露耻骨联合和两侧髂前上棘区域，其余区域用无菌单覆盖。

在两侧髂前上棘的外侧边界下方切开约 2cm 长的垂直切口。闭合状的剪刀可以在髂前上棘的下方直接触及骨质。骨髓穿刺环钻针（Jamshidi-needle）置入，打开骨皮质。环钻针连续插入骨质 5~10mm。针头是在矢状面向颅侧倾斜 15°。在横断平面的成角是依据横断平面 CT 扫描所提供的解剖情况的。通常，在女性针头需要向内成角约 15°，在男性需向外侧成角约 15°（图 20.14）。导向金属丝穿过针头被推进髂骨翼的松质骨约 4~5cm。在此，导向金属丝持续通过骨的松质结构而没有穿出皮质是非常重要的。如此，保证了螺钉的严格的骨内位置。在螺纹切削后，55~60mm 长、6~7mm 粗的长椎弓根螺钉就可以通过导向金属丝被放置在髂骨（图 20.15）（也可见图 20.13b）。导向金属丝和螺钉的位置能通过透视观察。

为了定位螺钉在耻骨的位置，在可触及耻骨联合的上方约 4~5cm 的区域横向切口。横向切开皮肤和皮下层后，在靠近耻骨的位置横

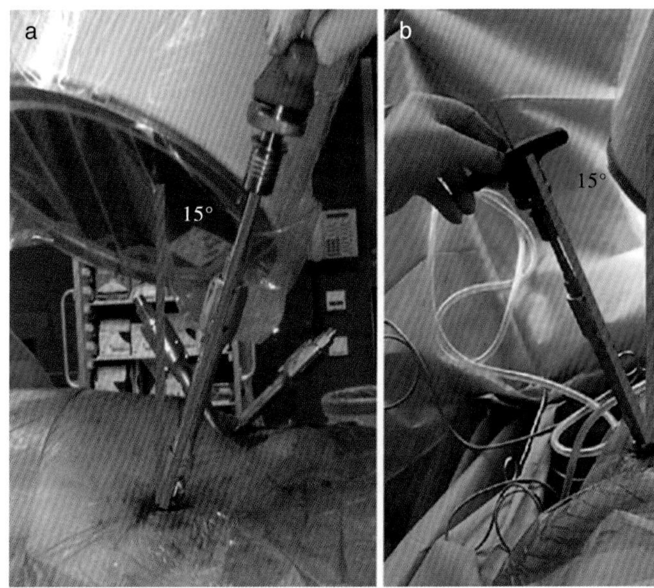

图 20.14　术中视图显示女性患者，仰卧位，下腹部和腹股沟区域。（a）从右侧观察，在矢状面上，髂前上棘正下方的椎弓根螺钉与颅骨的角度约为 15°。（b）从远端观察，右侧腹股沟区和髂翼，椎弓根螺钉在轴向平面中的角度取决于解剖位置，女性大约向内侧倾斜 15°

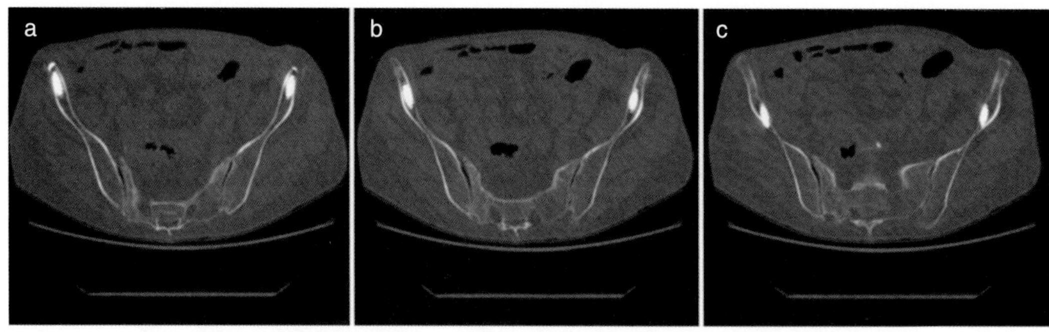

图 20.15 骨盆后环和髂骨翼平面的横断面 CT 扫描。在髂前上棘下方可见长约 6~7cm 长松质骨通道，其可安置一枚 6~7mm 粗的螺钉。（a）在髂前上棘下方置入螺钉的 CT 横断面。（b）较图 20.15a 所示层面更靠近近端 1cm 的 CT 横断面。（c）较图 20.15b 所示层面更靠近近端 1cm 的 CT 横断面

向断开腹直肌的前筋膜。此时，如果仔细操作腹直肌的后筋膜可依然保持完整。耻骨联合可以被克氏针（K-wire）或图像增强器定位。在耻骨联合外侧 8mm，耻骨支的骨皮质被骨髓穿刺环钻针打开。因此，环钻针方向平行于耻骨联合，在矢状面向远端成角 45°。在这个角度环钻针仅仅插入 5~10mm。之后，内固定物系统的金属导向丝平行于耻骨联合，推进松质骨中 4~5cm。紧接着，通过导向丝置入螺钉。根据骨折情况，螺钉被插入在耻骨联合的一侧或双侧。通常，内固定装置系统使用 5~6mm 粗、45~55mm 长的椎弓根螺钉。

现在，5.5mm 粗、30~32cm 长的连接杆弯曲如下。在连接杆中间有一段 5cm 长的短直部分。在中央部分的两侧阶段，两侧连接杆被对称性的倾斜约 15°~20°。连接杆从侧向穿过连接椎弓根螺钉，连接杆位于筋膜外，其平行于两侧的腹股沟韧带（图 20.16）。连接杆首

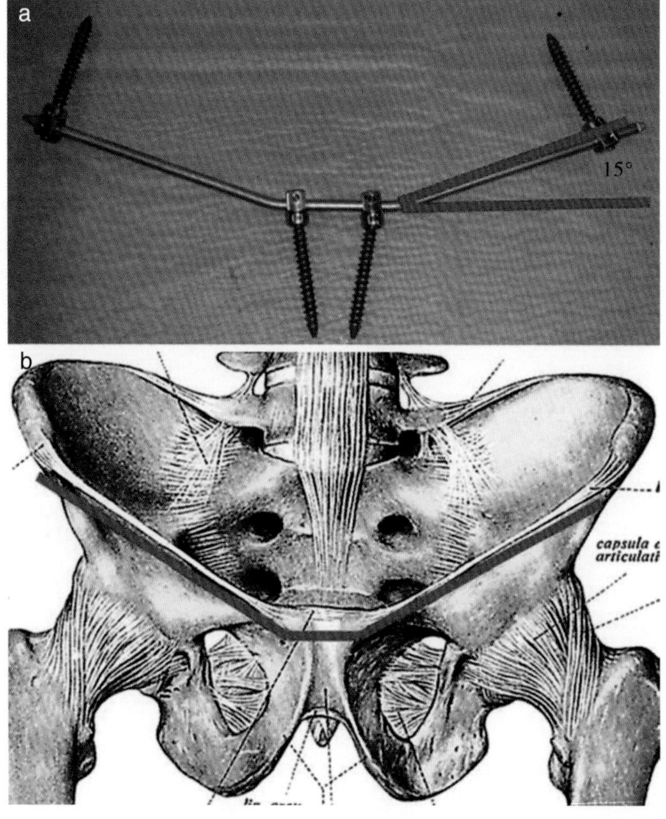

图 20.16 （a）在洗手护士的器械台上可见已经组装的骨盆前环内固定物。两侧连接杆中间长 5cm 的部分被折弯 15°。（b）连接杆的中间部分位于耻骨联合的上方，连接杆的外侧部分在两侧分别平行于腹股沟韧带

先暂时安置在内侧螺钉的钉帽上，然后再安置在外侧螺钉的钉帽上。如果连接杆的长度合适，与外侧螺钉的横向重叠部分仅 5mm，整个系统就可以用固定螺钉锁定。如果需要，椎弓根钉可以在插入连接杆之前用骨水泥强化固定（图 20.17）。椎弓根钉刺穿骨皮质是骨水泥强化的禁忌证。

20.4.2.2　手术的优势和劣势

微创是该术式的主要优势。通过微型切口放置前环内固定物，并不需要打开腹膜后空间，仅当腹直肌肌层的后层由于创伤破裂时才需要。

另一个优势是骨折处的血肿没有被干扰。因此，该术式可认为是生物接骨术。从生物力学角度来看，这个结构不具有绝对的刚性，而具有两个非常长的力臂，连接杆的弹性也提供了骨折区域的一些活动度，这些活动性可以刺激骨折愈合，这个结构是一个桥接接骨结构。

该术式的主要劣势是由于连接杆在皮下区域可以触及，患者的舒适度会受限。如果患者对突出的内固定物感到不满，骨折一旦愈合，内固定物即应被取出。我们观察到骨愈合一般发生在术后 3~4 个月，所以，该不适的时长似乎是可以接受的。

20.4.2.3　风险和局限性

皮肤切口应该在可触及髂前上棘的外侧缘进行，以尽量降低股外侧皮神经的损伤风险。螺钉位置应该置于髂前上棘的下方，而不是在髂前下棘平面。

在插入连接杆过程中，必须遵守筋膜上区域放置，从而避免筋膜下结构如腹股沟区域的神经血管的被损伤。通过在筋膜上放置连接杆，可以避免男性精索束由于直接压迫所造成的损伤。连接杆应该首先被固定在耻骨螺钉上。如果先把连接杆固定在髂前上棘螺钉上，那么耻骨螺钉将在固定连接杆时由于轴向牵拉力而被从骨质中拔出。

如果螺钉放置太靠远端，就会由于连接杆的直接压迫造成股神经的撞击，从而导致股四头肌的瘫痪（图 20.18）。椎弓根螺钉不应穿出骨皮质，只有当其完全放置在骨内，骨水泥强化才是安全的。

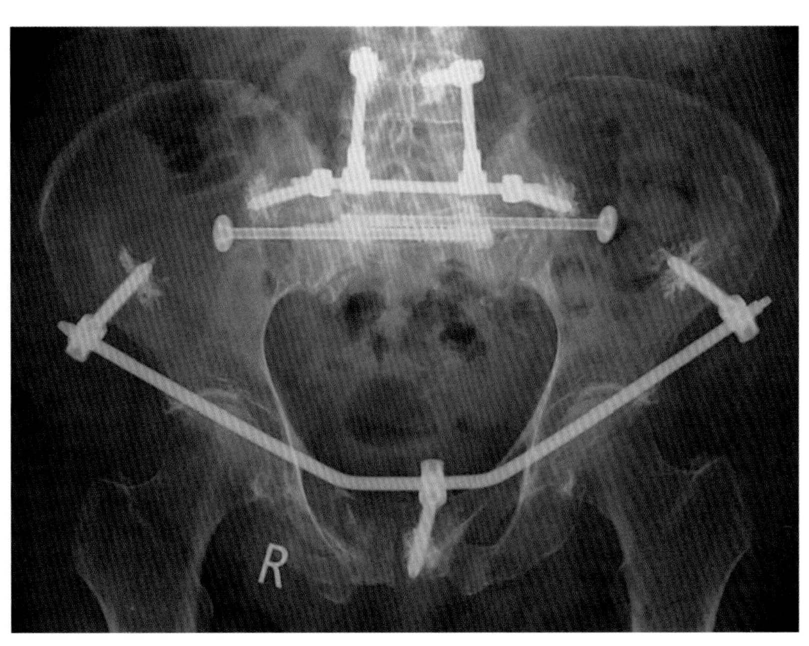

图 20.17　FFP Ⅳb 不稳定型，严重骨质疏松的 96 岁老年女性患者。骨盆环是由前方的骨水泥加强的微创内固定装置、后方的骨水泥加强的腰髂固定装置和骶髂螺钉所稳定

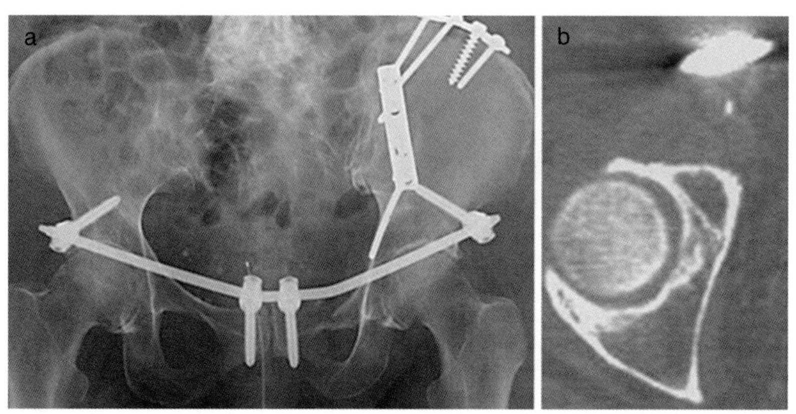

图 20.18 （a）FFP Ⅲa 型的骨盆前后观，椎弓根钉已经置入髂前下棘水平。（b）同一患者右侧髋臼平面的水平 CT 扫描，如果连接杆插入太低，其会造成腹股沟区域的神经和血管结构的撞击

在耻骨螺钉上方关闭手术切口不会造成任何问题。在髂前上棘螺钉上方皮肤和皮下层应当充分缝合。在大多数病例，连接杆都可以在皮下触及。但是对于多数患者，这并不会造成什么问题。

20.4.3 适应证

骨盆前环内固定微创手术是我们治疗不稳定性骨盆前环脆性骨折的标准术式。我们单独使用该术式治疗 FFP Ⅱc 型骨折，以避免其向不稳定性 FFP Ⅲc 型发展（图 20.19）。即使在骨盆环后侧静息疼痛的 FFP Ⅱb 型骨折患者，我们也把骨盆前环内固定微创术式作为一种独立的治疗方法。在更高程度不稳定的病例中，我们采用联合微创内固定与适当的后环稳定技术治疗。对于 FFP Ⅲc 型和 FFP Ⅳb 型患者，我们倾向于使用微创腰髂支撑内固定器，有时也会联合骶髂螺钉（图 20.20）。

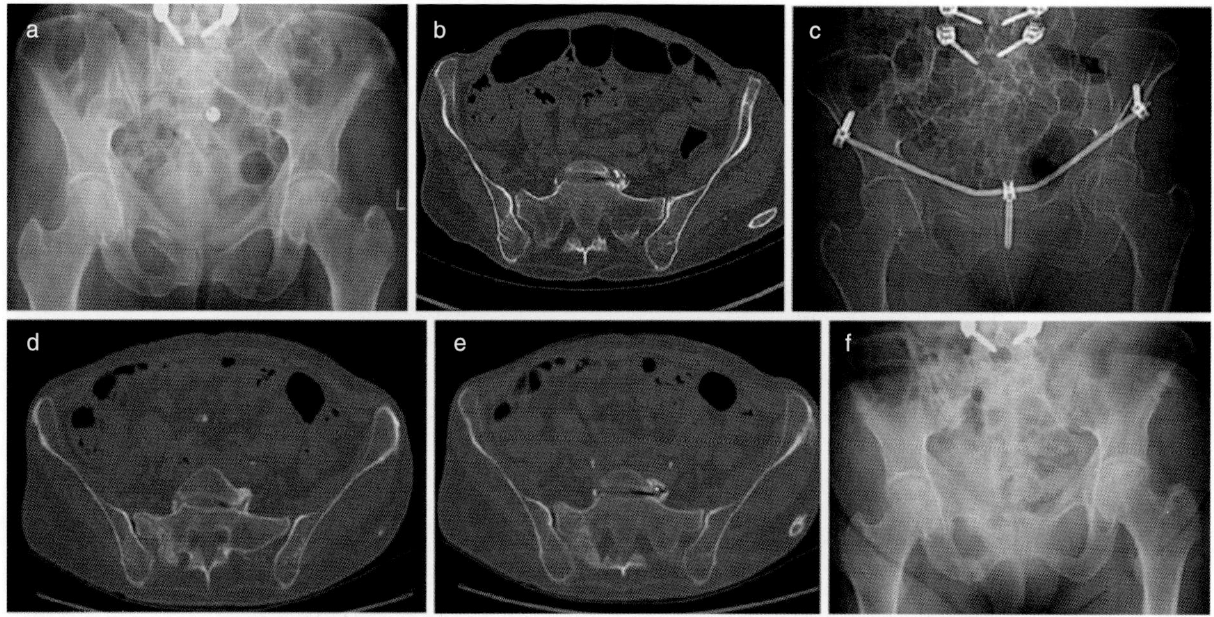

图 20.19 76 岁女性，BMI 为 18kg/m^2，FFP Ⅱc 型，遭受静息疼痛。（a）骨盆前后位显示右侧耻骨上下支骨折，患者曾行 L4/L5 腰椎融合术治疗腰椎管狭窄。（b）骨盆后环水平的横断面 CT 扫描显示右侧骶骨翼无移位的骨折。（c）术后骨盆前后位，该患者接受了三枚椎弓根钉支撑的前环内固定物的治疗。（d）术后 3 个月骨盆后环平面的横断面 CT 扫描。（e）术后 6 个月，拆除内固定装置之前骨盆后环平面的横断面 CT 扫描显示骶骨翼骨折完全愈合。（f）内固定装置移除后骨盆前后位示骨盆前环骨折完全愈合

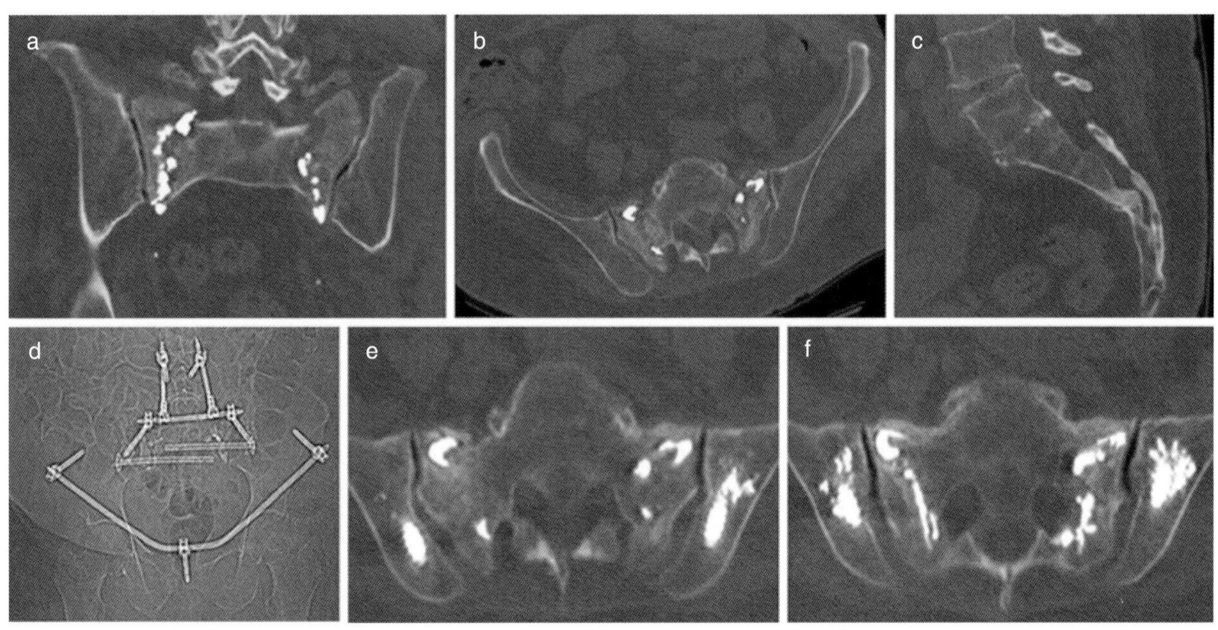

图 20.20　84 岁老年女性，不稳定性 FFP Ⅳb 型骨折，骶骨成形术治疗术后。6 个月以来无法走路。（a）骨盆后环平面的冠状面 CT 断层扫描显示骶骨内双侧填充的骨水泥出现双侧外渗并且没有观察到任何骨愈合信号。（b）骨盆后环平面横断面 CT 扫描。（c）骶骨中部的矢状面 CT 断层扫描显示 S2 和 S3 之间骨折不愈合。（d）术后 CT 扫描影像，骨盆前环和后环手术稳定，微创内固定装置被插入前环，骨水泥强化的骶髂支撑系统和双侧骶髂螺钉被应用在骨盆后环。（e）术后 5 个月，骶骨平面的水平 CT 扫描显示骨愈合信号。（f）术后 10 个月骶骨平面的水平 CT 扫描显示骨折完全愈合，腹部的内固定物在此时被移除

当出现复杂的耻骨支骨折，即双侧耻骨支骨折非常靠近耻骨联合处时，耻骨螺钉无法获得充分的把持力。在恶病质患者中，内植物可能会非常突出。尽管如此，我们还是使用了之前描述的微创内固定装置治疗了一例 76 岁 BMI 仅为 18kg/m² 的老年女性患者（图 20.20）。我们的经验是，微创内固定会使不稳定的骨盆前环和后环得到可靠的愈合。

20.5　总　结

骨盆前环脆性骨折的切开复位内固定可以通过钢板或现代皮下跨越内固定技术来实现。每种术式均有各自的优势和劣势。钢板依然是治疗单纯韧带性耻骨前联合损伤或近耻骨联合的耻骨骨折的金标准，应首选长的、预成型的骨盆重建钢板和长螺钉。骨水泥的强化可以被用来强化螺钉的把持力。INFIX、骨盆桥接固定和经皮下三点式支撑内固定都允许微创桥接固定骨盆前环，也都非常适合经闭孔或闭孔外侧以远的耻骨支骨折。钢板和经皮下内固定都为骨盆前环提供了适当的稳定性，改善了患者的满意度和临床护理，降低了围手术期并发症。这种手术在技术上仍要求较高，需要全面地了解骨盆解剖结构和骨折固定的原理以避免严重的并发症。目前仍需要进一步的实验室和临床研究来阐明微创内固定在治疗骨盆前环脆性骨折中的作用。

（刑　健　译；王鹏飞　审）

参考文献

请登录 www.wpcxa.com 下载中心查询或下载，或扫码阅读。

PART Ⅶ

第 7 部分

药物治疗

Adjuvant Drug Therapy

第 21 章 骨质疏松治疗

Emily E. Carmody

21.1 引 言

在过去的二十年中，已证明多种药物可有效治疗绝经后骨质疏松。医疗管理的目的是降低所有骨骼部位的骨折风险，包括但不仅限于脊柱、髋部、桡骨远端和肱骨近端。我们常用的药物包括抗骨质吸收剂、促骨形成剂，以及同时具有双重作用机制的雷奈酸锶（不在美国）。治疗骨质疏松的两种方法是抑制骨吸收（抗骨质吸收疗法）和增加骨形成（促骨质合成疗法）。目前来说，主流的治疗方法还是抗骨质吸收。

目前常用的抗骨质吸收方法包括复合维生素 D 钙剂、选择性雌激素受体调节剂（雷洛昔芬）、激素替代疗法、双膦酸盐（阿仑膦酸盐、利塞膦酸盐和唑来膦酸）、RANKL 拮抗剂狄诺塞麦和雷奈酸锶。一些指南提出对于既往有脆性骨折或 T 值低于 -2.5 的患者即可开始抗骨质吸收治疗。有的指南则建议对于 T 值在 -1 到 -2.5（即不是明显的骨质疏松症）的患者来说，如果存在其他危险因素 [1]，也应该尽早开始抗骨质吸收治疗。上述药物都有相应的风险 / 收益，所以应当基于患者个体特性、骨质疏松的严重程度、骨折史，以及由于患者的病史而导致的绝对或相对禁忌证进行个性化选择。

21.2 钙和维生素 D

无论是通过饮食、补充剂或二者同时补充，保持足够的钙和维生素 D 摄入都是治疗骨质疏松症的标准方案。钙和维生素 D 在骨生理学中发挥着重要作用，但其对骨密度（BMD）和减少骨折风险过程中的具体作用机制并不是完全清楚。骨折修复重建的骨形成阶段需要钙，而维生素 D 是钙从肠道吸收所必需的。随着年龄的增长，钙的吸收能力下降，可能是由于维生素 D 受体的丧失或者受体拮抗。为防止骨质疏松患者骨质流失，降低骨折风险，钙和维生素 D 已被广为推荐，作为一种廉价的治疗选择。早期临床试验表明补钙可降低绝经后女性的骨折率 [2-3]，但是在大型多中心试验认为该结论存疑 [4-6]。然而通过 meta 分析仍旧表明单独补钙或与维生素 D 联合使用可有效减少绝经后女性的 BMD 损失，降低骨折风险 [7]。无论患者服用钙剂或是钙维生素 D 复合物，治疗都同样有效。一项随机对照试验的 meta 分析表明，

E.E. Carmody, M.D.
Department of Orthopaedics and Rehabilitation,
University of Rochester Medical Center,
Clinton Crossings, 4901 Lac De Ville Blvd,
Rochester, NY 14618, USA
e-mail: Emily_Carmody@URMC.Rochester.edu

P.M. Rommens, A. Hofmann (eds.), *Fragility Fractures of the Pelvis*,
DOI 10.1007/978-3-319-66572-6_21

补充维生素 D 可将髋部骨折的风险降低 26%，并且可将椎体骨折的风险降低 23%[8]。无论患者性别、骨折史和骨折类型，治疗结果都是相似的。对于单独服用钙剂的患者，推荐每天摄入 1200mg 钙，可以达到最佳治疗效果。对于服用钙和维生素 D 的患者，推荐最小剂量为 800U[7-10]。此外，已证实无论年轻还是年长，血清维生素 D 水平较高的患者髋部骨密度更高[11]。依从性差的患者治疗效果不佳是这种治疗方案的一个重大问题。研究表明当患者对补钙的依从率提高到至少 80% 时，骨折风险降低了 50%[7]。大多数研究支持使用钙或钙维生素 D 复合物补充治疗 50 岁以上患者的骨质疏松症。钙和维生素 D 的足量摄入是骨质疏松症治疗方案的重要组成部分，许多患者需要补充以达到建议的每天摄入量。

21.3　激素替代治疗（HRT）和选择性雌激素受体调节剂（SERM）

性激素在整个骨代谢中起着重要作用。雌激素缺乏是目前公认的骨质疏松症发展中的最危险的因素。更年期骨重塑增加，骨吸收比骨形成更加活跃；破骨细胞的募集、活性和存活率增加，导致骨吸收明显增加[12]。这种负平衡导致松质骨结构破坏，绝经后 1 年即可看到 BMD 下降。雌激素减少导致骨质流失是通过促炎细胞因子介导的。白介素 1（IL-1）、白介素 6（IL-6）和肿瘤坏死因子 α（TNF-α）会激活核因子 Kappa B 配体（RANK/RANKL）的受体激活剂，可导致破骨细胞进行骨吸收。雌激素也可以通过激活 TGF-β 通路抑制骨吸收并刺激骨形成[13-14]。尽管 20 世纪 90 年代有研究表明，相对较小剂量的激素替代治疗（HRT）可以降低骨质流失和椎骨骨折的风险[15-16]，然而妇女健康倡议（WHI）研究不再推荐 HRT 作为治疗或预防骨质疏松症的一线疗法[17]。因为数据安全监测委员观察到 HRT 组中的过度伤害，这项研究在预期的观察期之前就停止了。WHI 研究表明，长期使用 HRT，尤其是老年女性，会增加患乳腺癌、血栓栓塞性疾病和脑血管意外的风险。有上述病史之一的患者将是 HRT 治疗的绝对禁忌证。有这些病症危险因素的患者，应非常谨慎地使用 HRT。尽管长期使用 HRT 可能会降低绝经后女性的骨质流失和骨折风险，但仍需要权衡 HRT 益处与其潜在副作用。

SERM（雷洛昔芬）是非激素药物，根据组织类型充当雌激素受体激动剂 / 拮抗剂。在骨骼中，当雌激素缺乏导致骨转换失衡时，SERM 会与雌激素受体结合并充当激动剂以减少骨吸收并使骨转换正常化，从而保留 BMD[18]。SERM 对骨转换和 BMD 的影响不如用全剂量雌激素和双膦酸盐治疗所见的效果。雷洛昔芬已被证明可以增加 BMD，改善骨骼强度并降低脊椎骨折的风险，但尚未显示出在预防非脊椎骨折方面的效果[19-21]。Meta 分析表明，雷洛昔芬可以减少椎体骨折风险高达 40%[22]。除了对骨骼的保护作用外，雷洛昔芬治疗还可降低侵袭性乳腺癌的风险，尤其是雌激素受体阳性的乳腺癌的风险[23]。然而，它的使用也会增加致命性脑卒中与静脉血栓的风险。由于可以降低脊椎骨折风险，SERM 主要用于髋部骨折风险较低的骨质疏松症女性。尚未证明 SERM 对绝经前女性有益。

21.4　双膦酸盐

双膦酸盐是使用最广泛和研究最广泛的治疗骨质疏松症的药物。由于它们的功效、易于给药和相对较低的副作用，它们通常被认为是治疗骨质疏松症的一线药物。双膦酸盐是抗骨质吸收剂。它通过抑制破骨细胞起作用，降低骨转化率，增加骨量和改善矿化[24-25]。双膦酸盐药物根据含氮和不含氮分为两类。不含氮的双膦酸盐可以结合到 ATP 中并产生导致破骨细胞凋亡的代谢物。含氮双膦酸盐可以通过抑制法尼基二磷酸合酶（FPPS）活性来阻断 HMG-CoA 还原酶途径（也称为甲羟戊酸途径），以此来抑制骨吸收。这条通路的阻断会导致破骨细胞的骨架结构改变，这个结构对于维持破骨细胞和骨面接触十分重要[26]。接受双膦酸盐治疗的绝经后女性可以有效降低骨折风险[27-29]。而双膦酸盐预防绝经后女性骨折风险的证据基础已经非常充分。几项研究表明，使用双膦酸盐可将脊椎骨折风险降低约50%，同时也将非脊椎骨折风险降低50%[28,30]。

为了提高疗效，降低副作用，服药依从性非常重要。然而，在临床实践中，药物依从性，尤其是口服双膦酸盐相对较差。据估计，75%的女性在药物治疗骨质疏松的开始阶段依从性较差，甚至会自行停止用药[31]。

口服双膦酸盐通常耐受良好，最常见的并发症是胃肠道紊乱，颌骨坏死是双膦酸盐治疗的严重并发症。然而，根据文献，颌骨坏死实际上是一种罕见的并发症，估计发病率低于1/100 000[32]。在一些接受双膦酸盐治疗的患者中也报道了非典型转子下股骨近端骨折，主要是在长期接受阿仑膦酸盐治疗骨质疏松症的患者中[33-35]。这可能是由于长期抑制正常骨转换，导致骨骼结构的损伤和破坏。口服和静脉注射含氮双膦酸盐还可能会导致一种常见的急性反应，有类似流感的症状：发烧、寒战、关节痛和疲劳，更常见于静脉注射形式的双膦酸盐治疗，并且症状往往是自限性的[36-37]。

21.5　狄诺塞麦（地诺单抗）

狄诺塞麦也是一种抗骨质吸收药物，但它的作用机制不同于双膦酸盐。它是第一种用于治疗骨质疏松症的生物制剂。抗吸收治疗核因子 κB 的受体激动剂（RANKL）是一种由成骨细胞表达的、事关破骨细胞生成的重要介质，是肿瘤坏死因子（TNF）家族的成员之一，以及其未成熟前体。RANK是破骨细胞及其前体表达的，能够促进破骨细胞的形成和活化的一种受体。RANKL通过激活RANK从而促进破骨细胞的形成和活化。此外，RANKL可通过抑制细胞凋亡延长破骨细胞的存活时间。RANKL的作用可以被其诱导的受体骨保护素（OPG）所抵消。髋部骨折的老年女性，可见其髂骨的RANKL/OPG mRNA含量增加[38]。狄诺塞麦作为一种单克隆抗体，可结合并中和RANKL的活性，从而抑制破骨细胞生成[39]。在3期临床研究中，狄诺塞麦与安慰剂相比可显著减少脊椎、非脊椎和髋部骨折风险。与口服阿仑膦酸钠的患者相比，应用狄诺塞麦可以显著增加患者BMD。狄诺塞麦60mg皮下注射的抗骨质吸收作用明显高于口服阿仑膦酸钠[39]。一项大型安慰剂对照试验（FREEDOM试验）证明了狄诺塞麦的抗骨折功效。在FREEDOM试验中，使用狄诺塞麦治疗3年（60mg，每6个月皮下注射一次），可显著减少绝经后骨质疏松女性的脊椎、髋部和非脊椎骨折风险[40]。在研究中，狄诺塞麦组椎体和非椎体的骨质风险显著减少。12个月、24个月和36个月的脊椎骨折风险分别降低61%，71%和68%，非脊椎骨折风险降低16%，21%和20%。3年时，髋部骨折风险降低40%[40-41]，腕部骨折的风险也随着骨质疏松症的改善而降低[42]，并且这种趋势还在继续。当FREEDOM试验至5年[43]和6年[44]时，椎体骨折分别降低了37%和45%的，非椎体骨折分别降低了58%和50%的。在日本进行的一项狄诺塞麦骨折干预和安慰剂随机对照试验（DIRECT）中，对于患有骨质疏松症的男性和女性，相比安慰剂组，2年的随访证实狄诺塞麦降低了74%的脊椎骨折风险，与阿仑膦酸钠相比提高59%[45]，差异具有统计学意义。狄诺塞麦效果明显，一年两次的给药使其成为一种很有前途的抗骨质吸收剂。此外，不同于双膦酸盐，狄诺塞麦可用于中度或重度肾功能不全的患者[46]。狄诺塞麦一般耐受性良好。据报道最大的副作用是注射部位的皮肤反应和感染，包括尿路感染、鼻窦炎、咽炎、支气管炎和蜂窝织炎。

21.6　雷奈酸锶

雷奈酸锶是一种较新的治疗绝经后骨质疏

松症的药物（美国未批准）。它可以降低脊椎以及非脊椎骨折的风险。这是第一种同时增加骨形成以及减少骨吸收的药物，这是由于它对破骨细胞和成骨细胞具有双重影响 [47]。但其具体作用机制仍尚不明确 [48]。人们认为雷奈酸锶能够通过钙敏感受体（CaR）依赖机制增加前成骨细胞复制、成骨细胞分化、Ⅰ型胶原合成和骨基质矿化。除了这种潜在的合成作用外，还存在通过增加 OPG 和减少 RANKL 来抑制破骨细胞分化和活化 [49]。应用雷奈酸锶治疗骨质疏松的绝经后女性，骨活检标本显示骨吸收减少，但没有证据证明骨形成在增加 [50]。动物实验表明，给骨质疏松模型大鼠摄入锶可以增加骨形成 [51–52]。有证据表明雷奈酸锶可以减少绝经后女性的骨折风险。一项包含四个临床研究的 meta 分析显示，对绝经后女性应用雷奈酸锶 2g/d，持续 3 年，可降低 37% 的脊椎骨折风险和 14% 非脊椎骨折风险 [53]。髋部骨折高危患者（74 岁以上的女性、股骨颈 BMD ≤ –3）的骨折风险也显著减少 [54]。此外，对原发性骨质疏松症男性，一项双盲、随机、安慰剂对照试验揭示了雷奈酸锶的效果 [50]。经过 2 年的治疗，与安慰剂组相比，雷奈酸锶使脊椎 BMD 增加了约 10%，股骨颈 BMD 显著增加。雷奈酸锶的耐受性相对较好。副作用包括恶心、腹泻和头痛，通常会随着时间的推移而好转。由于存在皮肤超敏反应以及增加血栓栓塞事件的风险，雷奈酸锶不适合有静脉血栓栓塞病史或血栓形成高风险的患者。

21.7 新的治疗靶点

鉴于目前使用的药物具有不同的效力和副作用，对于寻求治疗骨质疏松的新靶点，目前有很大的科研兴趣和临床需求。

21.7.1 组织蛋白酶 K 抑制剂

组织蛋白酶 K（CatK）是一种木瓜蛋白酶，属于半胱氨酸水解酶家族。它能够在破骨细胞作用位点分解Ⅰ型胶原蛋白，从而协助骨吸收 [55]。激活骨吸收需要破骨细胞紧密黏附到骨表面，封闭吸收位点。破骨细胞将质子分泌到吸收位点来创造一个酸性环境，用来帮助骨矿物质降解，紧接着释放能够分解胶原蛋白和非胶原性骨基质蛋白的蛋白酶 [56]。

组织蛋白酶 K 是破骨细胞中表达最丰富的半胱氨酸蛋白酶，在骨吸收过程中起着关键作用 [57]。遗传和药理学证据支持 CatK 在骨吸收过程中的核心作用 [58]。临床前研究表明，CatK 抑制剂可降低骨吸收的生化标志物水平并增加骨矿物质密度，且呈剂量依赖性 [59]。这些发现支持 CatK 作为治疗骨质疏松症的新目标分子。奥达那替布（ODN）是一种组织蛋白酶 K 抑制剂，已完成Ⅰ期和Ⅱ期临床试验 [60–62]。在早期的临床试验中，ODN 显示减少骨吸收，同时保持绝经后女性的骨形成。在动物研究中，ODN 抑制了股骨颈和股骨近端的骨小梁成骨和浅层皮质内成骨，但保留了内层骨皮质成骨，并刺激骨膜内成骨 [63]。与双膦酸盐不同，ODN 抑制破骨细胞分解Ⅰ型胶原蛋白，并不减少破骨细胞数量。ODN 治疗相对于常规抗骨吸收治疗方案，其对于骨形成影响更小，可能是破骨细胞信号通路得以保留的原因。

在动物模型中，用 ODN 治疗可增加脊椎和股骨的骨量，骨吸收的生物标志物——Ⅰ型尿螺旋形胶原肽——也显著减少 [64]。停用 ODN 后，脊椎和髋骨的骨量、强度和重塑性以及骨的生物力学特性逐渐恢复到基线水平，骨吸收标志物水平也恢复到基线水平，用 ODN 治疗恒河猴可防止其脊椎和髋部的 BMD 损失，并降低骨吸收标志物、血清 C– 端肽（CTX）和尿 N– 端肽（NTX）水平 [63,65]。

文献报道中接受 ODN 治疗的研究对象最常见的副作用包括头痛、流感样症状和喉咙痛。药物有关的副作用有头痛、疲惫、恶心、食欲缺乏或亢进，口干和腹部不适。

21.7.2 抗硬化蛋白疗法

随着 Wnt/β 链蛋白通路在维持骨密度和调节骨量高低的病理过程中的作用被发现，人们越来越关注如何活化该通路以帮助治疗骨质疏松症。硬化蛋白是 Wnt 信号传导的内源性抑制剂，是骨形成的重要调节剂 [66]。硬化蛋白导致成骨细胞形成减少和破骨细胞吸收增加。抑制硬化蛋白可以增加骨形成，并减少骨吸收，已成为一种潜在的骨质疏松症的治疗策略。了解硬化蛋白的表达和活性，人源抗硬化蛋白的单克隆抗体（MAb）的开发提上日程。基于动物模型的数据，Romosozumab 由 Amgen 开发，并已完成了Ⅰ期和Ⅱ期研究，Ⅲ期实验目前正在进行。另一种中和抗体布洛珠单抗，已由礼来（Eli Lilly）公司开发，已经完成Ⅰ期和Ⅱ期研究。

Romosozumab 证实有骨形成标志物的剂量相关性增加，包括 P1NP、骨特异性碱性磷酸酶（BSAP）和骨钙素，以及骨吸收标志物血清 C 端肽（sCTX）的剂量相关性降低 [67]。此外，一项多中心国际随机安慰剂对照研究Ⅱ期表明，在脊椎和髋部 BMD 呈剂量相关性增加 [68]。使用 romosozumab 治疗 12 个月的全部组别中，腰椎、髋骨和股骨颈 BMD 显著增加。同时也观察到骨形成标志物（P1NP、骨钙素和 BSAP）升高；并且在所有 romosozumab 组，骨吸收标志物 sCTX 下降到基线水平以下。基于这些令人鼓舞的初步研究结论，还有几个进一步的Ⅰ期和Ⅱ期研究已经完成或正在进行 [69]。布洛珠单抗已经开展第一阶段和第二阶段研究 [70]。它像 romosozumab 一样存在骨形成标志物，包括 P1NP、骨特异性碱性磷酸酶（BSAP）和骨钙素的剂量相关性增加，以及骨吸收标志物血清 C 端肽（sCTX）剂量相关性降低 [71-72]。此外，腰椎和髋部 BMD 增加与用药呈现剂量相关性。在Ⅰ期和Ⅱ期试验中，romosozumab 总体耐受性良好，常见的副作用包括注射部位反应和血清钙水平下降。

（周凤金　译；庄　岩　审）

参考文献

请登录 www.wpcxa.com 下载中心查询或下载，或扫码阅读。

甲状旁腺激素

第 22 章

Lukas A. Holzer, Gerold Holzer

22.1 引　言

甲状旁腺分泌的甲状旁腺激素（PTH），在体内对于维持钙稳态和骨重塑起着多种重要作用。PTH 的分泌受细胞外钙水平和包括维生素 D 的其他体液因素的调节。

PTH 通过调节基因表达来诱导其生物学效应。编码 PTH 的人类基因位于 11 号染色体上[1]。已经确定了一些与骨质疏松相关的基因，它们通过影响骨密度（BMD）、骨转换、钙稳态和骨质疏松性骨折的易感性等因素来发挥作用[2]。PTH 的一些多态体已被证实与骨质疏松症、骨折风险和骨折愈合等相关[3]。PTH 编码基因的多态性可能与 BMD 的遗传调控有关，因此与骨折风险易感性增高有关[3]。

PTH 刺激骨原细胞的增殖、碱性磷酸酶和骨基质蛋白的合成，后者有助于硬骨痂的形成并增加骨折部位的强度。在骨重塑过程中，PTH 促进破骨细胞生成，复原骨骼的外形和结构，恢复其机械强度[2]。

22.2 甲状旁腺激素的生理学

PTH 由 84 个氨基酸组成，而 PTH 相关肽（PTHrP）由 141 个氨基酸组成。PTHrP 的前 13 个氨基酸中的有 8 个与 PTH 相同，其他的有很大的结构同源性[1]。恶性肿瘤相关的高钙血症与病理性 PTHrP 分泌相关[2–3]。

PTH 利用三种不同的机制来维持细胞外钙水平：调节胃肠道钙的吸收，调节肾脏钙和磷酸盐的重吸收，调节促进破骨细胞使骨吸收加速。这些活化的 PTH 位于 1–34N 端片段内[2]。

慢性甲状旁腺功能亢进可以是原发性或继发性维生素 D 缺乏导致的，会引起高钙血症，从而继发骨质疏松症和肾结石。甲状旁腺功能减退症很少见，会导致低钙血症和高磷血症。

与已知的甲状旁腺功能亢进症的效果相反，PTH 的矛盾效应已被描述。低剂量、间歇性应用 PTH 或其同态体可产生骨合成作用。在卵巢切除后骨质疏松的动物模型中，间歇性 PTH 治疗可增加骨小梁成骨细胞活性和 BMD[2]。同样，在人类中，间歇予以重组人 PTH 已被证明可以促进骨形成，使其高于骨吸收水平。目前 PTH

L.A. Holzer, M.D. (✉)
Department of Orthopaedics and Traumatology,
Medical University of Graz, Auenbruggerplatz 1,
8036 Graz, Austria
e-mail: lukas.holzer@medunigraz.at

G. Holzer, M.D.
Department of Orthopaedics,
Medical University of Vienna,
Waehringer Guertel 18–20, 1090 Vienna, Austria
e-mail: gerold.holzer@meduniwien.ac.at

P.M. Rommens, A. Hofmann (eds.), *Fragility Fractures of the Pelvis*,
DOI 10.1007/978-3-319-66572-6_22

已经应用于治疗骨质疏松症[4]。

PTH 的分泌受细胞外钙水平和其他体液因素，包括维生素 D 等调节[5]。PTH 调节基因表达，并直接和间接地诱导生物效应。PTH 刺激成骨细胞和破骨细胞的增殖和分化，促进骨钙素、纤连蛋白和 α-1 胶原蛋白的合成。PTH 还增加骨小梁骨量，提升骨骼承重性，提高应用雌激素、降钙素和维生素 D 治疗骨质疏松的疗效。考虑到一些因素可能随着年龄的变化而变化，通过调节 PTH 分泌来影响骨代谢也是选项之一[5]。此外，血清 PTH 水平随年龄增加而增加，并被认为参与了更年期骨质疏松的进程。随着年龄增长，血清 PTH 升高可能与维生素 D 缺乏有关[6]。

PTHrP 是 PTH 通路中的另一种蛋白，其通过调节软骨细胞增殖和分化对早期骨骼发育起着重要作用[7]。

编码 PTH 的基因位于第 11 号染色体。编码 PTHrP 的甲状旁腺激素样激素的基因（PTHLH）位于在 12 号染色体上，而编码 PTH 受体 1（PTHR1）和 PTHR2 的基因分别位于 3 号和 2 号染色体上[1]。

22.3 PTH 的遗传变异与骨密度和骨折风险

BMD 降低是骨量减少、骨质疏松、骨强度下降和骨折风险增加的指标。对于基因的多态性关联分析，可以提示遗传性骨质疏松症的风险。目前有很多关于 PTH 基因多样性与 BMD 关系的论文[1,5,8-9]。双胞胎家庭研究也表明遗传因素影响 BMD，从而增加骨质疏松风险[10-14]。因此，遗传因素可以通过影响 BMD、骨转换、钙稳态和骨质疏松性骨折的易感性等因素与骨质疏松相关。PTH 基因编码的多样性与 BMD 的基因调控有关，从而增加对骨折的易感性[15]。PTH 基因的改变与骨折风险密切。Tenne 等指出 PTH 的基因变异与老年女性骨折风险有关[1]。

22.4 PTH——矛盾效应

在 20 世纪 80~90 年代，研究表明间歇性应用 PTH 治疗会增加成骨细胞数量，促进未成年和成年大鼠的骨形成，也可以增加骨小梁数量[4,16]。通过对 16 个月大的雌性大鼠成骨细胞数目进行研究，揭示了其分子机制。应用 PTH 导致成骨细胞数量急剧增加（626%），稳定骨钙素 mRNA 水平（946%）和 I 型胶原蛋白（＞1000%）。在去卵巢大鼠身上也有类似的变化。由于 PTH 诱导的成骨细胞数量增加并不需要祖细胞增殖，作者在成年去卵巢大鼠中进行了进一步的实验，以确定 PTH 的作用机制。作者观察到应用 PTH 治疗的成年去卵巢大鼠的股骨骨骺远端 (3H)，脯氨酸在 24h 内增加了。作者认为 PTH 快速促进骨形成水平的提升不是促进细胞增殖，很可能是将预先存在的前成骨细胞转化为成骨细胞[17]。

在一项临床试验中，作者检测了骨折部位每天注射一次 PTH1-34 的疗效。1637 例存在脊椎骨折的绝经后女性被随机分组，每天皮下注射 20 μg 或 40 μg PTH1-34 或安慰剂。于研究开始和结束时分别拍摄脊椎 X 线片（中位随访时间：21 个月），通过双能 X 射线吸收测定法（DXA）测量骨量。结果显示安慰剂组新发脊椎骨折发生率为 14%，20 μg 组和 40 μg 组分别为 5% 和 4%。与安慰剂组相比，20 μg 组和 40 μg 组各自的骨折风险分别为 0.35 和 0.31（95% 置信区间，0.22~0.55 和 0.19~0.50）。新的非脊椎脆性骨折安慰剂组发生率为 6%，PTH 治疗组为 3%（相对风险分别为 0.47 和 0.46，95% 置信区间，0.25~0.88 和 0.25~0.861）。与安慰剂组相比，20 μg 组和 40 μg 组剂量的 PTH 使腰椎 BMD 增加 9%~13%，使股骨颈 BMD 增加 3%~6%；40 μg 组剂量可以使桡骨干 BMD 增加 2%。两种剂量都可以使全身骨量增加 2%~4%，超过安慰剂组。因此得出结论：PTH1-34 可降低脊椎和非脊椎骨折风险；增加脊椎、股骨和全身 BMD。皮下注射 40 μg 组较 20 μg 组更明显增加 BMD。两种剂量对骨折风险的影响相似，但是注射 40μg 组可能会产生更大的副作用[18]。

22.5　骨折愈合

PTH 在骨折愈合中的作用目前是一个研究热点。研究表明 PTH 促进硬骨痂形成，并增加骨折部位的骨量[18-19]。PTH 在各个层面影响骨折愈合，包括增加软骨转录因子的表达，促进软骨细胞分化和增殖，促进愈合组织中软骨形成[20]。PTH 刺激骨原细胞的增殖、碱性磷酸酶和骨基质蛋白的合成，后者有助于硬骨痂的形成并增加骨折部位的强度。在骨重塑过程中，PTH 促进破骨细胞生成，复原骨骼的外形和结构，恢复其机械强度[2]。

22.6　实验研究

最早有两个团队利用大鼠模型来研究间断应用 PTH 治疗骨折的效果。Andreassen 等研究了 60μg/kg 和 200μg/kg PTH1-34 对大鼠股骨干骨折的治疗效果，观察了治疗 20d 和 40d 后大鼠骨痂的形成以及股骨干骨的机械强度。对照组的大鼠予以安慰剂。40d 后，研究者发现 200μg/kg 剂量的 PTH1-34 可以使股骨干极限负荷增加 175%，外骨痂体积增加 72%。对 60μg/kg 组来说，40d 后股骨干载荷增加了 132%，外骨痂体积增加了 42%。各组骨痂中骨矿物质含量（BMC）均有增加。40d 后，相对于对照组，BMC 在 200μg/kg PTH 1-34 组增加了 108%，在 60μg/kg PTH1-34 组则增加了 76%[21]。Holzer 等研究了 20 只股骨干中段闭合骨折后经逆行髓内针固定的 3 个月大雄性大鼠，观察了 PTH1-34 对于其骨折愈合的作用。其中安慰剂组，10 只大鼠每天皮下注射生理盐水，而其他实验组 10 只大鼠每天皮下注射 80μg/kg PTH1-34。骨折 21d 后所有大鼠被安乐死，取出股骨并进行生物力学测试、骨密度测定［DXA、外周定量计算机断层扫描（pQCT）］和组织学检查。治疗组骨痂面积显著增加，机械强度明显增强。DXA 和 pQCT 结果表明骨密度增加，但 BMD 变化没有统计学差异。骨痂的组织学检查显示出新骨量的增加。两组动物的体重和骨的大小没有差异[22]。以上两组研究都证实使用 PTH 会刺激骨折愈合，值得进一步临床检验。

RS-66271 是一种 PTHrP 类似物，研究者将其应用于接受类固醇激素治疗的兔子，观察其对骨折愈合的影响[23]。研究者从实验前 2 个月，即每天给兔子注射泼尼松，一直持续整个研究过程。之后在兔尺骨上利用外科手术的方法制造 1mm 骨质缺损，术后实验组每天注射 RS-66271，对照组注射生理盐水。6 周后发现治疗组 10 个尺骨中的 9 个完全愈合，在对照组仅有 2 个愈合。相对于对照组，治疗组尺骨骨痂明显增大、骨密度和硬度升高。

多项研究试图明确 PTH 对骨折愈合作用的潜在机制。Nakajima 等证实了 10μg/kg PTH1-34 在大鼠股骨干骨折模型中对骨折愈合的作用。此外，他们发现骨折后第二天的骨祖细胞大量增殖。mRNA 分析显示 Ⅰ 型胶原蛋白、碱性磷酸酶、骨钙素表达升高，骨连接素提示 PTH1-34 刺激骨髓间充质干细胞增殖、分化为产生基质的成骨细胞[24]。

Alkhiary 等制作了 270 只股骨骨干骨折的大鼠模型。随后，老鼠被随机分为 3 组，分别注射 5μg/kg PTH 1-34、30μg/kg PTH 1-34 或安慰剂。3 周后，相比对照组，30μg/kg PTH1-34 治疗组平片可见骨痂形成更明显。软骨体积、抗扭转强度、刚度、BMC 和 BMD 在骨折后 3 个月均恢复[20]。

Nakazawa 等也观察到了类似的结果。骨折后 2 周，与对照组相比，治疗组（每天皮下注射 PTH 1-34）骨痂大量形成，然而这种差异在第 3 周、第 4 周后并没有想象中明显。此外，软骨转录因子 sox-9 在治疗组中上调表达，提示 PTH1-34 在早期软骨形成和加速软骨内成骨中起到了作用[25]。

Komatsubara 等在大鼠股骨骨折模型中的使用 PTH 1-34，通过对照研究证实了 PTH 1-34 可以加速从编织骨到层状骨的骨重塑过程。30 μg/kg PTH1-34 治疗组中新生软骨的百分比和最大载荷均显著高于对照组[26]。

22.7 临床研究

动物实验的数据无法预测人类实验结果，考虑到目前所有的临床前研究都证实 PTH 可以加速骨折愈合，所以 PTH 也很可能能够促进人体骨骼愈合。迄今为止，只有少量 PTH 对人类骨折愈合效果的论文。众所周知，PTH 加速自然骨折愈合过程并提供更快的重塑，因为其可以更快速地结痂，并同步加速骨痂硬化。然而在这项研究中，在 26 周依然没有观察到显著的机械强度增加[27]。

22.8 延迟愈合和骨不连

已发表的一些病例报道支持使用 PTH，认为其对骨折后延迟愈合或不愈合有益。Oteo-Alvaro 等报道了一例外伤性右肱骨干骨折经髓内针治疗的患者，术后 6 个月仍无影像学愈合迹象。遂予以每天注射 PTH1-34，3 个月时骨桥形成，经过 5 个月的 PTH1-34 治疗后骨折愈合[28]。此外，Lee 等报道了 3 例股骨干骨折骨不连的患者，每天注射 20 μg PTH1-34，经过 3~9 个月的时间自然愈合，无需进一步手术[29]。

22.9 骨质疏松骨折的愈合

在第一个针对 PTH1-34 的前瞻性临床研究中，研究者纳入了 102 例可以闭合手法复位、不需要手术的桡骨远端骨折（Colles 骨折）的绝经后女性[30]。该研究是一项多中心随机前瞻性双盲安慰剂对照的临床试验。这些患者伤后 1 周内开始每天注射 20 μg 或 40 μg PTH1-34 或安慰剂，并持续 8 周。除此之外，还摄入 1000 mg 元素钙和 800 U 维生素 D。骨折愈合由 X 线片和 CT 检查评估。骨折愈合定义为 X 线检查中 3/4 以上皮质连续。X 线检查和 CT 扫描由中心质量保证机构评估和阅片。功能评估包括发放 Patient-Rated Wrist Evaluation（PRWE）问卷和 Jamar 测量仪测量握力。PTH1-34 20 μg 组与安慰剂组相比骨折愈合明显加速（7.4 周 *vs*.9.1 周）。两组间疼痛和握力没有显著差异。在其中一个中心，作者发现 27 例患者 X 线检查发现早期骨痂形成与用药存在剂量相关[31]。

Peichl 等研究了 PTH1-84 对骨质疏松性耻骨骨折的治疗效果。他们观察了 65 例患者，纳入标准为年龄 70 岁以上，患有骨质疏松症，无需手术的稳定的单侧耻骨骨折。约 1/3 患者每天接受皮下注射 PTH1-84，大致相当于 40 μg PTH1-34。然而，由于 PTH 形式之间的药代动力学作用的差异，100 μg PTH1-84 代谢效果大于 20 μg PTH1-34。通过 CT 扫描进行单盲评估骨折愈合情况。研究终点是 8 周时骨折愈合的百分比。此外，患者在骨折后 8 周使用定时的起立行走计时测试（up to go）评估功能，每 4 周用视觉模拟评分法（VAS）评估疼痛感。应用 PTH 组骨桥形成的中位时间为 7.8 周，对照组为 12.6 周。随访 8 周时 PTH 组治愈率为 100%，对照组为 9.1%。此外，干预组的患者对比对照组有显著功能改善（疼痛和活动性）[19]。

另外，PTH1-34 对肱骨近端骨折的愈合作用也有研究。40 例肱骨近端骨折的绝经后女性被纳入这项单中心研究中。患者被随机分为两组，治疗组每天注射 20 μg PTH1-34 持续 4 周，对照组不注射。入院时休息和活动时的患处疼痛通过 VAS 和 DASH 评估。在第 7 周和骨折后 3 个月再次评估。骨折愈合由两名放射科医生于 7 周时盲法评估骨痂。骨痂被分为“正常”或“更好”两组。随访了 39 例患者。PTH1-34 组影像学评估为“更好”，对照组为“正常”。但是在疼痛程度、是否使用强效镇痛药以及功能方面，两组间差异没有统计学意义[32]。

另一项单中心前瞻性研究已启动，研究每天 20 μg 皮下注射 PTH1-34，持续 6 周对于老年患者股骨转子间骨折后的功能恢复的效果[33]。在治疗第 6 周和第 12 周使用简易机体评估量表（Short Physical Performance Battery）评估功能恢复情况。研究现已完成，结果预计很快发表。

22.10　应力骨折

目前还报道了一例 35 岁和一例 40 岁的跖骨应力性骨折患者应用 PTH1–34 加速骨折愈合的案例。每天皮下注射 PTH1–34，4 周后在 X 线中观察到骨痂形成，患者疼痛也消失了[34]。

22.11　双膦酸盐治疗相关性非典型骨折

Chiang 等进行了一项小型前瞻性研究。在 14 例长期服用双膦酸盐（4~10 年）的非典型股骨骨折的患者中，其中 5 例患者给予 20μg PTH 1–34，每天皮下注射 6 个月，而其他患者没有用 PTH1–34 治疗。在 PTH1–34 组，2 例可见骨折愈合，另外 2 例患者疼痛消失。接受治疗的患者显示出骨重塑标志物水平升高。在没有接受 PTH 1–34 的组中（n=9），6 例患者出现骨不连和持续疼痛，1 例患者出现疼痛和愈合不佳迹象[35]。

22.12　总　结

PTH 与骨的关系在大约 100 年前就得到了证实。直到 20 世纪 80~90 年代，人们才认识到 PTH 对骨骼有负面影响，如慢性甲状旁腺功能亢进等疾病。后来，所谓 PTH 的“矛盾”效应被提出并证明，无论是在实验和临床上。所以，12 年来，PTH 已成为公认的骨质疏松症的代谢治疗用药，以此来降低高危和严重骨质疏松患者的骨折风险，其主要适应证为骨折的二级预防。虽然 PTH 在骨科医生中广为赞誉，但是应用 PTH 治疗骨质疏松症，应用 PTH1–34 或 PTH1–84 加速骨折愈合仍然是超说明书用药。一些试图证实 PTH 对骨折愈合有刺激作用的临床试验，都由于各种各样的试验方法而失败了。直到现在，关于 PTH 对骨折愈合疗效的报道也仅限于病例报道、小范围随访和少数前瞻性研究。目前仍需要更进一步精心设计和执行的临床研究来阐明 PTH 对于人体骨折愈合的潜在效果。

（周凤金　译；庄　岩　审）

参考文献

请登录 www.wpcxa.com 下载中心查询或下载，或扫码阅读。

PART Ⅷ

第 8 部分

康复治疗

Aftertreatment

第 23 章 老年骨盆骨折术后康复

Stephen L. Kates, Gillian Soles

23.1 保守治疗

23.1.1 简 介

骨盆脆性骨折（FFP）的发生率越来越高，与全球人口高龄化、骨质疏松和预期寿命延长有关[1]。最常见的致病原因是行走摔伤，患者可能伴有多种骨折类型[1]。与年轻患者相比，骨折类型相较于患者自身的合并症和损伤前功能状态，可能对预后影响较小。许多 FFP 从未引起创伤外科医生的注意，因为这类患者通常是由内科医生或老年病医生护理的。本章将描述 FFP 手术和非手术治疗后康复中需要注意的事项。

23.1.2 治疗环境

大多数的 FFP 患者都被送往医院急诊科。通常情况下，如果在 X 线平片上没有特别明显的损伤表现，患者就会被送往内科医疗机构或老年医疗机构进行护理和康复。住院时间长短取决于医疗保健系统。许多医疗保健系统缺乏急性或亚急性康复病床，因此 FFP 患者通常住院时间较长。如果可以进行急性或亚急性康复治疗，一旦骨盆骨折达到了医学上稳定，患者通常可出院进行康复治疗。这两种情况下也同样会发生相似的康复问题。下文将描述愈后康复的注意事项。

23.1.3 骨折类型，伴有骶骨骨折

影像上观察到骨盆的明显脆性骨折类型通常包括耻骨支骨折，髋臼受累，特别是耻骨上支骨折，侧面跌倒引起的侧方受压类型。在许多病例中，也存在骶骨骨折[1-2]。骶骨骨折对疼痛和住院时间有消极影响，并与康复困难和疼痛持久相关。如果患者诉急性下背部疼痛或骨盆后方疼痛，应考虑骶骨骨折[1-2]。骶骨骨折的检查可在急性护理环境下通过 CT 扫描、MRI 扫描或较少见的骨扫描进行[1-3]。骶骨骨折通常疼痛严重，缓解较慢[2]。稳定性骨折常采用非手术治疗[1]。在这部分患者中，骨盆骨折类型似乎对患者的最终康复影响有限。

23.1.4 合并症及其处理

与髋部骨折相似，FFP 的患者通常有较多的合并症。这些合并症对临床结果有显著影响，应谨慎管理，使其保持平衡状态。常见的合发症包括认知功能障碍、痴呆、心血管疾病、糖

S.L. Kates (✉) • G. Soles, M.D.
Department of Orthopaedics and Rehabilitation, University of Rochester, 601 Elmwood Ave., Box 665, Rochester, NY 14642, USA
e-mail: stephen.kates@vcuhealth.org

P.M. Rommens, A. Hofmann (eds.), *Fragility Fractures of the Pelvis*,
DOI 10.1007/978-3-319-66572-6_23

尿病、慢性阻塞性肺疾病、严重的骨质疏松症、其他与老龄化人口相关的并存疾病。需要确定的一个特殊问题被称为老年虚弱综合征。这种情况的特点是虚弱、体重减轻、身体功能减弱和各种其他功能减弱。老年虚弱患者在髋部骨折后更容易出现短期并发症，这似乎有显著影响，与住院的原因关系不大。入院时应积极寻求协助管理这些合并症，通常情况下，在允许进行骨科手术之前，老年病医生或内科医生将对这类患者的管理将会对手术非常有益。许多医疗中心可以通过机构规划选择接受骨盆脆性骨折患者的医疗服务。

医学联合治疗已被证明对髋部骨折患者非常有益，这些患者与骨盆脆性骨折患者有相似的并存疾病和结局。尤其要注意避免出现新的问题，如压疮、吸入性肺炎、谵妄等。

23.1.5　急诊医疗适应证

在骨盆骨折患者的早期护理中可能会出现几种急性疾病，包括骨折部位出血导致的急性贫血、活动受限导致的压疮、缺氧、静脉血栓栓塞和吸入性肺炎。对患者的系统治疗应包括监测血常规、血氧含量、翻身变换体位，以及早期活动到轮椅上，卧床时始终将床头抬高超过 30°。更应注意入院接受抗凝治疗的患者，这组患者在入院 24h 内可能出现明显的出血[1,4]。出血在老年脆性骨折患者中比年轻的患者更常见。进行性恶化和血红蛋白的减少等临床表现应该引起对骨盆骨折出血的关注，CT 扫描可能有助于证实这一点（图 23.1）。在紧急情况下，可能需要在介入放射科医生的帮助进行动脉栓塞来纠正凝血障碍[1,5]。

对于极有可能发展为吸入性肺炎的患者，由言语治疗师进行早期吞咽评估可能是有帮助的。谵妄在医院中很常见，发展迅速，但在许多情况下可以避免。这也是一个特别隐蔽的问题，因为它导致患者无法配合康复，发展为压疮、反复跌倒、吸入性肺炎和许多其他不良事件。目前关于谵妄有很多文献报道[6-7]。家庭参与、保留患者的眼镜和助听器、避免使用有害药物，避免使用尿管、输氧管、支具和任何形式的束缚，以及谨慎处理其他医疗问题有助于预防或减轻谵妄的程度[8]。这种管理已经传达到老年病房的护理人员，注意避免谵妄可能会改善患者的预后。此外，医生在入院时应仔细评估患者的药物清单，可以减轻或避免许多急性疾病。多种药物治疗在这部分患者中非常常见，许多入院药物可以被停用，因为它们是不必要的，甚至可能会对患者的健康有害[8]。药物的治疗方案应在出院时进行再规划，以便在出院时继续改善患者的病情。

23.1.6　慢性疾病

尽管骨盆脆性骨折患者通常有许多慢性疾病，但有几种慢性病比其他情况更具挑战性。当然，这必须根据具体情况进行评估。慢性心脏病在这组患者中很常见，可能涉及冠状动脉疾病、充血性心力衰竭、心律失常或严重的瓣膜病。与骨盆骨折相关的失血量可能是显著的，并可能导致患者冠状动脉疾病的加重，引起胸痛或需求介导的心肌梗死。此外，患有严重瓣膜性心脏病的患者可能无法忍受容积的减少，这可以通过输血和输液管理加以纠正。骨盆骨折引起的疼痛可能相当严重，并可能加剧潜在的心律失常，如房颤。在这种情况下，可能会导致心率反应迅速，需要医生的帮助，可能还需要心脏专家的帮助。虽然充血性心力衰竭在入院时很少出现，但在处理骨盆骨折引起的急性失血性贫血时，液体复苏可能成为一个问题。在这种情况下，在内科医生或心脏病专家的协助下控制病情变得至关重要。

慢性阻塞性肺疾病是 FFP 患者中常见的另一个慢性病。在这种情况下，主要的目标是，使患者在使用标准吸入器和支气管扩张剂之间保持平衡。这类患者似乎有更高的风险发展为肺炎，应该仔细观察。另一种需要谨慎处理的情况是慢性便秘。随着阿片类止痛药的使用，便秘变得常见的，并可能变得更严重，然后成为一个严重的慢性病。建议使用大便软化剂和泻药进行主动治疗。

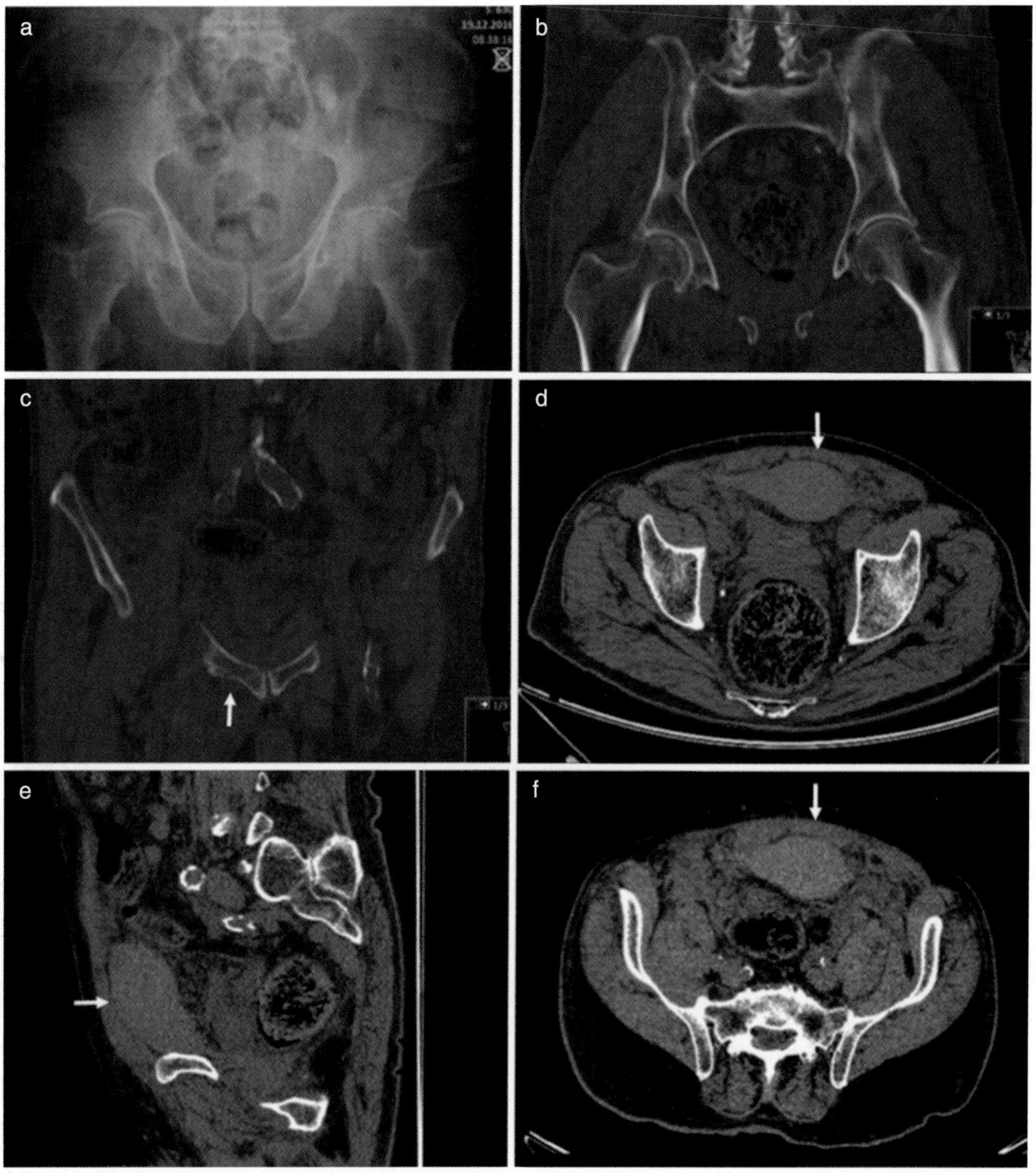

图 23.1　一例 83 岁的男性患者因在家里跌倒后腹股沟区严重疼痛入院。（a）骨盆侧位显示右侧耻骨上支骨折。（b, c）CT 冠状重建未见骨盆后环骨折，仅见右侧耻骨上支水平骨折线（白色箭头）。由于房颤，患者正在服用口服X a 因子抑制剂。CT 横切面（d）和矢状面（e）的软组织窗显示一个巨大的不连续的上腹膜外血肿（白色箭头）。（f）血流动力学监测、多次超声随访及 6h 后一次 CT 随访均未见出血进展（白色箭头）。患者进一步行非手术治疗

23.1.7　骨质疏松的诊断和治疗

脆性骨折表明骨质疏松[9]的存在。许多作者注意到 FFP 患者既往有脆性骨折的病史[2]。根据所处的环境，患者以前是否治疗过骨质疏松症或者做过骨质疏松的检查。在康复阶段，重要的是进行基础评估与微型代谢骨检查，包括 25-OH 维生素 D 水平、钙水平，以及甲状旁腺激素（PTH）水平[9-10]。额外的检查可能包括甲状腺激素水平评估。如果患者有合理的预期寿命，在最近没有进行 DXA 扫描的情况下，获得 DXA 扫描有助于监测正在进行的治疗。检查后，如果发现维生素 D 水平不足或缺乏，应及时补充维生素 D_2 或维生素 D_3，每天[9]具体剂量应根据 25-OH 维生素 D 水平结果调整[9]。

骨质疏松症的其他继发原因也可以确定，应予以治疗[11]。如果确定是原发性骨质疏松，则使用双膦酸盐类药物进行治疗是安全的。如

果患者之前接受过长期双膦酸盐类药物治疗，应与内分泌科医生或骨代谢专家讨论其他选择。这类患者可能需要额外的检查。医生应告知患者骨质疏松症诊断和治疗的必要性，这有助于将患者置于正确的路径上进行长期治疗。

继发性骨折治疗的另一部分是跌倒评估。这有一个相当标准的方法，应该包括步态分析、视力评估、平衡，并考虑认知功能障碍及其对跌倒的影响[12]。许多导致跌倒的原因都是可以避免的，例如患者更换眼镜、摘除白内障、使用适当的辅助设备、加强下肢力量以及优化患者的药物方案[12]，特别是药物疗法，是一个很容易解决的问题。许多药物（苯二氮平类药物、精神类药物、苯海拉明等其他中枢作用的抗组胺药、西咪替丁和哌替啶）与老年人跌倒的可能性增加有关。在这种情况下，医生的帮助是至关重要的，可以避免后期的摔伤。

23.1.8　疼痛管理

FFP 后的疼痛可能是显著的。疼痛的管理应该是多模式的，可能包括对乙酰氨基酚，口服抗炎药、阿片类药物治疗，局部神经阻滞，或补充药物如加巴喷丁。具体药物的选择、剂量和疗效的监测可与内科医生以及必要时与疼痛管理专家有效地进行沟通。应大力减轻疼痛，这有助于防止谵妄的发生，并可减少患者在术后护理期间发生其他不良事件的可能性。特别是对于身体虚弱的患者，在疼痛管理方面得到专家的帮助是非常有益的。骨盆骨折后疼痛可能会持续相当长的一段时间，在术后护理过程中可能需要调整药物。

23.1.9　支持性护理

23.1.9.1 康复锻炼

对于稳定骨折[1]的患者，FFP 后的康复包括使用助行架的适度活动、下肢的适度活动和早期负重。脆性骨折组的大多数患者在恢复过程中不能保护负重。因此，“耐受负重”通常适用于这部分患者[1]。患者应避免长时间躺在床上或长时间坐在椅子上，因为这可能会导致发生压疮。

23.1.9.2　出院的康复目标

在多数系列文献报道中，较多 FFP 患者的康复情况取决于家庭环境。然而，多数 FFP 患者在出院后无法恢复到伤前的生活状态[1-2,11]。这些患者中的多数将在急性或亚急性康复环境中进行治疗。FFP 与可能需要使用助行器、手杖或其他辅助装置[11]有关。大多数患者无法恢复受伤前的功能。在选择出院康复目标时，如果可能的话，应该使恢复患者伤前的功能状态和生活状态。

23.1.9.3　护理系统及其重要性

脆性骨折患者的护理系统发挥着重要作用。在这方面发表的多数文献来自髋部骨折患者，并且已经有结论表明，系统和标准秩序化的护理与医疗共同管理，以及有组织的护理路径似乎可以改善预后结果。许多医院开始对脆性骨折患者采取有组织的管理方法。这在某些情况下只适用于髋部骨折患者，然而在其他情况下也适用于所有住院的脆性骨折患者。因为患者的患病率在不断增加，建立有组织的治疗方法显得尤为重要。

一个有组织的系统需要考虑的具体方面包括：训练有素的护士、受过专门培训的物理治疗师、专注于治疗伴有合并症的老年患者的内科医生 / 老年医学医生、对治疗老年患者感兴趣的外科医生和老年社会工作者。一旦从急症治疗环境中出院，在亚急性和急性康复治疗中系统性方法也很重要。这对医疗保健系统中急症后期康复治疗是一个重大挑战。这需要良好的沟通，健康信息共享，护理激励和目标的一致性，并为患者的康复共享一套标准目标。很少有机构开发出这样的系统。当这样的系统被实施时，可以达到期望改善的结果。

23.1.10　效　果

一些作者将 FFP 患者的预后与髋部骨折患

者相比较。骨盆骨折的短期和1年的死亡率高。经常报道的1年死亡率为16%~30%[1,11,13-14]。共存疾病、静脉血栓栓塞、吸入性肺炎和其他医疗问题是不良结果的常见原因。压疮和尿路感染是其他常见的不良结果。此外，许多骨盆骨折的老年人无法恢复到其损伤前的功能状态，导致更有依赖性的生活状况[2]。这种独立性的丧失带来了高昂的个人和社会经济负担。

大多数但不是所有的骨盆骨折在没有进一步干预的情况下会继续骨折愈合。然而，这些患者中有一部分发生了疼痛性骨不连，可能需要手术干预来缓解疼痛和改善功能（图23.2）。此外，众所周知，在愈合阶段可能会发生重复跌倒，导致额外的损伤或骨折。

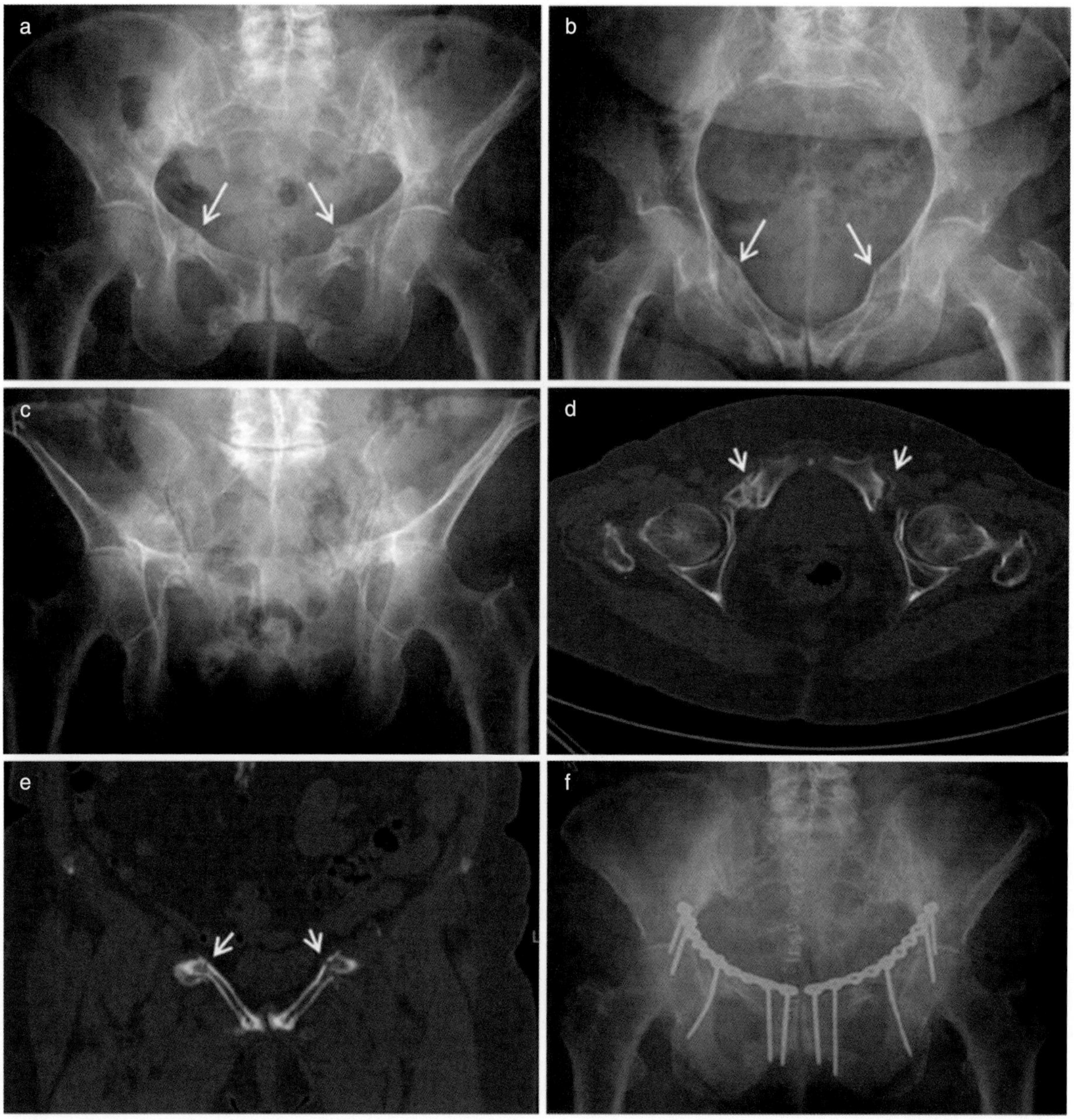

图23.2　79岁女性，右髂骨后无移位性骨折和耻骨支双侧移位性骨折。骨盆脆性骨折采用保守治疗。创伤后1年，患者主诉在左右腹股沟持续和致残性疼痛。（a）骨盆正位显示双侧未愈合的耻骨支骨折（白色箭头）和愈合的右侧髂骨后骨折。（b）骨盆入口视图显示耻骨支骨折（白色箭头）。（c）盆腔出口视图显示右侧有愈合的髂骨后骨折。（d）横断位CT显示骨盆前环未愈合的耻骨支骨折（白色箭头）。（e）冠状位CT骨盆前环及上述耻骨支骨折（白色箭头）。（f）术后骨盆正位：对陈旧的骨折区进行清理，用预弯的长重建钢板固定。双侧采用改进的Stoppa入路。一枚螺钉在髋臼下通道，两枚螺钉植入髋臼上方。采用髋臼下通道的螺钉在髋臼内侧壁弯曲。（g）骨盆入口视图。（h）骨盆出口视图显示螺钉的长度，螺钉植入耻骨和髋臼内侧下方，而且髋臼上方的螺钉在髂骨体中可能有最大的轨迹

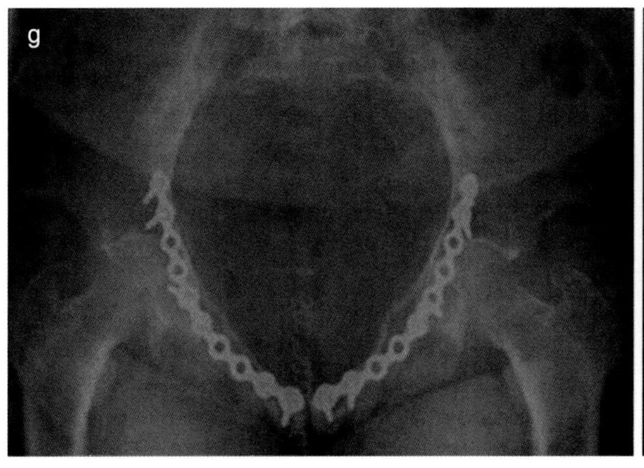

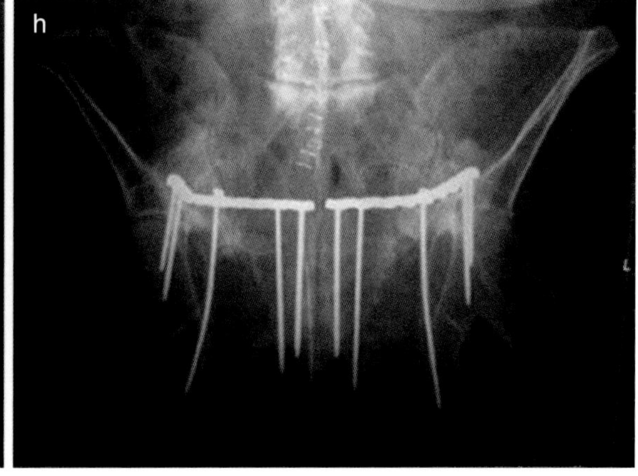

图 23.2（续）

23.2　手术治疗

23.2.1　手术适应证及方法

FFP 的治疗目标包括疼痛控制、早期活动、骨质疏松治疗、骨折愈合和个人生活自主独立。这些目标应该在非手术和手术治疗的患者中实现。为了指导[15]治疗，考虑骨折形态和稳定性，开发了一种单独的分类方法。Ⅰ型损伤仅包括骨盆前环骨折。大多数骨折可以非手术治疗。Ⅱ型损伤为非移位后环损伤。Ⅱ型损伤包括单独的后环损伤、后环挤压型损伤合并骨盆前环骨折、完全性后环骨折合并骨盆前环骨折。非手术治疗是 FFP Ⅰ型和Ⅱ型的首选治疗方法，这类患者通常是由于从站立、行走或转身[16]时摔倒造成的。典型的骨折类型是骨盆环稳定性的骨折。不活动可能导致身体和心理功能障碍，因此，早期活动是非手术治疗的基础。采用短暂的休息、镇痛、物理和专业治疗。允许负重至疼痛耐受程度，并按常规间隔时间（2 周、6 周、3 个月、6 个月和 1 年）进行影像学随访，评估移位和骨折愈合情况。

Ⅲ型损伤是指单侧移位的后环损伤与相关的前环损伤。Ⅳ型损伤为双侧移位后环损伤，其中包括移位的 H 型或 U 型骶骨骨折。Ⅲ型和Ⅳ型损伤均采用手术治疗。然而，目前还缺乏良好的证据来指导手术治疗的类型。可以采用骶骨成形术或闭合、切开复位技术。使用聚甲基丙烯酸甲酯（PMMA）的骶骨成形术已经在几个小队列和有限随访的系列中得到描述[17-19]。虽然目前有研究认为聚甲基丙烯酸甲酯可以缓解机械稳定性带来的疼痛，但这尚未得到证实。此外，骶前间隙、椎管、骶孔或骶髂关节外渗可导致神经根受压或骶髂关节功能障碍。可用螺钉固定或张力带钢板进行闭合复位或切开复位来稳定骨盆后环。骶髂螺钉固定可采用仰卧位或俯卧位。直径（7.3mm 或 8.0mm）螺钉经皮插入 S1 和 S2 椎体，或可经骶骨插入，穿过 S1 和（或）S2 体，固定到对侧髂骨外（图 23.3）。张力带钢板需要一个有限的切开入路覆盖每个骶髂后关节以固定。在老年患者中，“骶翼空洞”是骨质疏松症的标志，由于较低的拔出强度[15]，可能导致螺钉松动或失败的风险更高，可用金属垫圈、植骨或骨水泥加强固定。使用这些技术的经验和证据有限。经皮骶骨棒也可以跨过 S1 或 S2 的主体使用，并在髂骨两侧用垫圈和螺母固定。这提供了经皮插入、垂直于骶骨骨折平面的压迫、支持髂骨背侧（相对于空骶骨）锚定固定的优势。Mehling 等发表了一个小系列病例中使用该技术，未发现松动或拔出[20]。

骨盆前环可在不附加固定或经皮或切开复位技术的情况下进行治疗。老年人应避免外固定。外固定有松动、针道感染和患者不适或不耐受的风险。对于严重不稳定、脊柱骨盆分离或缺乏安全的经骶骨通道的患者，应考虑髂腰

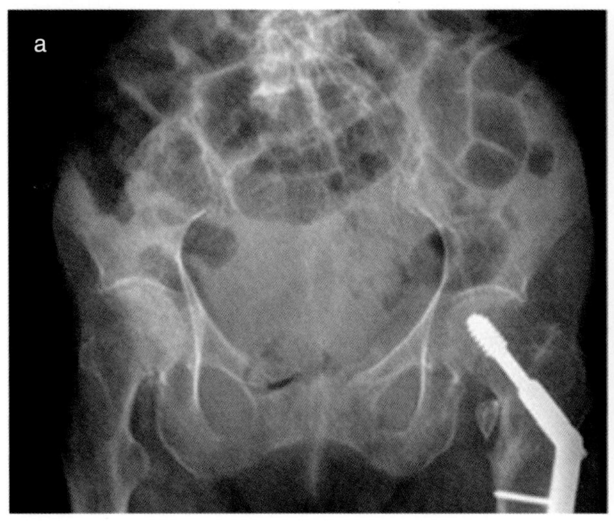

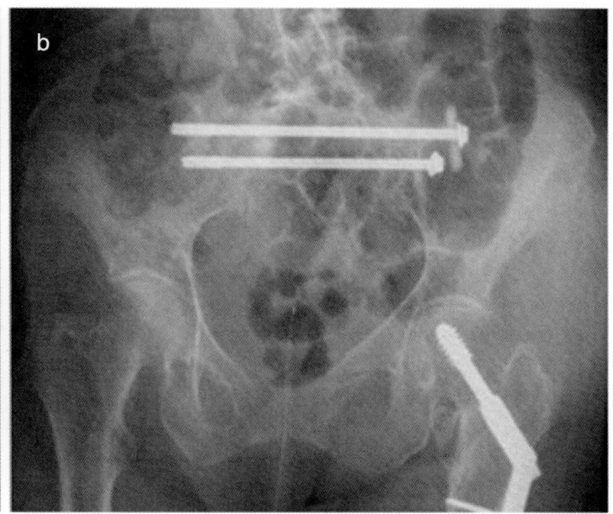

图 23.3　（a）骨盆正位显示双侧耻骨上支骨折和骶骨骨折。（b）通过 S1 和 S2 置入两枚穿髂骶螺钉固定骶骨骨折

固定。这包括 L4 和 L5 椎弓根螺钉置入和髂骨螺钉固定。使用以上技术进行手术治疗的适应证是基于使用 X 线片和 CT 对骨折类型的评估，实施时需要详细的术前计划。

23.2.2　软组织的管理

预防感染和伤口并发症是至关重要的。如果对青霉素过敏或已知在手术切口前 1h 内有耐甲氧西林金黄色葡萄球菌（MRSA），所有患者都应接受第一代头孢菌素或万古霉素治疗。预防性抗生素应在手术后 24h 停用。仔细遵守无菌技术和软组织处理对减少并发症也很重要。后环固定通常可以通过经皮技术进行，因此，伤口管理较少受到关注。如果是在脊柱或骶髂关节后方进行开放入路手术，术后应经常翻身和改变体位，以减轻手术伤口的压力，防止伤口裂开和压疮。术后感染应及早发现，如果有需要，进行适当抗生素治疗和冲洗、清创。

23.2.3　术后康复

物理治疗和专业治疗是 FFP 术后护理的重要组成部分。活动应适于患者受伤前的功能状态。特别在骨质疏松性骨折中，过于激进的术后康复可能导致内植物松动、骨折延迟愈合和不愈合。通常情况下，患者被允许坐在椅子或轮椅上进行短距离转移，并限制负重，直到随访的 X 线片发现愈合迹象。6 周后，在骨盆前环骨折处发现骨痂，逐渐负重至患者的疼痛耐受状态。对非手术或手术治疗的骨折患者，进行物理治疗和专业治疗对支持患者恢复活动能力、日常生活能力和恢复一定程度的独立性很重要。

23.2.4　抗凝作用

髋部和骨盆骨折的患者在围手术期发生静脉血栓栓塞的风险很高。因此，提供预防是标准做法。目前，还没有一个普遍的预防标准，关于预防的最佳方法正在讨论中。一般来说，目前的方法是机械和药物相结合的。弹力袜的使用，连续气压装置和早期活动构成了预防的机械疗法。目前可以使用多种药物，包括未分级肝素、低分子量肝素、华法林和 Xa 因子抑制剂。在选择药物时，应考虑持续出血的风险，迅速逆转药物作用的需要，以及跌倒和进一步损伤的风险。虽然对于首选药物还没有达成共识，但治疗的持续时间是在受伤后的 28~35d。除非存在强烈的禁忌证，所有患者都应接受预防治疗。

23.2.5　愈合时间和结果

多个报告显示骨折愈合和恢复时间为 6~15 个月。早期骨组织的愈合通常是在损伤后 6 周。愈合取决于 X 线片上骨痂的证据，以及患者全负重活动时无疼痛或最小疼痛。巩固和完全愈合通常发生在 3~4 个月。虽然我们无法将骨折愈合时间提前，但最近的证据表明，使用双膦酸盐类和重组甲状腺激素可以增加骨密度，降低骨折风险，加速骨折愈合。在 Peichl 等的随机对照试验中，在一组 FFP 患者中，比较 PTH1-84 与安慰剂，发现骨折愈合时间（7.8 周 *vs*. 12.6 周）有统计学意义的改善[21]。骨盆功能不全骨折的不愈合是罕见的，大多数骨折在几个月的非手术治疗后愈合。然而，少数可能是愈合慢或者骨不连，并导致疼痛或不稳定。Mears 等用原位固定治疗功能不全骨折或病理性骨折引起的骨盆骨折不愈合，在手术 6 个月内发现 82% 的患者愈合[22]。此外，疼痛和不稳定的减少，以及行走能力的改善也被描述。尽管是否进行手术治疗，骨盆脆性骨折患者的愈合率都很高，但患者可能会经历持续的疼痛和残疾。

FFP 的发病率和死亡率高，与髋部骨折患者相似。在 Hill 等的系列报道中，在 286 例耻骨支骨折的患者中，最后的随访[23]中约一半的患者（48.9%）使用行走帮助或轮椅束缚或不能行走。Morris 等发表的另一组 65 岁以上的患者发现，在出院时，所有患者都需要辅助行走，超过一半需要物理辅助[16]。FFP 患者功能状态和自主性下降是常见的。有限的数据显示手术治疗的患者和非手术治疗的患者的效果似乎没有区别。进一步的研究应该集中在非手术治疗和手术治疗的方法上，以改善这些损伤的预后。

（邓洪利　译；王　虎　审）

参考文献

请登录 www.wpcxa.com 下载中心查询或下载，或扫码阅读。

PART Ⅸ

第 9 部分

预　后

Outcome

第24章 结 果

Georg Osterhoff, Kelly A. Lefaivre

24.1 结果评价

医疗保健的目标可以简单地概括为促进健康和提高生活质量，以及预防死亡或残疾[1]。在评价结果时，我们需要寻找能够评估这些目标的工具。对于骨盆骨折，目前还没有被广泛接受的、经过良好检验的结果评价标准，不同的单位和个人所使用的临床和影像评估标准也不尽相同[2]。骨盆骨折的结果评价主要集中在影像学评估或简单的功能评估[3]，以及其他常用的死亡率、发病率和疼痛等指标[1]。

而这些损伤的影像评估常常使用了不规范的和没有经过广泛验证的测量技术。在最近的一项系统回顾中，31 篇报道骨盆骨折影像学结果的文章中，只有 3 篇描述了以标准化和可重复的方式测量移位的方法[4]。Matta/Tornetta[5] 和 Majeed[6] 建立的两种评分系统是评估骨盆环固定后移位程度最常用的两种评分系统，但它们都不能描述如何进行骨盆 X 线片测量的可重复性方法。Matta 和 Tornetta[5] 描述的两种评分系统已经被证明观察者间可靠性很差[7]。尽管如此，Lefaivre 等[4] 系统回顾的文章报道了 88.4% 的患者内固定后的影像学结果为好或优异。

医学研究中结果评价的现代标准是使用功能和患者报告的健康结果测量。对骨盆骨折的研究也试图采用髋部评分，如 Harris 髋关节评分[8]，或者建立特定的骨盆评分，如 Majeed 骨盆评分[9]、Orlando 骨盆评分[10]或 lowa 骨盆评分[11]。这些评价方法是建立在之前的简明健康调查表（SF-36）[12]、简明肌肉骨骼功能评分[13]系统的基础之上，应用起来非常有效。然而，它们的有效度（仪器测量东西的程度）、可靠性（仪器测量同一事物两次的能力）和反应性（仪器随着患者状态的改变而改变的能力）尚未被清楚地证明[14]。

大多数骨盆损伤的人，除了身体遭受骨折所带来的病痛之外，精神因素也不容忽视[15]。一般的骨盆问卷调查不能充分地描述他们的症状。此外，我们所提到的骨盆评分系统都有一定的短板[15]，受到一定的质疑，因为他们主要用于评估不稳定高能量骨盆损伤患者。因此，迄今为止即使骨盆特异性评分系统也仅具有描述性价值，其比较不同骨盆骨折治疗效果的能

G. Osterhoff, M.D.
Department of Traumatology, University Hospital Zürich, Rämistrasse 100, 8091 Zürich, Switzerland

K.A. Lefaivre, M.D. (✉)
Department of Orthopaedic Surgery, University of British Columbia, 3114-910 West 10th Avenue, Vancouver, BC, Canada, V5Z 1M9
e-mail: Kelly.Leafaivre@vch.ca

P.M. Rommens, A. Hofmann (eds.), *Fragility Fractures of the Pelvis*,
DOI 10.1007/978-3-319-66572-6_24

力仍有待验证。

正如前面章节所讨论的，骨盆脆性骨折是一种独特的疾病。骨盆脆性骨折患者的受伤机制、临床表现和治疗目标与活动度较高、骨骼更强壮、合并症较少的年轻患者有很大不同[16-17]。骨盆脆性骨折通常是由低能量[18]造成的单一性损伤，而高能量创伤的年轻骨盆骨折患者的预后和结局主要取决于是否常常伴随的合并损伤[16,18-19]。超过 80% 的骨盆脆性骨折患者，既往病史中至少有两种系统性疾病[18]。在这一人群中，已存在的残疾、步态异常和骨质量差是常见的，可能是未来骨折的风险因素，从而影响预后[20-22]。与年轻患者相比，骨盆脆性骨折患者需要尽早进行活动，以避免老年不活动所引起的并发症。由于该人群遵守负重建议[23]的能力受损，任何治疗都必须以立即负重为目标。如前几章所述，在大多数骨盆骨折预后研究中使用的分类系统（Tile, OTA/AO, Young &Burgess, Denis）主要是针对骨盆环的高能量骨、韧带损伤量身定制的[24-26]。他们的目的是预测不稳定性、输血的需要和伴随的损伤。这与低能量创伤后骨盆脆性骨折的损伤模式不同，后者需要对不稳定进行不同的定义[27-28]。因此，目前关于盆腔损伤，特别是手术治疗后结果的相关文献，不仅有明显的局限性，而且难以适用于骨盆脆性骨折。

一些关于老年骨盆或髋部骨折患者的研究试图将死亡率作为一个基本指标[29-31]。然而，鉴于过去几十年发达国家人口结构的变化和预期寿命的增加，良好的功能结果和生活质量已成为老年人骨盆骨折及其后遗症幸存者的合理需求。与髋部骨折后治疗评估和预期的进展类似，在评价治疗效果时，死亡率不再被视为一种孤立的衡量标准。

在回顾骨盆脆性骨折后的预后时，我们必须认识到，由于缺乏能够对相关因素进行全面评估的工具，我们对这些患者的功能和一般健康结局的了解非常有限。

24.2 结 果

24.2.1 死亡率

低能量骨盆骨折，尤其是老年人，很少发生危及生命的失血[19,32]。老年人骨盆骨折的疼痛、活动受限及其后遗症和独立生活能力的丧失，是导致这些患者死亡率增加的原因。与其他年龄和性别相同且无骨折的个体相比，大多数死亡发生在伤后前 3 个月内[29,33]。Rapp 等进行了一项回顾性队列研究，他们比较了 1154 例脆弱骨盆骨折患者与非骨折组 5770 例。对于骨折患者，第一个月的死亡风险比，女性为 1.83，男性为 2.95；第二个月的死亡风险比，女性为 1.52，男性为 2.22。非手术治疗的住院患者死亡率从 7.0% 到 10.4% 不等[34-35]。Marrinan 等发现 3 个月的死亡率为 13%[36]。

在同样的患者中的 1 年死亡率为 13.3%~27%[29-31,34,36-39]。Mears 和 Berry 发现在他们治疗的骨盆脆性骨折患者中，30d 死亡率为 7%，1 年死亡率为 23%，2 年死亡率为 47%[37]。在相似的队列研究中，Hill 等发现 1 年死亡率为 13.3%，5 年死亡率为 45.6%[29]。他们研究表明，痴呆史会增加死亡率。

在他们的回顾性病例对照研究中，对 99 例因“单一耻骨支骨折”而接受非手术治疗的患者进行了 10 年随访。Van Dijk 等发现死亡率在 1 年、5 年和 10 年分别为 24.7%、64.4%、93.8%[30]。本研究中 1/3 的死亡率是与心血管事件[30]有关。

只有两项回顾性队列研究，提供了老年骨盆骨折患者手术和非手术治疗后死亡率的信息。Lau 等[40]报道了 37 例骨盆脆性骨折患者，其中手术治疗的 1 年死亡率为 4%（1/7），非手术治疗的 1 年死亡率为 26.7%（8/30）；然而，他们的样本量太小，没有统计学意义。Dechert 等[41]研究了 157 例 65 岁或以上钝性创伤后骨盆骨折患者，其中 137 例接受非手术治疗。他们报道非手术组的住院死亡率为 22.3%（31/139），而手术组的住院死亡率为

5.5%（1/18）。然而，调查队列是从创伤团队数据库中确定的，其中 71% 的创伤机制是机动车事故，平均损伤严重程度评分（ISS）为 21[41]。因此，本研究人群不能代表盆腔脆性骨折的典型患者。此外，这个研究存在选择偏差，倾向选择更健壮的患者进行手术治疗。

据作者所知，其他作者的骨盆脆性骨折手术治疗的病例研究都没有将死亡率作为一种研究结果来报道[42-48]。

24.2.2 住院时间

对于骨盆脆性骨折的非手术治疗，平均住院时间为 21~60d[30-31,34 36,38-39,49-50]。住院时间的延长与住院时的年龄和急性疾病有关[361]。少数关于手术治疗的研究，报道了手术治疗住院时间相对较短，住院时间为 5~24d[44,46]。

然而，手术与非手术治疗的比较仍然存在困难。手术治疗通常用于对一定时期非手术治疗效果不佳的患者[43,45-46,48]。Hopf 等报道平均住院时间为 24d，但在保守治疗 9d 后才进行手术。此外，这些研究中的大多数患者被转移到养老院或其他机构的长期护理场所。因此，急性住院的时间长短可能受到长期护理安置的地区差异的影响。这可能会增加一个事实，即住院治疗前独立生活能力有限的患者的住院时间更长。

24.2.3 并发症

与之前提到的年轻患者相比，骨盆脆性骨折患者的死亡率是由长期活动受限造成的。因此，大部分死亡发生在住院期间和手术后前 3 个月内[29,33]。即使采用非手术治疗，预计住院并发症发生率为 20%~40%[30-31,34,36,38-39]。这包括尿路感染、肺炎、血栓栓塞和心血管事件、压疮和止痛药物的副作用。

唯一一项关于骨盆脆性骨折，手术治疗及非手术治疗相关并发症的研究发现，13.3%（4/30）的患者出现了内科并发症，肺炎和尿路感染的发生率为 6.7%（2/30）。

同样，康复中心的可用性和长期护理安置的地区差异，可能会影响住院时间，因此，不同研究中的住院并发症发生率有所差异。

24.2.4 手术并发症

然而，基于目前的文献，尚不清楚手术治疗骨盆脆性骨折是否有助于避免由疼痛和活动受限引起的医疗并发症，手术显然增加了围手术期的风险。

术中出血或术后臀部血肿，最可能来自臀上动脉分支，0~10% 见于后侧螺钉固定[43,46-47]，10.5% 见于经骶骨棒固定[44]后。骶成形术[42]未见此类出血报告。

后路固定的病例中，1 例（1/30，3.3%）[46]存在需要翻修的内植物位置不良。在单独行骶骨成形术的患者中，1 例（1/52，2.0%[48]，1/204，0.5%）[42]出现水泥渗漏，需要再次手术治疗 S1 根性疼痛。在 12 例[43]的小样本病例中，后路螺钉固定联合骨水泥强化时，未观察到有症状的骨水泥渗漏。Mehling 等在他们的 11 例患者[45]中描述了 1 例术中前方钢板所造成的膀胱浅表损伤。

Reuther 等报道 1 例（12/85，14.1%）螺钉松动，8 例（8/69，11.6%）[47]患者需要翻修手术。Kortman 等描述了 1 例（1/204,0.5%）通过骶骨成形术部位[42]发生早期骨折脱位的病例。1.5%~8.3% 的患者出现了晚期对侧骶骨骨折[42,47]。

因此，脆性骨折的围手术期并发症发生率与年轻患者采用微创固定治疗骨盆损伤的并发症发生率并无显著差异[51-53]。与此相一致，年龄的增加并不是骶髂螺钉固定[54]围手术期并发症增多的危险因素。然而，经皮螺钉固定耻骨支骨折复位丢失的情况在老年和女性患者中更常见，很可能与骨质疏松性[55]有关。

24.2.5 疼 痛

大多数关于非手术治疗的研究关注了死亡率、发病率与并发症[29-31,33,36,39]。疼痛通常只是间接地描述为活动受限的原因。有一项随机对照研究观察到，在非手术治疗[56]的患者中，给予甲状旁腺激素 1–84 疼痛显著改善[56]。

系统回顾各年龄组患者不稳定骨盆骨折的治疗，可以发现手术治疗组患者的行走能力明显优于非手术组，手术治疗对疼痛的改善优于非手术治疗[57]。然而，目前尚缺乏关于减少骨盆脆性骨折疼痛的对照研究。

目前仅有 3 项小型回顾性研究，报道骨盆脆性骨折微创内固定术后疼痛减轻[43–44,46]。在一系列 12 例骶髂螺钉固定患者中，Wähnert 等[43]发现视觉模拟评分法（VAS[58]）显示疼痛从术前 8.2 下降到术后 2.6。Hopf 等报道（n=30），疼痛从术前数值评定量表（NRS）的 6.0 分减少到出院时的 1.8 分[46]。他们将 22 例（22/30）患者纳入电话随访（平均 31 个月），其中 16 例（16/22，73%）的患者表示"没有相关性背部疼痛"。Vanderschot 等[44]观察骶骨棒固定后平均随访 9 个月，疼痛 VAS 评分从 6.8 下降到 2.3。在两项大型多中心队列研究中，包括接受骶骨成形术治疗的骨盆脆性骨折患者，均发现 VAS 8~9 和 VAS 2~3 的短期疼痛改善相似[44,48]。Frey 等的长期结果显示[48]，从干预前的 VAS 平均 8.2 降低到 1 年后的 0.8。

同样，在大多数研究中，手术决定是在保守治疗失败，或保守治疗几天或几周后疼痛没有明显减轻的情况下做出的。尽管所有研究均未纳入非手术对照组，但这可能表明手术治疗可以获得更好的即时疼痛改善。

24.2.6 活动能力和自理能力

如果我们假设骨盆脆性骨折患者的死亡率和发病率都是由于缺乏活动能力和自理能力造成的，那么很明显，治疗的主要目标之一就是恢复自理和行走能力。

患者骨盆脆性骨折后，约 90% 的患者一直住在家里[35–36]。非手术治疗这一比例下降到 46%~64%，其中约 25%~33% 在出院时被送到收容机构[30–31,36]。约有 80% 能够恢复以前生活状况的患者，需要社会服务机构的帮助，不包括那些已经住在养老院的患者。Morris 等[34]报道的自理能力下降 80% 的患者，在 52 个月随访中（＞ 4 年），42% 的患者要求住宅或养老院护理，29% 的患者被收容管理，只有约 10% 的骨盆脆性骨折患者，出院时能够完全自理。患者从自理到机构养老的可能性与年龄和住院时间有关。

非手术治疗时，患者在出院时通常不能独立行走，约 50% 患者需要他人辅助，另 50% 患者则需要借助物理器具[34]。骨折 5 年后，只有 50% 的患者能够独立活动，约 40% 的患者使用助行器，约 10% 依赖轮椅或卧床。Hopf 等报道，73%（22/30）接受骶髂螺钉固定的患者在出院时完全活动，其余患者使用拐杖行走[46]。在随访中（平均 31 个月），73%（16/22）患者表示"他们的正常活动没有或轻微受限"。在 Wähnert 等发表的系列文章中，所有患者在住院期间都可以"恢复到术前状态，骨折部位无疼痛"。Vanderschot 等发现 9 例（9/19，47%）患者依赖拐杖或助行器，2 例（2/19，11%）患者仅能在护理人员[44]的帮助下移动。

目前还没有关于骶骨成形术对活动能力和自理能力的长期影响的研究资料[42,48]。

通过直接比较非手术治疗与手术治疗，Lau 等[40]观察到整个队列中 80% 的患者存在与骨折相关的行走能力降低。在非手术组中，行走状态从使用拐杖或助行器的 16/30（53%），使用轮椅的 3/30（10%）和不使用辅助的 11/30（37%）改变为 16/21（76%）扶拐行走，5/21（24%）需要轮椅，1/21（5%）无需辅助（其中 9 例死亡）。在手术组中，拄拐 / 助行器组 4/7（57%）和单独拄拐 / 助行器组 3/7（43%）改变为拄拐 / 助行器组 6/6（1 例死亡）。同样，由于样本量小，无法检测出统计学上的显著差异。

24.2.7 功能结果

在骨盆脆性骨折的治疗中，只有两项研究使用了标准化的方法来观察功能结果，这是由 Peichl 等[59]和 Mehling 等进行的[45]。Peichl 等研究显示，在常规给予 PTH 1–84[59]后，患有耻骨支骨折的老年骨质疏松女性[56]起立和行走测试得到改善。

根据德国多中心骨盆研究组[60]的骨盆结果评分，经骶骨棒固定这些损伤[45]，Mehling等观察到术后2/11例（18%）预后优，5/11例（45%）预后良，4/11例（36%）预后可。

24.2.8 骨折愈合

在一些关于骨盆脆性骨折的研究中，单纯依赖影像学结果判断骨愈合。最近发表的一项随机对照试验观察到，在给药近5周后，PTH 1-84[59]显著加速了骨愈合。骨折愈合被定义为“皮质连接”，并由两位作者通过连续CT扫描进行评估。随访12周PTH 1-84组痊愈率为100%，对照组痊愈率为68%。

采用骶髂螺钉或经骶骨棒手术固定骨盆脆性骨折的愈合率为81%~100%[44-45,47]。然而，其中一些研究的随访间隔长达数年，“愈合”的定义和评估在某些情况下难以再现，例如样本量小或退出率高。一些研究使用了CT，一些使用X线，另一些同时使用了两者进行影像学随访，“愈合”的定义差异很大（表24.1）。

24.3 推荐和证据等级

现代医疗决策是由循证医学和不断提高的研究质量驱动的[61]。正如骨科研究的许多领域一样，证据等级在骨盆骨折治疗领域一般较低[4,7,15]。使用研究质量的标准评估，该领域的文献主体是案例系列和低质量的案例对照研究，证据等级仅4级。因此根据这些研究提出的任何建议均视为C级建议（表24.2）。因此，尽管有关于手术治疗在疼痛、活动能力和住院时间方面的益处的报道，但基于目前的文献尚不能提出强有力的治疗建议。

表24.1 骨愈合的评估

研究	治疗	例数	随访例数	随访（月）	愈合率(%)	愈合定义	X线/CT
Peichl[59]	非手术	65	65	3.5	100%/68%	“皮质桥接”	CT
Vanderschot[44]	穿骶骨棒	19	7	3	100%	?	CT
Mehling[45]	穿骶骨棒	11	11	14	100%	?	CT
Reuther[47]	骶髂螺钉	135	135	?（3~38）	81%	?	X线(99),CT(46)

表24.2 推荐的证据等级

证据等级	评分标准	推荐等级
Ⅰa	包括meta分析在内的随机对照试验系统综述	A
Ⅰb	单个随机对照试验窄置信区间	A
Ⅰc	全与无研究	B
Ⅱa	队列研究的系统回顾	B
Ⅱb	个体队列研究和低质量的随机对照试验	B
Ⅱc	结果研究	C
Ⅲa	病例对照研究的系统回顾	C
Ⅲb	个案对照研究	C
Ⅳ	病例系列和质量较差的队列研究和病例对照研究	C
Ⅴ	专家共识	D

基于Guyatt等[61]所描述的随机对照试验

24.4 总 结

由于缺乏可靠且被广泛接受的评价标准，我们对于骨盆脆性骨折的功能和健康认知仍然有限。老年骨盆脆性骨折的损伤本身和治疗目标不同于一般的骨盆骨折，因此，新的治疗方法的结果必须与当前的文献报道的结果进行仔细的比较。

在过去，所有年龄组的不稳定骨盆环损伤都提倡手术治疗。然而，稳定性和疼痛有内在的联系，早期死亡率似乎发生在最初的痛苦固定阶段。根据小样本手术治疗盆腔脆性骨折的病例可以得出结论，短期内，微创手术稳定骨盆对保守治疗失败的患者在疼痛、活动能力和住院时间方面似乎更加有利。然而，老年人骨折相关的发病率和死亡率是多因素的，手术只是患者综合治疗的一个方面。

为了制定骨盆脆性骨折的循证治疗方案，有必要进行随机对照试验，使用标准化、有效和可靠的工具来评估有价值的结果。

（雷金来 译；庄 岩 审）

参考文献

请登录 www.wpcxa.com 下载中心查询或下载，或扫码阅读。

PART X

第 10 部分

病例分享

Case Presentations

第 25 章 病例分享

Pol Maria Rommens, Alexander Hofmann

25.1 引 言

本章介绍了 20 例骨盆脆性骨折的患者，他们都接受了手术治疗。这些图片和图例描述了病例的时间顺序，从术前骨盆 X 线片、CT 平扫及三维重建开始，通过这些图片，读者可以了解作者的诊断过程，强调了正确的分型对于不稳定程度的评估和决策的重要性。影像学诊断、病史和临床图片决定治疗方案。术后和随访数据展示了为这些患者选择的治疗方案。读者一定会意识到，有许多可替代的治疗方案。现有的临床证据还不足以支持，这些治疗方法中的每一种，都是所展示的特定类型骨折的最佳解决方案。因此，病例分享更像是作为一种激励来进行批判性评估，并与章节作者、编者或自己的团队进行互动。我该如何对病变进行分类？我还要给这个患者做手术吗？我会选择同样的手术方式吗？当我使用它时，我该如何评估所选术式的优点和局限性呢？什么是有效的替代方案？为什么？

这些案例所呈现的病理学谱深刻地表明，“骨盆脆性骨折”也是临床、生物力学和外科的问题，也是即便阅读了本章作者和编辑的丰富经验后仍然存在问题。病例展示和讨论在课程和会议中总是广泛进行。我们希望展示的案例将促进在实践过程中与 FFP（骨盆脆性骨折）患者的交流，创造开始深入临床研究的机会，并且进一步开发治疗这种特殊且日益增多病例的医疗器械、植入物和外科技术。

P.M. Rommens, M.D. (✉)
Department of Orthopaedics and Traumatology,
University Medical Centre, Johannes Gutenberg-University, Langenbeckstr. 1, Mainz 55131, Germany
e-mail: Pol.Rommens@unimedizin-mainz.de

A. Hofmann, M.D.
Department of Orthopaedics and Traumatology,
University Medical Centre, Johannes Gutenberg-University, Langenbeckstr. 1, 55131 Mainz, Germany

Department of Traumatology and Orthopaedics,
Westpfalz-Clinics Kaiserslautern,
Hellmut-Hartert-Str. 1,
67655 Kaiserslautern, Germany
e-mail: Hofmann.Trauma-Surgery@gmx.net

P.M. Rommens, A. Hofmann (eds.), *Fragility Fractures of the Pelvis*,
DOI 10.1007/978-3-319-66572-6_25

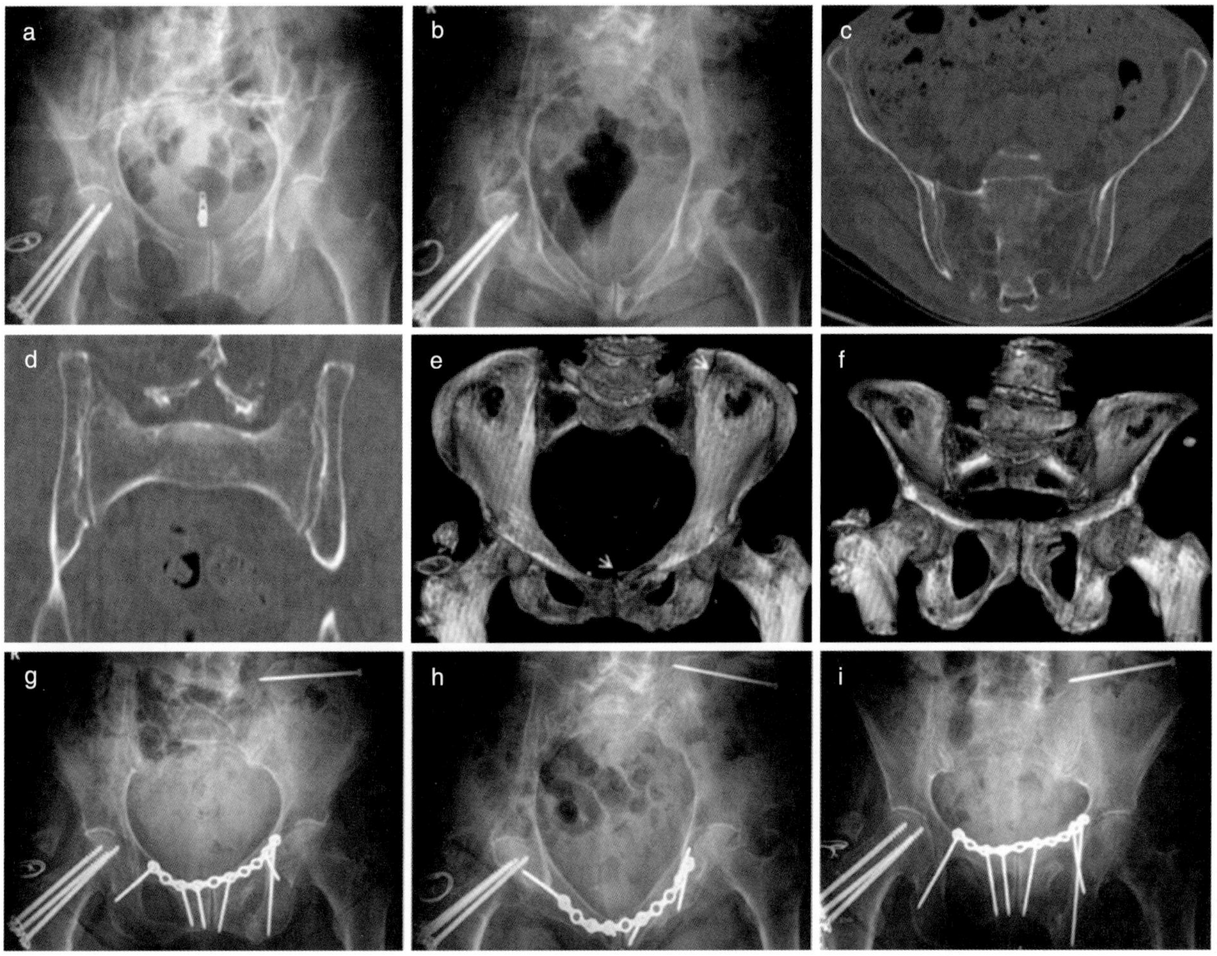

图 25.1　一例 89 岁的女性从一小台阶摔倒，左侧耻骨支骨折。多年前，她因股骨颈骨折和大转子撕脱伤接受手术治疗。（a）骨盆正位片显示左侧耻骨支骨折。（b）骨盆入口位，在这些骨盆 X 线片中未发现骨盆后环骨折或移位。（c, d）横断面（c）和冠状面（d）CT 平扫未发现骨盆后环有任何骨折。（e, f）骨盆环三维重建，发现左后髂骨不完全骨折和左侧耻骨支骨折（图 e 中的白色箭头），为 FFP Ⅰa 型骨折。（g）患者保守治疗 2 周，由于耻骨联合处剧烈疼痛，无法下床活动，决定手术治疗。不完全的髂骨后骨折用拉力螺钉固定，螺钉平行于髂嵴，位于内外皮质之间；骨盆前环骨折用桥接重建钢板固定，右侧髋臼下通道置入一枚螺钉，左侧置入两枚螺钉，在耻骨联合处，螺钉长度尽可能长；术后 1 年半的骨盆正位片显示骨折完全愈合，患者独立行走。（h）骨盆入口位。（i）骨盆出口位

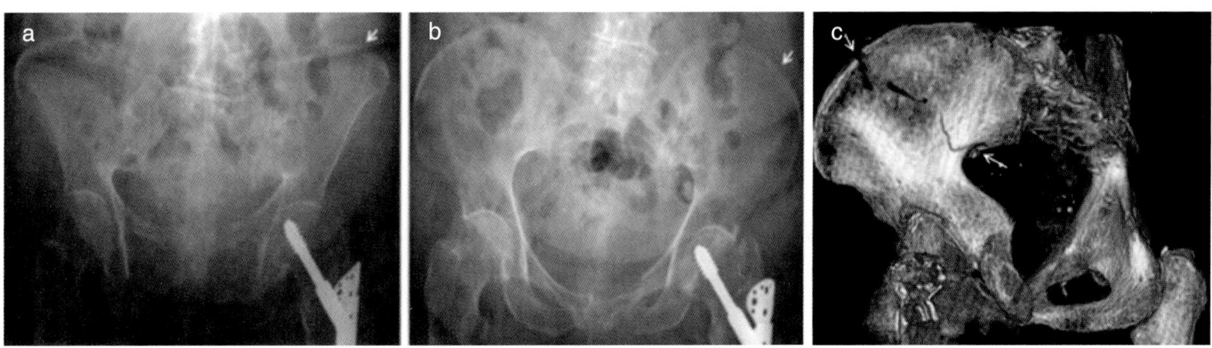

图 25.2　一例 88 岁的女性在疗养院跌倒后入院，已用动力髋螺钉和转子支撑钢板治疗了左侧转子周围骨折。（a）骨盆正位片显示左侧耻骨支骨折，左侧髂嵴和髂骨处可见一个小间隙和骨折线（白色箭头）。（b）骨盆入口位，左侧耻骨支骨折和髂骨骨折（白色箭头），目前尚不清楚髂骨骨折是完全骨折还是不完全骨折。（c）骨盆环三维重建，左后侧侧视图，现在可以看到一个完整的髂骨骨折，从内弧开始，一直延伸到髂骨嵴（白色箭头），为与 FFP Ⅱ c 型损伤。（d）选择微创手术，髂骨骨折采用闭合复位，两枚长拉力螺钉固定，上螺钉平行于髂嵴，位于髂骨内外皮质之间，下螺钉从髂前下到髂后下棘。由于骨盆前环软组织受损（真菌感染），术者没有对耻骨支骨折进行手术固定，患者制动 6 周。（e）骨盆入口位。（f）6 周后骨盆出口位

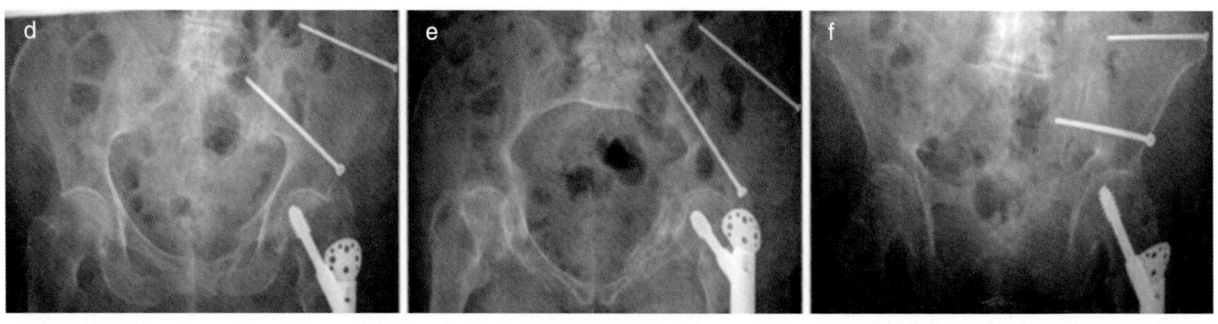

图 25.2（续）

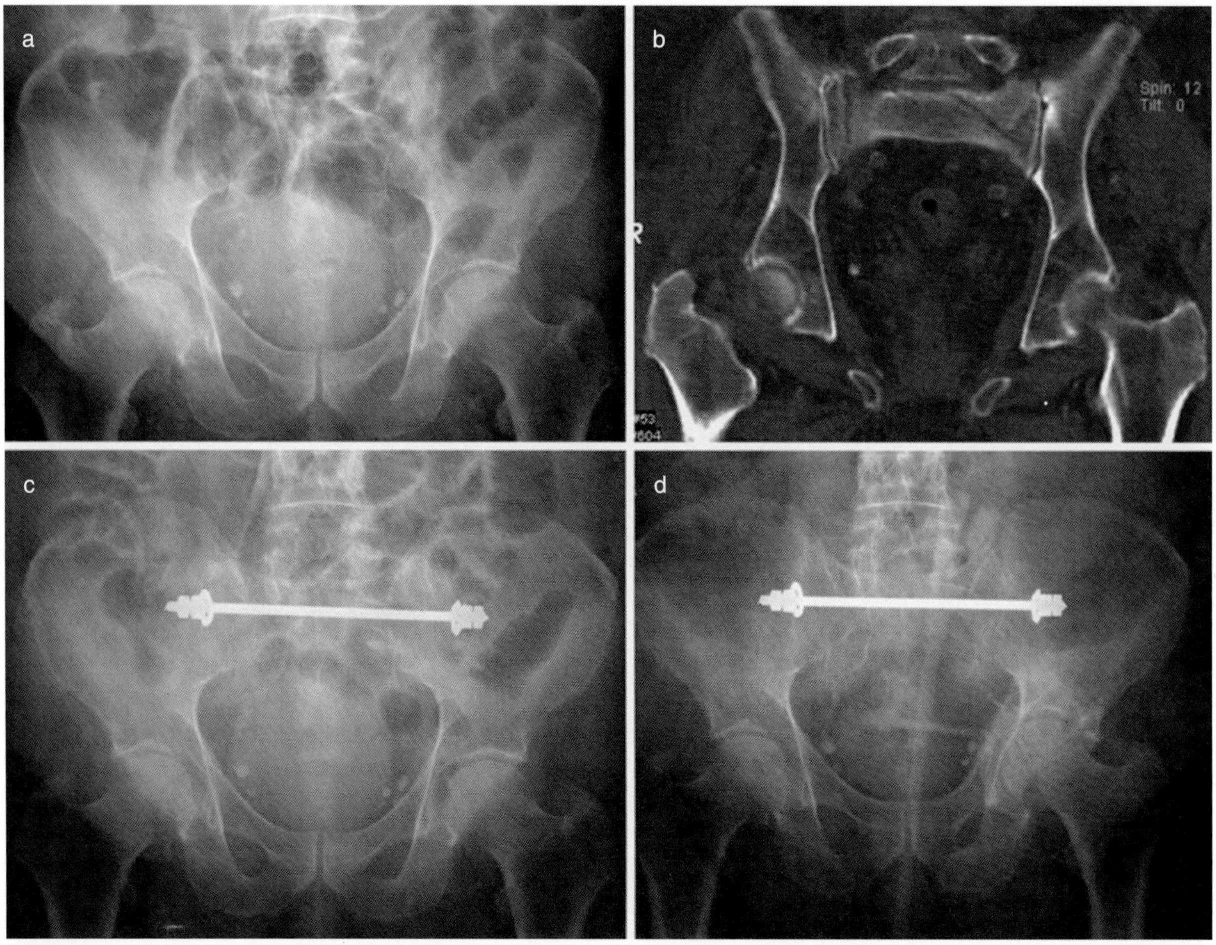

图 25.3 一例患有老年痴呆症的 86 岁男性，在家中反复摔倒，直到患者因腰痛几乎完全制动，才进行放射学检查。（a）骨盆正位片检查未发现任何骨盆前环骨折，由于肠道气体干扰，骨盆后环无法评估。（b）骨盆后环的冠状位 CT 显示双侧骶骨骨折：右侧靠近 IS 关节的垂直骶骨翼骨折和左侧从骶翼到骶骨体的斜形骨折，FFP Ⅱa 型。（c）术后骨盆正位片，骶骨骨折用骶骨棒穿过 S1 固定。（d）3 年后骨盆正位片，患者因左侧髋臼骨折入院。骶骨骨折愈合，患者恢复了无痛的有限的活动能力

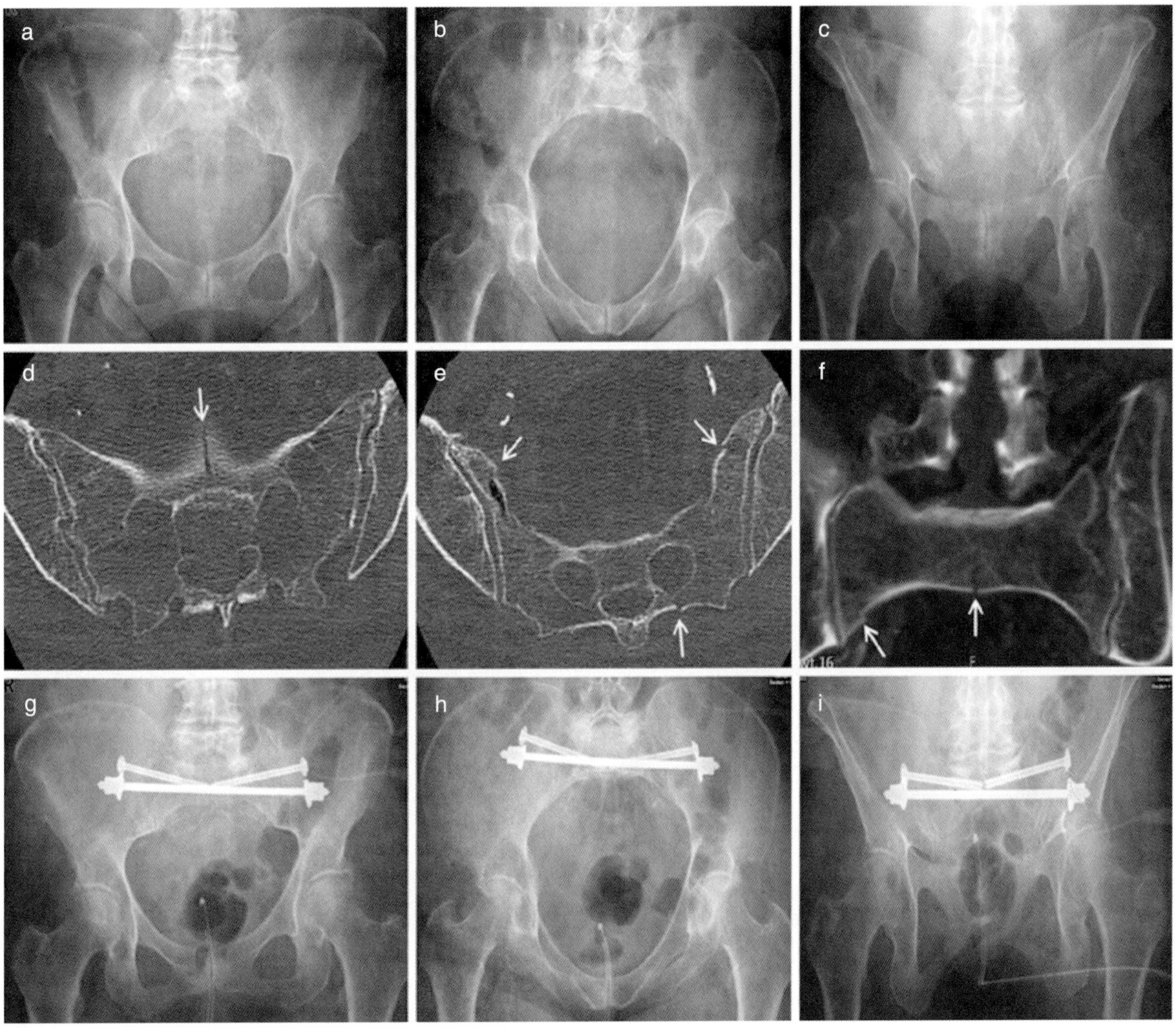

图 25.4　80 岁女性患者，严重下背痛伴活动受限。（a）骨盆正位片。（b）骨盆入口位片。（c）骨盆出口位，未发现骨盆前后环骨折或脱位。（d~f）骨盆后环横断面（d 和 e）和冠状位 CT 三维重建，有完整但无移位的骨折穿过骶骨体和两个骶骨翼（白色箭头），为 FFP Ⅱa 型损伤。（g）术后骨盆正位片，骶骨骨折用骶棒经 S1 固定，一枚 IS 螺钉被额外放置在 S1 的两侧，目的是提高旋转稳定性。（h）术后骨盆入口位片。（i）术后骨盆出口位，患者疼痛症状消失，患者很快恢复了活动能力

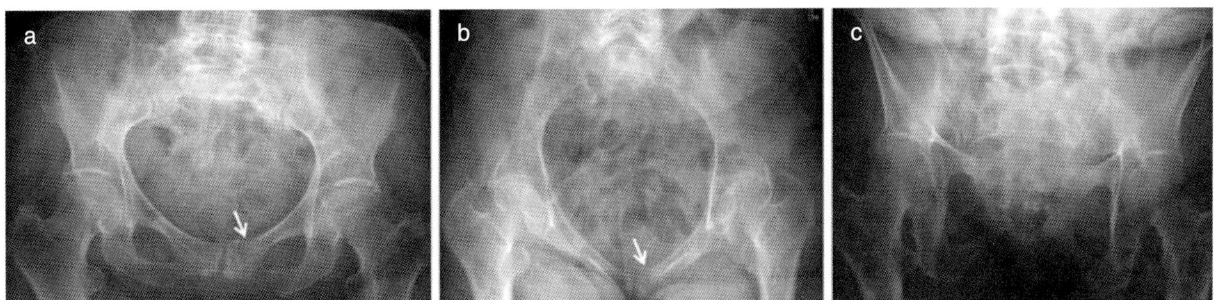

图 25.5　78 岁女性跌倒后骨盆前后环剧烈疼痛。（a）骨盆正位片仅显示左侧耻骨支未移位骨折（白色箭头）。（b）骨盆入口位证实左侧耻骨支骨折。（c）骨盆出口位，骨盆后环无骨折。（d~f）横位（d）、冠状位（e）和矢状位（f）三维重建显示双侧骶骨翼骨折并移位和 S1 和 S2 之间的水平骨折，FFP Ⅳb 型。（g）术后 1 年骨盆入口位，骨盆后环骨折用骶杆经 S1 固定，在这个视图中，可以清楚地看到垫圈和螺母与后髂骨外侧皮质紧密连接。（h，i）骨盆后环横位 CT 平扫（h）和前环横位 CT 平扫（i）。骶骨骨折完全愈合，耻骨前骨折未愈合，可见骨痂和较大的不愈合的骨折间隙。患者恢复了活动能力，但仍有会阴部疼痛

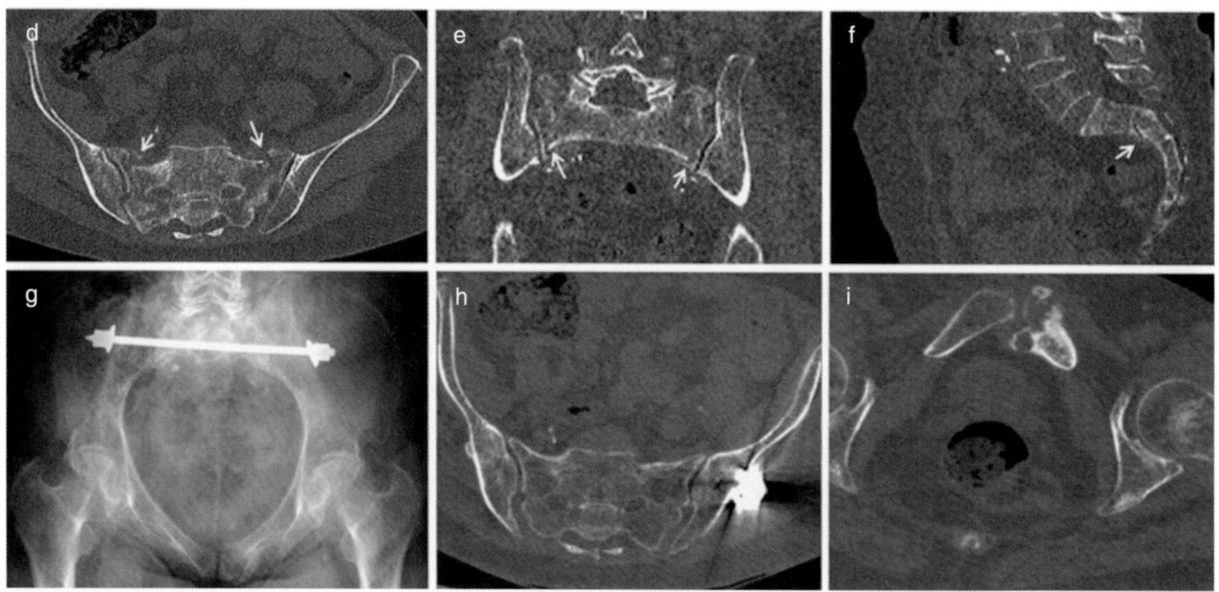

图 25.5（续）

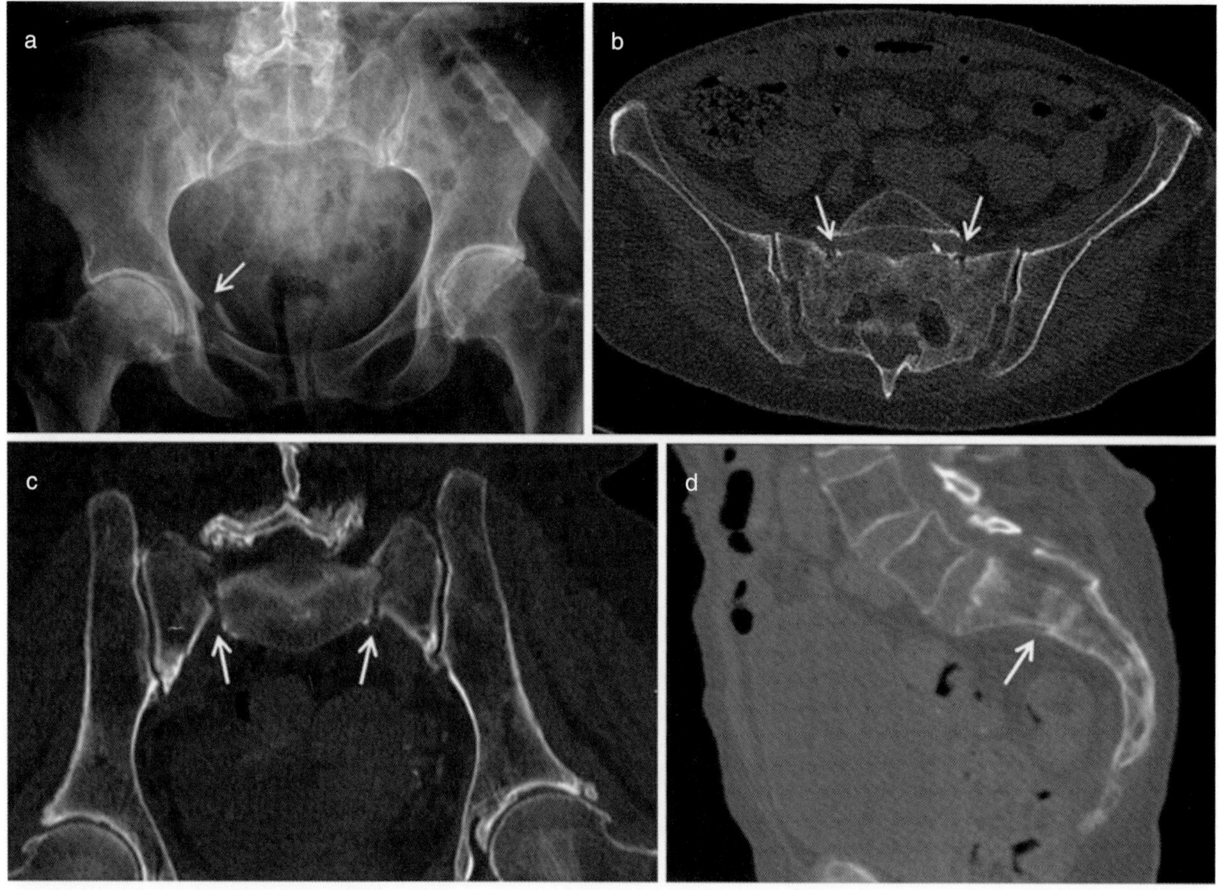

图25.6 一例75岁的患者，在街上摔倒后骨盆疼痛。(a)骨盆正位片显示右侧耻骨上支楔形骨折移位(白色箭头)。(b~d)横位(b)、冠状位(c)和矢状位骨盆CT，双侧骶尾部骨折移位，S1和S2之间有水平骨折(白色箭头)，为FFP Ⅳb型。(e)术后骨盆正位片，用骶棒经S1稳定骨盆后环，另外在两侧各打入1个IS螺钉，耻骨支骨折采用逆行螺钉固定。(f)术后1个月骨盆入口位，右侧耻骨支骨折处可见骨痂形成，患者无痛，恢复了部分活动能力

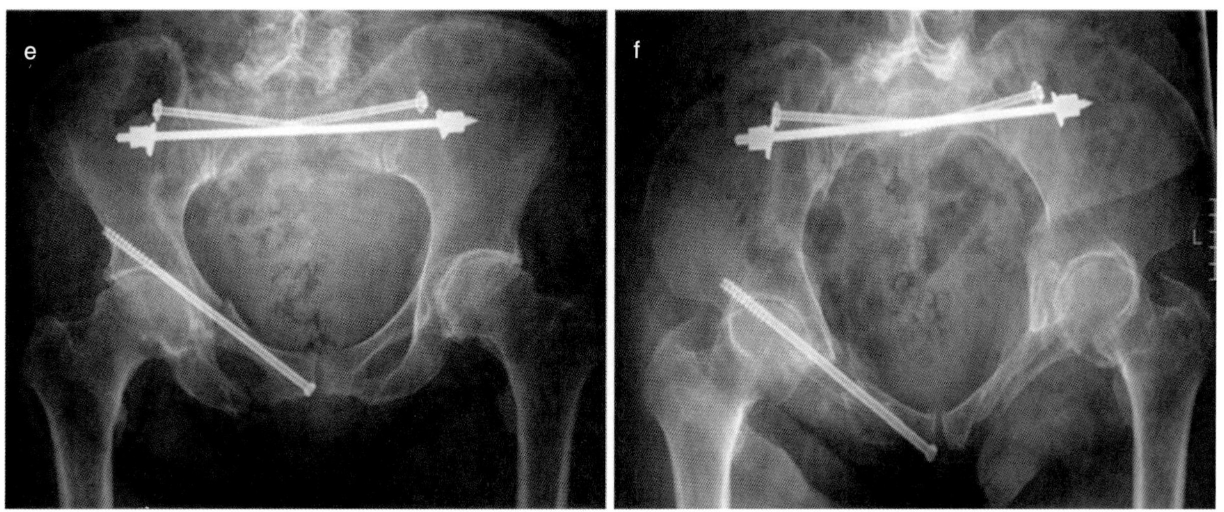

图 25.6（续）

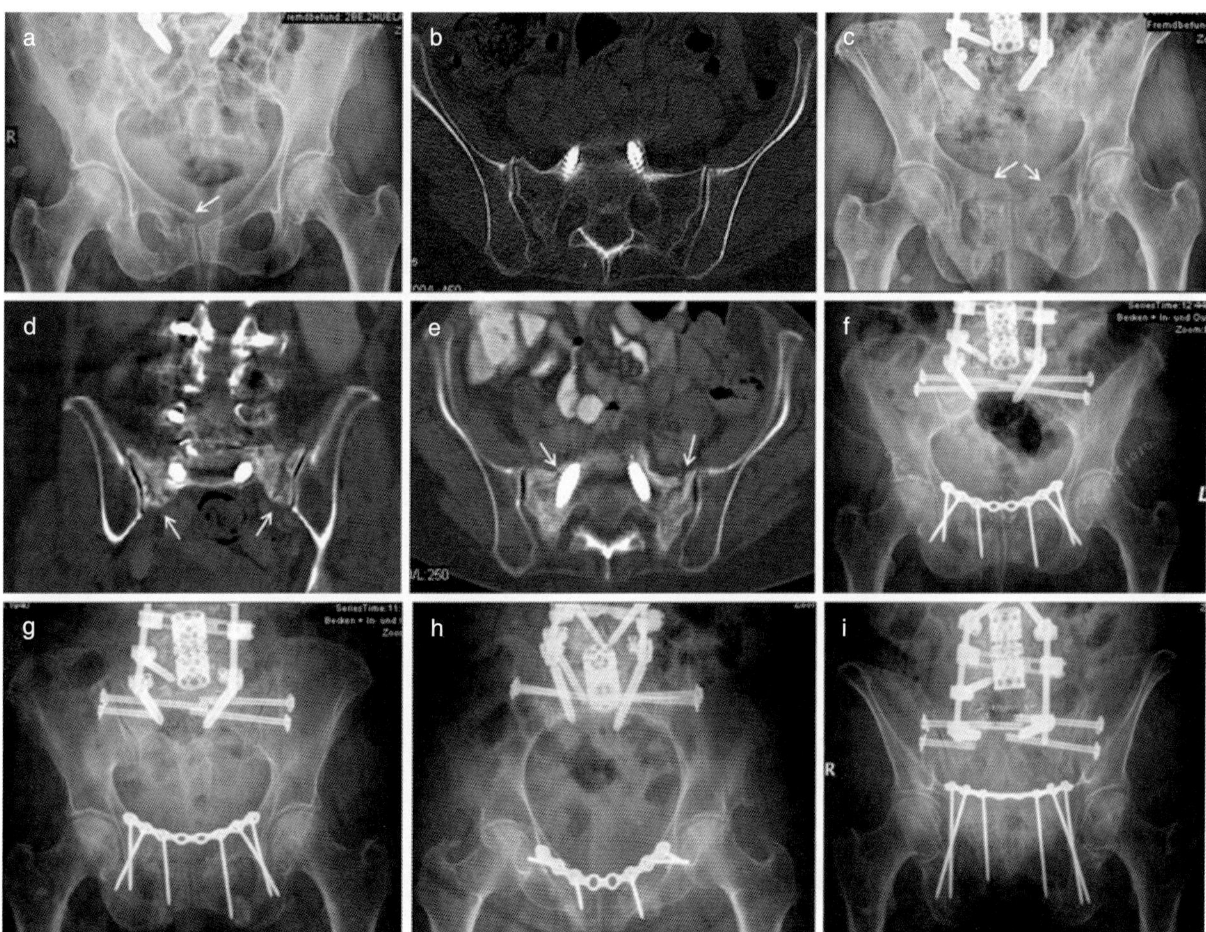

图 25.7　一例 72 岁女性，行 L4、S1 融合术和 L5 椎体置换术，以缓解下腰痛，术后康复期间摔倒。（a）骨盆正位片显示右侧耻骨支骨折，移位明显（白色箭头）。（b）骨盆后环横向 CT 上未发现骶骨骨折，行保守治疗。（c）患者 6 周因骨盆疼痛加重再次就诊。骨盆正位片显示双侧移位的耻骨支骨折（白色箭头）。（d，e）冠状位（d）和横位（e）骶骨 CT 显示双侧骶骨翼骨折（白色箭头）。（f）术后骨盆正位片，骶翼骨折用两枚螺钉经骶 1 椎体固定，双侧耻骨支骨折用桥接重建钢板固定，每侧各 3 枚长螺钉，每侧两枚螺钉经髋臼下通道，第三枚螺钉则插入耻骨。（g）术后 3 个月骨盆正位片。（h）骨盆入口位片显示耻骨支骨折完全愈合。（i）骨盆出口位片

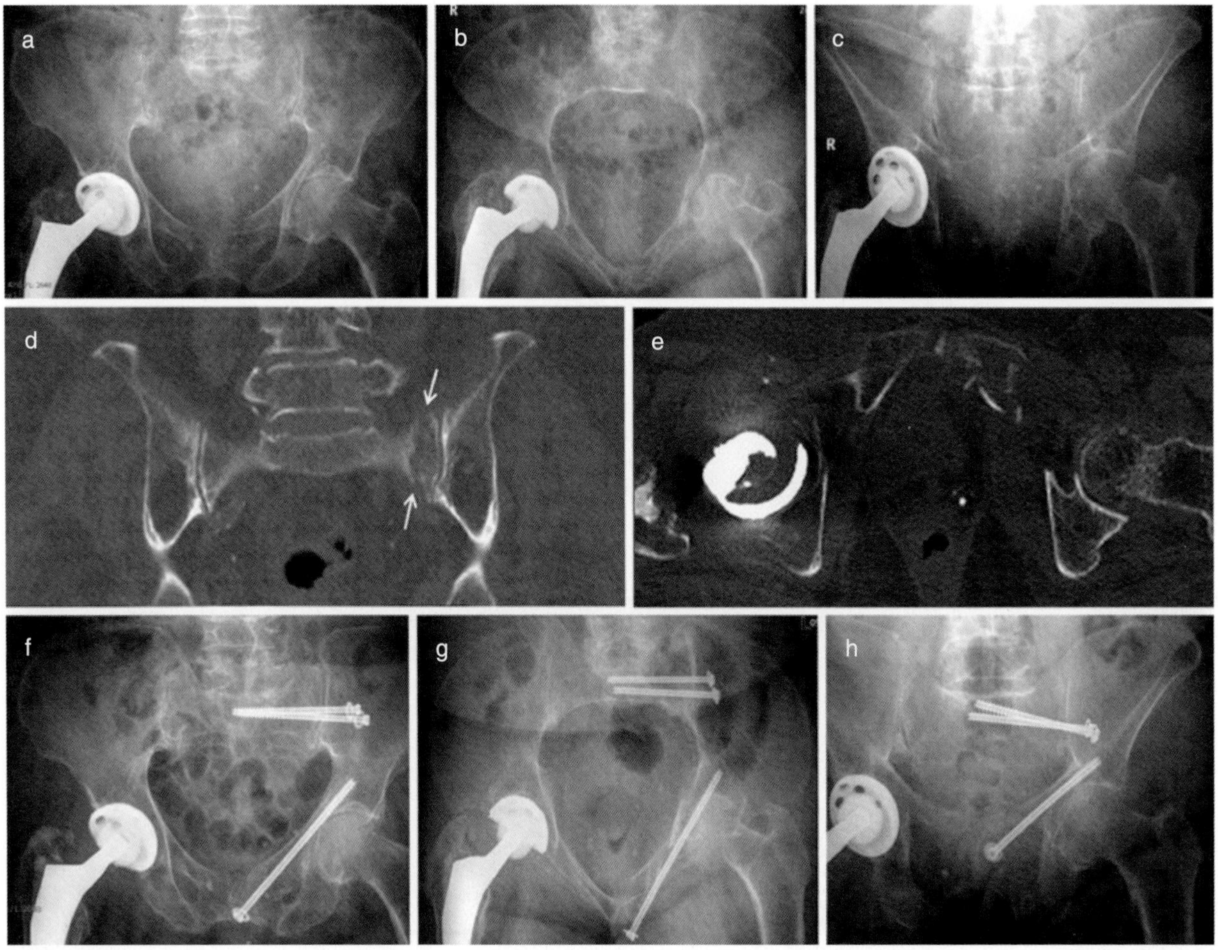

图 25.8　85 岁女性在家跌倒后疼痛不适。（a）骨盆正位片显示左侧移位的耻骨支骨折。（b）骨盆入口片。（c）骨盆出口位片。（d）骶骨冠状位 CT 显示左侧骶骨翼完全骨折。（e）骨盆前环横向 CT 显示左侧耻骨骨折，为 FFP Ⅱ c 损伤。行保守治疗，但由于剧烈疼痛，患者无法活动。（f）保守治疗 3 周后行手术固定，骶翼骨折用 2 枚髂骶螺钉固定，耻骨支骨折用逆行经耻骨螺钉固定，2 年后骨盆环正位片显示骨盆前环和后环骨折完全愈合，所有植入物都有轻微松动。（g）骨盆入口位片。（h）骨盆出口位片

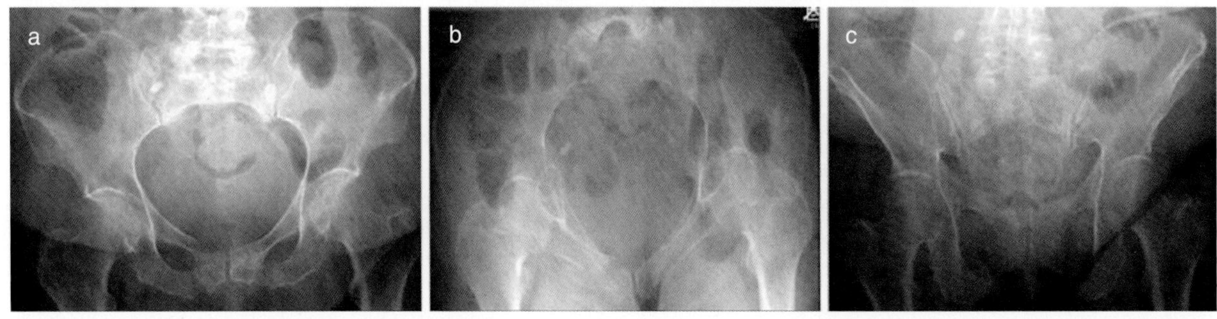

图 25.9　74 岁女性，跌倒 3 个月后持续疼痛。（a）骨盆正位片显示右耻骨支骨折，骨盆后环骨折或脱位不明显。（b）骨盆入口位证实耻骨支骨折。（c）骨盆出口位片。（d~f）骨盆入口平面的横向（d）、矢状位（e）和斜位 CT（f）显示双侧垂直骶骨翼骨折和 S1 和 S2 之间的水平骨折部分，S1 骨折碎片轻微弯曲。在左侧发现无移位的耻骨支骨折，为 FFP Ⅳb 损伤。（g）骨盆后环经骶髂行内固定，双侧耻骨支骨折用逆行经髂螺钉固定。术后 6 个月的骨盆正位显示耻骨支骨折完全愈合。（h）骨盆入口位片。（i）骨盆出口位片。患者无疼痛不适，恢复活动能力

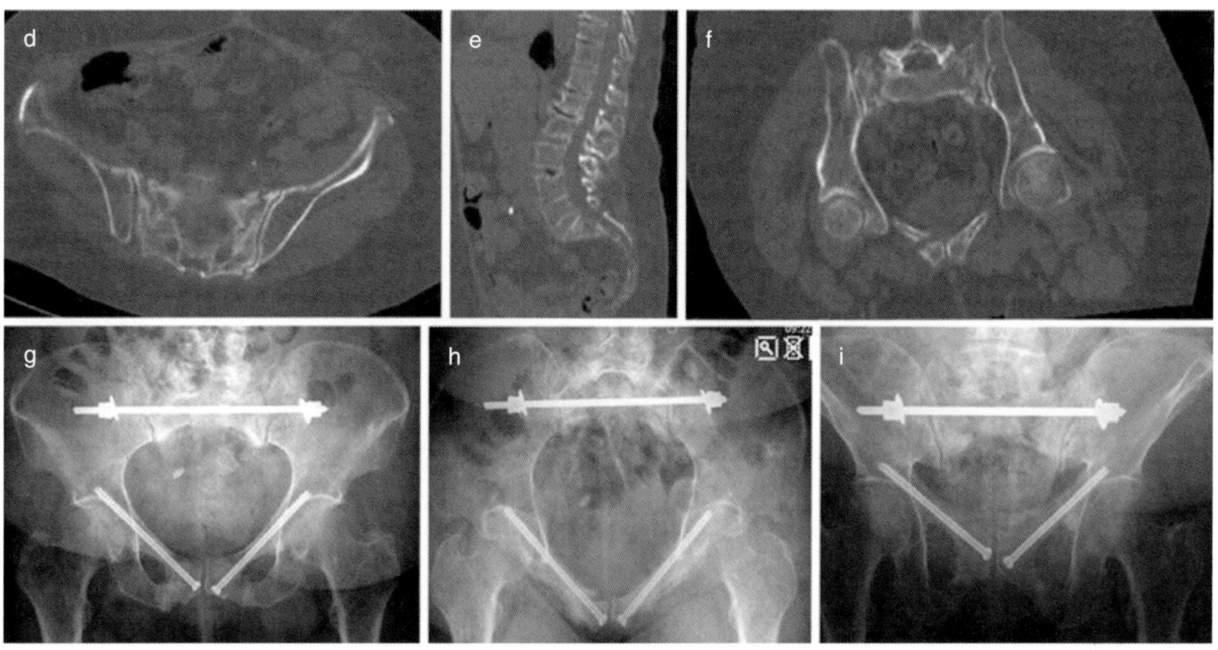

图 25.9（续）

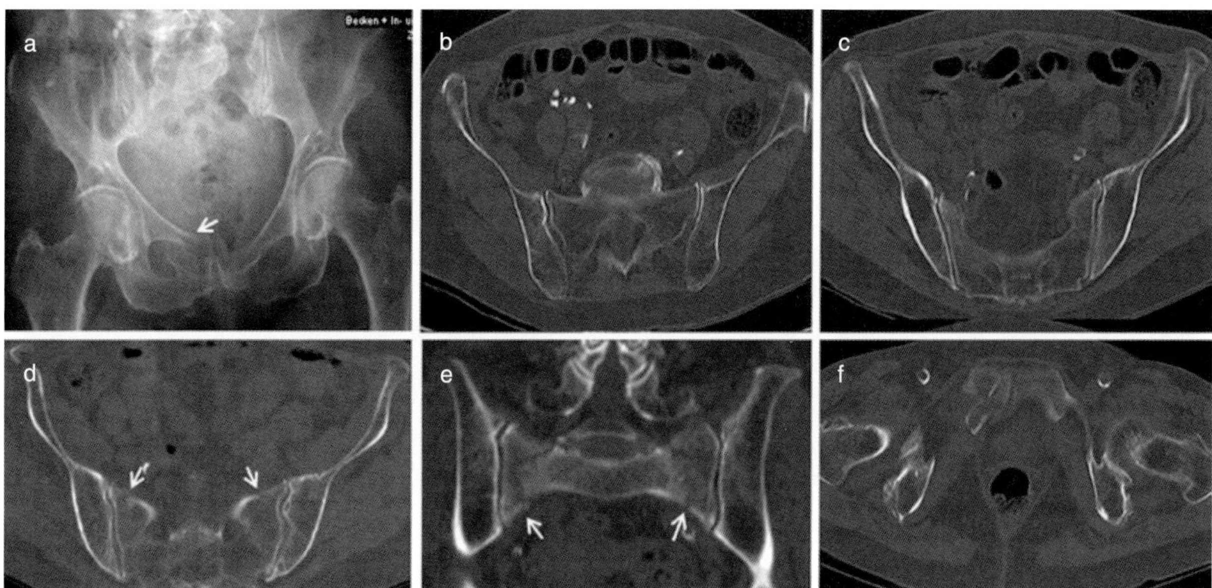

图 25.10 83 岁女性，走路时不慎摔倒。（a）骨盆正位显示右侧移位的耻骨上支骨折（白色箭头）。（b，c）骨盆后环横向 CT 未显示骶骨或髂骨后段骨折。行保守治疗，患者 1 个月后出现下背部疼痛加重。（d，e）横位（d）和冠状位（e）骨盆后环 CT 显示双侧无移位的骶骨翼骨折（白色箭头）。（f）经骨盆前环横断 CT 显示右侧耻骨支骨折移位，为 FFP Ⅱc。（g）术后 6 个月骨盆正位片，骨盆后环使用骶棒经 S1 固定。用一个长重建钢板稳定前环，其中 2 枚长螺钉经右侧髋臼下通道，1 枚长螺钉经左侧髋臼下通道。（h）骨盆入口位可见两侧的垫圈和螺母与髂骨后外侧皮质紧密连接。（i）骨盆出口位片。患者恢复了活动能力和日常生活的独立性

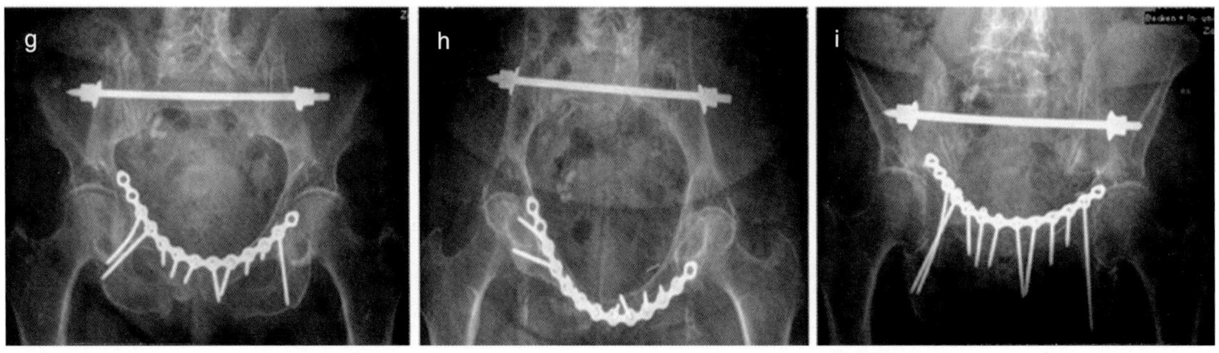

图 25.10（续）

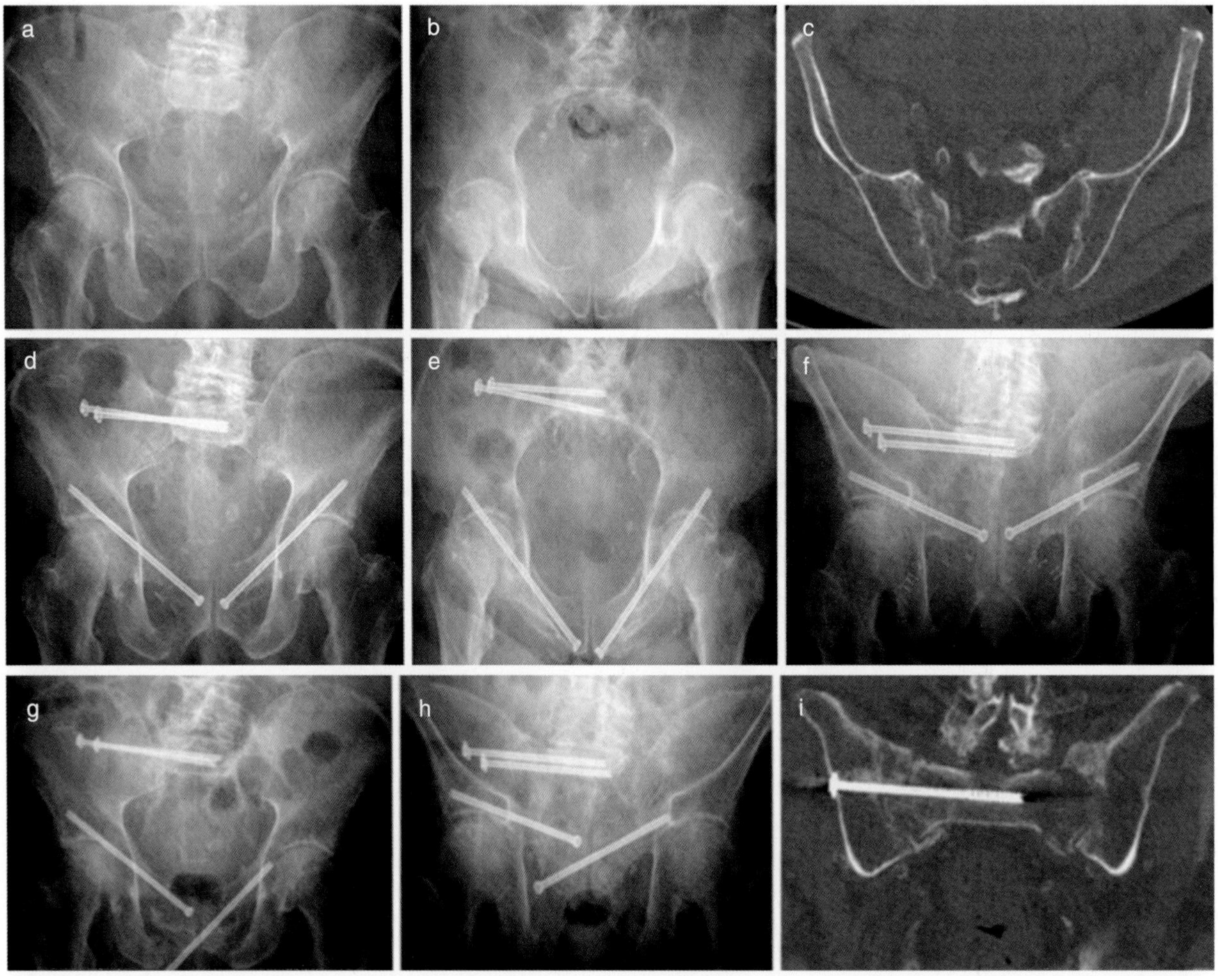

图 25.11　一例有酗酒和慢性肝功能不全病史的 66 岁男性在家中跌倒。（a）骨盆正位显示右侧和左侧的耻骨上支和下支骨折（白色箭头）。（b）骨盆入口位证实骨盆前环骨折，骨盆后环骨折或脱位无法看到。（c）骨盆后环横切面 CT 显示右侧骶骨翼骨折，为 FFP Ⅱc 损伤。（d）术后骨盆正位，患者接受手术治疗，右侧骶骨骨折使用 2 枚 IS 螺钉内固定，两侧耻骨上支骨折均用逆行经耻骨螺钉固定。（e）术后骨盆入口位片。（f）术后骨盆出口位片。（g）3 个月后，患者再次跌倒，因左侧骨盆后环剧烈疼痛入院。骨盆正位显示左侧逆行经耻骨螺钉脱出。（h）骨盆出口位片。（i）骶骨 CT 显示左侧骶骨翼新鲜骨折，右侧骶骨翼骨折有骨性愈合及骨痂形成的迹象，右侧耻骨逆行螺钉无脱出。（j）术后骨盆正位片，新发骨折行手术治疗，一枚 IS 螺钉从左侧置入骶 1 椎体，放置经骶髂关节内固定器以增强后环稳定性，脱出的逆行经耻骨螺钉被替换为一枚较长的螺钉，该螺钉穿过髋臼上方的髂骨外侧皮质。（k）术后骨盆入口位片。（l）术后骨盆出口位片。术后随访患者无不适

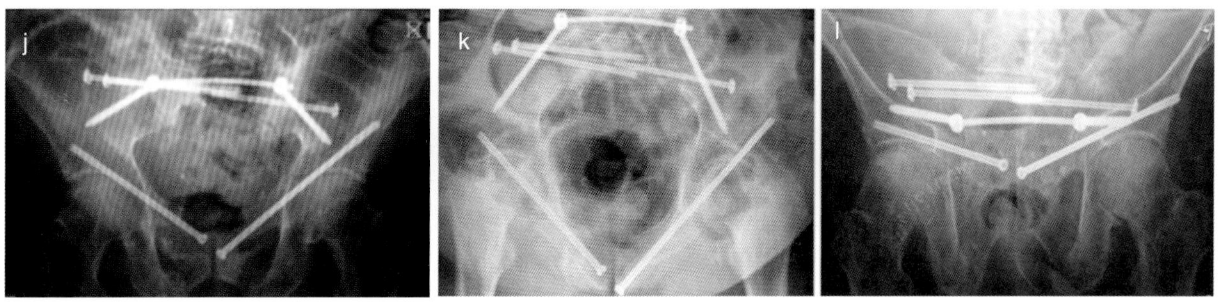

图 25.11（续）

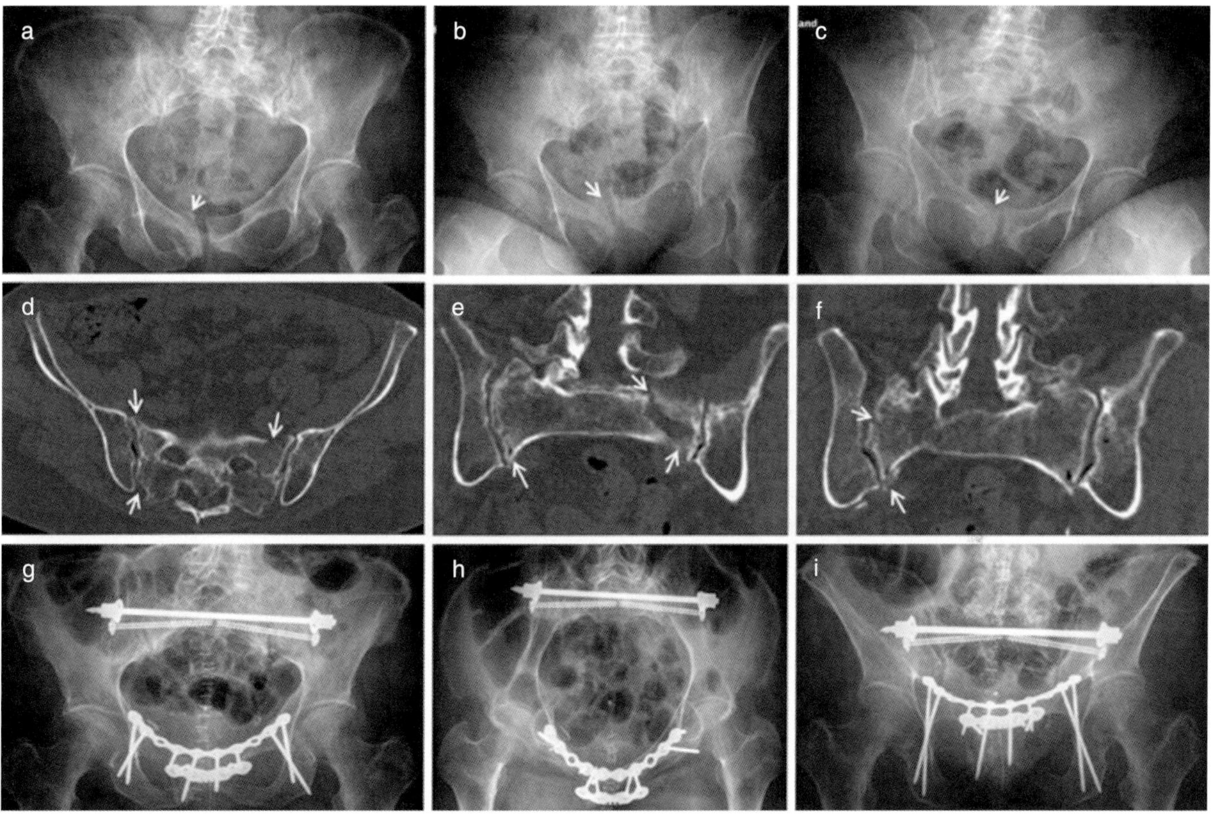

图 25.12　一例 74 岁的女性，9 个月前在家中摔倒。由于常规骨盆正位 X 线片（不可见）未发现骨盆环骨折，因此行保守治疗。患者在接下来的几个月内持续疼痛伴活动受限。（a）9 个月后再次进行骨盆正位 X 线检查显示耻骨联合轻度分离和不稳定（白色箭头）。（b，c）右下肢（b）和左下肢（c）单腿站立的骨盆正位片显示耻骨联合不稳定（白色箭头）。（d~f）横位（d）和冠状位（e 和 f）骨盆后环 CT 显示双侧移位的骶骨翼骨折（白色箭头），为 FFP 型Ⅳb。（g）患者行手术治疗，骨盆后环用一个经骶骨植入物和 2 枚 IS 螺钉固定，耻骨联合采用双钢板固定，最长的钢板是桥接重建钢板，每侧髋臼下走通道置入 2 枚长螺钉，较短的钢板是前侧角稳定联合钢板。（h）术后骨盆入口位片。（i）术后骨盆出口位片。患者术后恢复可，日常生活无疼痛等不适

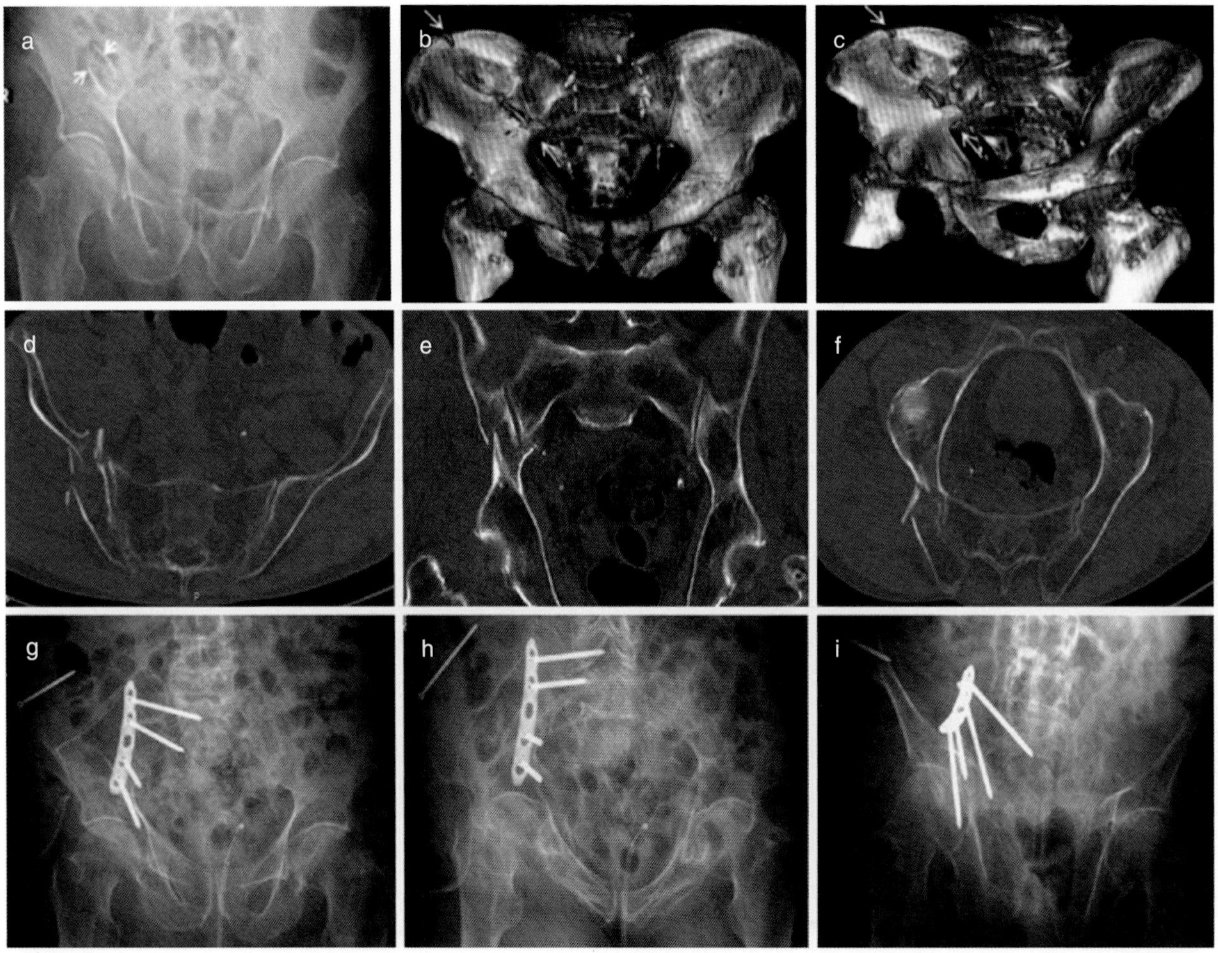

图 25.13 一例 78 岁男性在购物时摔倒。1 周后，因持续疼痛就诊。（a）骨盆正位片显示疑似右侧髂骨翼骨折，可见两个皮质密度（白色箭头）。（b, c）骨盆 CT 三维重建证实右髂骨完全骨折，骨折线从骨盆弓状线到髂骨嵴。骨盆三维重建前视图（b）和髂骨斜视图（c）。（d~f）横位（d）、冠状位（e）和骨盆入口平面的三维重建显示髂骨移位骨折始于 IS 关节附近，骨盆前环没有骨折，为 FFP Ⅲa。（g）术后骨盆正位片，髂骨骨折用钢板固定，钢板沿骨盆边缘放置，拉力螺钉平行于髂骨嵴置入，位于内外皮质之间。（h）骨盆入口位片。（i）骨盆出口位显示长螺钉位于髋臼上方的髂骨体内与 IS 关节平行

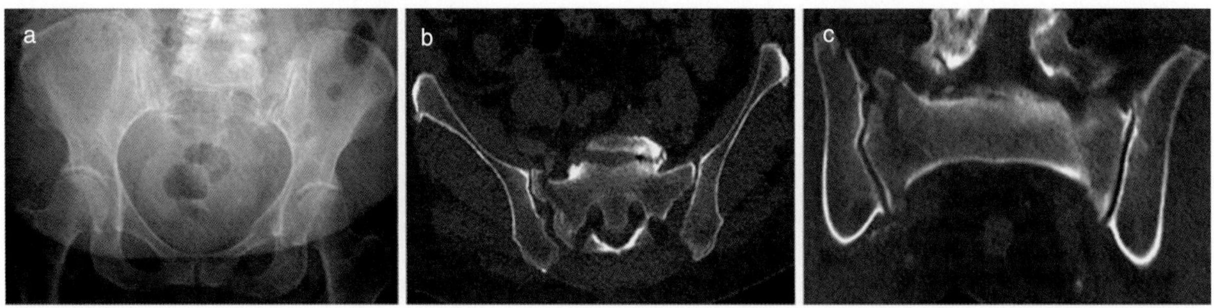

图 25.14 一例 67 岁肥胖女性在家中摔倒。（a）骨盆正位显示左侧耻骨上下支骨折，骨盆后环骨折无法看见。（b, c）横位（b）和冠状位（c）骨盆后环 CT 显示右侧骶骨翼骨折，在冠状位 CT 发现左侧骶骨翼有疑似裂缝。患者行保守治疗并建议活动。（d, e）3 个月后，患者因疼痛加剧而入院。跌倒后疼痛从未消失，活动能力逐渐降低。为排除髋部骨折的可能，我们做了一个低位骨盆正位检查（d），结果显示双侧耻骨支骨折移位，骨盆后环骨折未被发现，骨盆正位片显示了整个骨盆环（e），可见左髂骨骨折并移位。（f）骨盆 CT 三维重建显示了完整的髂骨骨折，从弓状线开始，向髂骨嵴延伸。（g, h）骨盆后环（g）和前环（h）的冠状位 CT 显示双侧完全移位的骶骨翼骨折和双侧移位的耻骨支骨折。（i）骨盆入口平面 CT 显示除髂骨骨折外，双侧骨盆前环和后环骨折，为 FFP Ⅳc 损伤。（j）术后 1 月骨盆正位显示，所有的骨折都已复位，骶翼骨折采用骶骨棒和两枚螺钉固定，髂骨骨折用钢板固定，钢板沿骨盆边缘放置，重建钢板位于髂嵴上方。经双侧改良 Stoppa 入路用桥接重建钢板治疗耻骨支骨折。（k）骨盆入口位片。（l）骨盆出口位片

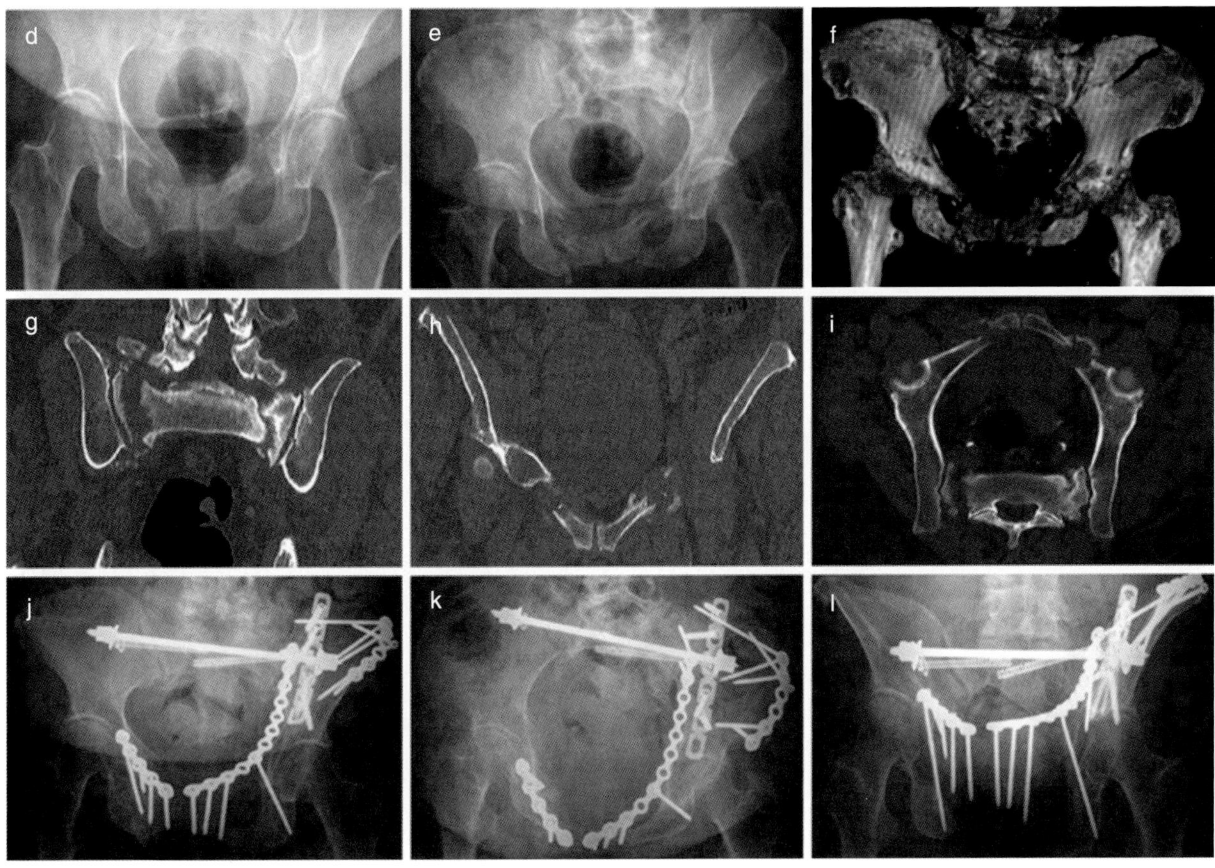

图 25.14（续）

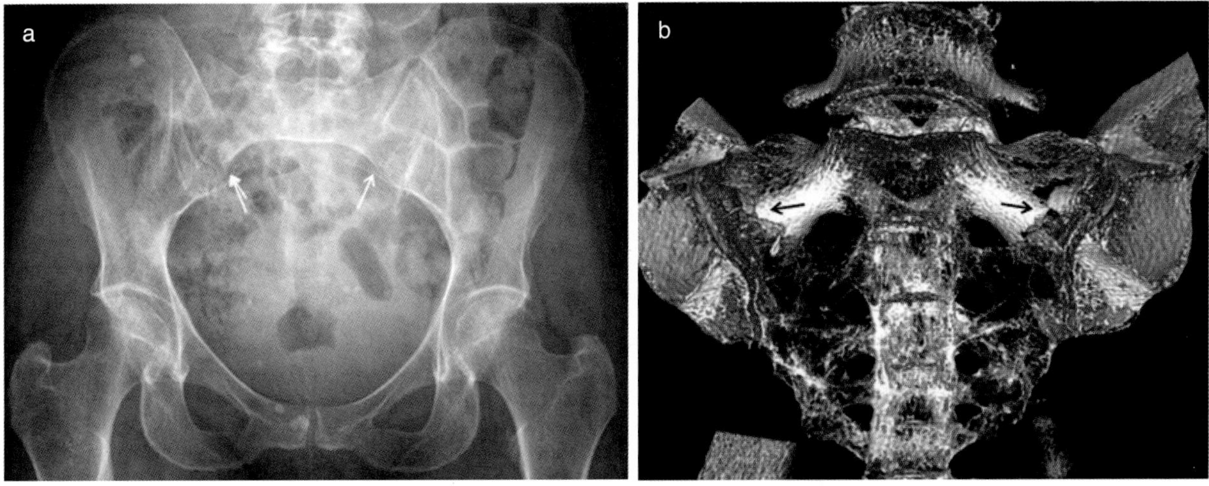

图 25.15　65 岁女性，酗酒和反复跌倒，因骨盆后环疼痛而入院。（a）骨盆正位检查显示两侧骶翼皮质中断（白色箭头），骨盆前环无骨折。（b）骶骨的三维重建显示骶 1 翼两侧的前皮质骨折（黑色箭头）。（c~e）横断（c）、冠状（d）和矢状（e）位骶骨 CT 显示双侧骶骨翼骨折和 S1 与 S2 之间的水平骨折（白色箭头）。（f）术后骨盆正位，患者接受了经骶骨棒和两枚 S1 的 IS 螺钉治疗。（g）术后骨盆入口位。（h）3 年后取出植入物，患者同时发生左股骨颈骨折，采用全髋关节置换术治疗

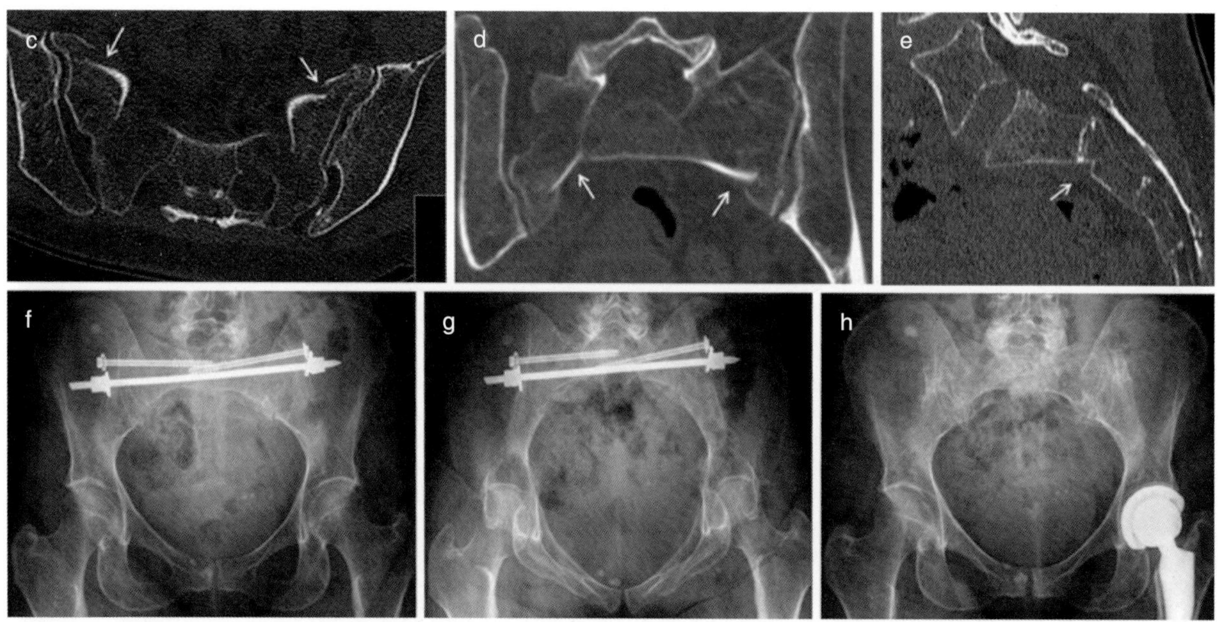

图 25.15（续）

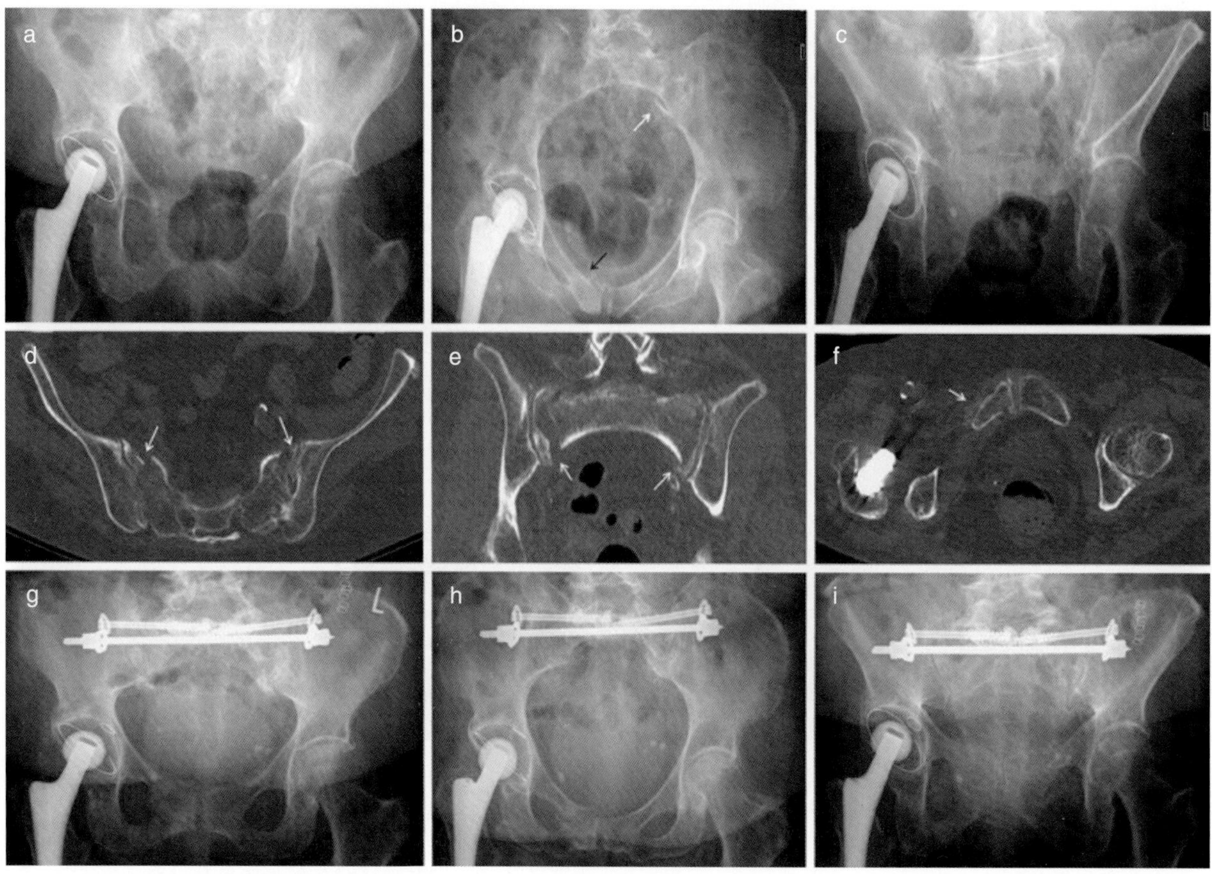

图 25.16　70 岁女性在家中摔倒，未予重视，3 个月后，因骨盆后环疼痛加重伴活动能力下降就诊。（a）由于肠积气和肠内容物的影响，在骨盆正位片中无法对骨盆前后环进行全面分析。（b）在骨盆入口位发现右侧耻骨前支骨折，周围有骨痂（黑色箭头），左侧骶骨翼前部皮质断裂（白色箭头）。（c）在骨盆出口位视图中，不能对骨盆环结构进行更精确的分析。（d,e）横位（d）和冠状位（e）骨盆后环 CT 显示双侧移位的骶骨翼骨折（白色箭头）。（f）骨盆前环横断 CT 显示右侧耻骨支骨折，周围有骨痂（白色箭头）。（g）术后骨盆正位显示，只有骨盆后环稳定，1 枚经骶骨置入物置入 S1，另外使用 2 枚带骨水泥增强的 IS 螺钉固定。（h）骨盆入口位视图。（i）骨盆出口位视图。术后嘱患者完全负重下地

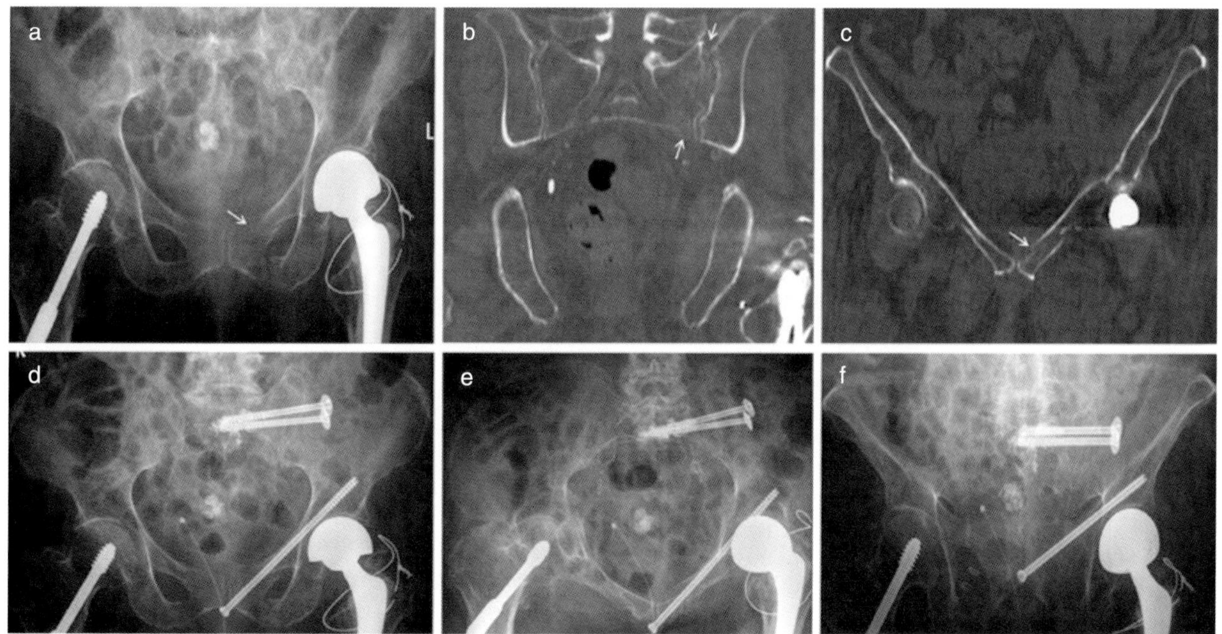

图 25.17　86 岁女性在养老院跌倒，患者左侧股骨颈骨折，右侧转子骨折。未服用治疗骨质疏松症的药物。（a）骨盆正位显示左侧耻骨上支（白色箭头）和耻骨下支骨折。由于骨质疏松、软组织和肠道内容物重叠，不能分析骨盆后环。（b，c）通过骨盆后环（b）和前环（c）的冠状位 CT 重建显示左侧骶翼骨折和左侧耻骨上支骨折（白色箭头），为 FFP Ⅱc 型损伤。（d）术后骨盆正位，骶骨骨折在 S1 内用两枚骨水泥增强 IS 螺钉固定。耻骨上支骨折用逆行经耻骨螺钉固定。（e）术后骨盆入口位视图。（f）术后骨盆出口位视图

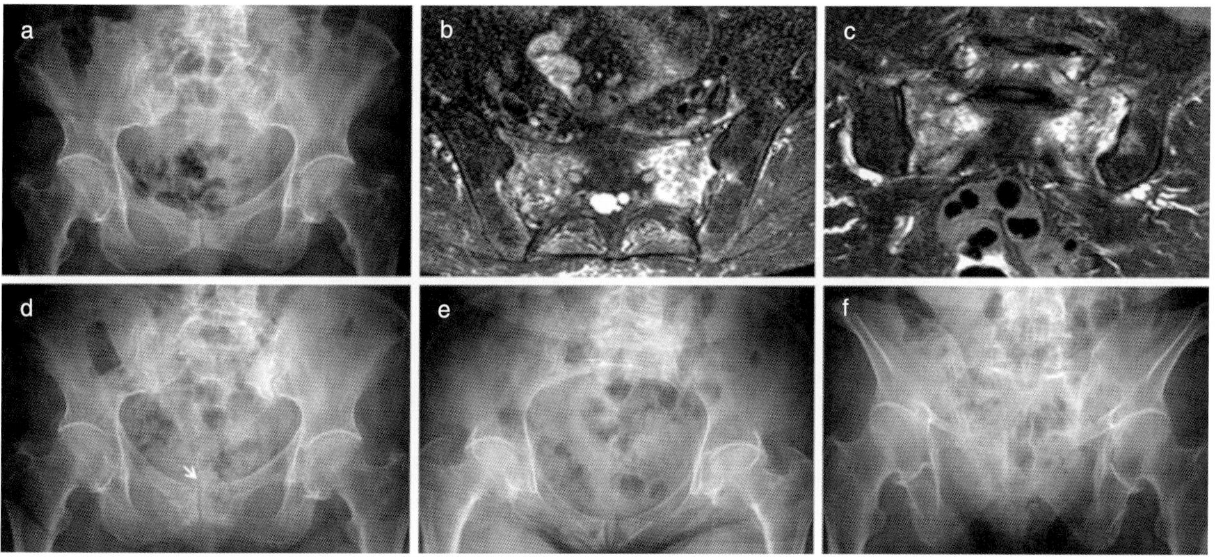

图 25.18　一例 77 岁女性主诉骨盆后环和耻骨联合区剧烈疼痛，无摔倒病史。（a）骨盆正位片无法确定骨盆骨折。（b，c）横位（b）和冠状位（c）骨盆后环 MRI 显示双侧骶翼有“骨挫伤”，提示骨折。患者用止痛药治疗，1 个月后，患者因骨盆前后环疼痛入院，走路变得非常困难，而且只能走很短的距离。（d）骨盆正位显示耻骨联合（白色箭头）有轻微垂直位移，右侧耻骨和闭孔内侧边缘有骨痂形成，在 1 个月前的骨盆正位片中没有发现这种骨痂；通过骨盆前后位片，对骨盆后环的彻底分析仍然是不可能的。（e）骨盆入口位视图证实了右侧耻骨前方骨痂的形成。（f）骨盆出口视图。（g）骨盆后环横向 CT 显示双侧骶骨翼完全骨折（白色箭头）。（h）骨盆后环冠状位 CT 显示双侧无移位的骶骨翼骨折伴小梁骨吸收（白色箭头）。（i）通过骨盆前环的冠状位 CT 显示右侧耻骨骨折（白色箭头），为 FFP Ⅱc 型损伤。由于其双侧骨折的特点，在持续活动过程中，这型 FFP 有很高的移位风险。如果发生位移，分类将从 FFP Ⅱc 型变为 FFP Ⅳb 型。（j）手术治疗后 1 个月的骨盆正位片，骨盆后环用一根骶骨棒固定，并在左侧使用骨水泥增强型 IS 螺钉经 S1 固定，前方有完全不稳定的耻骨联合合并无移位的右耻骨骨折，骨盆前环用六孔钢板固定。（k）骨盆入口位视图。（l）骨盆出口位视图。在每侧，两枚长螺钉可以置入耻骨，使钢板结构具有很高的稳定性。术后患者疼痛程度明显减轻，能走更远的距离

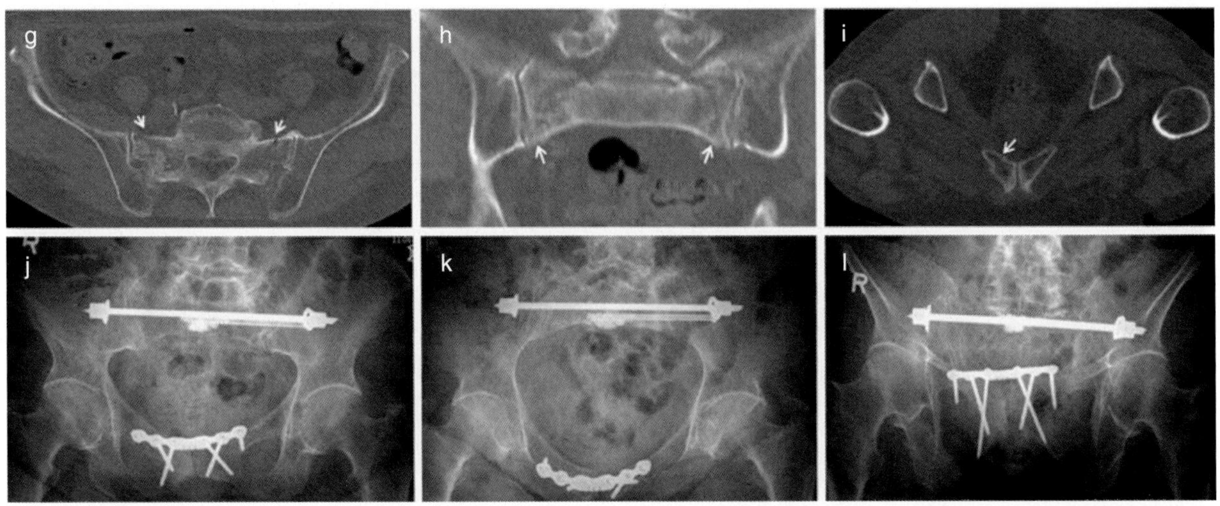

图 25.18（续）

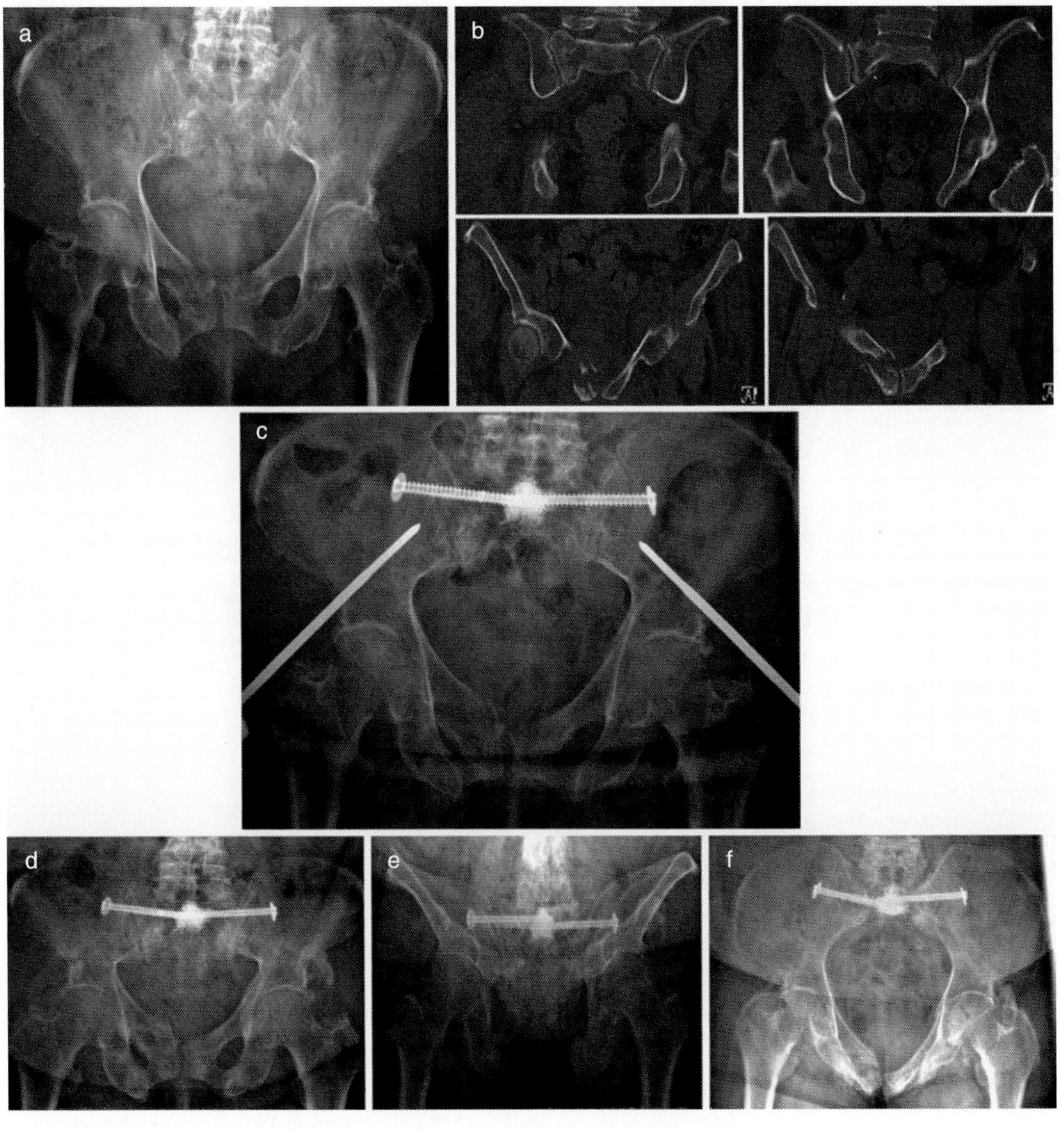

图 25.19　76 岁女性，在 5 周内反复在花园跌倒。（a）骨盆正位显示右侧耻骨上支骨折。（b）骨盆前后环冠状位 CT 显示双侧骶骨翼骨折，并证实右侧耻骨上支骨折，为 FFP Ⅳb 型损伤。（c）术后骨盆正位，骨盆后环用两枚骨水泥增强型 IS 螺钉固定。骨盆前环用带弯曲碳棒的髋臼上外固定器桥接。（d~f）4 周后取出外固定器，术后 6 个月骨盆正位、骨盆入口和出口位片，两侧先前的针迹可见骨化痕迹，患者恢复到最初的活动水平（引自 S. Herath, Homburg, Germany）

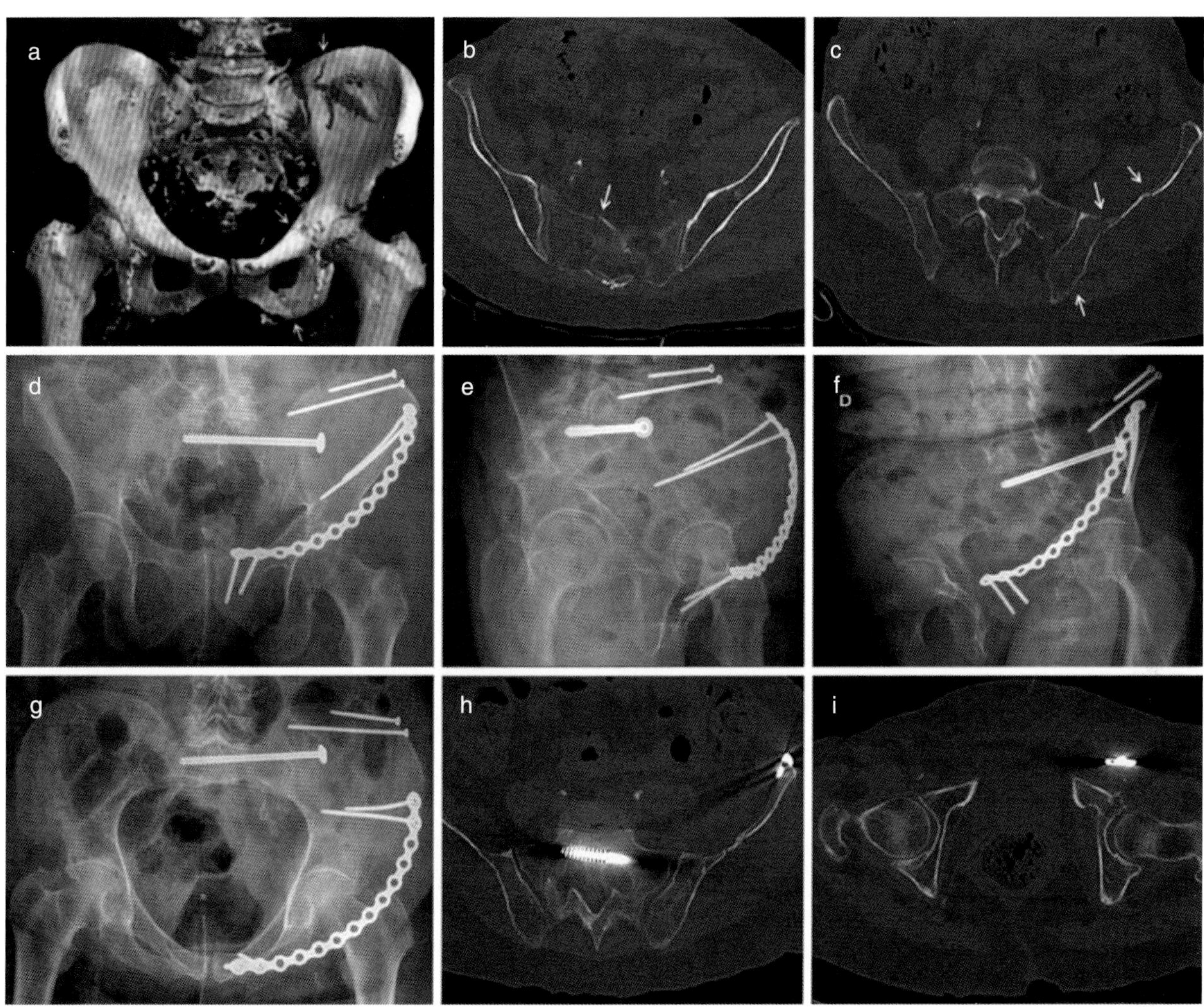

图 25.20　83 岁女性，3 周前在家中摔倒。（a）骨盆 CT 三维重建显示左侧髂骨后段不完全骨折和左侧耻骨上下支骨折（白色箭头）。（b）骨盆后环横向 CT 显示骶骨体骨折（白色箭头）。（c）髂后上棘水平的横向 CT 扫描显示左侧髂骨骨折位于髂骨翼，平行于髂骶关节（白色箭头），为 FFP Ⅱc 型损伤。（d~g）术后骨盆正位（d）、髂骨斜位（e）、闭孔斜位（f）和骨盆入口位（g）视图，骶骨骨折用一枚 IS 螺钉固定，左侧髂骨骨折用两枚平行于髂嵴的拉力螺钉固定，骨盆前环通过重建钢板和螺钉经髂骨嵴和耻骨桥接。（h, i）横向 CT 经骨盆后环（h）和骨盆前环（i）显示髂骶螺钉和重建钢板在髂嵴顶部的位置，重建钢板在髋关节水平的皮下位置可见（i）。所有植入物均以微创方式植入，皮肤切口总长度不超过 10cm（引自 T. Gerich, Luxembourg）

（李　睿　译；王　虎　审）